Claas-Hinrich Lammers

Emotionsbezogene Psychotherapie

2. Auflage

Dieses Buch ist meinen Eltern Inka und Wulf Lammers
in Liebe und Dankbarkeit gewidmet.

Claas-Hinrich Lammers

Emotionsbezogene Psychotherapie

Grundlagen, Strategien und Techniken

2., vollständig überarbeitete und erweiterte Auflage

Mit 21 Abbildungen und 9 Tabellen

Schattauer

Prof. Dr. med. Claas-Hinrich Lammers
Asklepios Klinik Nord
Klinik für Psychiatrie und Psychotherapie
Langenhorner Chaussee 560
22419 Hamburg

Bibliografische Information der Deutschen Nationalbibliothek
Die Deutsche Nationalbibliothek verzeichnet diese Publikation in der Deutschen Nationalbibliografie; detaillierte bibliografische Daten sind im Internet über http://dnb.d-nb.de abrufbar.

Besonderer Hinweis:
Die Medizin unterliegt einem fortwährenden Entwicklungsprozess, sodass alle Angaben, insbesondere zu diagnostischen und therapeutischen Verfahren, immer nur dem Wissensstand zum Zeitpunkt der Drucklegung des Buches entsprechen können. Hinsichtlich der angegebenen Empfehlungen zur Therapie und der Auswahl sowie Dosierung von Medikamenten wurde die größtmögliche Sorgfalt beachtet. Gleichwohl werden die Benutzer aufgefordert, die Beipackzettel und Fachinformationen der Hersteller zur Kontrolle heranzuziehen und im Zweifelsfall einen Spezialisten zu konsultieren. Fragliche Unstimmigkeiten sollten bitte im allgemeinen Interesse dem Verlag mitgeteilt werden. Der Benutzer selbst bleibt verantwortlich für jede diagnostische oder therapeutische Applikation, Medikation und Dosierung.
In diesem Buch sind eingetragene Warenzeichen (geschützte Warennamen) nicht besonders kenntlich gemacht. Es kann also aus dem Fehlen eines entsprechenden Hinweises nicht geschlossen werden, dass es sich um einen freien Warennamen handelt.

E-Mail: info@schattauer.de
Internet: www.schattauer.de
Printed in Germany

Lektorat: Dr. rer. nat. Christina Hardt
Umschlagabbildung: Paul Klee: Südliche Gärten, 1919
Satz: Satzstudio 90 (A. Kretschmer), Wittelsbacher Str. 18, 86556 Kühbach
Druck und Einband: Himmer AG, Steinerne Furt 95, 86167 Augsburg

ISBN 978-3-7945-2787-8

Vorwort zur 2. Auflage

Natürlich ist es erfreulich, wenn ein Buch dank des Interesses der Leser eine Neuauflage erfährt. Noch erfreulicher ist allerdings feststellen zu dürfen, dass mehr und mehr Therapeuten sich des Themas „Emotionen in der Psychotherapie“ in ihrer täglichen Arbeit annehmen. Es ist für mich eine sehr erfreuliche Entwicklung, miterleben zu dürfen, dass die wesentlichen Konzepte dieses Buches mehr und mehr zum psychotherapeutischen Basiswissen auch junger Psychotherapeuten gehören und nicht mehr von vielen als Neuerung erlebt werden. Diese Entwicklung wurde nicht zuletzt auch durch andere Protagonisten auf diesem Gebiet bewirkt und ich bin durchaus erfreut zu sehen, dass sich die diesbezüglichen Konzepte weitgehend angenähert haben. Während ich die Kapitel meines Buches einer sanften Korrektur und inhaltlichen Ergänzungen unterzogen habe, ist das Kapitel zum Thema „Gruppenarbeit zur Emotionsregulation“ gänzlich neu. Häufig wurde ich danach gefragt und da auch in meiner Klinik der Bedarf nach einer emotionsbezogenen Gruppentherapie entstand, habe ich mich entschlossen, dieses Kapitel zu schreiben. Dank sei an dieser Stelle an viele ärztliche und psychologische Mitarbeiter der I. Fachabteilung für Affektive Erkrankungen der Asklepios Klinik Nord-Ochsenzoll, ausgesprochen, welche mir bei der Entwicklung und Korrektur des Kapitels geholfen haben.

Hamburg, im Juni 2011 **Claas-Hinrich Lammers**

Vorwort zur 1. Auflage

Die klinisch-psychotherapeutische Arbeit mit Patienten ist geprägt von der Arbeit an problematischen Emotionen. Patienten kommen zur Therapie, weil sie Angst haben, unter Schuldgefühlen leiden, traurig oder depressiv sind usw. Diese Bedeutung von Emotionen für psychische Erkrankungen und deren Therapie ist unabhängig davon, ob der Therapeut tiefenpsychologisch, verhaltenstherapeutisch, humanistisch, systemisch oder hypnotherapeutisch arbeitet. Eine erfolgreiche Therapie besteht für den Patienten darin, dass er sich besser fühlt, er keine Angst mehr hat, ihn keine Schuldgefühle mehr quälen, seine Traurigkeit sich gelegt hat. Am Ende einer erfolgreichen Therapie fühlt ein Patient sich besser. Ein durch therapeutische Interventionen verändertes Denken und Handeln sind „nur" die notwendigen Vehikel, um sich besser zu fühlen.

Obgleich der Stellenwert emotionaler Prozesse in der Psychotherapie zentral für das Verständnis und die Therapie psychischer Störungen ist, besteht bei Therapeuten häufig eine Unsicherheit im direkten Umgang mit den problematischen emotionalen Prozessen des Patienten. Auch ich sah mich vor Jahren mit dieser Unsicherheit konfrontiert und suchte vergeblich nach einem entsprechenden Buch, um emotionsbezogene Konzepte, Strategien und Techniken zu lernen. Viele Jahre später habe ich angefangen, psychotherapeutische Workshops zu diesem Thema zu geben, und als eines Tages eine Teilnehmerin mit Blick auf mein Kursskript meinte, dass da wohl irgendwann ein Buch draus entstehen würde, war die Idee zu diesem Buch geboren.

Es beschäftigt sich mit psychotherapeutischen Strategien und Techniken, die sich auf die direkte Arbeit mit Emotionen beziehen, und stellt somit sicherlich eine sinnvolle und hilfreiche Ergänzung zu dem jeweiligen Therapiekonzept des einzelnen Therapeuten dar. Deshalb handelt es sich bei diesem Buch in keiner Weise um den Versuch, eine neue Therapieschule zu gründen bzw. ein eigenständiges Therapiekonzept vorzustellen! Vielmehr habe ich versucht, für verschiedene psychopathologisch relevante Problembereiche therapeutische Strategien zu definieren, die alle eine Fokussierung auf die Arbeit an und mit Emotionen eint. Somit habe ich aus den verschiedenen therapeutischen Schulen die entsprechenden emotionsbezogenen Aspekte zusammengetragen und in eine konzeptionell sinnvolle Form gegossen. Der Inhalt dieses Buchs muss und soll somit schulenübergreifend sein, und ich wäre froh, wenn der Leser bzw. die Leserin dieses Buch als einen Baustein für ein integratives Therapiekonzept begreifen und einsetzen würde.

Für dieses Buch habe ich der Einfachheit halber für die Therapeuten die männliche Form gewählt. Natürlich sind hiermit auch alle Therapeutinnen gemeint!

Kleiner Leitfaden für dieses Buch

In **Kapitel 1** („Einleitung: Emotionen und emotionsbezogene Psychotherapie") wird der Stellenwert von emotionalen Prozessen bei psychischen Erkrankungen und in der Psychotherapie erörtert. Hierzu gehören auch die Darstellung unterschiedlicher emotionaler Problemlagen und die spezifisch hierbei zum Einsatz kommenden Techniken.

In **Kapitel 2** („Psychologie von Emotionen") werden die wesentlichen psychologischen Grundlagen emotionaler Prozesse beim Menschen thematisiert, wozu u.a. die grundlegende Bedeutung von Emotionen für den Menschen, der Unterschied zwischen Basisemotionen und reflexiven, sozialen Emotionen, die Emotionale Intelligenz und Emotionsregulation gehören.

In **Kapitel 3** („Neurobiologie von Emotionen") werden die hierzu wichtigsten Gehirnbezirke und deren Zusammenarbeit dargestellt, was das Verständnis für die Psychotherapie mit Emotionen erleichtert.

Das **Kapitel 4** „Schemata als Grundlage emotionaler Konflikte" beschäftigt sich mit der Darstellung emotionaler Schemata, die Grundlage von psychischen Konflikten sein können. In diesem Kapitel werden auch die zentralen Begriffe der Emotionsphobie, der primären und sekundären Emotion erklärt.

In **Kapitel 5** („Psychoedukation und andere unterstützende Verfahren") werden Prinzipien bei der Therapie von und mit Emotionen diskutiert, die wichtige Rahmenbedingungen für die emotionsbezogene Therapie darstellen. Hierzu gehört die normale Funktion von Emotionen genauso wie psychopharmakologische Strategien.

In **Kapitel 6** („Achtsamkeit und Akzeptanz bei der Arbeit mit und an Emotionen") werden diese beiden wichtigen Grundprinzipien jeglicher emotionsbezogener Arbeit dargestellt.

In **Kapitel 7** („Erlebnisorientierte Psychotherapie – emotionsbezogene Therapie von stabilen Patienten") beginnt die eigentliche Darstellung der emotionsfokussierten Techniken in der Therapie von stabilen Patienten. Hier wird der emotionsphobische Konflikt erläutert, der in einer Vermeidung der Wahrnehmung von aversiven Emotionen und der sich hieraus ergebenden psychischen Symptome besteht. Außerdem wird die interne Vermeidung von so genannten primären Emotionen durch sekundäre Emotionen beschrieben und die hiermit verbundenen Abwehrprozesse. Natürlich werden auch die grundsätzlichen therapeutischen Strategien in der Bearbeitung dieses emotionalen Konflikts ausführlich und an praktischen Beispielen erläutert.

In **Kapitel 8** („Emotionsmanagement – emotionsbezogene Therapie von instabilen Patienten") wird dann der therapeutische Umgang mit unterregulierten intensiven Emotionen von instabilen Patienten erläutert, also Emotionen, die keiner ausreichenden kognitiven Kontrolle unterliegen, wie typischerweise extremer Ärger, Wut, (Selbst-)Hass oder extreme emotionale Anspannung. Hierbei geht es um den regulierenden, intensitätsmindernden Umgang mit den problematischen Emotionen, sodass typische Konsequenzen wie Wutausbrüche, Beziehungsabbrüche, ständige emotionale Krisen mit Suizidalität oder unkontrollierte Zerstörung von Gegenständen im Rahmen emotionaler Ausnahmezustände unter die Kontrolle des Patienten kommt. Dieser Teil der Arbeit an Emotionen im Rahmen des Emotionsmanagements ist eher mit der Stärkung kognitiver und behavioraler Kompetenzen zur Regulation ihrer Emotionen verbunden.

Danksagung

Die im Folgenden genannten Menschen haben mich im direkten Kontakt entscheidend psychotherapeutisch geprägt, und ich bin ihnen zu großem Dank verpflichtet: Leslie Greenberg, Ilse Harder, Bettina Lohmann, Ortwin Meiss, Ulrich Schweiger, Jeffrey Young sowie das Team und die Patienten der Station 5 der Klinik für Psychiatrie und Psychotherapie, Charité-Universitätsmedizin Berlin.

Eine Reihe von Therapeuten, die ich nie habe persönlich kennen lernen können, war ebenfalls von entscheidendem Einfluss auf dieses Buch: Aaron Beck, Milton Erickson, Klaus Grawe und Marsha Linehan.

Ein großer Dank an Wulf Bertram vom Schattauer Verlag, der mit Begeisterung und Vertrauen dieses Projekt aufgenommen und begleitet hat. Mein Lektor Volker Drüke hat mir bei meinem ersten Buch die notwendige Sicherheit bei der Endgestaltung gegeben, wofür ich ihm herzlich danke.

Dank auch an Jochen Eckert und Anne Biermann-Ratjen – dafür, dass sie dieses Buchprojekt unterstützt haben.

Außerdem möchte ich meinen Kollegen danken, die dieses Buch Korrektur gelesen haben: Andreas Dams, Kathrin Ritter, Carolin Ubben und Christine Unckel.

Da meine Frau, Maren Lammers, Inhalt und Form des Buchs als Psychologin und Psychotherapeutin wesentlich mitgestaltet hat, gebührt ihr mehr als Dank. Ihre Mitarbeit an diesem Buch war in jeder Hinsicht unentbehrlich. Und sie ist wahrscheinlich nach all der gemeinsamen Arbeit an diesem Buch die kompetentere Therapeutin, wenn es um die praktische Umsetzung emotionsbezogener Strategien geht.

Hamburg, im Oktober 2006 **Claas-Hinrich Lammers**

Inhalt

Theorie

1 Einleitung: Emotionen und emotionsbezogene Psychotherapie

1.1 Bedeutung von Emotionen

Dass problematische bzw. belastende Emotionen bei den meisten psychischen Störungen im Mittelpunkt der Erkrankung stehen, darüber besteht wohl bei fast allen Psychotherapeuten der verschiedensten therapeutischen Schulen Übereinstimmung. Aber welche Rolle spielen diese Emotionen genau? Was für ein Ziel verfolgt man in der Psychotherapie im Umgang mit Emotionen? Und wie kann man direkt an einer Veränderung dieser Emotionen arbeiten? Um auf diese Fragen eine Antwort zu finden, ist zunächst ein intensives Wissen bezüglich der Funktion und Bedeutung von Emotionen für den Psychotherapeuten von großer Bedeutung. Dieser Schritt ist nicht ganz einfach, da wir zwar viel über Gedanken, Pläne, Handlungen oder Ereignisse sprechen, aber wenig über die hiermit verbundenen Emotionen. Vielmehr erleben wir in Bezug auf unsere Emotionen in der Regel eine gewisse Sprachlosigkeit, da wir sie als privat und zu unserer Intimsphäre gehörig erleben. Wir sprechen also zum Beispiel nicht über unser Gefühl von Ärger, sondern ziehen uns zurück oder reden ausführlich über eine misslungene Arbeit, aber nicht über unser Minderwertigkeitsgefühl dabei. Fragt man uns, warum wir dieses oder jenes getan haben, dann geben wir als Begründung in der Regel einen Gedanken, einen Wunsch oder ein Ziel an. Nur selten antworten wir, indem wir sagen, dass uns dieses oder jenes Gefühl bei unserer Entscheidung beeinflusst hat. Wenn wir über Emotionen sprechen, dann fühlen wir uns häufig eher hilflos oder sind sogar etwas peinlich berührt, da sie unser Innerstes betreffen und notorisch schwer in Worte zu fassen sind. Treten Emotionen offen zu Tage oder werden sie von einem Menschen offen und direkt thematisiert, dann besteht unsere unmittelbare Reaktion in der Regel darin, mittels Gedanken oder Verhaltensweisen das Erleben bzw. das Gespräch über diese Emotionen wieder in den Hintergrund rücken zu lassen.

Menschen haben zwei grundsätzlich unterschiedliche Systeme, um Informationen zu prozessieren: ein holistisches, emotionales System und ein analytisches, kognitives System (Epstein 1994). Die bewusste Kommunikation findet überwiegend sprachlich, und zwar mittels des analytisch-kognitiven Systems statt, während das holistisch-emotionale System überwiegend nicht direkt thematisiert wird. Gleichwohl ist das holistisch-emotionale System für die Informationsprozessierung und die Kommunikation ebenso entscheidend, wenn nicht gar entscheidender als das analytisch-kognitive System.

Somit steht die Thematisierung von Emotionen im Alltag und häufig auch in der Psychotherapie im Gegensatz zu deren Bedeutung für Motivation, Kommunikation, Handlungen und Problemlösen des Menschen.

Wie in Kapitel 2 über die Psychologie von Emotionen noch näher ausgeführt wird, sind sämtliche unserer Handlungen, Gedanken, Ziele, Wünsche und Erinnerungen von emotionalen Prozessen gesteuert und geprägt. So rational und vernünftig auch unsere Gedanken und Pläne sein mögen, ohne Emotionen würden wir diese weder entwickeln noch in Handlungen umsetzen können (Tomkins 1983; Frijda 2000). Emotionale Prozesse verleihen unseren Erlebnissen vor dem Hintergrund unserer Wünsche, Ziele und Bedürfnisse eine Bedeutung (Oatley u. Jenkins 1992). Emotionen lenken unsere Aufmerksamkeit und Verhalten in eine bestimmte Richtung. Negative (unangenehme) Emotionen warnen uns vor Gefahren und bewegen uns dazu, diese zu vermeiden. Das Erleben von positiven (angenehmen) Emotionen treibt uns hingegen zum Verfolgen bestimmter individueller und allgemeiner Ziele an. Es spricht alles dafür, dass wir Menschen ohne Emotionen weder einen Sinn bzw. Bedeutung in unserem Leben finden können noch irgendwelche Ziele hätten, geschweige denn, diese aktiv verfolgen würden. Und verfolgt man die evolutionäre Entwicklung zurück zu den Primaten und Säugetieren, dann sind emotionale Prozesse bereits für die Vorgänger des menschlichen Lebewesens zentral für die Einschätzung der Umwelt und die Motivation für überlebenswichtige Verhaltensweisen.

Emotionen vermitteln uns (überlebens)wichtige Beurteilungen über Stimuli, noch bevor wir in einem bewussten kognitiven Prozess die betreffende Situation evaluiert haben. Somit geben uns Emotionen eine unmittelbare Bedeutung von Situationen und Erlebnissen (Zajonc 2000; LeDoux 2001). Dies ist u. a. darauf zurückzuführen, dass der emotionale Verarbeitungsweg für Sinneseindrücke im Gehirn wesentlich schneller ist als der bewusste kognitive Verarbeitungsweg (LeDoux u. Phelps 2000). Emotionen haben somit einen wesentlichen Einfluss auf unsere kognitiven Prozesse und Entscheidungen (Damasio 1997; Zajonc 2000).

Unser implizit-emotionales Gedächtnis speichert wesentliche Lebensereignisse als Emotion ab und übt bei relevanten gegenwärtigen Erlebnissen in Form von emotionalen Schemata einen wichtigen Einfluss auf unser Leben aus (LeDoux 2001; LaBar u. Cabeza 2006). Dies bedeutet, dass wir uns nicht nur bewusst-kognitiv an vergangene Erlebnisse erinnern können, sondern auch emotional. Die Lernprozesse des Menschen sind also genauso emotionaler wie kognitiver Natur.

Selbstreflexive Emotionen wie Scham, Schuld oder Neid geben Aufschluss über das Selbstverhältnis des Menschen, die Beziehung des Menschen zu sich selbst (Leary 2004). Diese Emotionen entstehen durch Sozialisierungs- und Erziehungsprozesse des Menschen. Sie dienen zur Integration des Individuums in eine Gemeinschaft, indem sie seine sozialen Verhaltensweisen steuern. Diese selbstreflexiven Emotionen regulieren unser Zusammenleben mit anderen Menschen, indem sie uns zu sozial adaptiven Handlungen stimulieren, wie etwa soziale Kontakte einzugehen (z. B. Freude und Interesse), bei Fehlverhalten die sozialen Kontakte sicherzustellen (z. B. Schuld) oder in Auseinandersetzungen zu bestehen (z. B. Ärger oder Angst) (Oatley 1992; Leary 2004). Weil die selbstreflexiven Emotionen die Verinnerlichung von Werten und Normen widerspiegeln und unser Verhalten in der Gruppe regulieren, werden sie manchmal auch „moralische Emotionen" genannt (Haid 2004).

Auch helfen uns der emotionale Gesichtsausdruck und das emotionale Verhalten dabei, andere Menschen über unser Befinden, unsere Einstellungen und Motivationen zu informieren. Durch den Ausdruck von Emotionen können wir andere Menschen auch in ihrem Verhalten beeinflussen, so zum Beispiel, wenn ein Mensch bei Kritik einen ärgerlichen Gesichtsausdruck zeigt und die andere Person daher ihre Kritik abmildert. Menschen mit einem reduzierten emotionalen Ausdruck irritieren uns nicht zuletzt deshalb, weil sie uns den Zugang zu einer wesentlichen Informationsquelle über ihre Befindlichkeit, ihre Motivation und ihre Haltung verwehren.

Außerdem werden Emotionen als aus der Person kommend, unmittelbar der eigenen Person zugehörig und als deren ureigenster Ausdruck erfahren, weshalb sie uns den Eindruck von Authentizität und Identität vermitteln (Clore u. Gasper 2000). Emotionen werden in dieser Hinsicht von uns als unbedingt „wahr" und „zutreffend" empfunden. Eine kritische Distanz zum eigenen emotionalen Erleben aufzubauen ist ein schwieriger Prozess im Rahmen der Emotionsregulation und nicht zuletzt auch Ziel psychotherapeutischer Prozesse. Die Qualität von Emotionen kann dazu führen, dass sich ein Mensch mit krankhaften Ängsten als gefährdet erlebt, auch wenn es keine objektive Bedrohung gibt (sog. emotionale Beweisführung). Und eine fröhliche Stimmung, selbst unter Drogeneinfluss, lässt einem alle Probleme als lösbar und nebensächlich erscheinen, auch wenn objektiv betrachtet die aktuelle Situation dem nicht entspricht. Umgekehrt erleben Patienten mit schweren Depressionen, entgegen allen Realitäten und rationalen Gedankengängen, ihr Leben als hoffnungslos und nicht lebenswert. Wenn wir etwas fühlen, dann haben wir den unmittelbaren Eindruck des Gegebenen. Es ist wesentlich leichter, sich von den eigenen Handlungen oder den eigenen Gedanken zu distanzieren, etwas anderes zu tun oder zu denken, als etwas anderes zu fühlen. Auf der anderen Seite sind Gedanken, die sehr emotional besetzt sind, selbst gegen objektive und rationale Einwände ausgesprochen veränderungsresistent (was man insbesondere an verliebten oder wütenden Menschen gut beobachten kann).

1.2 Emotionen und psychische Erkrankungen

Ein angemessenes Erleben sowie ein angemessener Ausdruck von Emotionen sind Grundlage eines normalen psychischen Erlebens, sodass sich eine Störung emotionaler Prozesse und deren Regulation in psychischen Beschwerden bis hin zu psychischen Erkrankungen zeigt. Schaut man sich die verschiedenen psychischen Erkrankungen bzw. Störungen genau an, dann wird man im Zentrum der Beschwerden des Patienten in der Regel problematische und belastende emotionale Prozesse finden. Fast alle psychischen Störungen weisen in ihren offiziellen ICD-10-Diagnosen emotionale Störungen auf.

Die emotionale Seite psychischer Erkrankungen

- depressive Episode: Interesse- oder Freudverlust, Schuldgefühle
- Manie: gehobene Stimmung
- Schizophrenie: verflachte oder inadäquate Affekte
- Panikstörung: intensive Angst
- Phobien: Furcht vor einem bestimmten Objekt
- generalisierte Angststörungen: Anspannung, Besorgnis und Befürchtungen
- Hypochondrie: ständige Angst, an schweren körperlichen Krankheiten zu leiden
- Borderline-Persönlichkeitsstörung: Neigung zu Ausbrüchen von Wut; unbeständige, unberechenbare Stimmung
- Histrionische Persönlichkeitsstörung: oberflächliche, labile Emotionen
- Ängstlich-Vermeidende Persönlichkeitsstörung: Gefühle von Anspannung und Besorgtheit; Furcht vor Kritik, Missbilligung oder Ablehnung
- Abhängige Persönlichkeitsstörung: unbehagliches Gefühl, wenn die Betroffenen alleine sind, aus übertriebener Angst, nicht für sich allein sorgen zu können
- viele weitere psychische Erkrankungen bzw. Beschwerden

Bis zu 85% aller psychischen Störungen beinhalten eine Art von emotionaler Problematik (Thoits 1985). Emotionale Störungen sind also zentral für psychopathologische Prozesse und somit das letztliche Ziel der wesentlichen therapeutischen Interventionen und Veränderungen. Die therapeutisch angestrebten Veränderungen werden vom Patienten nur dann als hilfreich und sinnvoll bewertet, wenn diese dazu führen, dass er sich besser *fühlt*! Wenn zum Beispiel ein Patient mit sozialen Ängsten gelernt hat, sich besser durchzusetzen, dann ist das soziale Kompetenztraining das Mittel gewesen, um den letztlichen Zweck, die Senkung der Angst und einen Anstieg von Selbstwertgefühl und Stolz zu erreichen. Der Patient mag noch so erfolgreich im sozialen Kompetenztraining sein – solange er sich ängstlich fühlt, ist dieser Erfolg für ihn kaum von Interesse. Aus diesem Umstand erklärt sich auch die gar nicht so seltene Bemerkung von Patienten bei kognitiven Interventionen des Therapeuten: „Ich weiß, dass sie Recht haben, aber ich fühle das nicht!"

Emotionale Störungen können sich zum einen in Form einer definierten psychiatrischen Erkrankung darstellen, zum anderen treten sie aber auch in Form von psychischen Beschwerden auf, die keiner offiziellen Diagnose des ICD-10 entsprechen, aber den Patienten dennoch zum Psychotherapeuten führen. In der psychotherapeutischen Praxis findet man viele Patienten, die sich unglücklich, traurig, depressiv fühlen oder an Gefühlen von Sinnlosigkeit und mangelndem Selbstwertgefühl leiden, ohne dass sie eine definierte psychische Erkrankung nach ICD-10 aufweisen. Nach Mahoney (1996) sind bei Psychotherapie-Patienten Ärger, Angst, Depression, Ekel, Hass, Peinlichkeit, Schuld und Scham die häufigsten Beschwerden.

Häufig täuscht die offizielle Nomenklatur der psychiatrisch-diagnostischen Systeme (ICD-10, DSM-IV) über die zentrale Bedeutung emotionaler Prozesse bei der überwiegenden Zahl von psychischen Störungen hinweg, da im Rahmen dieser Systeme nur phänomenologische Kriterien zur Diagnostik eingesetzt werden. Die rein äußerliche Beschreibung von psychischen Beschwerden erfasst aber in der Regel die störungsrelevanten emotionalen Prozesse. Diese können nämlich phänomenologisch kaum sichtbar und/oder schwer zu objektivieren sein. Somit entziehen sich die emotionalen Aspekte psychischer Störungen häufig der phänomenologisch orientierten psychiatrischen Klassifikation.

Diese Verborgenheit emotionaler Prozesse bei psychischen Störungen hat ihre Ursache darin, dass die sichtbaren Symptome der Störung Folgen einer Vermeidung oder Bekämpfung der problematischen Emotion sind (s. Kap.7). So vermeidet der Patient mit einer Zwangsstörung seine Ängste mit zwanghaften Handlungen, und der Patient mit einer Posttraumatischen Belastungsstörung vermeidet das Auslösen seiner intensiven Ängste durch Vermeidung traumaassoziierter Stimuli. Und Scham und Minderwertigkeitsgefühle stehen häufig bei Patienten mit Ess-Störungen im Zentrum der Erkrankungen, ohne dass diese sich aber in den diagnostischen Kriterien wiederfinden. Bei näherer Betrachtung kann man aber feststellen, dass die Patienten beim Auftreten von Minderwertigkeits- oder Schamgefühlen durch eine bulimische Fressattacke ein vorübergehend angenehmes Gefühl der Erleichterung erleben. Die sichtbaren Symptome einer psychischen Erkrankung sind häufig Folge eines dysfunktionalen Bewältigungsversuchs unangenehmer, problematischer Emotionen.

Häufig ist auch nicht bekannt, dass bestimmte Emotionen dazu da sein können, dem Patienten das Erleben einer anderen Emotion zu ersparen. Dieses Konzept der Vermeidung bzw. Bekämpfung von problematischen Emotionen, wie zum Beispiel Minderwertigkeitsgefühl, durch eine andere Emotion wie etwa Angst oder Ärger, ist zentral für die therapeutische Arbeit an Emotionen (s. Kap. 4). Viele der problematischen Emotionen, die Patienten erleben und zum Psychotherapeuten führen, sind die fatale Folge eines Bewältigungsversuchs für eine andere belastende Emotion.

Menschen, die eine grundsätzlich hohe Vermeidungshaltung in Bezug auf ihr emotionales Erleben aufweisen, leiden stärker unter Angst und Depressivität (Hayes et al. 2004). Insbesondere Menschen mit einer höheren Ausprägung von ängstlichen und depressiven Persönlichkeitseigenschaften erfahren bei einem vermeidenden Bewältigungsmechanismus für negative Emotionen eine Verschlechterung (ebd.; Campbell-Sills et al. 2006).

Eine Vielzahl von Studien hat mittlerweile für die verschiedensten psychischen Erkrankungen deutliche emotionsregulatorische Defizite der jeweiligen Patienten zeigen können. Zu den untersuchten Erkrankungen gehören u. a. die soziale Phobie, die generalisierte Angststörung, Panikstörungen, Essstörungen und Persönlichkeitsstörungen (Berking, 2008). Ihnen allen sind die Vermeidung negativer Emotionen und dysfunktionale Bewältigungsstile für diese Emotionen eigen. Außerdem haben viele dieser Patienten grundsätzliche Defizite beim Erleben, Erkennen und Benennen von Emotionen. Offenbar gehen diese emotionsregulatorischen Defizite der manifesten psychischen Erkrankung voraus und sind nicht Folge der psychischen Erkrankung (z. B. Seiffge-Krenke, 2000; Mennin et al., 2002; Berking et al., 2008). Eine Reihe von neurobiologischen Untersuchungen hat für diese Befunde mittlerweile auch entsprechende Ergebnisse geliefert (siehe Kapitel 3).

Die Forschung zu den Strategien der Bewältigung von Problemen hat ergeben, dass die Vermeidung des emotionalen Erlebens von Problemen zu einer deutlichen negativen Entwicklung dieser Probleme führt (Gross u. Levenson 1997; Feldner et al. 2003). Probanden, welche auf eine experimentell induzierte Angst mit Vermeidung reagieren sollten, zeigten eine subjektiv stärkere Angst als die Probanden, welche ihre Gefühle von Angst einfach nur beobachten sollten (Zvolensky u. Forsyth 2002). Zu den problematischen Strategien der Vermeidung des emotionalen Erlebens gehören u. a. die Weigerung, über das Problem nachzudenken, sich auf die positiven Aspekte der Ereignisse zu konzentrieren oder seinen Emotionen keinerlei Beachtung zu schenken.

Potenzielle Folgen einer Vermeidungshaltung in Bezug auf das Erleben von Emotionen (Wenzlaff et al. 1991; John u. Gross 2004)

- eine anhaltende Aktivierung der problematischen Emotion
- ein reduziertes Erleben positiver Emotionen
- ein reduziertes Wohlbefinden
- ein erhöhter Sympathikotonus
- Gedächtnisstörungen
- ein so genannter Rebound-Effekt, wenn die gleiche Emotion wieder ausgelöst wird

Eine besondere Stelle nimmt bei dieser Vermeidungshaltung die so genannte Alexithymie ein, die in einem Defizit in der kognitiven, insbesondere verbalen Repräsentation von Emotionen besteht. Alexithyme Patienten mit einem repressiven Bewältigungsstil, einer Überbetonung von Rationalität und Unterdrückung von

Emotionalität zeigen eher somatische Beschwerden wie zum Beispiel Bluthochdruck, Asthma und generelle somatische Beschwerden (Matthews et al. 2002). Die Wahrnehmung von Emotionen und deren Ausdruck stellen demnach einen wesentlichen Beitrag zur seelischen und körperlichen Gesundheit auch somatisch erkrankter Patienten dar (Taylor 1994). Zu den psychischen Erkrankungen, die gehäuft mit einer alexithymen Symptomatik (häufig in Form einer emotionalen „Taubheit") einhergehen, gehören die Posttraumatische Belastungsstörung, Ess-Störungen, psychosomatische Beschwerden, Panikstörung, Angsterkrankungen und Depressionen.

Patienten weisen also unabhängig von den diagnostischen Kriterien ihrer psychischen Erkrankung eine Reihe von emotionalen Konflikten auf, die Ziel von direkten und indirekten psychotherapeutischen Interventionen sein können.

Emotionale Konflikte bei psychischen Erkrankungen

- eine zu hohe Intensität an Emotionen (unterregulierte Emotionen): zum Beispiel Patienten mit Panikattacken, Wutausbrüchen oder Selbsthass
- eine zu niedrige Intensität an Emotionen (überregulierte Emotionen): zum Beispiel Patienten mit alexithymen Zügen oder einer Posttraumatischen Belastungsstörung mit emotionaler Abstumpfung
- zu lang anhaltende Emotionen: zum Beispiel Patienten mit chronisch milder depressiver Verstimmung (Dysthymie) oder chronischer Ängstlichkeit (generalisierte Angststörung)
- nicht angemessene Emotionen: zum Beispiel Patienten mit Schuld- oder Minderwertigkeitsgefühlen bei normaler sozialer Interaktion (soziale Phobie und Dependente Persönlichkeitsstörung usw.)
- angemessene, aber vom Patienten als problematisch empfundene Emotionen: zum Beispiel Traurigkeit bei Einsamkeit oder Ärger bei ungerechter Behandlung
- gleichzeitige Aktivierung von verschiedenen Emotionen mit konflikthafter Zuspitzung: zum Beispiel Einsamkeit, Scham, Traurigkeit, Angst und Ärger bei Patienten mit einer Borderline-Persönlichkeitsstörung

Ganz gleich, welcher Patient in die Psychotherapie kommt: Schon bei einer kurzen Befunderhebung wird der Therapeut in der Regel eine emotionale Konfliktsituation explorieren können, deren Korrektur ein Ziel der Therapie sein wird. Und es ist genau diese emotionale Problematik, die eine Psychotherapie so langwierig und schwierig machen kann. Nehmen wir als einfachstes Beispiel eine simple Phobie, zum Beispiel die Angst vor Spinnen. Würde es sich bei dieser Phobie um eine kognitive Störung handeln, sagen wir: im Sinne einer Fehlinterpretation der Gefährlichkeit von Spinnen, dann würde man dem Betroffenen ein verständliches wissenschaftliches Buch über die verschiedenen Arten von Spinnen in unseren Breitengraden geben, und er wäre binnen kürzester Zeit von seiner im wahrsten Sinne des Wortes unsinnigen Angst geheilt. Aber die Einsicht in die Unangemessenheit der Angst vor Spinnen führt leider nicht zur Heilung, weil es sich nicht um eine kognitive Störung des Menschen handelt. Vielmehr handelt es sich um eine emotionale Störung, und deshalb bedarf es eines korrigierenden emotionalen Erlebens, um diese Angst zu verlieren. Aus diesem Grund ist die Expositionstherapie der Verhaltenstherapie in Form einer folgenlosen Konfrontation mit Spinnen therapeutisch wirksam.

Noch eindrücklicher sind Verhaltensweisen von Patienten mit einer Depression, die im Rahmen ihrer Traurigkeit und hoffnungslosen, deprimierten Emotionen ihre Lebenslage vollkommen irrational und falsch beurteilen. Patienten empfinden sich als bettelarm, andere Patienten sind voller Schuldgefühle, und wiederum andere leiden an Ängsten vor einer tödlichen Krankheit. Ihnen allen ist gemeinsam, dass es für ihre Befürchtungen nicht nur keine Grundlage gibt, sondern auch greifbare Beweise des Gegenteils. Aber da ihre irrigen Befürchtungen Folgen eines schwer gestörten emotionalen Prozesses sind, lassen diese sich kaum durch Einsicht und Argumente widerlegen.

Die Bedeutung eines gestörten emotionalen Erlebens als Grundlage psychischer Erkrankungen lässt sich auch an den psychopharmakologischen Interventionen verdeutlichen, die größtenteils auf die Normalisierung dieser emotionalen Prozesse bei schweren psychischen Erkrankungen abzielen. So reduzieren die selektiven Serotonin-Wiederaufnahmehemmer (SSRI) die Symptome Angst und Depressivität, Benzodiazepine reduzieren Angst, und Antiepileptika wie Valproat und Carbamazepin bewirken eine Stimmungsstabilisierung.

Jede erfolgreiche Psychotherapie muss also mit einer Veränderung emotionaler Prozesse einhergehen, da nur eine emotionale Veränderung beim Patienten auch den Eindruck hervorruft, von der Therapie profitiert zu haben. Die Ziele dieses therapeutischen Prozesses können u. a. in der gesteigerten Fähigkeit zum differenzierten Erleben und auch Ertragen von Emotionen, das heißt in der Aufgabe der Vermeidung der Emotion bestehen. Oder es wird eine qualitative Veränderung einer problematischen Emotion, eine Reduktion der Intensität des emotionalen Erlebens, eine größere Vielfalt des emotionalen Erlebens oder die bessere Nutzung der emotionalen Information zur Initiierung von adaptiven Verhaltensweisen angestrebt. In dem Abschnitt „Annahmen, Strategien und Ziele der emotionsbezogenen Therapie" (s. S. 20) werden die Ziele einer emotionsbezogenen Psychotherapie näher differenziert.

Damit jedoch eine Besserung des Patienten erfolgen kann, müssen die problematischen Emotionen in der Therapie bzw. im Alltag aktiviert und in der Folge korrigiert werden. Dies bedeutet natürlich, dass jede Psychotherapie, egal welcher Provenienz, Einfluss auf emotionale Prozesse nur dann nehmen kann, wenn sie in irgendeiner Weise auch emotional aktivierend wirkt. Man kann noch weitergehen und die Behauptung aufstellen, dass das Ausmaß der emotionalen Aktivierung, natürlich in Kombination mit entsprechenden korrigierenden Erfahrungen bzw. Techniken, eine erhebliche Auswirkung auf die Effizienz und damit die Dauer der Psychotherapie hat (s. Abschnitt „Emotionale Prozesse und psychotherapeutische Veränderungen").

1.3 Emotionen und psychotherapeutische Schulen

Obwohl sich die theoretischen und therapeutischen Ansätze der unterschiedlichen Psychotherapie-Schulen in wesentlichen Aspekten unterscheiden, betrachten sie alle die Beeinflussung von emotionalen Prozessen als zentralen Wirkfaktor der therapeutischen Wirksamkeit des jeweiligen Verfahrens (Whelton 2004). Auffallend ist jedoch, dass lange Zeit keine therapeutische Schule ein übergreifendes Konzept zur therapeutischen Arbeit an und mit Emotionen entwickelt hat. Dieser Umstand spiegelt sich auch in der Tatsache wider, dass das Register der meisten Psychotherapie-Lehrbücher unter dem Stichwort „Emotion" kaum Eintragungen aufweist.

Emotionen und deren Störungen sind zum einen sprachlich schwer zu fassen und gehen zum anderen mit einem direkteren und persönlicheren Kontakt zwischen Therapeut und Patienten einher. Daher ist es häufig für beide Seiten leichter, aus einer sicheren Distanz heraus die kognitiven und behavioralen Symptome zu thematisieren und an ihnen korrigierend zu arbeiten als sich auf das emotionale Erleben des Patienten einzulassen und hieran zu arbeiten. Kognitive und behaviorale Strategien lassen sich für Patient und Therapeut leichter sprachlich fassen und praktischer durchführen. Beide Punkte gelten auch für den Einsatz von Medikamenten. Natürlich sind der kognitiv-behaviorale und der medikamentöse Ansatz wichtig und zentrale Teile auch von emotionsbezogenen therapeutischen Prozessen. Entscheidend für die emotionsbezogene Therapie ist aber die direkte Arbeit an und mit Emotionen, das heißt, das direkte Thematisieren und Erleben der problematischen Emotionen und die damit verbundenen Interventionen. So kann man sich einen Patienten vorstellen, der mit Beziehungsschwierigkeiten zur Therapie kommt und bei dem sich die therapeutischen Strategien u. a. auf eine Verbesserung der kommunikativen Prozesse oder der Problemlösung zwischen den Partnern richten. Eine emotionsbezogene Intervention könnte sich aber auf den direkten Umgang mit Ärger und Wut bzw. Ängsten vor dem Verlassenwerden richten. Der erlebnisorientierte Aspekt im Sinne eines emotionalen Neuerlebens als therapeutische Intervention zur Korrektur problematischer Emotionen ist hier eine wesentliche Bereicherung der therapeutischen Techniken.

Bevor die Ziele der emotionsbezogenen Psychotherapie in dem Abschnitt „Annahmen, Strategien und Ziele der emotionsbezogenen Therapie" ausführlicher dargestellt werden, sollen aber zunächst die Quellen der emotionsbezogenen Therapie Erwähnung finden. Letztlich stammen die in diesem Buch vorgestellten emotionsbezogenen Ziele und Strategien zu weiten Teilen aus den bekannten Therapieschulen. An dieser Stelle werde ich in aller Kürze die Konzeption der verschiedenen psychotherapeutischen Schulen von emotionalen Prozessen bzw. ihre spezifischen Strategien für die Arbeit mit und an Emotionen erläutern. Dies kann hier leider nur in sehr beschränktem Umfang geschehen. Mir geht es im Wesentlichen darum, die therapeutische Herkunft der im weiteren Verlauf des Buchs thematisierten Inhalte zu benennen. Auch hoffe ich anhand dieser Darstellung dem Leser bereits deutlich machen zu können, weshalb ich die emotionsbezogene Arbeit als ein integratives Konzept betrachte. Auf der einen Seite sind bei den unterschiedlichen therapeutischen Richtungen jeweils bestimmte Teile der emotionsbezogenen Therapie zu finden – zum anderen weisen ihre grundsätzlichen Konzepte in Bezug auf Emotionen große Überschneidungen auf. So postulieren fast alle psychotherapeutischen Konzepte, dass das Ertragen von negativen Emotionen zentral für eine Lösung der Probleme des Patienten ist.

Emotionen in den einzelnen psychotherapeutischen Schulen

Im Mittelpunkt der **Gesprächspsychotherapie** stehen emotionale selbstreferenzielle Prozesse und die Bedingungen für die Aktivierung des emotionalen Erlebens und dessen Ausdruck in Form der Beziehungsgestaltung zwischen Therapeut und Patient. Diese therapeutische Beziehung ist dadurch gekennzeichnet, dass der Therapeut den Klienten in diesen emotionalen selbstreferenziellen Prozessen empathisch und bedingungsfrei positiv beachtet (Rogers 1959; Biermann-Ratjen et al. 1997). Für Rogers ist die Basis psychischer Störungen die Inkongruenz zwischen dem Selbstkonzept und dem Erleben. Das unmittelbare Erleben dieser Inkongruenz, u. a. in der Form von Angst vor der Erfahrung und den vielen Möglichkeiten sowohl der Vermeidung dieser Angst als auch der angstauslösenden Erfahrungen und anderen Formen der Abwehr – zum Beispiel Verleugnung oder Verzerrung der Erfahrung im Bewusstsein –, stand nach Rogers' Beobachtungen im Mittelpunkt der Therapie. Er nahm an, dass nur durch eine Veränderung des Selbstkonzepts im Sinne einer steigenden Akzeptanz für neue Selbsterfahrungen eine Weiterentwicklung und ein Abbau von Symptomen möglich sind. Neue Erfahrungen bzw. selbstrelevante Stimuli müssen dann nicht mehr als bedrohlich erlebt bzw. abgewehrt werden, wodurch eine größere seelische Stabilität und damit zugleich Flexibilität des Patienten entstehen kann.

Für die in diesem Buch vorgestellten emotionsfokussierten Techniken ist zum einen die Konzeption der Gesprächspsychotherapie des Therapeuten-Patienten-Kontaktes von großer Bedeutung. Die Gesprächspsychotherapie betont die Empathie, das bedingungsfreie Verstehen und die Echtheit, wodurch das emotionale Erleben des Patienten in der therapeutischen Beziehung gefördert und einer Bearbeitung zugänglich gemacht wird. Zum anderen ist die Fokussierung der Gesprächspsychotherapie auf die Bearbeitung und Korrektur von selbstbedrohlichen Aspekten, vor allem in der Form von selbstabwertenden emotionalen Erfahrungen, ein zentraler Bestandteil der in diesem Buch vorgestellten emotionsbezogenen Arbeit an negativen Selbstschemata.

Auf dem Boden der Gesprächspsychotherapie entwickelte Gendlin (1998) mit dem **Focusing** eine körperbetonte Methode, die dem Klienten einen direkteren Bezug zu seinem emotionalen Erleben ermöglichen soll. Insofern betonte Gendlin besonders den erlebnisorientierten Charakter der Gesprächspsychotherapie, das heißt die emotionale Aktivierung des Patienten im Rahmen der Therapie. Durch eine Fokussierung auf den körperlichen Ausdruck von Emotionen können Patienten schrittweise auch die motivationalen, kognitiven und natürlich gefühlsmäßigen Anteile ihrer Emotionen erleben. Durch das Focusing kann insbesondere das emotionale Erleben von Patienten intensiviert werden, die in der Psychotherapie keinen unmittelbaren Zugang zu ihren Emotionen bekommen.

Die grundsätzliche Strategie des Focusing, also das Schaffen eines Zugangs zum emotionalen Erleben durch Wahrnehmung und Prozessierung von körperlichen Empfindungen, ist ein wesentlicher Teil der emotionsaktivierenden Strategien der emotionsbezogenen Therapie.

Die **Gestalttherapie** nach Frederick Perls (2002) stellt die Bewusstmachung unerwünschter Emotionen und die Fähigkeit, diese zu ertragen, in den Mittelpunkt einer erfolgreichen Psychotherapie. Die Gestalttherapie strebt die Darstellung des Widerstandes als Gestalt an, wodurch die Erfahrbarkeit eigener Widerstände für den Patienten ermöglicht werden soll. So arbeitet die Gestalttherapie zum Beispiel mit der Darstellung von inneren Konflikten im Rollenspiel, u. a. auch mit der 1- oder 2-Stuhl-Technik. Ein wichtiger Aspekt bei der gestalttherapeutischen Arbeit ist die Übernahme von Verantwortung für die bislang unerwünschten und verdrängten Emotionen.

Für die emotionsbezogene Therapie ist zum einen das gestalttherapeutische Konzept der Notwendigkeit einer Akzeptanz von problematischen Emotionen von Bedeutung. Patienten sollen lernen, ihre emotionsvermeidende oder -bekämpfende Haltung zu korrigieren. Zum anderen kommt insbesondere die 1- bzw. 2-Stuhl-Technik als emotionsaktivierende Strategie und Ansatz zur Arbeit an selbstabwertenden Schemata in der emotionsbezogene Therapie zum Einsatz.

Grundlage der **Hypnotherapie** ist es, durch die Induktion bedeutsamer emotionaler Zustände im Rahmen der hypnotischen Aufmerksamkeitsfokussierung eine schnellere Veränderung der Patienten zu bewirken (Revenstorf u. Peter 2001). Die Aufmerksamkeitsfokussierung durch Imagination bzw. therapeutische Trance fördert ein sinnlich-situatives und damit emotionales Erleben, sodass die Patienten schneller und deutlicher ihre problematischen Emotionen wahrnehmen können. Die Affektbrücke dient zum Beispiel der Nutzung emotionaler Prozesse zur Klärung entscheidender Lernerfahrungen in der Kindheit, indem gegenwärtig erlebte Emotionen in die Kindheit zurückverfolgt werden (Watkins 1971). Hypnotherapeutische Techniken geben aber auch einen leichteren Zugang zu Ressourcen des Patienten, das heißt positiven emotionalen Prozessen. Insbesondere die Stimulation von Emotionen durch imaginative Sequenzen ist für die emotionsbezogene Therapie eine wichtige Technik.

Die **Psychoanalyse** hat bislang keine einheitliche Konzeption der Stellung und Bedeutung von Emotionen im Rahmen des normalen und pathologischen seelischen Geschehens und des therapeutischen Prozesses hervorgebracht. Dies scheint auch nicht das Anliegen der psychoanalytischen Theorie zu sein (Krause 2002). Eine Anpassung der freudschen Begrifflichkeit an die heutige Terminologie und eine Re-Interpretation seiner Affekttheorie aus heutiger Sicht sind kaum möglich. Freud selbst arbeitete lange Zeit mit einem rivalisierenden Begriff des Triebs, den er in Opposition zu den Affekten stellte (der Begriff „Emotion" findet sich in den Schriften von Freud kaum). Er maß der Vernunft häufig eine sekundäre, die affektiven Impulse des Es umsetzende bzw. rationalisierende Funktion zu. Deshalb konzentrierte sich Freud auch auf die therapeutische Beziehung, im Rahmen derer u. a. durch Übertragung und Gegenübertragung eine Aktivierung emotional bedeutsamer Erlebnisse erreicht werden kann. Freud war sich also der zentralen Rolle der Emotionen (Affekte) bei der Entstehung und Aufrechterhaltung psychischer Erkrankungen bewusst, und er betonte bereits die Bedeutung einer emotionalen Aktivierung bei der aufdeckenden Arbeit an traumatischen Erfahrungen in der Vergangenheit (Freud 1895).

Den Kernpunkt des neueren therapeutischen Ansatzes im Umgang mit problematischen Emotionen im Rahmen der psychoanalytischen Therapie formulierte Elizabeth Zetzel (1970), die von der Steigerung der „Affekttoleranz" im Rahmen der Psychotherapie sprach. Eine Neuorientierung der Konzeption von Emotionen in der Psychoanalyse geschah erst durch Lichtenberg (1989), der Emotionen als zentral für motivationale Schemata ansah. Seit den 90er Jahren des vergangenen Jahrhunderts gibt es eine zunehmende Anzahl von Psychoanalytikern, die emotionale Prozesse als zentrales Geschehen für die normale und pathologische Entwicklung des Menschen ansehen (Pfeifer u. Leutzinger-Bohleber 1992; Krause 2002; Dornes 1997). Im Rahmen seiner „strukturbezogenen Psychotherapie" hat der Psychoanalytiker Gerd Rudolf (2004) den Emotionen einen zentralen Platz in der Entwicklung und Therapie psychischer Störungen eingeräumt. Somit wird heute die Arbeit an Emotionen auch in der tiefenpsychologisch fundierten Psychotherapie als zentrales Anliegen des therapeutischen Vorgehens angesehen, und es existieren Konzepte von emotionalen Prozessen und deren therapeutischer Bearbeitung (Spezzano 1993; Wöller u. Kruse 2001).

Die therapeutische Beziehung als Stimulation emotionaler Konflikte im Sinne der Übertragung und Gegenübertragung wird auch in der emotionsbezogenen Therapie genutzt. Außerdem basiert das schematheoretische Konzept der emotionsbezogenen Therapie auf der bekannten Annahme der Psychoanalyse, dass Konflikte in der Vergangenheit des Patienten und deren vermeidende Bearbeitung Anteil an seinen gegenwärtigen psychischen Beschwerden haben.

Die klassische **Verhaltenstherapie** (VT) konzentriert sich auf die direkte Stimulation einer problematischen Emotion im Rahmen einer Exposition, das heißt dem Aufsuchen der emotionsauslösenden Situation und der Hemmung der spezifischen Vermeidungshaltung (Reaktionsverhinderung). Hierdurch wird therapeutisch eine Aktivierung der problematischen Emotion provoziert und mit oder ohne eine gleichzeitige Gegenkonditionierung durch die Aktivierung einer Entspannungstechnik eine emotionale Desensitivierung erreicht (Wolpe 1974). Der therapeutische Wirkfaktor hierbei ist eine Prozessierung und Habituation der problematischen Emotion, zumeist von Angst (Foa u. Kozak 1986). Eine über den expositionsorientierten Ansatz hinausgehende Arbeit mit Emotionen stellen die **Rational-Emotive Verhaltenstherapie** (RET) nach Ellis (Ellis u. Hoellen 1997) und die moderne **Kognitive Verhaltenstherapie** (KVT, s. Beck 2004) dar. Insbesondere Albert Ellis hat die Bedeutung von Kognitionen für die Entstehung von Emotionen und die strukturierte therapeutische Arbeit an Emotionen durch die Thematisierung der emotionsbestimmenden Kognitionen propagiert. Hierbei wird vor dem Hintergrund eines kognitiven Modells der Emotionen (s. Kap. 2) die Auslösung von problematischen Emotionen durch Kognitionen postuliert, insbesondere in Form von irrationalen Überzeugungen und dysfunktionalen Kognitionen. Der Wirkfaktor der RET und der KVT wird in der Korrektur dieser dysfunktionalen kognitiven Strukturen und der hierdurch bedingten emotionalen Prozesse gesehen. Außerdem konzentriert sich verhaltenstherapeutische Arbeit weiterhin auf die Identifikation und Korrektur behavioraler Auslöser von problematischen Emotionen und dem entsprechenden Reaktionsmanagement. Ausgehend von der KVT entwickelten eine Reihe von modernen Verhaltenstherapeuten spezifische, zum Teil störungsbezogene Therapien, die sich intensiv mit der Arbeit an emotionalen Prozessen auseinandersetzen.

In der emotionsbezogenen Therapie wird aus der KVT insbesondere die Beeinflussung von problematischen Emotionen durch interpretierende, bewertende Gedanken genutzt. Außerdem stellen gezielte Verhaltensänderungen einen zentralen Angriffspunkt zur Umsetzung von adaptiven Emotionen und zur Hemmung von maladaptiven Emotionen dar. Techniken der KVT sind insbesondere bei der emotionsbezogenen Arbeit mit instabilen Patienten außerordentlich hilfreich, die an sehr intensiven Emotionen wie Ärger, Wut, (Selbst-)Hass oder hoher emotionaler Anspannung leiden.

1.4 Moderne psychotherapeutische Konzepte der Arbeit an Emotionen

Vor dem Hintergrund der Erkenntnisse der modernen Psychologie und der Weiterentwicklung psychotherapeutischer Schulen wurden in der jüngeren Zeit psychotherapeutische Konzepte entwickelt, in deren Mittelpunkt die direkte Arbeit mit und an Emotionen steht.

An erster Stelle ist hierbei die Pionierarbeit von Leslie Greenberg zu nennen, der Begründer der **Emotion-Focused Therapy** (2002, deutsch 2006). Ursprünglich aus der Gesprächspsychotherapie und der Gestalttherapie kommend, hat Greenberg seinen therapeutischen Ansatz auf die erlebnisorientierte direkte Arbeit an Emotionen gegründet. Somit hat er die zwei grundlegenden Aspekte der emotionsbezogenen Arbeit, die Thematisierung von Emotionen und deren erlebnisorientierte Veränderung, in sein Therapiekonzept mit einbezogen. Dabei hat Greenberg eine präzise Vorstellung der emotionalen Problematik und des Ablaufs einer emotionsbezogenen Therapie entwickelt, die weit über die bloße Aktivierung von Emotionen bzw. emotionalen Erfahrungen im therapeutischen Kontakt hinausgeht. Während es früheren erlebnisorientierten Ansätzen häufig an einem schlüssigen Konzept mit konkreten therapeutischen Schritten mangelte, kann Leslie Greenberg hier ein klar strukturiertes und auch wissenschaftlich evaluiertes Konzept vorlegen. Von ihm stammt auch die wichtige Unterscheidung von primären und sekundären Emotionen, und er war einer der ersten Psychotherapeuten, welche die Existenz von emotionalen Schemata als Grundlage psychischer Störungen in ihr Therapiekonzept einbezogen. Viele Teile der Arbeit von Leslie Greenberg wird der Leser im Kapitel 7 über die emotionsbezogene Therapie mit stabilen Patienten wiederfinden.

Eine Konzeption der direkten therapeutischen Arbeit an Emotionen, basierend auf psychoanalytischen Konzepten und in Anlehnung an Leslie Greenbergs Arbeit, existiert in Form der **Intensive Short-Term Dynamic Psychotherapy** (McCullough et al. 2003). Diese konzipiert den psychodynamischen Konflikt als eine grundsätzliche Emotionsphobie, die sich auf die Vermeidung bzw. Bekämpfung von konflikthaften Emotionen bezieht. Diese phobisch vermiedenen Emotionen und das Abwehrverhalten des Patienten werden in der Therapie konsequent angesprochen. Der Therapeut drängt auf das Erleben und Äußern der abgewehrten Emotionen, damit der Patient durch das Erleben eine Desensitivierung seiner problematischen Emotionen erfährt. Im weiteren Verlauf werden die bislang phobisch vermiedenen Emotionen u. a. durch den therapeutischen Kontakt korrigierend bearbeitet. Das Konzept der Emotionsphobie und praktische therapeutische Strategien zu deren Korrektur finden Eingang in die Konzeption therapeutischer Schritte in den Kapiteln 7 und 8.

Die verhaltenstherapeutisch orientierte **Schematherapie** nach Young et al. (2006) bezieht Emotionen als wesentlichen Teil von maladaptiven Schemata in die Konzeption sowie die Therapie von Persönlichkeitsstörungen mit ein. Die Schematherapie betont die Notwendigkeit der Aktivierung und Identifizierung von maladaptiven Schemata durch eine erlebnisorientierte Vorgehensweise. Dieses Vorgehen der Schematherapie stammt nicht zuletzt aus der Emotion-Focused Therapy von Leslie Greenberg. Die Schematherapie misst problematischen primären Emotionen aus der Lerngeschichte des Patienten somit eine zentrale Bedeutung im Rahmen der pathologischen Schemata bei und hat zu einem großen Teil das Konzept von Greenberg (2002) und McCullough et al. (2003) in Strategien der Kognitiven Verhaltenstherapie integriert.

Auch Robert Leahy, ein führender Vertreter der Kognitiven Verhaltenstherapie, integriert mittlerweile die Arbeit an emotionalen Schemata in seine Arbeit (Leahy 2002; 2003). Er konzipiert die sichtbaren Symptome von Patienten als Ergebnis von dysfunktionalen Bewältigungsschemata für problematische primäre Emotionen, das heißt als Ausdruck eines emotionsphobischen Konfliktes. Damit hat er deutlich gemacht, dass der emotionsfokussierte Ansatz von Greenberg (2002) die Kognitive Verhaltenstherapie sinnvoll bereichern kann. Die konzeptuelle Überschneidung zwischen den Ansätzen von Leahy und Young ist hierbei unübersehbar. Deren Einfluss auf die emotionsbezogene Therapie wird anhand der vorgestellten Konzepte in diesem Buch deutlich sichtbar.

Marsha Linehan (1996a; 1996b) hat mit ihrer **Dialektisch-behavioralen Therapie** (DBT) eine manualisierte integrative Psychotherapie geschaffen, in deren Mittelpunkt der Umgang mit intensiven, unterregulierten Emotionen bei Borderline-Patientinnen steht. Die Techniken der DBT, welche selbst eine Akkumulation verschiedener Strategien unterschiedlicher therapeutischer Schulen darstellen, lassen sich aber nicht nur auf Borderline-Patientinnen anwenden, sondern auch auf andere Patienten mit intensiven Emotionen wie Ärger, Wut und (Selbst-)Hass. Dabei hat Linehan u. a. das Konzept von Greenberg hinsichtlich der Unterscheidung von primären und sekundären Emotionen sowie andere Techniken seiner emotionsbezogenen Therapie übernommen. Die oben zitierten emotionsbezogenen Therapien von Greenberg und McCullough beziehen sich jedoch im Gegensatz zu Linehans Konzept auf stabile Patienten mit einem guten sozialen Funktionsniveau ohne Impulsdurchbrüche, Suizidalität, Aggressivität und andere Zeichen der Instabilität. Da die DBT sich im Gegensatz hierzu auf instabile Patienten mit unterregulierten Emotionen und den oben genannten Problemen konzentriert, ist sie als komplementär zu den oben erwähnten emotionsbezogenen Therapien zu betrachten. Viele Aspekte der DBT werden in Kapitel 8 über die emotionsbezogene Arbeit mit instabilen Patienten im Rahmen des **Emotionsmanagements** auftauchen.

Eine spezielle Form der kognitiv-verhaltenstherapeutischen Arbeit mit Ärger und Wut stammt von Taylor und Novaco (2005) sowie Kassinove und Tafrate (2002). Diese Psychotherapeuten haben Strategien für die Therapie von Patienten mit intensiven, unterregulierten Emotionen in Form von Ärger, Wut und aggressivem Verhalten entwickelt. Ihr therapeutischer Ansatz weist eine große Schnittmenge mit der DBT nach Linehan (1996a) auf. Die entsprechenden therapeutischen Strategien spielen in diesem Buch eine große Rolle, insbesondere bei der Arbeit mit instabilen Patienten im Rahmen des Emotionsmanagements (s. Kap. 8).

In der jüngsten Entwicklung von psychotherapeutischen Konzepten vertritt die so genannte **Acceptance and Commitment Therapy** (ACT) nach Hayes et al. (2005) die Auffassung, dass der erste Schritt in der Psychotherapie die Aufgabe der emotionsvermeidenden Haltung des Patienten sein sollte. Patienten sollen zunehmend lernen, problematische Emotionen zuzulassen und zu akzeptieren, anstatt diese weiter zu fürchten und zu vermeiden. Daher versucht die ACT, sämtliche dysfunktionale emotionsregulatorische Aktivitäten des Patienten zu unterbinden. Sie hat zur Grundannahme, dass die negativen Emotionen und dazugehörigen Kognitionen nicht konsequenterweise zu problematischen Handlungen und Erlebnissen führen müssen. Vielmehr postuliert die ACT, dass die problematischen Konsequenzen negativer Emotionen durch die verzweifelten Versuche der Vermeidung des Erlebens dieser Emotionen entstehen. Die Mittel und Wege zur Vermeidung des emotionalen Erlebens werden in der Folge selbst schädlich (z. B. Alkohol, sozialer Rückzug, Selbsthass). Die Akzeptanz und die Achtsamkeitsstrategien der ACT, die auch zentral für die DBT sind, stellen wichtige Techniken der emotionsbezogenen Psychotherapie dar, insbesondere bei der Arbeit mit instabilen Patienten, finden sich in diesem Buch in Kapitel 6 wieder.

Matthias Berking, welcher aus der verhaltenstherapeutischen Schule von Klaus Grawe stammt, hat mit seinem Training Emotionaler Kompetenzen (TEK) viele wichtige Aspekte der kognitiv-verhaltenstherapeutischen Arbeit an und mit Emotionen zu einer exzellenten Darstellung gebracht (Berking 2010).

Sämtliche obigen Darstellungen von emotionsbezogenen Konzepten und Strategien verschiedener therapeutischer Schulen sind natürlich stark simplifiziert und auf einige wesentliche Kernaussagen reduziert worden. Ich hoffe jedoch, dass somit die Beiträge der einzelnen therapeutischen Richtungen zu den emotionsbezogenen Konzepten dieses Buchs deutlich geworden sind.

1.5 Emotionale Prozesse und psychotherapeutische Veränderungen

Ein gesunder, adaptiver Umgang mit Lebensereignissen besteht darin, negative Emotionen wahrzunehmen, auszuhalten, zu regulieren und, so weit möglich, zu nutzen (Frijda 1986). Ein solcher direkter, akzeptierender Umgang mit negativen Emotionen schützt vor der Entwicklung von psychischen Störungen. Eine Störung in der Wahrnehmung, dem Erleben und der Regulation von negativen, aber auch positiven Emotionen entfernt den Menschen von einer der wichtigsten Informationsquellen über sein Befinden – seine Ziele und Bedürfnisse – und erschwert ihm die individuell sinnvolle Anpassung an seine Umwelt.

In einem Review von mehr als 1000 quantitativen Psychotherapie-Studien wurde der positive Selbstbezug als das konsistenteste Korrelat eines positiven Therapie-Outcomes gefunden (Orlinsky u. Howard 1986). Patienten mit einem positiven Selbstbezug können vor allem ihre Emotionen und Empfindungen deutlicher wahrnehmen und damit auch nutzen. Dieses Ergebnis wurde auch durch Studien bestätigt, welche einen positiven Zusammenhang zwischen der Fähigkeit zur Wahrnehmung und zu dem Erleben der eigenen Emotionen und der psychischen Gesundheit fanden (Matthews et al. 2002). Nach Greenberg und Safran (1989) ist eine Reduktion der emotionalen Vermeidungshaltung entscheidend für das positive Ergebnis einer Psychotherapie. Diese Ergebnisse zeigen den problematischen Effekt von Bewältigungsstrategien, die auf eine Vermeidung bzw. Bekämpfung der Wahrnehmung und des Erlebens von problematischen Emotionen bzw. emotionsrelevanten Kognitionen ausgerichtet sind.

Somit ist es nicht verwunderlich, dass sich die emotionale Aktivierung und Prozessierung im Rahmen verschiedener Therapiekonzepte als unerlässlich für den Erfolg einer Psychotherapie herausstellten (Whelton 2004). So ist die emotionale Intensität von Therapiesitzungen einer der besten Prädiktoren für einen psychotherapeutischen Therapieerfolg (Beutler et al. 2000; Iwakabe et al. 2000; Znoj et al. 2004). Meta-Analysen belegten die Bedeutung des Ausdrucks und der Verbalisierung von Emotionen für den Therapieerfolg von humanistischen Verfahren (Greenberg et al. 1994; Elliott 2001). Auch in verhaltenstherapeutischen Expositionstherapien war der Anstieg von Angst unter der Exposition bei der Behandlung von Patienten mit einer Zwangsstörung bzw. einer Posttraumatischen Belastungsstörung der wesentliche Prädiktor für den Therapieerfolg (Kozak et al. 1988; Foa et al. 1995). Neuere Studien über den Einsatz von emotionsregulatorischen Techniken im Rahmen einer typischen kognitiv-behavioralen Therapie belegen die Steigerung der Effektivität der Psychotherapie hierdurch (Berking et al., 2008). Weiterhin konnte die Wirksamkeit von erlebnisorientierten, emotionsbezogenen Therapien in mehreren Studien für eine Reihe von psychischen Beschwerden (z. B. Depression, Angsterkrankungen, Trauma) belegt werden (Elliott et al. 2004; Orlinsky u. Howard 1986). Passend hierzu ist auch der Befund, dass im Verlauf einer effektiven Psychotherapie sich der Gesprächsstil des Patienten von einem distanzierten Berichten äußerer Ereignisse über die Fokussierung auf innere Vorgänge hin zu einem emotional betonten Rapport verändert (ebd.; Hendricks 2001).

In Studien an Patienten, die zwar nicht an einer distinkten seelischen Erkrankung litten, sondern mit Lebensproblemen zum Psychotherapeuten kamen (z. B. berufliche Entscheidungssituationen, Trennung vom Partner, depressive Verstimmungen), war der emotionsfokussierte therapeutische Ansatz anderen therapeutischen Interventionen in seiner Effektivität überlegen (Greenberg et al. 1993).

Die Bearbeitung von negativen Emotionen durch das Niederschreiben dieser Emotionen und der hiermit zusammenhängenden Erlebnisse und Gedanken (so genanntes Emotionstagebuch) führt zu einer deutlichen Abnahme des Erlebens der negativen Emotionen im späteren zeitlichen Verlauf (Pennebaker u. Beal 1986; Pennebaker u. Francis 1996). Wählt der Patient eine oberflächliche, distanzierte Beschreibung der Ereignisse, dann kommt es jedoch nicht zu positiven Veränderungen. Offensichtlich führt die kognitive Reflexion bei gleichzeitigem Erleben der problematischen Emotion durch die schriftliche Niederlegung zu einer größeren Klarheit bezüglich der auslösenden Ereignisse und der Einsicht, dass die betreffende Emotion den Patienten nicht überwältigt.

Eine Aktivierung des emotionalen Erlebens im Sinne einer Katharsis, also ohne weiterführende psychotherapeutische Bearbeitung, führt jedoch nicht zu einer Abnahme, sondern eher zu einer Zunahme der Intensität der problematischen Emotion (Bohart 1980). Es bedarf vielmehr einer zusätzlichen kognitiven bzw. behavioralen Bearbeitung der erlebten Emotionen, sodass sich ein verändertes Erleben ihrer Bedeutung bzw. eine Korrektur maladaptiver emotionaler Prozesse ergibt. Die alleinige emotionale Aktivierung ist also kein wirksamer Therapiefaktor, sondern nur der erste Schritt in einer kognitiven und behavioralen Bearbeitung dieser Emotion. Von großer Bedeutung ist in diesem Zusammenhang eine Studie, die zeigte, dass ein emotionales Prozessieren im Sinne der Beschäftigung mit den eigenen Emotionen (z. B.: „Ich nehme mir Zeit, herauszufinden, was ich wirklich fühle") nur dann adaptiv ist, wenn auf das Prozessieren auch ein Ausdruck der Emotion folgt (Stanton et al. 2000).

1.6 Annahmen, Strategien und Ziele der emotionsbezogenen Therapie

Grundannahmen der psychotherapeutischen Arbeit mit und an Emotionen

Fasst man die emotionsbezogenen Konzepte der verschiedenen psychotherapeutischen Schulen und der modernen emotionsbezogenen Therapieansätze zusammen, dann zeichnet sich eine Reihe von grundsätzlichen Prinzipien der direkten therapeutischen Arbeit an und mit Emotionen ab. Es sind letztlich diese Techniken und Strategien, welche die Grundlage der emotionsbezogenen Psychotherapie bilden.

Emotionsbezogene therapeutische Konzepte, Strategien und Techniken

- Emotionen sind zentraler Bestandteil der Ätiopathogenese psychischer Erkrankungen, u. a. durch ihre zentrale Stellung in Schemata.
- Psychische Symptome (sekundäre Emotionen, Verhaltensweisen, Kognitionen) sind häufig die Folgen eines Vermeidungsverhaltens in Bezug auf die Wahrnehmung und das Erleben von Emotionen. Patienten müssen deshalb lernen, unangenehme und problematische Emotionen zu erleben und auszuhalten.
- Die Aktivierung und das Erleben von Emotionen sind essenzieller Bestandteil einer erfolgreichen Psychotherapie.
- Der Ausdruck von Emotionen allein (insbesondere im Sinne einer Katharsis) hat keinen dauerhaften therapeutischen Effekt, sondern ist nur Voraussetzung zur weiterführenden therapeutischen Arbeit an Emotionen.

- Die Aktivierung von problematischen Emotionen muss mit einer kognitiven und behavioralen Bearbeitung kombiniert werden. Kognitive Prozesse sind für eine positive Veränderung von zentraler Bedeutung, zum einen im Sinne von Einsicht und Verständnis bezüglich problematischer Emotionen und der Schaffung neuer Bedeutungen und Sinngebung, zum anderen bezüglich neuer, adaptiver Verhaltensweisen.
- Die Akzeptanz für adaptive emotionale Erfahrungen und deren intensiveres Erleben sind hilfreich.
- Bislang vermiedene adaptive Emotionen müssen in entsprechende Verhaltensweisen umgesetzt werden, damit es zu einer dauerhaften Veränderung kommen kann. Emotionen gewinnen ihre adaptive Bedeutung in der Regel durch angemessene Kognitionen und Handlungen.
- Maladaptive Emotionen sollten radikal akzeptiert und kognitiv-behavioral bearbeitet werden. Darüber hinaus sollten sie soweit reguliert werden, dass sie den Patienten nicht mehr belasten und nicht mehr zu Kognitionen und Handlungen bewegen, welche ihm schaden. Zusätzlich sollten an Stelle der maladaptiven Emotionen adaptive Emotionen aktiviert werden.
- Die Exposition mit schwierigen und angstbesetzten Stimuli, einhergehend mit einer emotionalen Erregung, führt zu einer Reduktion der Intensität von negativen Emotionen (Habituation) und der diesbezüglichen Vermeidungssymptome.
- Für das Erleben dieser emotionalen Prozesse ist die sichere und von Akzeptanz und Empathie geprägte therapeutische Beziehung zu jedem Zeitpunkt die unabdingbare Grundlage.

Der Einsatz der diversen Strategien der emotionsbezogenen Therapie hängt insbesondere von der Stellung der emotionalen Symptome bei der Entstehung der psychischen Erkrankung ab. Den emotionalen Symptomen liegen in der Regel die folgenden unterschiedlichen Prozesse zugrunde:

Problematische maladaptive primäre Emotion bzw. maladaptives emotionales Schema

Der Patient hat durch Lernerfahrungen, zumeist in der Kindheit, ein emotionales Schema entwickelt. Die schematische Emotion ist im Erwachsenenalter nicht mehr adaptiv, und sie führt zu einer seelischen Belastung des Patienten.

Ein Patient erlebt in sozialen Kontaktsituationen automatisch Schuldgefühle, wenn es zu Konflikten kommt. Die Schuldgefühle sind jedoch weder den Konfliktsituationen angemessen noch sinnvoll lebbar.

Problematische adaptive primäre Emotion

Eine eigentlich angemessene und gesunde primäre Emotion wird durch ein konkurrierendes emotionales Schema bzw. ein maladaptives, selbstabwertendes Schema problematisch. Der Patient empfindet Emotionen wie Stolz, Interesse, Sehnsucht nach Geborgenheit u. ä. als unangenehm oder sogar bedrohlich.

Eine Patientin kann die Emotion Stolz nicht ohne Anspannung und Ängstlichkeit erleben, da diese Emotion in Widerspruch zu ihrem generellen, selbstabwertenden Schema („Ich bin schlecht") steht.

Emotionsphobischer Konflikt

Der Patient versucht, das Erleben von problematischen adaptiven oder maladaptiven Emotionen durch Bekämpfen oder Vermeiden zu reduzieren. Dies führt wiederum zu anderen, so genannten sekundären problematischen Emotionen bzw. selbst- oder fremdschädigenden Verhaltensweisen, die dann symptomatisch werden.

Ein Patient erlebt im Kontakt mit anderen Menschen häufig die belastende Emotion Minderwertigkeit. Diese problematische Emotion versucht er durch einen Selbsthass mit massiven Selbstabwertungen zu bekämpfen.

Reduzierte kognitiv-behaviorale Emotionsregulation

Der Patient hat keine ausreichenden kognitiven oder behavioralen Kompetenzen, um seine emotionalen Prozesse zu regulieren.

Eine Patientin mit einer Borderline-Persönlichkeitsstörung erlebt extrem intensiven Ärger, der mit Beschimpfung ihrer Umwelt und Zerstören von Gegenständen einhergeht.

Fehlende Kompetenzen im Umgang mit Emotionen

Der Patient kann seine adaptive Emotion nicht in eine angemessene Kognition, Ausdruck oder Verhaltensweise umsetzen, sodass er keinen Nutzen aus seinem emotionalen Erleben ziehen kann.

Eine Patientin erlebt zwar im Zusammensein das Gefühl von Zuneigung und Interesse, kann dieses jedoch weder zeigen noch in ein Annäherungsverhalten an andere Menschen umsetzen.

Die emotionsbezogene Therapie zielt auf die Veränderung von problematischen emotionalen Prozessen durch spezifische psychotherapeutische Techniken. Dies bedeutet, dass zum einen das psychische Problem des Patienten als emotionales Problem konzipiert wird und zum anderen eine möglichst direkte Beeinflussung dieser problematischen emotionalen Prozesse angestrebt wird.

Damit der Leser einen grundsätzlichen Eindruck von den „Angriffspunkten" der emotionsbezogenen Therapie hat, welche wesentliche Teile dieses Buchs sind, werde ich im Folgenden grundsätzliche psychotherapeutische Prozesse in der Veränderung von Emotionen kurz erläutern.

Emotionsbezogene therapeutische Prozesse

Die Förderung des bewussten Erlebens von Emotionen

Patienten, die bislang ihre problematischen Emotionen vermieden und/oder bekämpft haben, lernen ihre Emotionen direkt und differenziert wahrzunehmen und zu erleben. Das Erleben von Emotionen in der Therapie wird somit immer dann gefördert, wenn Patienten ihre eigenen Emotionen nicht ausreichend wahrnehmen können bzw. sich gegen die Wahrnehmung und das Erleben ihrer Emotionen wehren.

Emotionen differenzieren und benennen können

In der Regel können Patienten nur wenige Emotionen erkennen und benennen, was sich u. a. darin äußert, dass häufig nur von Angst gesprochen wird. Bei einem näheren bewussten Hinschauen jedoch lassen sich verschiedene Emotionen erkennen und voneinander unterscheiden. Neben der inhärenten emotionsregulatorischen Funktion einer differenzierten Wahrnehmung können Patienten mit der angemessenen Begrifflichkeit ihres emotionalen Erlebens diese in Folge auch bewusster und ihren Bedürfnissen gemäß regulieren.

Emotionstoleranz erlernen

Das Erlernen einer so genannten Emotionstoleranz ist ein wesentlicher Schritt hin zu einer Reduktion der emotionalen Belastung und ein notwendiger Schritt, bevor man an einer Regulation der Emotion arbeiten kann. Der Patient soll in der Lage sein, das bewusste Erleben seiner problematischen Emotion auszuhalten und ihr nicht mit einer Vermeidungsreaktion zu begegnen. Hierzu gehört natürlich auch die Akzeptanz für die Existenz der Emotion. Die Emotionstoleranz ist naturgemäß das Gegenteil einer Vermeidungsreaktion und soll zu einer Habituation an die betreffende Emotion führen und mit einer Abschwächung ihrer Intensität einhergehen.

Emotionen verstehen lernen

In der Regel haben (nicht nur) Patienten kein angemessenes Verständnis für ihre Emotionen. Sie wissen nicht, woher diese kommen und wozu sie da sind bzw. was durch sie zum Ausdruck kommt. Um aber mit Emotionen angemessen umgehen zu müssen, sollte der Patient die wesentlichen auslösenden und bedingenden Faktoren der Emotion in der Gegenwart, aber auch in der Vergangenheit (biographische Arbeit), verstehen lernen. Hierzu gehört nicht zuletzt auch ein Verständnis der Bedürfnisse, welche dem emotionalen Erleben zugrunde liegen.

Vermittlung regulatorischer Fähigkeiten bei intensiven Emotionen

Instabile Patienten mit intensiven und unterregulierten Emotionen, zum Beispiel Ärger, Wut und (Selbst-)Hass, lernen die kognitive und behaviorale Kontrolle über ihre Emotionen wiederzuerlangen. Hierzu müssen Patienten lernen, eine Einsicht in die kognitiven und behavioralen Entstehungsbedingungen ihrer Emotionen zu gewinnen und entsprechende emotionsregulierende Techniken anzuwenden. Diese Techniken sollen primär eine Reduktion der emotionalen Intensität und eine Hemmung von selbst- oder fremdschädigenden Verhaltensweisen erreichen. Dadurch wird der Instabiliät entgegengewirkt, die aus den intensiven Emotionen bzw. emotionalen Durchbrüchen entstehen. Bei diesen Patienten geht es demnach nicht um die Förderung des emotionalen Erlebens, da dieses bereits sehr intensiv ausgeprägt und unterreguliert ist.

Veränderung von maladaptiven Emotionen

Patienten mit maladaptiven Emotionen, also Emotionen, die weder angemessen noch hilfreich sind, sollten durch geeignete Interventionen und Strategien lernen, diese Emotionen zu regulieren, sich ihnen entgegengesetzt zu verhalten und alternative adaptive Emotionen zu entwickeln. Ein Patient mit Schamgefühlen sollte also diese kognitiv bearbeiten können (z. B. „Ich bin in Ordnung, auch wenn ich einen Fehler gemacht habe“ und „Auch wenn ich Scham fühle, so ist dies Gefühl nicht richtig, denn ich bin o.k.“). Im Zusammenhang mit der kognitiven Regulation werden bislang nicht wahrgenommene Emotionen gefördert, neue Emotionen durch veränderte Aufmerksamkeitsprozesse hervorgerufen oder durch gezielte Verhaltensänderungen alternative adaptive Emotionen angestrebt. Auch hierzu bedarf es häufig eines erlebnisorientierten, emotionsaktivierenden therapeutischen Stils, damit eine emotionale Veränderung stattfinden kann. Nur wenn die maladaptiven Emotionen zu intensiv und bedrohlich sind, wie es zum Beispiel bei Schamgefühlen häufig der Fall ist, sollten auch eher distanzierende kognitive und behaviorale Techniken zum Einsatz kommen. Wichtig in diesem Zusammenhang ist auch die so genannte Explikation der maladaptiven Emotion, d. h. die Einsicht in die Entstehungsbedingungen dieser Emotion in Kindheit und Lerngeschichte.

Kognitive Bearbeitung von Emotionen

Für jegliche Form der therapeutischen Arbeit an und mit Emotionen muss der Patient lernen, seine Emotionen kognitiv angemessen zu bearbeiten. Dies beginnt mit der Arbeit an einem differenzierten sprachlich-symbolischen Ausdruck für ihre Emotionen (meist durch Begriffe), damit sie diese in ihr bewusstes Leben und ihre Lebensgeschichte sinnvoll integrieren können. Die Patienten lernen, ihre Emotionen zu verstehen, d. h. die Motivation bzw. das Bedürfnis, welches durch die Emotion ausgedrückt wird, zu erkennen und vor dem Hintergrund ihrer Person und ihrer Lebensgeschichte zu begreifen. Hierzu gehört auch, dass der Patient lernt, adaptive Emotionen zu akzeptieren und sie in sein Weltbild mit einzubeziehen, indem er nach neuen Interpretationen, Bedeutungen und Handlungskonzepten für seine Gefühle sucht. Die Unangemessenheit maladaptiver Emotionen sollte herausgestellt werden, und der Patient sollte Strategien zu ihrer kognitiven und behavioralen Regulation finden.

Stimulation von positiven Emotionen

Die Konzentration von Patienten liegt häufig allein auf der Vermeidung ihres emotionalen Erlebens. Viel zu wenig liegt die Aufmerksamkeit auf der Stimulation von positiven Emotionen durch entsprechende Gedanken und Verhaltensweisen. Patienten lernen in der Therapie, bewusst positive Emotionen durch Kognitionen und Verhaltensweisen zu stimulieren.

Adäquate Umsetzung von Emotionen in Ausdruck und Verhalten

Wenn ein Patient gelernt hat, seine bislang vermiedenen adaptiven Emotionen auch in einen hilfreichen, adaptiven Ausdruck und eine entsprechende Handlung umzusetzen, steigt die Wahrscheinlichkeit einer dauerhaften Verbesserung seiner psychischen Beschwerden. Patienten aktivieren in der Therapie und im Alltag ihre adaptiven Emotionen und versuchen diese so zum Ausdruck zu bringen bzw. in Verhalten umzusetzen, dass sie positive Erfahrungen mit dieser bislang vermiedenen Emotion sammeln können, nicht zuletzt durch die hiermit mögliche Befriedigung wichtiger Bedürfnisse. Hierzu gehört auch die Kontrolle von Verhaltensweisen, welche maladaptive Emotionen bzw. problematische adaptive Emotionen verstärken. Man kann diesen Abschnitt der Therapie auch als **emotionales Kompetenztraining** bezeichnen.

Die dargestellten emotionalen Prozesse lassen sich auch in Form der vier Wirkfaktoren der Psychotherapie nach Grawe (1999) darstellen:

- Die **Problemaktualisierung** besteht in einer Aktivierung von Emotionen, dem emotionalen Schema und den diesbezüglichen Bewältigungsschemata. Die Betonung des erlebnisorientierten Aspektes der emotionsbezogenen Therapie wird der Forderung nach einer Problemaktualisierung gerecht.
- Die **Klärung** besteht in der Einsicht in den emotionsphobischen Konflikt, den vermiedenen primären adaptiven oder maladaptiven Emotionen und den dazugehörigen Schemata bzw. Bewältigungsschemata. Außerdem lernt der Patient,

seine Emotionen nach ihrem adaptiven bzw. maladaptiven Charakter zu unterscheiden. Die Klärung mündet also in einem Verständnis der Entstehung, Bedeutung und gegenwärtigen Funktion der betreffenden Emotion.
- Die **Bewältigung** besteht in einem Abbau der Emotionsphobie (Aufbau einer Emotionstoleranz), einer Desensitivierung der problematischen Emotion, deren angemessene kognitive Bearbeitung und dem Erlernen von neuen adaptiven Verhaltensweisen.
- Die **Ressourcenaktivierung** besteht in einer Aktivierung von adaptiven und positiven Emotionen und deren Umsetzung im Alltag des Patienten.

1.7 Anwendungsgebiete der emotionsbezogenen Therapie

Natürlich stellt sich an dieser Stelle die Frage, bei welchen Patienten und unter welchen Gesichtspunkten Strategien und Techniken der emotionsbezogenen Psychotherapie eingesetzt werden können. Bevor ich auf diese Frage näher eingehe, möchte ich die Patienten nennen, für welche die emotionsbezogene Therapie grundsätzlich nicht infrage kommen: sämtliche Patienten mit psychischen Störungen aus den Bereichen der Psychosen (Schizophrenien), schweren depressiven Episoden bzw. bipolaren Störungen, akuten Suchterkrankungen und Demenzen. Diese Patienten sind in der Regel zu schwer erkrankt, um von den hier vorgestellten Techniken zu profitieren, bzw. bei ihnen besteht die Gefahr, dass sie durch die emotionsbezogene Arbeit eher noch instabiler werden, als sie es ohnehin schon sind.

Die wichtigste Weichenstellung im Einsatz der in diesem Buch vorgestellten emotionsbezogenen therapeutischen Techniken und der Auswahl der therapeutischen Ziele in der Arbeit mit und an Emotionen besteht in der Einschätzung, ob ein Patient als psychisch stabil oder instabil einzuschätzen ist.

Ein **instabiler Patient** mit psychischen Problemen zeichnet sich eher durch **unterregulierte Emotionen** aus. Er erlebt intensive Emotionen mit bedrohlichem und potenziell zerstörerischem Charakter, wie Ärger, Wut, Zorn, (Selbst-)Hass oder eine hohe emotionale Anspannung. Diese Patienten, die häufig an einer Persönlichkeitsakzentuierung bzw. -störung leiden (Borderline-Persönlichkeitsstörung, Histrionische oder Narzisstische Persönlichkeitsstörung), sind als instabil zu betrachten, da sie aufgrund ihrer unterregulierten und intensiven Emotionen zu unüberlegten, impulsiven Handlungen neigen, zu Aggressivität, selbst- oder fremdschädigenden Verhaltensweisen (z. B. Selbstverletzung, körperliche Tätigkeiten), zur Drogeneinnahme, zu Suizidalität oder interaktioneller Instabilität (z. B. Beziehungsabbrüche). Der instabile Patient kann diese intensiven Emotionen in der Regel nicht mehr angemessen regulieren, das heißt, er kann insbesondere die Frequenz, Intensität und Dauer seiner Emotionen nicht angemessen beeinflussen. Instabile Patienten sollten daher zunächst durch eine gezielte Kombination von psychoedukativen, behavioralen und kognitiv orientierten Technik lernen, ihre intensiven problematischen Emotionen zu beeinflussen. Diesen Teil des Lernens innerhalb der emotionsbezogenen Therapie kann man unter dem Begriff des **Emotionsmanagements** zusammenfassen (s. Kap. 8). Eine emotionsbezogene Arbeit, die primär auf einer Aktivierung des emotionalen Erlebens beruht, sollte bei instabilen Patienten *nicht* angewendet werden. Bei einer erlebnisorientierten Arbeit an ihren problematischen Emotionen besteht bei diesen Patienten die Gefahr einer zunehmenden Instabilität, das heißt, die Patienten erleben sehr intensive Emotionen mit der erhöhten Gefahr von selbst- und fremdschädigenden Verhaltensweisen bis hin zu suizidalen Krisen.

Stabile Patienten haben eine ausreichende kognitive oder behaviorale Kontrolle über ihre Emotionen, das heißt sie verfügen über ausreichende emotionsregulatorische Fähigkeiten. Deshalb besteht bei diesen Patienten nicht die Gefahr der Selbst- oder Fremdgefährdung. Sie leiden in der Regel auch nicht an Dissoziationen, Suchterkrankungen und leben in einer stabilen sozialen Situation. Stabile Patienten sollten im Rahmen einer erlebnisorientierten, emotionsaktivierenden Therapie lernen, ihre problematischen Emotionen zu erleben und sie ihrem adaptiven bzw. maladaptiven Charakter entsprechend zu verarbeiten. Die entsprechenden Strategien und Techniken der so genannten **erlebnisorientierten Therapie** werden in Kapitel 7 dargestellt.

Somit kommt die Anwendung von emotionsbezogenen Strategien und Techniken für die überwiegende Anzahl von Patienten infrage, die sich mit psychischen Problemen beim Psychotherapeuten vorstellen (u. a. Phobien, Persönlichkeitsstörungen, Panikstörungen und/oder Agoraphobie, Somatisierungsstörungen, Somatoforme Schmerzstörungen, Generalisierte Angsterkrankung, dissoziative Störungen). Wann immer die emotionale Seite der jeweiligen Erkrankung in den Fokus der Aufmerksamkeit kommt, können die in diesem Buch erwähnten Techniken eingesetzt werden. Natürlich können die Anleitungen, besonders jene in Kapitel 7 und 8, als eigenständige Therapiesequenzen durchgeführt werden. Sie sind aus meiner Sicht jedoch auch in die Algorithmen anderer therapeutischer Schulen gut zu integrieren, wenn sich im Rahmen der jeweiligen therapeutischen Arbeit problematische emotionale Prozesse ergeben.

2 Psychologie von Emotionen

2.1 Definition von Emotion und verwandter Begriffe

Der Gebrauch der Begriffe „Emotion“, „Gefühl“, „Stimmung“, „Affekt“ und „Temperament“ ist häufig verwirrend, da genaue und allgemein gültige Definitionen der einzelnen Begriffe fehlen bzw. widersprüchlich sind. Dies ist nicht zuletzt darauf zurückzuführen, dass sich die Bedeutung dieser Begriffe im Laufe der Zeit gewandelt hat, insbesondere vor dem Hintergrund der neueren Forschung. Während sich zum Beispiel noch vor einigen Dekaden der Begriff des Affektes in der deutschen Psychiatrie auf das Erleben von sehr intensiven und überwältigenden Emotionen bezog, ist diese Definition mittlerweile veraltet und wird in dieser Form nicht mehr gebraucht.

Um also von Beginn an für die folgenden Kapitel eine begriffliche Klarheit sicherzustellen, bedarf es einer Abgrenzung dieser Begriffe voneinander. Hierbei sollen die Definitionen gewählt werden, über die derzeit der größte Konsens in der Auffassung von Emotionsforschern herrscht. Allerdings sollen die angeführten Definitionen nicht darüber hinwegtäuschen, dass es keine grundsätzliche begriffliche und inhaltliche Einigkeit zwischen den ausgewiesenen Emotionsforschern gibt und daher auch abweichende Meinungen zu den im Folgenden dargestellten Definitionen existieren.

Unter **Emotion** versteht man ein kurzzeitiges, stimulusabhängiges Erleben von Reizen (Körper- bzw. Sinnesempfindungen), einhergehend mit Motivation, Ausdruck und häufig auch Kognition. Als Stimuli für eine Emotion kommen hauptsächlich externe Stimuli, Kognitionen und andere Emotionen infrage. Eine Emotion stellt eine Bewertung und Reaktion auf einen dieser Stimuli dar und besteht aus mehreren Komponenten (Scherer 2001):

- einem somatischen Geschehen im Sinne einer Aktivierung der humoralen, viszeralen und muskuloskelettalen Systeme (z. B. Pulsbeschleunigung, Schwitzen, Anspannung der Muskeln)
- einem behavioralen Anteil im Sinne von Ausdruck (ängstliches Gesicht) oder Verhalten (Fluchtimpuls, Laufen)
- kognitiven Prozessen (Wahrnehmung eines Stimulus, gedankliche Repräsentation wie „Ich habe Angst“, bewertende Kognitionen)
- einem motivationalen Geschehen, das heißt einer Ausrichtung auf ein Ziel
- einer subjektiv empfundenen Komponente (Gefühl)

Diese Definition einer Emotion hat für die Psychotherapie mehrfache Bedeutungen:

- **somatische Komponente:** Wann immer ein Patient Schwierigkeiten beim Empfinden seiner Emotionen hat (d. h. der Wahrnehmung eines Gefühls), ist die Fokussierung auf die Körperempfindungen ein therapeutisch wichtiges Instrument zur Steigerung der emotionalen Wahrnehmungsfähigkeit. Außerdem ist die genaue Beobachtung somatischer Vorgänge des Patienten durch den Therapeuten (z. B. tiefes Durchatmen, Muskelanspannung, Schwitzen) ein guter Indikator für eine aktuelle emotionale Aktivierung und damit eine Möglichkeit, diese konkret anzusprechen. Zuletzt besteht eine basale Technik der Emotionsregulation in einer Beeinflussung der somatischen Vorgänge i. S. von Entspannungstechniken (z. B. Progressive Muskelrelaxation, Atemtechniken).
- **behaviorale Komponente:** Emotionen haben einen Handlungsimpuls, der Teil eines motivationalen Geschehens ist. Die adaptive Umsetzung dieses Handlungsimpulses ist therapeutisch bedeutungsvoll.
- **kognitive Komponente:** Kognitionen können Ursache für Emotionen und deshalb für die therapeutische Korrektur belastender Emotionen entscheidend sein. Auf der anderen Seite gehen Emotionen mit Kognitionen einher, die nicht die Ursache der Emotion sind, sondern ein Ausdruck bzw. eine Folge der Emotion sind. Anhand der situativ spontan auftretenden Kognitionen kann man in der Therapie Rückschlüsse auf verborgene emotionale Prozesse ziehen.
- **motivationale Komponente:** Emotionen sind Ausdruck eines Bedürfnisses. Die Einsicht in die durch Emotionen ausgedrückten Bedürfnisse bzw. die Frustration von Bedürfnissen ist zentral in der Psychotherapie.
- **Gefühlskomponente:** In der Arbeit mit Patienten geht es häufig darum, ihnen ihre Emotion bewusst als Gefühl erlebbar zu machen. Erst dann kann man an den Emotionen therapeutisch arbeiten.
- **Stimulusabhängigkeit:** Emotionen haben konkrete Auslöser, das heißt, sie sind stimulusabhängig. Auch wenn ein Patient für eine bestimmte Emotion keinen Auslöser angeben kann, kann man von der Existenz eines solchen Auslösers ausgehen und nach diesem suchen. Die emotionsbezogene Psychotherapie basiert zu einem großen Teil auf der Modifikation emotionsauslösender Stimuli (z. B. Kognitionen, Erlebnissen, andere Emotionen).

In neueren Ansätzen werden **Gefühle** insofern konzeptuell von Emotionen unterschieden, als dass ein Gefühl als ein individuelles Empfinden bzw. als die private, mentale Erfahrung einer Emotion begriffen wird (Damasio 2001). Eine Emotion im Sinne einer körperlichen Reaktion mit einer bestimmten Handlungsbereitschaft vor dem Hintergrund einer Motivation kann demnach auch ohne ein entsprechendes Gefühl stattfinden. Wir können in einer bestimmten Situation sichtbar ängstlich oder erfreut reagieren (physiologisch und behavioral) und erst mit einer Zeitverzögerung von einigen Minuten dann bemerken, dass der Stimulus für diese Emotion bereits einige Minuten zuvor stattgefunden hat. Vielleicht haben Sie schon einmal erlebt, dass Sie bereits während der Therapiestunde auf einen Patienten traurig reagiert haben, ohne sich dessen bewusst gewesen zu sein. Und erst in der Pause, wo Sie etwas Zeit haben, um sich selbst zu beobachten bzw. wahrzunehmen, konnten Sie auf einmal diese Traurigkeit bewusst empfinden.

Man kann die Emotionen in zwei grundsätzliche Klassen aufteilen, nämlich in die **negativen Emotionen** (Ärger, Angst, Traurigkeit usw.) und die **positiven Emotionen** (Freude, Interesse, Zufriedenheit usw.). Die Begriffe „positiv" und „negativ" stellen in diesem Zusammenhang keine objektive Bewertung der Sinnhaftigkeit der Emotionen dar, sondern beziehen sich nur auf den angenehmen bzw. unangenehmen Charakter der einzelnen Emotionen. Diese dichotome Unterscheidung der Qualität der Emotion findet sich auch in der Definition des Affektes wieder (s. u.).

Negative Emotionen zeigen uns einen gefährlichen, beeinträchtigenden Stimulus an (Umwelt, Kognitionen), also eine akute oder potentielle Bedrohung oder Frustration eines Bedürfnisses, welcher von uns besser bearbeitet, also verändert werden sollte. Solange dieser Stimulus unverändert ist, bleibt die negative Emotion bestehen und motiviert uns zu einem Verhalten, das der Veränderung des Stimulus und damit der Beendigung der spezifischen Emotion dient. So zeigt uns die Angst vor einem knurrenden Hund die hierdurch drohende Gefahr an und motiviert uns dazu, uns vor diesem Hund in Sicherheit zu bringen. Je weiter wir uns also von dem Hund entfernen, desto weniger Angst verspüren wir. Positive Emotionen hingegen bewirken das genaue Gegenteil: Sie motivieren uns dazu, den positiven Stimulus aufrechtzuerhalten bzw. uns diesem Stimulus weiter anzunähern. Sie zeigen uns die Befriedigung eines Bedürfnisses an.

Da für Patienten der Begriff „Emotion" häufig unbekannt ist bzw. sie umgangssprachlich von einem Gefühl sprechen, halte ich es für angemessen, in der Therapie sich grundsätzlich auf Gefühle zu beziehen. Daher wird der Leser in den Fallbeispielen auch nicht den Ausdruck „Emotion", sondern den Ausdruck „Gefühl" finden.

Im Gegensatz zu Emotionen sind **Stimmungen** diffuse affektive Zustände, die nicht auf ein bestimmtes Objekt gerichtet sind und kein klares Ziel haben, das heißt, sie haben keine deutliche Handlungskonsequenz und keine deutliche Motivation. Außerdem sind die auslösenden Bedingungen von Stimmungen meistens nicht nachvollziehbar. Während Emotionen also immer an einen konkreten Stimulus gebunden sind, ist dies bei Stimmungen nicht der Fall. Des Weiteren sind Stimmungen länger andauernd, und ihre Intensität ist deutlich geringer als die von Emotionen. Stimmungen können u. a. durch ein hochfrequentes Auftreten der gleichen Emotion oder durch unbewusste Schemata hervorgerufen werden. Auch eine Abhängigkeit der Stimmung vom Wetter (insbesondere von Licht) oder anderen körperlichen Faktoren wie Alkoholgenuss, Ernährung, Sport usw. ist allen Menschen bekannt. Dennoch ist es im Gegensatz zu Emotionen wesentlich schwieriger, für eine Stimmung einen konkreten Auslöser zu finden (Schmidt-Atzert 1996). Stimmungen sind häufig der Ausgangspunkt für konkrete Emotionen, so zum Beispiel, wenn man sich in einer angespannten Stimmung befindet und bei dem geringsten Anlass plötzlich ärgerlich wird.

Die deutsche Definition von **Affekt** als eine extrem intensive und überwältigende Emotion tritt zunehmend hinter der genannten Definition aus dem angloamerikanischen Sprachraum zurück. Der Begriff „Affekt" wird mittlerweile überwiegend für das Erleben eines positiven oder negativen Empfindens ohne weitere Differenzierung in eine distinkte Emotion benutzt (Batson et al. 1992; Frijda 2000; Baumeister 2005). Dieser Definition zufolge versteht man unter Affekt die positive bzw. negative Empfindung, wenn man zum Beispiel einen neuen Menschen kennen lernt oder in eine neue Umgebung kommt. Im Vergleich zu den Emotionen ist der Affekt eindimensional, das heißt ohne eine spezifische Qualität (wie z. B. Freude, Ärger oder Angst), und von geringerer Intensität. Affekt ist demnach eine schwache und undifferenziertere Form der Emotion von Mögen oder Nicht-Mögen, von gut oder schlecht, von positiv oder negativ.

Zuletzt sei noch der Begriff des **Temperaments** erwähnt, der den überwiegend angeborenen, zeitlebens vorhandenen und damit stabilen emotionalen Teil bzw. die emotionale Reaktionsbereitschaft der Persönlichkeit bezeichnet. Die Temperamentsfaktoren werden wesentlich durch die Persönlichkeitsfaktoren Neurotizismus (Neigung zu negativen, instabilen Emotionen), Extraversion (Neigung zu positiven, stabilen Emotionen), in dem 5-Faktoren-Modell der Persönlichkeit von Costa und McCrae (1990) und dem sehr ähnlichen Temperamentskonstrukt von Cloninger (1994) abgebildet. Das Temperament eines Menschen wird also durch zwei motivational-emotionale Reaktionssysteme definiert. Während das eine Reaktionssystem mit der Tendenz zu positiven Emotionen und einem Annäherungsverhalten einhergeht, ist das andere mit der Tendenz zu negativen Emotionen und einem Vermeidungsverhalten verbunden (Ito u. Cacioppo 1999). Offensichtlich gibt es eine genetisch bzw. frühkindlich geprägte Disposition, eher positive oder eher negative Emotionen zu empfinden. Diese Disposition wird im Gehirn durch zwei verschiedene Systeme repräsentiert, wobei die linke vordere Region des präfrontalen Kortex (Stirnlappen) für positive Emotionen und die entsprechende rechte Region für negative Emotionen verantwortlich zu sein scheint (Davidson 1992).

Die Disposition zum Empfinden von negativen Emotionen, das heißt ein hoher Wert auf der Neurotizismus-Skala, ist offenbar ein wichtiger Vulnerabilitätsfaktor für psychische Erkrankungen (Khan et al. 2005). Menschen, welche auf Stimuli schnell mit negativen Emotionen reagieren, haben größere Schwierigkeiten in der Anpassung an ihr Lebensumfeld und neigen häufiger dazu, Lösungsstrategien zu wählen, die sich im späteren Lebensverlauf als belastend und schließlich symptomatisch herausstellen können (z. B. Rückzug, Aggressivität oder Perfektionismus).

2.2 Funktionen von Emotionen

Um die Bedeutung von Emotionen für unser Leben zu verstehen, muss man sich deutlich machen, dass unser Leben und Überleben von der Erfüllung verschiedener **Grundbedürfnisse** abhängt. Diese Grundbedürfnisse und deren individuelle Ausprägung sind fester Bestandteil des menschlichen Lebens und daher bei jedem Menschen uneingeschränkt wirksam. Hierzu gehören zunächst basale, gewissermaßen biologische Grundbedürfnisse wie:

- Nahrung
- Fortpflanzung
- körperliche Unversehrtheit bzw. Sicherheit

Der Antrieb, diese biologischen Grundbedürfnisse zu verfolgen, ergibt sich aus dem Gewinn von Lust (beim Essen, Trinken oder der Sexualität) oder der Vermeidung von Unlust bzw. Schmerz (z. B. angesichts von möglichen Verletzungen oder Bedrohungen).

Darüber hinaus hat jeder Mensch eine Reihe von sozialen Grundbedürfnissen, die auf die lebensnotwendige Integration in menschliche Gemeinschaften und die soziale Umwelt ausgerichtet sind (s. Epstein 1993):

- Bindungsbedürfnis
- Bedürfnis nach Orientierung und Kontrolle
- Lustgewinn/Unlustvermeidung (gehört überwiegend auch zu den biologischen Grundbedürfnissen)
- Bedürfnis nach Selbstwerterhöhung/-schutz

Die Grundbedürfnisse zweigen sich im Laufe der Entwicklung eines Menschen in spezifische Bedürfnisse auf, die eine individuelle Ausprägung und Verfeinerung darstellen. So kann das Grundbedürfnis nach Selbstwert eines Menschen dadurch befriedigt werden, dass er von anderen Menschen zu gesellschaftlichen Veranstaltungen eingeladen wird. Bei einem anderen Menschen hingegen wird das Grundbedürfnis nach Selbstwert durch die Höhe seines Einkommens befriedigt. Das Bedürfnis nach Bindung kann man als Bedürfnis nach Geborgenheit, nach Anerkennung, nach Liebe, nach Zugehörigkeit, nach Beachtung, nach Empathie usw. betrachten.

Damit unsere Bedürfnisse in entsprechende Kognitionen und Handlungen umgesetzt werden, bedarf es eines Anhalts dafür, ob ein Bedürfnis eher befriedigt oder eher frustriert wird. Diese Einschätzung wird in Form einer Emotion getroffen. Präziser ausgedrückt helfen Emotionen uns, einzuschätzen, welche motivationale Relevanz ein äußerer oder innerer Reiz vor dem Hintergrund der genannten Grundbedürfnisse bzw. individuellen Bedürfnisse hat (LeDoux 2001; Frijda 2000). Emotionen zeigen uns also an, ob ein Bedürfnis bzw. die sich hieraus ergebende Motivation in einer konkreten oder antizipierten Situation eher erfüllt oder eher frustriert wird. Beispiele hierfür zeigt die Tabelle 2-1.

Die Bedürfnisse des Menschen lassen sich mehr oder minder direkt in motivationale und emotionale Prozesse übersetzen. Die Abgrenzung von Emotion und Motivation ist jedoch wie so viele emotionsrelevante Fragen unter den Wissenschaftlern umstritten (Frijda 2000). Man kann Motivation als Ursache für eine Emotion, als Teil der Emotion und als eine Konsequenz einer Emotion ansehen. In Abgrenzung zur Emotion kann man Motivation jedoch auch als einen Zustand betrachten, in dem ein Ziel angestrebt wird. In dieser Hinsicht ist eine Motivation der Handlungsausdruck bzw. -richtung eines Bedürfnisses. Eine Emotion hingegen ist ein Zustand, der sich beim Erreichen eines motivationalen Ziels einstellt. Deshalb spricht man auch von motivspezifischen Emotionen, also Emotionen, die den Akt der Befriedigung bzw. Frustration eines Bedürfnisses begleiten. Natürlich ist es aber auch eine Funktion von Emotionen, dass sie motivierend wirken, zum Beispiel, wenn die Emotion Angst einen Menschen dazu motiviert, eine Situation zu vermeiden oder zu verlassen. Insofern äußern sich die Bedürfnisse des Menschen in Motivation und Emotion und werden durch diese beiden Komponenten wesentlich gelenkt. Das Bedürfnis nach Bindung zum Beispiel schlägt sich in der Motivation nieder, Leistungen zu erbringen, Erfolg zu haben usw. Eine Frustration dieses Bedürfnisses steigert die Motivation zu einem Handeln, das eine Befriedigung dieses Bedürfnisses nach sich zieht. Eine Erfüllung dieses Bedürfnisses geht hingegen mit einer positiven Emotion einher.

Für die Psychotherapie ist diese Signalfunktion von Emotionen von Bedeutung, da man über die Frage nach dem Bedürfnis, auf das sich die Emotion bezieht, zu wichtigen Einsichten in die Konflikte des Patienten gelangt. Der so genannte Explizierungsprozess der Psychotherapie, das klärungsorientierte Vorgehen, gestaltet sich oftmals schwierig, da Patienten ihre Bedürfnisse und Motivationen gar nicht auseichend kennen. Oftmals kennen die Patienten nur problematische Emotionen, welche sie jedoch in ihrem Bedeutungsgehalt nicht verstehen (z. B. das hierdurch ausgedrückte Bedürfnis, die lebensgeschichtlichen Hintergründe). Eine Fokussierung auf das emotionale Erleben des Patienten ist deshalb eine zentrale Technik der emotionsbezogenen Psychotherapie, da sie zu einer Aktivierung von Emotionen und damit einer Sichtbarmachung (Explizierung) eines intrapsychischen Konflikts führt.

Des Weiteren bedarf es eines richtungsweisenden Antriebs, damit wir Gedanken und Handlungen vornehmen, die uns einer Befriedigung unserer Bedürfnisse nähern lassen oder uns eine Distanzierung von der Frustration unserer Bedürfnisse erlauben. Der sich aus dem emotionalen Erleben ergebende Handlungsantrieb ist

Tab. 2-1 Beispiele für die Verknüpfung von Grundbedürfnissen und Emotionen

Grundbedürfnis	Motiv	Stimulus	Emotion
Bindung	Beziehung	Trennung	Traurigkeit
Selbstwerterhöhung	Leistung	Kritik	Ärger
Orientierung/Kontrolle	Übersicht	Überforderung	Unsicherheit

demnach die zweite wesentliche Funktion von Emotionen. Emotionen lenken uns entweder durch ein positives Empfinden in eine bestimmte Richtung oder bei einem negativen Empfinden von einer bestimmten Richtung weg. Menschen sind grundsätzlich bestrebt, unangenehme, negative Emotionen zu reduzieren bzw. – wenn möglich – gänzlich zu vermeiden, während sie auf der anderen Seite bestrebt sind, angenehme, positive Emotionen vermehrt zu erleben. Diese Beeinflussung des emotionalen Erlebens erfolgt in der Regel durch eine adaptive Verhaltensänderung. Emotionen geben den Stimuli also nicht nur eine Bedeutung im Sinne der Relevanz für die Frustration oder die Erfüllung des Grundbedürfnisses – sie initiieren auch wichtige adaptive physiologische, kognitive und behaviorale Reaktionen (Greenberg u. Safran 1989; Scherer 1984; Oatley u. Jenkins 1992). Negative Emotionen initiieren Kognitionen und Verhaltensweisen, die einer Beendigung einer Frustration dienen, das heißt, sie sollen uns der Erfüllung des Grundbedürfnisses bzw. dem Schutz eines Grundbedürfnisses näher bringen. Positive Emotionen zeigen die Erfüllung bzw. Annäherung eines Grundbedürfnisses an und stimulieren uns zu einer weiteren Verfolgung der hierzu dienlichen Kognitionen und Handlungen.

Bei sehr intensiven und basalen Emotionen kann es zu automatischen, instinktiven Handlungen kommen, die über subkortikale Gehirnareale vermittelt werden (s. Kap. 3). So kann eine sehr intensive Angst dazu führen, dass wir unmittelbar loslaufen und erst nach einigen Metern Distanz zu dem angstauslösenden Stimulus darüber nachdenken, was wir weiterhin tun wollen. Im Alltag schaffen Emotionen jedoch keinen Handlungszwang, sondern eher eine Handlungsdisposition, das heißt eine Neigung, sich der Emotion entsprechend zu verhalten. Emotionen geben uns also eine wichtige **Information** über unsere Bedürfnisse und Motive, und sie zeigen uns eine adaptive Handlungsmöglichkeit auf (s. Tab. 2-2).

Die Umsetzung einer Emotion in eine entsprechende kognitiv-behaviorale Reaktion ist zentral für den adaptiven Wert der Emotion. Nur über Gedanken und Verhalten kann ein Mensch seine Situation so weit verändern, dass er seine Bedürfnisse eher befriedigt oder deren Frustration vermindert. Eine negative Emotion wie zum Beispiel Angst hat ihren adaptiven Wert darin, dass der Mensch sich besser schützt. Die negative Emotion Schuld soll zum Beispiel zu einem Verhalten führen (Entschuldigung, Reue), das ein Verbleiben in einer Beziehung oder Gemeinschaft gewährleistet. Eine reduzierte Wahrnehmungsfähigkeit der eigenen Emotionen kann insofern eine angemessene Umsetzung von Emotionen in adaptive Verhaltensweisen verhindern (s. Tab. 2-3).

Tab. 2-2 Beispiele für die Vermittlung einer bedürfnisrelevanten Reaktion durch Emotionen

Grundbedürfnis	Motiv	Stimulus	Emotion	Reaktion
Bindung	Beziehung	Trennung	Traurigkeit	Weinen
Selbstwerterhöhung	Leistung	Kritik	Ärger	Schimpfen
Orientierung/Kontrolle	Übersicht	Überforderung	Unsicherheit	Abweisen

Eine weitere wichtige Funktion von Emotionen besteht in der **Signalfunktion** des emotionalen Ausdrucks in der Interaktion von Menschen. Der Ausdruck von Emotionen gibt dem Gegenüber wesentliche Informationen über die Befindlichkeit, Motivation und Handlungstendenz eines Menschen (Scherer 1984; Smith 1989). Emotionen haben hierdurch eine wesentliche regulierende Funktion auf das interaktionelle Verhalten von Menschen. Ein stark reduziertes Maß des emotionalen Ausdrucks, zum Beispiel von Angst oder Traurigkeit, verbirgt dem Menschen wesentliche Informationen über die Befindlichkeit des Gegenübers. Somit kann er seine Verhaltensweisen zum Beispiel nicht an der Angst des Gegenübers orientieren, sodass dessen situatives Bedürfnis (z. B. nach Schonung) potenziell unbefriedigt bleibt. Daher ist der angemessene und wahrnehmbare Ausdruck von Emotionen in der Regel hilfreich und adaptiv, da er uns ermöglicht, auf die Bedürfnisse unserer Mitmenschen einzugehen. Wenn etwa ein Mensch bei einem Verlusterlebnis seine Traurigkeit zeigt (durch Tränen oder entsprechende Mimik), kann der Interaktionspartner tröstend reagieren, das heißt das frustrierte Bindungsbedürfnis des anderen Menschen durch vermehrte Zuwendung befriedigen. Nur wenn ein Mensch zum Beispiel seine Angst bei einer bevorstehenden neuen Aufgabe zum Ausdruck bringt, können die Mitmenschen dem Betroffenen Unterstützung anbieten. In der emotionsbezogenen Psychotherapie geht es deshalb u. a. darum, dem Patienten nicht nur zu einem deutlicheren Empfinden seiner adaptiven Emotionen zu verhelfen, sondern auch deren Umsetzung in einen angemessenen Ausdruck (Gestik, Mimik) und ein angemessenes Verhalten zu fördern. Erst dann kann der Patient die adaptive Funktion seiner Emotionen erfahren und hiervon profitieren.

Zwischen allen Forschern besteht mittlerweile Einigkeit, dass Emotionen sich im Laufe der evolutionären Entwicklung von Lebewesen entwickelt haben, da sie einen zentralen adaptiven Wert für das Überleben des Individuums haben (Tooby u. Cosmides 1990). Höher entwickelte Tiere, insbesondere Säugetiere, weisen emotionale Prozesse auf, was sich aus dem Aufbau ihres Gehirns, ihrer Physiologie und ihrem Verhalten schließen lässt (Kämper 2003).

Dieser Anpassungsvorteil durch emotionales Erleben und dessen Ausdruck für den Menschen liegen in den bereits geschilderten Funktionen des emotionalen Erlebens:

Tab. 2-3 Beispiele für die Erfüllung von Grundbedürfnissen durch Emotionen

Grundbedürfnis	Stimulus	Emotion	Reaktion	Konsequenz
Bindung	Trennung	Traurigkeit	Weinen	Zuwendung
Selbstwert	Kritik	Ärger	Schimpfen	Einschüchterung der Kritiker
Orientierung	Überforderung	Angst	Abweisen	Reduktion der Belastung

- Emotionen sind Informationen, denn sie geben uns eine rasche Bewertung von Stimuli hinsichtlich unserer Bedürfnisse und Motive.
- Emotionen initiieren ein Set von überlebenswichtigen instinktiven Kognitionen und Verhaltensweisen.
- Emotionen bewirken situativ adaptive biologische Vorgänge (z. B. Beschleunigung des Herzschlags und Kortisol-Ausschüttung).
- Der Ausdruck von Emotionen ist ein wichtiges Kommunikationsmittel in der Interaktion mit anderen Menschen.
- Emotionen evaluieren die motivationale Relevanz eines Stimulus wesentlich schneller als die komplexeren kognitiven Prozesse.

Hätten Emotionen nicht diese entscheidenden Vorteile für das Überleben des Menschen gehabt, dann wäre das Phänomen „Emotion" im Laufe der Evolution untergegangen. Wären Emotionen wie Ärger, Traurigkeit, Angst, Schuld usw. nur unnötige, zeit- und energiekonsumierende Phänomene des seelischen Erlebens des Menschen, dann hätten Emotionen eher einen Nachteil für dessen Leben dargestellt und hätten zum Untergang der emotionsbegabten Lebewesen geführt. Dies wäre wahrscheinlich bereits auf der evolutionär vormenschlichen Stufe der Primaten bzw. deren Vorläufer passiert, da diese ebenfalls emotionale Prozesse aufweisen.

Emotionen geben uns also überlebenswichtige Informationen über unsere Bedürfnisse. Das Streben, die Ziele, die Handlung des Menschen, all dies basiert auf dem emotionalen Erleben von Bedeutung. Das heißt jedoch nicht, dass unsere Emotion ein untrüglicher und jederzeit angemessener Wegweiser für unsere Entscheidungen und Verhaltensweisen ist. Ein angemessenes und sinnvolles Verhalten in unserer komplexen modernen Alltagswelt hängt auch davon ab, dass wir emotionale Prozesse durch kognitive Prozesse regulierend beeinflussen. Wir müssen zum Beispiel zwischen verschiedenen Optionen diejenige bewusst wählen können, die langfristig am sinnvollsten scheint, obgleich sie kurzfristig mit einer unangenehmen Emotion einhergeht (z. B. bei einer Prüfung oder bei einem kritischen Gespräch mit einem Vorgesetzten). Außerdem gibt es so genannte **maladaptive Emotionen**, also Emotionen, die aus lebensgeschichtlichen Gründen in der Gegenwart ausgelöst werden (sog. emotionale Schemata), jedoch keine angemessene Einschätzung und keine angemessene Handlungsbereitschaft in Bezug auf diesen Stimulus verkörpern (s. Kap. 4).

In der Regel werden Emotionen als Reaktion auf ein reales Ereignis begriffen, also zum Beispiel Angst bei Bedrohung oder Stolz, wenn man gelobt wird. Wesentliche Handlungen des Menschen werden aber auch alleine durch die Vorstellung der emotionalen Folgen zukünftiger Handlungsmöglichkeiten bestimmt (Baumeister 2005). Stellt sich ein Mensch angesichts einer alltäglichen Entscheidung verschiedene Handlungsmöglichkeiten vor, dann lösen diese Vorstellungen emotionale Reaktionen aus. Diese häufig nur sehr gering ausgeprägten emotionalen Reaktionen beeinflussen aber wesentlich seine Entscheidung. Fragt sich ein Mensch, ob er am nächsten Tag zu Hause bleibt und im Fernsehen Fußball schaut oder einem Freund beim Umzug hilft, dann wird er bei der Vorstellung, dass er seinem Freund absagt, vielleicht ein ganz geringes Schuldgefühl haben. Wenn dieses Schuldgefühl stärker wiegt als die empfundene Vorfreude bei der Vorstellung, am nächsten Tag Fußball zu schauen, dann wird er sich eher dafür entscheiden, seinem Freund zu helfen. Je nachdem also, ob die antizipierten Emotionen eher positiver oder negativer Art sind, entschließt man sich eher für oder gegen die betreffende Handlungsoption. Emotionen sind gewissermaßen das innere Maß der Nützlichkeit eines bestimmten zukünftigen Verhaltens für die individuellen und speziesspezifischen Bedürfnisse. So ist die Hilfsbereitschaft, einem Freund bei einem Umzug zu helfen, häufig durch unser Bindungsbedürfnis mit einer positiven Emotion verknüpft! Da die Intensität der emotionalen Erlebnisse bei der Vorstellung zukünftiger Handlungsoptionen eher gering ist, können uns Emotionen beeinflussen, ohne dass sie für uns unmittelbar deutlich als solche spürbar sind. Wir treffen die Entscheidung, dem Freund beim Umzug zu helfen, eben um das Erleben eines Schuldgefühls zu vermeiden. Wir müssen die Emotion also gar nicht direkt spüren, damit sie massiv unsere gegenwärtige Entscheidung beeinflusst.

Der geschilderte Umstand des Einflusses von antizipierten Emotionen auf die Entscheidungen des Menschen ist entscheidend für die Psychotherapie! Viele Patienten haben in ihrer Vergangenheit, insbesondere in ihrer Kindheit, durch aversive Erlebnisse wie Kritik, Abwertung, Vernachlässigung oder psychischen und physischen Missbrauch extrem negative Emotionen wie Scham, Minderwertigkeit oder Angst erlebt. Mit der Zeit haben sie gelernt, entweder die Auslöser für diese Emotionen zu vermeiden oder bei der geringsten Aktivierung dieser negativen Emotionen sofort vermeidend zu reagieren. Diese Reaktionen, die stereotyp im Rahmen eines Schemas ablaufen (s. Kap. 4), helfen zwar, diese Emotionen nicht mehr zu erleben. Aber da diese Reaktionen häufig übertrieben und situativ unangemessen sind, erzeugen sie neue Probleme, die den Patienten dann in die Therapie führen. So kann ein Patient sein tiefes Gefühl von Scham durch Ärger und aggressives Verhalten aus seinem Erleben verdrängen, aber durch sein aggressives Verhalten große Probleme in seinem Leben haben.

Von Mayer und Salovey (1997) wurde für die entsprechenden Kompetenzen im Umgang mit Emotionen der Begriff „Emotionale Intelligenz" geprägt. Auch wenn der Begriff irreführend und in Bezug auf die gängigen Intelligenz-Konstrukte nicht korrekt sein mag, beinhaltet dieses Konzept höchst relevante Fähigkeiten des Menschen.

Emotionale Intelligenz

- die Fähigkeit zur Wahrnehmung, Einschätzung und Ausdruck von Emotionen
- der angemessene und hilfreiche Umgang mit Emotionen
- die Regulation von Emotionen

Eine hohe emotionale Intelligenz zeigt sich also darin, dass ein Mensch seine Emotionen und damit seine Bedürfnisse wahrnehmen kann und aufgrund dieser emotionalen Information sinnvolle und adaptive Gedanken und Handlungen initiieren kann. Das Gegenteil der Emotionalen Intelligenz ist die so genannte **Alexithymie**. Obgleich dieser Terminus einen pathologischen Prozess suggeriert, handelt es sich um eine Beschreibung mangelhafter emotionaler Kompetenzen eines Individuums (s. Matthews et al. 2002):

- Schwierigkeiten in der Identifizierung und Differenzierung von Emotionen
- Schwierigkeiten in der Beschreibung eigener Emotionen anderen Menschen gegenüber
- eingeschränkte Phantasiefähigkeit
- eine Neigung, auf Stimuli mit kognitiven Prozessen zu antworten, die sich auf externe Ereignisse und nicht auf innere emotionale Erlebnisse beziehen

2.3 Basisemotionen und komplexe Emotionen

Die zentrale Bedeutung emotionaler Prozesse für den Menschen zeigt sich in der Existenz von so genannten **Basisemotionen**. Dies sind jene Emotionen, die wegen ihres Anpassungsvorteils durch die Evolution selektiert wurden und daher biologisch im Menschen gleichsam verankert sind (Ekman 1992). Ekman zufolge gehören zu diesen Basisemotionen Trauer, Zorn, Überraschung, Angst, Ekel, Verachtung und Freude. Es besteht jedoch unter den Emotionsforschern keine Einigkeit über die genaue Anzahl bzw. Qualität der Basisemotionen, sodass, je nach Autor, zum Beispiel auch die Emotionen Scham, Schuld, Verlegenheit und Scheu zu den Basisemotionen gezählt werden (Ortony u. Turner 1990). Menschen aus allen Kulturen der Welt haben die angeborene Fähigkeit und Neigung zum Empfinden und zum Erkennen dieser Emotionen. Die Basisemotionen stellen eine Bewertung von Umweltstimuli auf einer basalen, gewissermaßen präkognitiven Ebene dar, und es gibt für die verschiedenen Basisemotionen spezifische präkonditionierte Stimuli. So reagieren Menschen auf sehr laute Geräusche oder beim Anblick einer Schlange unmittelbar mit Angst, auch wenn sie noch nie eine Schlange gesehen haben. Aber die Schlange, genauso wie das laute Geräusch, gehört zu den Umweltreizen, auf die jeder Mensch automatisch mit Angst reagiert. Diese Bereitschaft, auf bestimmte Umweltstimuli ohne vorherige Erfahrung mit einer bestimmten Emotion zu reagieren, ist das Ergebnis evolutionärer Selektionsprozesse (Seligman 1971).

Die Basisemotionen sind relativ einfach strukturiert und können ohne komplizierte kognitive Prozesse bzw. Lernerfahrungen ausgelöst und prozessiert werden. Im Verlauf der soziokulturellen Lernerfahrungen des Menschen sowie der hiermit einhergehenden kognitiven Prozesse werden sie immer komplexer und differenzierter und können neue Qualitäten annehmen. Die aus diesem Lernprozess entstehenden Emotionen werden daher als **komplexe Emotionen** bezeichnet. Diese sind ein Resultat der Erfahrungen im Umgang mit realen, antizipierten, erinnerten oder imaginierten Begegnungen mit anderen Menschen (Leary 2000). Zu den komplexen Emotionen gehören u. a. Neid, Hoffnung, Unsicherheit, Scham, Schuld, Stolz, Einsamkeit und Eifersucht. Da mit den komplexen Emotionen in der Regel auch eine Bewertung der eigenen Person, des Selbst, verbunden ist, werden sie auch als **reflexive Emotionen** bezeichnet. Neuerdings wird auch der Begriff der **moralischen Emotionen** benutzt, da sie insbesondere die Form des menschlichen Miteinanders regulieren (Haid 2004). Allerdings scheinen die komplexen Emotionen insoweit auch biologisch verankert zu sein, als dass sie bei einem entsprechenden, wiederholt erlebten Reiz sich schnell beim Menschen entwickeln können und stabil verfügbar bleiben.

Diese komplexen Emotionen dienen überwiegend der Regulation des sozialen Motivs Zugehörigkeit, das heißt dem zentralen Grundbedürfnis des Menschen nach Bindung (Baumeister u. Leary 1995). Die individuelle Ausgestaltung von komplexen Emotionen hängt somit von dem jeweiligen Bindungserleben in der frühen Entwicklung ab. Dieses Bindungserleben hat große Auswirkungen auf Erleben, Verhalten und Emotionalität sowie auf die grundsätzlich wertende Einstellung zur eigenen Person. Eine positive und differenzierte Selbstbewertung ist ein wichtiger Bestandteil psychischer Angepasstheit und Gesundheit (Schütz 2005). Wenn wir zum Beispiel gegen soziale Regeln verstoßen haben, empfinden wir Schuld und versuchen aus diesem Gefühl heraus, den Verstoß wiedergutzumachen. Befürchtet man den Verlust eines Partners, dann sind beispielsweise die Emotionen Eifersucht, Traurigkeit, Wut oder Einsamkeit wesentliche Regulationsmechanismen zur Verhinderung des antizipierten Verlusts. Über die individuelle kognitive Evaluation des Stimulus in Bezug auf das Selbst und die Beziehung zum anderen Menschen wird dann gegebenenfalls eine spezifische komplexe Emotion generiert (Ellsworth u. Smith 1988; Blascovich u. Mendes 2000). Diese Suche nach relevanten Zeichen – zum Beispiel für das Grundbedürfnis nach sozialer Zugehörigkeit – kann auch in einer automatisierten und unbewussten Form vonstatten gehen (Baldwin 1994).

Interessanterweise werden negative komplexe Emotionen wie Schuld und Scham wesentlich schneller und leichter ausgelöst als positive komplexe Emotionen wie z. B. Stolz (Leary et al. 1995). Diese Überbetonung von so genannten negativen Emotionen, die man auch bei den Basisemotionen finden kann, ist vor dem Hintergrund des Überlebens in einer lebensbedrohlichen Umwelt im Verlauf der evolutionären Entwicklung des Menschen zu verstehen. Sein Überleben war eher mit dem Vermeiden bzw. Bewältigen von Gefahren verbunden als mit dem Erleben angenehmer Situationen.

2.4 Emotion und Kognition

In der psychologischen und neurobiologischen Wissenschaft bestehen seit Beginn der Emotionsforschung vielfältige Auseinandersetzungen über das Verhältnis von Emotionen und Kognitionen. Sind Emotionen zumindest teilweise ein kognitionsunabhängiges Geschehen, oder sind kognitive Prozesse eine notwendige Bedingung für Emotionen? Zum einen ist es schwer, manchmal sogar unmöglich, Emotionen sprachlich und wissenschaftlich zu erfassen. Dies gilt insbesondere für die subjektiv-empfindsame Komponente der Emotion, dem Gefühl. Hieraus ist auch zu erklären, dass die Erforschung von Emotionen lange Zeit vernachlässigt wurde, während die Kognitionswissenschaften in der Psychologie äußerst prominent und erfolgreich waren. Emotionen waren (und sind es z. T. immer noch) schlichtweg zu schwer fassbar bzw. deren Untersuchung in den Augen vieler Wissenschaften zu unwissenschaftlich.

Zunächst stellte William James (1884) die Behauptung auf, dass Emotionen die Folge von Verhaltensweisen der Wahrnehmung und damit einhergehenden physiologischen Veränderungen sind. Wenn wir zum Beispiel vor einer unmittelbaren Gefahr flüchten, dann nehmen wir während des Laufens die beschleunigte Herzfrequenz, den gesteigerten Blutdruck usw. wahr und empfinden diese körperlichen Vorgänge als die Emotion Angst. Die verschiedenen Emotionen entstehen demnach durch die Wahrnehmung der spezifischen physiologischen Erregungsmuster des peripheren Nervensystems (James-Lange-Theorie der Emotion). Walter Cannon arbeitete diese Theorie der Emotion weiter aus, indem er behauptete, dass Emotionen durch die unspezifische Aktivierung von sympathischen und parasympathischen Nerven im Gehirn entstehen (Cannon 1914).

Auf der Grundlage der James-Lange-Theorie und der Arbeiten von Cannon wurde die Entstehung von spezifischen Emotionen allein aus der kognitiven Interpretation von unspezifischen physiologischen Erregungsmustern abgeleitet (Schachter u. Singer 1962). Diese Theorie bestritt grundsätzlich die Existenz von kognitionsunabhängigen spezifischen Emotionen. Ihr zufolge ist die Wahrnehmung einer körperlichen Erregung die Grundlage und der Anlass für deren kognitive Bewertung vor dem Hintergrund der aktuellen Situation. Nehmen wir zum Beispiel einen schnelleren Herzschlag und schwitzige Hände in einer Prüfung wahr, dann interpretieren wir diese Situation als gefahrvoll und entwickeln Angst. Wenn die gleichen körperlichen Empfindungen bei einem ersten Rendezvous auftreten, dann interpretieren wir die Situation als neu und interessant und entwickeln die Emotion einer Vorfreude.

Allerdings stellte sich bei dieser Theorie die logische Frage, warum wir überhaupt bestimmte körperliche Aktivitäten entwickeln, die dann als Emotion wahrgenommen werden können? Warum schlägt unser Herz schneller, wenn wir einen Löwen sehen oder vor einer Prüfung stehen? Warum beginnen wir zu schwitzen? Woher kommt diese Reaktion auf eine Situation bzw. einen Stimulus? Die Antworten kamen in Form der Hypothese, dass kognitive Bewertungsprozesse über die Entstehung und die Qualität unserer Emotionen entscheiden. Individuelle kognitionsabhängige Komponenten wie persönliche Bedürfnisse, Ziele, Bewertungen, Glauben und Fähigkeiten üben demnach einen entscheidenden Einfluss auf das emotionale Erleben aus (Lazarus 1991a; Smith u. Lazarus 1990). Dass die kognitive Bearbeitung von Stimuli in Form von Bewertungen (engl. appraisal) mitentscheidend für die Qualität und Intensität von Emotionen ist, hat Magda Arnold bereits 1960 formuliert. Weiter ausgearbeitet wurde dieses kognitive Konzept der Emotionsentstehung durch Richard Lazarus (1991b), der in einer Reihe von Experimenten die Beeinflussung des emotionalen Erlebens durch Kognitionen im Sinne von Bewertungen bzw. Interpretation nachweisen konnte. Lazarus stellte auch die Hypothese auf, dass Emotionen durch eine mehrstufige kognitive Bewertung eines Ereignisses wesentlich beeinflusst werden:

Kognitives Modell der Emotionen (nach Lazarus 1991a; 1991b)

- primäres Appraisal
  - Relevanz der Situation für die Person
  - Beeinträchtigung von Zielen der Person
- sekundäres Appraisal
  - Folgen des Ereignisses
  - der Verursacher des Ereignisses
  - die Möglichkeit, auf die Folgen Einfluss zu nehmen
- Möglichkeiten zum Reappraisal
  - Neubewertung der Situation

Eine Emotion wird dieser Auffassung zufolge durch eine bewusste oder unbewusste Bewertung (primäres Appraisal) der Relevanz eines Stimulus in Bezug auf ein Bedürfnis erzeugt. Eine positive Emotion entsteht aus der Bewertung, dass ein Bedürfnis befriedigt wurde oder wird, und eine negative Emotion aus der gegenteiligen Bewertung. Das sekundäre Appraisal ist wesentlich ein Prozess im Rahmen von Bewältigungsstrategien für bereits aktivierte Emotionen, das heißt die kognitive Regulation des emotionalen Prozesses.

Dabei verstehen die Vertreter des Appraisal-Modells unter Kognitionen nicht nur langsame, bewusste, reflexive Prozesse, sondern auch schnelle, nichtintellektuelle, unbewusste automatische kognitive Prozesse im Sinne des primären Appraisals (Smith u. Lazarus 1993; Leventhal u. Scherer 1987). Diese zwei Komponenten des primären Appraisals und sekundären Appraisals bzw. des Reappraisals spiegeln die bekannte Dichotomie von erlebnisorientierten und rationalen Prozessen wider (Epstein 1994). Während das sekundäre Appraisal und das Reappraisal eines Stimulus in kognitiven Prozessen besteht, wird das primäre Appraisal durch unbewusste, assoziative und emotionale Prozesse bestimmt (Smith u. Kirby 2000). Insofern weist das Konzept des primären Appraisals im Rahmen der kognitiven Theorie der Emotionen eine große Nähe zu emotionalen Prozessen auf, gibt diesen aber den Begriff eines Appraisals.

Die kognitive Einflussmöglichkeit auf emotionale Prozesse in Form des sekundären Appraisals hat einen großen Einfluss auf das emotionale Erleben. Die Fähigkeit zur Regulation von Emotionen gibt dem Menschen also eine größere Flexibilität und Anpassungsfähigkeit für sich ständig verändernde Umweltbedingungen. Das heißt, dass wir vielleicht durch Angst die Handlungsbereitschaft zum Weglaufen haben, aber diese Angst durch entsprechende Gedanken so weit regulieren, dass wir stehen bleiben und uns aktiv mit der Angst auseinandersetzen können. Oder wir haben vor einem Gespräch Angst, weil wir Kritik fürchten, können aber durch eine Neubewertung, zum Beispiel dadurch, dass wir die Kritik als Chance wahrnehmen, aus der Angst eine angespannte Neugier machen. Ein Experiment von Richard Lazarus (1966) macht die Bedeutung der kognitiven Interpretation für unser emotionales Erleben deutlich: Er spielte zwei Gruppen von Versuchspersonen einen Film von einem blutigen Beschneidungsritual an jugendlichen australischen Ureinwohnern vor. Der einen Gruppe von Versuchspersonen wurde ein verbal aufbauschender Kommentar der blutigen Einzelheiten zum Film gegeben, während die andere Gruppe einen nüchternen und die Grausamkeit des Rituals relativierenden Kommentar erhielt. Die erste Gruppe offenbarte eine deutlich höhere physiologische Erregung und eine höhere subjektive emotionale Belastung als die zweite Gruppe. Die unterschiedlichen Kommentare führten bei den Versuchspersonen also zu verschiedenen Bewertungen und damit unterschiedlichen emotionalen Prozessen.

Dieser kognitionslastigen Auffassung der Entstehung von Emotionen widersprechen teilweise u. a. LeDoux (2001) und Zajonc (2000). LeDouxs und Zajoncs Argumentation steht stellvertretend für die Auffassung, dass Emotionen durch entsprechende Stimuli auch unmittelbar und ohne die Einbeziehung kognitiver Prozesse auftreten können. Ferner wird von beiden postuliert, dass kognitive Prozesse von emotionalen Prozessen gesteuert werden. Insofern steht diese Auffassung nicht in Widerspruch zur oben vorgestellten kognitiven Emotionstheorie, sondern stellt eine Ergänzung dieser Auffassung dar. Für diese Auffassung gibt es mittlerweile eine Reihe von experimentellen Beweisen.

Wie wir in Kapitel 3 sehen werden, weist das Gehirn grundsätzlich separate neuroanatomische Areale und zentralnervöse Funktionen für Emotionen und Kognitionen auf. Die emotionalen Areale des Gehirns sind hierbei evolutionär gesehen wesentlich älter als die kognitiven Areale. Um die Stellung von Emotionen gegenüber Kognitionen zu begreifen, muss man sich also verdeutlichen, dass emotionale Prozesse der wesentlich ältere Teil der menschlichen Entwicklung sind. Die bewussten, kognitiven Prozesse und die hierfür relevanten Hirnareale sind hingegen erst Produkt der jüngsten Geschichte der Lebewesen. Die Primaten weisen als Vorläufer des Menschen bereits komplexe soziale Emotionen auf, und die emotionalen Gehirnzentren, wie etwa die Amygdala, findet man bereits bei Ratten und Mäusen (Kämper 2003).

Dies untermauert die These, dass es emotionale Prozesse gibt, die nicht primär mit einer Aktivierung von kognitiven Zentren einhergehen müssen. Hierfür spricht auch die wesentlich schnellere stimulusbezogene Prozessierung von Emotionen im Gegensatz zu Kognitionen in unserem Gehirn (LeDoux u. Phelps 2000). Bevor wir einen Reiz bewusst wahrnehmen und kognitiv bearbeiten können, hat er bereits die emotionalen Areale unseres Gehirns (insbesondere die Amygdala) durchlaufen und eine emotionale Aktivierung hervorgerufen. Kognitive Prozesse werden deshalb häufig von bereits stattgefundenen emotionalen Prozessen wesentlich beeinflusst. Dies bedeutet, dass Emotionen unsere Präferenzen bzw. Motivation beeinflussen, ohne dass notwendigerweise Kognitionen hierbei eine entscheidende Rolle spielen müssen (Zajonc 2000). Offensichtlich sind es Emotionen, die uns beim Erleben eines Stimulus eine schnelle, unmittelbare Einschätzung seiner Relevanz und Bedeutung vor dem Hintergrund unserer früheren individuellen Lernerfahrungen geben. Die Aktivierung von Emotionen kann auch durch Stimuli erfolgen, die aufgrund der Kürze der Stimulusdarbietung nicht bewusst wahrgenommen werden, das heißt subliminal bleiben.

Obwohl die Frage nach der Existenz unbewusster Emotionen lange Zeit strittig war (und teilweise immer noch kontrovers diskutiert wird), spricht heutzutage vieles dafür, dass emotionale Prozesse ohne deren bewusste Wahrnehmung erfolgen können (Barrett et al. 2005). Dies bedeutet, dass eine emotionale Aktivierung zu Veränderungen in unseren Kognitionen, Verhaltensweisen und Erlebnisweisen führen können, die unabhängig von der bewussten Wahrnehmung der betreffenden Emotion sind. Daher wurde der Begriff des Gefühls als bewusste Komponente des emotionalen Prozesses ins Spiel gebracht (s. o.).

Der Umstand, dass unbewusste Emotionen einen wesentlichen Einfluss auf unsere Kognition, unser Verhalten und unsere Erlebnisweisen haben, ist von Bedeutung für die emotionsbezogene Psychotherapie. Hier werden diese primären Emotionen als Dreh- und Angelpunkt von so genannten emotionalen Schemata betrachtet (s. Kap. 4). Außerdem ist die wechselseitige Beeinflussung von emotionalen und kognitiven Prozessen entscheidend für die therapeutische Arbeit an intensiven Emotionen bei instabilen Patienten (s. Kap. 8). Je stärker die Intensität der Emotion ist, desto größer wird ihr Einfluss auf Kognitionen und Handlungen und desto geringer wird der Freiheitsgrad der Reflexion, der kognitiven Emotionsregulation und der Möglichkeit zur Generierung alternativer Verhaltensweisen (Scherer 1994). Menschen, deren Handlungsspielraum wegen reduzierten kognitiven Regulationsmöglichkeiten ihres emotionalen Erlebens begrenzt ist, haben einen klaren Nachteil durch ihre reduzierte adaptive Kompetenz. Gelingt es dem Betroffenen jedoch, seine Fähigkeit zur kognitiven Regulation von Emotionen im Sinne des sekundären Appraisals bereits bei einer niedrigen Intensität der problematischen Emotion einzusetzen, können problematische emotionale Prozesse zunehmend kognitiv reguliert und damit korrigiert werden.

Zum Beleg der Hypothese, dass emotionale Prozesse kognitive Prozesse beeinflussen können, dienen auch Untersuchungen über die emotionskongruente Aktivierung von Kognitionen (Forgas 1995; Schwarz 1990). Emotionen können einen informativen und einen prozeduralen informativen Einfluss auf die Kognitionen und Entscheidungen des Menschen haben. So werden Emotionen als Information bewusst wahrgenommen und können somit direkt das Denken beeinflussen. Wenn ein Mensch Angst verspürt, dann wird er nach dem Auslöser dieser Angst suchen und diesen Auslöser zu vermeiden oder kognitiv zu bearbeiten versuchen. Auf der anderen Seite können Emotionen einen prozeduralen Einfluss auf unser Denken haben, das heißt, sie beeinflussen indirekt und unbewusst die Richtung und die Inhalte unseres Denkens. Menschen treffen in einem negativen emotionalen Zustand verstärkt kritische Einschätzungen und aktivieren negative Erinnerungen bzw. Informationen. Außerdem lenken sie ihre Aufmerksamkeit verstärkt auf negative Gesichtspunkte bzw. Teilaspekte einer Situation, ohne dass ihnen dieser Zusammenhang zwischen ihren Kognitionen und ihren Emotionen bewusst sein muss (Bless u. Ruder 2000). Genauso ist die Aktivierung von positiven Emotionen auch mit einer gesteigerten Aktivierung von positiven Gedächtnisinhalten verknüpft (Isen 2000). So zeichnen sich Menschen in einem positiven emotionalen Zustand u. a. dadurch aus, dass sie positivere Urteile fällen als in negativer Stimmung, eher positive Erinnerungen aktivieren, eine geringere Verarbeitungs- bzw. Veränderungsmotivation haben und auf einen Stimmungserhalt ausgerichtet sind (Bless u. Ruder 2000). In einem Test wurden Probanden in einem unverfänglichen Interview (d. h., die Probanden wussten nicht, dass sie Probanden waren) Fragen zu ihrem besten Jugendfreund gestellt, anderen zu einem unliebsamsten Kollegen. Danach wurden sie gefragt, ob sie an einem zweiten Test teilnehmen wollten. Fast ohne Ausnahme wollten alle, die zuvor an ihren Freund erinnert worden waren, an dem nächsten Experiment teilnehmen. Diejenigen, die über den ungeliebten Kollegen nachgedacht hatten, lehnten eher ab (Traufetter 2006).

Natürlich spielen kognitive Prozesse bei der Bewertung einer Situation und deren Emotion eine große Rolle, aber sie stellen nicht notwendigerweise die Grundlage dieser Bewertung dar. Auch wenn die kognitive Evaluation einer Situation uns eine eindeutige Einschätzung vermittelt, so reichen sie häufig nicht zu einer Entscheidung für oder gegen ein bestimmtes Verhalten aus. Erst die emotionale Beteiligung vermittelt dem Menschen ein relevantes Bedeutungserleben. So können Menschen, die krankheitsbedingt an reduzierten emotionalen Prozessen leiden, selbst einfachste Entscheidungen kaum treffen, wie Experimente deutlich belegen. Damasio und seine Mitarbeiter (Damasio 1997; Bechara et al. 1999) haben ein einfaches Experiment konstruiert, um den Einfluss von Emotionen auf unsere Lern- und Entscheidungsprozesse zu beweisen. Vereinfacht dargestellt konstruierten sie ein Kartenspiel, das aus zwei Stapeln bestand. Der eine Stapel (A) hatte hohe Gewinn-, aber auch hohe Verlustkarten, sodass bei mehrfachem Ziehen von Karten dieses Stapels der Spieler sogar insgesamt Verluste machte (was ihnen jedoch in der Mehrzahl der Fälle nicht bewusst war). Der andere Stapel (B) bestand aus niedrigen Gewinnkarten, wies aber keine Verlustkarten auf. Normalpersonen nahmen in diesem Experiment nach einigen hohen Verlustkarten nur noch Karten vom Stapel B, sodass sie nach einer festgelegten Runde von Kartenziehen einen Gewinn aufweisen konnten. Mittels elektrophysiologischer Messungen konnte Damasio zeigen, dass die Normalpersonen auf die hohe Verlustkarte aus Stapel A mit einer sehr intensiven negativen Emotion reagierten, ohne dass ihnen diese emotionale Reaktion bewusst war (d. h., sie hatten kein negatives Gefühl). Personen, die durch Gehirnschäden infolge eines Schlaganfalls eine deutlich reduzierte Fähigkeit zum Empfinden von Emotionen (d. h. eine reduzierte Fähigkeit, Gefühle zu empfinden) in Form von somatosensorischer Erregung hatten, nahmen weiterhin Karten vom Stapel A ab und erlitten daher Verluste. Dies erklärt sich daraus, dass die hirngeschädigten Personen nicht die unangenehme Emotion in Form eines Gefühls spüren konnten, die sich beim Ziehen einer hohen Verlustkarte von Stapel A einstellte. Aber ohne dieses aversive emotionale Erleben konnten sie offensichtlich kein Gefühl für den sich anbahnenden Verlust erlangen. Die angemessene Entscheidung der Normalpersonen für Stapel B (natürlich unter der Vorgabe, möglichst viel Geld aus dem Spiel zu ziehen) basierte also auf der unbewussten emotionalen Bewertung des hohen Verlusts, nicht auf einer rationalen Einsicht. Die Antizipation und Vermeidung des Erlebens der negativen Emotion bei der immer wieder anstehenden Entscheidung, welchen Stapel sie wählen sollten, verhalf den gesunden Probanden zur richtigen Wahl des Stapels B. Menschen brauchen offensichtlich für ihre scheinbar rationalen Entscheidungen eine emotionale Aktivierung, auch wenn diese häufig gar nicht bewusst wahrgenommen wird.

Damasios Experimente legen den Schluss nahe, dass lerngeschichtliche Erfahrungen als Emotionen bzw. Körpergefühle repräsentiert werden, die bei dem entsprechenden Stimulus aktiviert werden und damit den Entscheidungsprozess des Individuums lenken. Die erlernte Bewertung von Stimuli scheint also bei einem Wiederauftreten des Stimulus nicht nur rationalen bzw. kognitiven Prozessen zu unterliegen, sondern die erlernte Erfahrung ist häufig in Form einer spezifischen Emotion abgespeichert. LeDoux (2001) spricht diesbezüglich auch von einem **impliziten, emotionalen Gedächtnis**, also von einer Erinnerung an wichtige vergangene Ereignisse in Form einer Emotion. Dies bedeutet, dass wir uns nicht bewusst an eine bedeutsame vergangene Situation erinnern, bei deren Wiederauftreten aber sofort die damalige Emotion wiedererleben. Dieses emotionale Gedächtnis ist auch eine wesentliche Komponente intuitiver Prozesse, bei denen wir eine Entscheidung auf der Grundlage eines Gefühls und nicht im Rahmen eines kognitiven Prozesses treffen. Diesem impliziten Gedächtnis steht das explizite, kognitive Gedächtnis gegenüber, welches ein bewusstes Erinnern darstellt (Wo war ich? Was habe ich gesehen? Was habe ich getan?).

Diese Theorie zeigt eine große Nähe zu dem Konzept von motivationalen Schemata nach Grawe bzw. Young und ist wegweisend für die Theorie von emotionalen Schemata als Grundlage psychopathologischer Prozesse (s. Kap. 4). Die Annahme von emotionalen Schemata ist zentral für die emotionsbezogene Psychotherapie.

Ein weiteres faszinierendes Experiment, das die unbewusste Beeinflussung von Kognitionen durch Emotionen belegt, schildert LeDoux in seinem Buch „Das Netz der Gefühle“ (2001). Er untersuchte Patienten, bei denen die Verbindung zwischen den beiden Gehirnhälften durchtrennt wurde, um einer schweren Epilepsie Einhalt zu gebieten, was mit Medikamenten nicht mehr gelang. Nach der Durchtrennung der Verbindung beider Gehirnhälften konnte die linke Hälfte nicht mehr mit der rechten Hälfte kommunizieren. Da die Sprachfunktion des Gehirns in der linken Gehirnhälfte sitzt, konnten Patienten nur Reize verbal verarbeiten, die auch von der linken Gehirnhälfte wahrgenommen werden konnten. Wurde aber mittels einer bestimmten Technik den Patienten ein Reiz so präsentiert, dass er nur an die rechte Gehirnhälfte weitervermittelt werden konnte (die Anordnung der Retina und der Sehbahnen erlauben ein solches Experiment), dann konnten die Patienten diesen Reiz nicht beschreiben. Als LeDoux in seinen Experimenten nun der rechten Gehirnhälfte einen Reiz mit einer hohen emotionalen Bedeutung präsentierte (z. B. das Wort „Tod“), konnte der Patient dieses Wort nicht bewusst wahrnehmen, da seine linke Gehirnhälfte diese Information wegen der Durchtrennung der kommunizierenden Nervenbahnen nicht vermittelt bekam. Erstaunlicherweise konnte der Patient aber sagen, ob dieser Reiz angenehm oder unangenehm war. Die rechte Gehirnhälfte konnte also emotionale Urteile treffen, ohne sprachlich repräsentiert zu wissen, worüber sie urteilte. Unbewusste Prozesse können also Emotionen hervorrufen, welche einen deutlichen Einfluss auf Kognitionen haben. Dieses Experiment belegt die oben dargestellte These des prozeduralen, indirekten Einflusses von Emotionen auf kognitive Prozesse (s. Forgas 1995).

Diese Unterscheidung zwischen dem primären und sekundären Appraisal bzw. Reappraisal und den damit einhergehenden Emotionen, spielt für die emotionsbezogene Psychotherapie eine entscheidende Rolle. Das primäre Appraisal kann man analog zum motivationalen Schema nach Grawe (2004) bzw. Young (2004), der Somatic-Marker-Theorie von Damasio (1997) bzw. dem Konzept der primären Emotion nach Greenberg (2002) betrachten (s. Kap. 4). Das primäre Appraisal zeigt uns in Form einer so genannten primären Emotion unsere Bewertung des Stimulus vor dem Hintergrund unserer individuellen Lerngeschichte an (ein sog. emotionales Schema). Inwieweit das primäre Appraisal wirklich einen kognitiven Prozess darstellt oder es sich nicht vielmehr auch um konditionierte emotionale Prozesse ohne wesentliche kognitive Beteiligung handelt, ist aber nicht eindeutig geklärt. Im Anschluss wird dann in einem bewussten, reflexiven Modus, dem sekundären Appraisal und dem Reappraisal, der Stimulus bzw. die primäre Emotion nochmals bewertet, welche dann eine willentliche Beeinflussung der Emotion ermöglicht.

Die scheinbare Widersprüchlichkeit dieser beiden Auffassungen beruht aber wesentlich darauf, welche Prozesse als kognitiv bezeichnet werden. Wenn man jegliche Form von Signal- bzw. Informationsverarbeitung als einen kognitiven Prozess auffasst, dann wäre der kognitiven Theorie kaum zu widersprechen. Man könnte auch da problemlos von nichtbewussten kognitiven Prozessen sprechen, wo Emotionen ohne bewusste kognitive Prozesse entstehen (primäres Appraisal). Für die emotionsbezogene Psychotherapie sind aber beide Ansätze der Erklärung von Emotionen von Bedeutung:

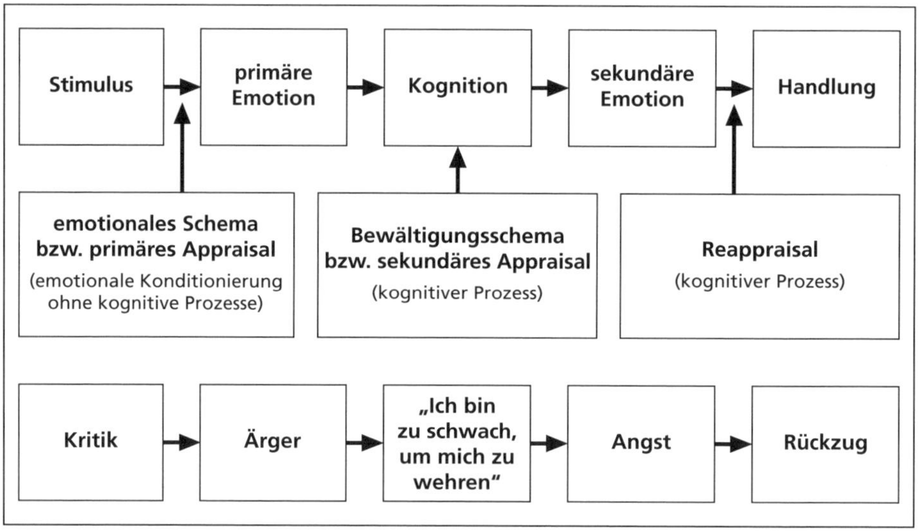

Abb. 2-1 Wie aus einer primären eine sekundäre Emotion wird

- Zum einen hängen Emotionen von kognitiven Prozessen im Sinne einer Bewertung von Stimuli bzw. Erlebnissen ab und können therapeutisch über kognitive Prozesse (z. B. Neubewertung) korrigiert werden.
- Zum anderen treten Emotionen bei entsprechenden Lernerfahrungen konditioniert auf, ohne dass bewertende kognitive Prozesse beteiligt sind. Diese Emotionen werden in der Therapie eher über emotionale Neuerfahrungen und sekundäre kognitive Prozesse korrigiert (erlebnisorientierter Ansatz).

Häufig werden die konditionierten primären Emotionen gar nicht erlebt und erkannt, da das Reappraisal der primären Emotion in Sekundenbruchteilen eine neue, sekundäre Emotion erzeugt. Diese sekundäre Emotion steht dann im Vordergrund des Erlebens. So kann die Einschätzung der Emotion Ärger als gefährlich (da man sich nicht stark genug für eine Auseinandersetzung fühlt), zu der Emotion Traurigkeit oder Hoffnungslosigkeit führen (s. Abb. 2-1).

2.5 Emotionsregulation

Im Säuglings- und Kindesalter haben Menschen keine bzw. sehr gering ausgeprägte Fähigkeiten, die Intensität und Qualität ihrer Emotionen zu regulieren. Daher lassen sich Kleinkinder in ihrem Handeln fast ausschließlich von ihren Emotionen leiten und sind diesen mehr oder minder hilflos ausgeliefert. Dennoch haben Emotionen schon im frühesten Lebensalter des Menschen eine überlebenswichtige Funktion. Sie sind die einzige Art und Weise des Säuglings, eine Einschätzung der Reaktion der Umwelt auf seine eigenen Bedürfnisse vorzunehmen, der Umwelt seine Bedürfnisse zu zeigen und sie dahingehend zu beeinflussen, diese Bedürfnisse zu befriedigen. Erst im Laufe seiner Entwicklung erlernt der Mensch wichtige Techniken der **Emotionsregulation**, d. h. er lernt, seine Emotionen wahrzunehmen und durch Kognitionen und Verhaltensweisen in ihrer Intensität, Dauer und Qualität zu beeinflussen. Der Begriff bezeichnet die Fähigkeit des Menschen vor dem Hintergrund der zunehmenden Komplexität und Widersprüchlichkeit seiner Bedürfnisse und Motivationen einen aktiven Einfluss auf seine Emotionen nehmen zu können und somit seinen Emotionen und den hieraus entspringenden Handlungsbereitschaften nicht mehr passiv ausgeliefert zu sein. Diese Form der Regulation besteht wesentlich darin, zwischen dem Erleben einer Emotion und der entsprechenden Handlung eine Phase der Überlegung, des Abwägens und Planens, also Phasen der Reflexion einzulegen. Deshalb spricht Holodynski (2006) auch von der „reflexiven Emotionsregulation". Die Regulation von Emotionen kann hierbei bewusst oder unbewusst, automatisch oder kontrolliert erfolgen.

Die nahen Bezugspersonen vermitteln dem Säugling bzw. dem Kind die wichtigsten emotionsregulatorischen Fähigkeiten im Laufe seiner Entwicklung. Während sie beim Säugling noch unmittelbar auf dessen emotionale Äußerungen im Sinne der Befriedigung seiner Bedürfnisse reagieren (interpersonelle Emotionsregulation), wird das Kind zunehmend zu einer eigenen Regulation seiner Emotionen angehalten (intrapersonelle Emotionsregulation). Während die extrinsische, interpersonelle Emotionsregulation also zunächst im Vordergrund steht, wird im Verlauf die intrinsische, intrapersonelle Emotionsregulation immer bedeutsamer. Durch die Interaktion mit seinen Eltern lernt das Kind die wesentlichen Strategien der intrapersonellen Emotionsregulation. So zum Beispiel, wenn es in Bezug auf seine Angst vor neuen Situationen immer wieder beruhigende und vernünftige Worte gehört hat und sich diese angstreduzierenden Sätze irgendwann selbst sagen kann. Oder wenn es sich angstbewältigende Handlungen bei seinen Bezugspersonen abgeschaut hat und jetzt selbst durchführen kann.

Emotionsregulation ist per definitionem weder schlecht noch gut, sondern schlichtweg die Fähigkeit, das eigene emotionale Erleben zu beeinflussen. Jede Form der Emotionsregulation muss vor dem Hintergrund des individuellen Erlebens, der eigenen Lerngeschichte und der gegenwärtigen sozialen Situation bewertet werden. So kann das Unterdrücken von Traurigkeit bei Kritik im Arbeitsalltag adaptiv, d. h. hilfreich, sein, während die Unterdrückung von Traurigkeit angesichts einer längeren Abwesenheit eines geliebten Menschen unter Umständen maladaptiv sein kann (da man dem anderen nicht seine Traurigkeit und damit seine Zuneigung und den Wunsch nach Zusammengehörigkeit zeigt).

Kinder lernen auch, mit negativen Emotionen alleine umzugehen, diese einfach auszuhalten und nicht darauf angewiesen zu sein, die belastenden Emotionen durch Interaktion mit Bezugspersonen zu reduzieren (Holodynski 2006). Dies heißt, dass Kinder im Laufe ihrer Entwicklung eine **Emotionstoleranz** lernen. Das Erlernen dieser Kompetenz kann natürlich durch überfürsorgliche Eltern behindert werden und eine spätere Hilflosigkeit des Kindes im Umgang mit nicht zu vermeidenden problematischen Emotionen bedingen. Diese Emotionstoleranz hilft auch beim Erlernen der Fähigkeit zum Belohnungsaufschub, das heißt der Koordination seiner Emotionen und Motive mit den Erfordernissen seiner Umwelt.

Im Laufe der Entwicklung lernen Kinder zunehmend, ihre Emotionen durch einen sprachlich-symbolischen Ausdruck zu repräsentieren und damit zu regulieren. Außerdem beginnen Kinder unter dem Einfluss von Bezugspersonen neue Motive hinsichtlich der Einhaltung kultureller Normen auszubilden, das heißt, sie internalisieren die Bewertungsnormen und -weisen ihrer Bezugspersonen. Diese neuen, normenorientierte Motive, die mit selbstbewertenden Prozessen einhergehen, führen auch zu den so genannten komplexen bzw. selbstbewertenden Emotionen wie Schuld, Scham, Minderwertigkeit oder Stolz. Die selbstbewertenden Emotionen von Kindern hängen also von der erlebten Fremdbewertung durch Bezugspersonen ab. Während Klein- und Vorschulkinder zum Beispiel Stolz und Scham zunächst nur in sozialen Interaktionen gegenüber einem Erwachsenen erleben, reagieren sie im Laufe des Grundschulalters im Anschluss an eine entsprechende Situation mit Stolz und Scham, auch wenn sie allein sind.

Es ist leicht nachvollziehbar, dass die Beziehungserfahrungen in der Kindheit einen großen Einfluss auf die Emotionsregulation des späteren Erwachsenen haben. Hatte das Kind immer eine Bezugsperson, die verständnisvoll und bedürfnisbefriedigend auf seine Emotionen eingegangen ist, hat es eine größere Sicherheit und Akzeptanz in Bezug auf seine Emotionen. Hat die Bezugsperson dem Kind hilfreiche kognitive und behaviorale Strategien im Umgang mit Emotionen vermittelt, wird es diese wahrscheinlich später eigenständig und erfolgreich anwenden können. In dieser Hinsicht exemplarisch führt Marsha Linehan (1996a) in ihrer Theorie zur Entstehung der Borderline-Persönlichkeitsstörung die Affektinstabilität der Patientinnen auf invalidierende, unempathische, missbräuchliche und emotional vernachlässigende Eltern zurück. Die Eltern haben den Kindern durch Abwertung und Vernachlässigung nie beigebracht, angemessen mit ihren eigenen Emotionen umzugehen. Auch haben sie durch ihren vernachlässigenden, invalidierenden und unempathischen Erziehungsstil selbstabwertende Emotionen wie Scham und Schuld gefördert bzw. die Entstehung von selbstbewussten Emotionen wie Stolz und Geborgenheit verhindert.

In der emotionsbezogenen Psychotherapie stehen nun auch die emotionsregulatorischen Kompetenzen des Patienten im Mittelpunkt der Aufmerksamkeit. In den letzten Jahren hat sich insbesondere James Gross mit den Mechanismen der Emotionsregulation beschäftigt (Gross 2002, 2007; Ochsner u. Gross 2004). Unter diesem Begriff können eine Reihe von therapeutischen Interventionen eingeordnet werden, die in der emotionsbezogenen therapeutischen Arbeit zur Anwendung kommen. Die verschiedenen Formen der Emotionsregulation nach Gross (1998) sind:

- **Reiz- oder Situationskontrolle:** Man kann den auslösenden Stimulus einer Emotion meiden. Man kann beispielsweise Ärger dadurch regulieren, dass man einem Streit aus dem Weg geht.
- **Reiz- oder Situationsmodifikation:** Man kann den auslösenden Stimulus einer Emotion durch veränderte Verhaltensweisen modifizieren. So kann man seinen Ärger bei Streitigkeiten dadurch verändern, dass man den Gegenüber bittet, auf Beleidigungen zu verzichten.
- **Aufmerksamkeitsmodifikation:** Man kann seine Aufmerksamkeit auf verschiedene Aspekte einer Situation lenken und damit sein emotionales Erleben beeinflussen. Beispielsweise kann man seinen Ärger bei Streitigkeiten dadurch reduzieren, dass man sich auf die versöhnlichen Gesten des Gegenübers konzentriert.
- **kognitive Bearbeitung:** Durch die Art der Bewertung eines Stimulus beeinflusst man auch dessen Einfluss auf unsere Emotionen. Bei einem Streit kann man also den Gedanken „Der andere will mir Schaden zufügen“ durch den Gedanken „Der andere ist verletzt und hilflos“ ersetzen.
- **Modifikation der Reaktion:** Man verändert sein emotionales Erleben durch die Art, wie man seine Emotionen ausdrückt bzw. in Handlungen umsetzt. So kann man im Streit verletzende Äußerungen in Folge seines Ärgers unterlassen und damit eine Verschärfung des Konfliktes vermeiden.

Sowohl stabile als auch instabile Patienten weisen Defizite in einer oder mehreren Domänen der Emotionsregulation auf, die im Rahmen der emotionsbezogenen Therapie korrigiert werden können (vgl. Kap. 7 und 8). Vor dem Hintergrund der Bedeutung des Erlernens von emotionsregulatorischen Techniken durch Bezugspersonen in der Entwicklungsgeschichte kann man davon ausgehen, dass viele Patienten die entsprechenden Kompetenzen nie erworben haben. Häufig lassen sich auch selbstabwertende Schemata mit den Emotionen Scham und Schuld als Ausdruck der emotionsregulatorisch defizitären Entwicklungsgeschichte bei Patienten finden.

Insofern stellt die Verbesserung der emotionsregulatorischen Fähigkeiten des Patienten ein zentrales Anliegen der emotionsbezogenen Psychotherapie dar. Es geht hierbei im Wesentlichen darum, dass der Patient zu jedem Zeitpunkt und insbesondere unter dem Erleben seiner belastenden Emotionen einen aktiven Einfluss auf sein emotionales Erleben und emotionales Handeln ausüben kann. Dass eine erfolgreiche Emotionsregulation deutliche positive Effekte für die psychische

Gesundheit hat, konnten Studien eindeutig belegen (Gross u. John 2003). Auch die Anwendung emotionsregulatorischer Techniken erbrachte eine gesteigerte Effektivität der Psychotherapie (Berking et al. 2008a).

3 Neurobiologie von Emotionen

Das Gebiet der Emotionsforschung hat in der letzten Dekade durch bildgebende Verfahren wie die Positronenemissionstomographie (PET) und die funktionelle Magnetresonanztomographie (fMRT) einen für psychotherapeutische Prozesse wichtigen Einblick in die neurobiologischen Grundlagen emotionaler Prozesse ermöglicht. Hierbei konnten zunehmend Einsichten in die verschiedenen kognitiven und emotionalen Hirnareale gewonnen werden, die u. a. belegen, dass es distinkte emotionale und kognitive Areale im Gehirn gibt, deren ausgewogenes Zusammenspiel erst ein normales psychisches Erleben erlaubt.

Zu den wichtigsten neurobiologischen Zentren der Generierung und Regulation von Emotionen gehören die Amygdala, der präfrontale Kortex (PFC), der Hippocampus, der Hypothalamus und der Nucleus accumbens. Hierbei werden die eher emotionalen Zentren (Amygdala, Hypothalamus und Nucleus accumbens) häufig mit dem unscharfen Begriff „limbisches System" zusammengefasst. Die limbischen Areale sind phylogenetisch älter als die kognitiven Zentren (u. a. PFC) und jünger als der Hirnstamm, in dem eher basale Prozesse (z. B. Atmung und Kreislauf) und die reflexhafte Steuerung von motorischen Aktivitäten lokalisiert sind. Während die kognitiven Zentren des PFC und des Hippocampus zum jüngeren Kortex gerechnet werden (d. h. zur Hirnrinde), befinden sich die emotionalen, „limbischen" Zentren in subkortikalen Regionen des Gehirns. Diese unterschiedliche Lokalisierung hat ihre phylogenetische Bedeutung darin, dass sich die subkortikalen Hirnregionen wesentlich früher in der Evolution entwickelt haben als die kortikalen Hirnareale. Dies bedeutet, dass die Steuerung des Verhaltens von Primaten und entfernteren Verwandten des Menschen zum überwiegenden Teil auf subkortikalen, emotionalen Prozessen basierten. Eine kognitive Beeinflussung des Verhaltens von Primaten hat sich in der Evolution erst in der Neuzeit entwickelt und ist, wie die unten aufgeführten neurobiologischen Befunde deutlich machen werden, immer abhängig von emotionalen Prozessen.

Die Verhaltensweisen des Menschen werden von emotionalen Gehirnzentren beeinflusst, die sich über Millionen von Jahren in der Evolution weitgehend erhalten haben. Hierbei muss man bedenken, dass die neuronalen Projektionen der emotionalen Systeme auf die kognitiven Systeme stärker ausgebildet sind als die Verbindung in umgekehrter Richtung. Es ist demnach wesentlich leichter für Emotionen, kognitive Prozesse zu beeinflussen als umgekehrt, was leicht nachzuvollziehen ist, wenn man bedenkt, dass unser bewusster Einfluss auf unsere Emotionen häufig schwierig bzw. langwierig ist.

Die folgenden Absätze über die unterschiedlichen Gehirnzentren sollen u. a. folgende psychotherapeutisch relevanten Annahmen belegen:

- Emotionale Prozesse können ohne vorhergehende bewusste oder unbewusste kognitive Prozesse ablaufen.
- Emotionale Prozesse niedriger Intensität können kognitive Prozesse aktivieren, während emotionale Prozesse hoher Intensität kognitive Prozesse hemmen können.
- Umgekehrt können kognitive Prozesse emotionale Prozesse aktivieren und bis zu einer gewissen Intensität hemmen.

Notwendigerweise konzentriert sich die hier gegebene Übersicht auf einige wesentliche neurobiologische Vorgänge und lässt viele neuere Untersuchung unbeachtet. Weiterführende Informationen zur Neurobiologie von Emotionen und deren Regulation finden sich in neuen Übersichtsartikeln (Berridge 2003; Ochsner u. Gross 2004; 2005; Gross 2007; Derntl u. Habel 2008) oder den Büchern von John LeDoux (2001) oder Antonio Damasio (1997; 2001).

3.1 Amygdala

Die subkortikale Amygdala (Mandelkern) umfasst ca. ein Dutzend Subnuclei, hat eine Vielzahl von Verbindungen zu kortikalen und subkortikalen Arealen und ist eines der wichtigsten emotionalen Zentren des Gehirns. In der Amygdala, welche Teil des limbischen Systems ist, werden nicht nur Emotionen generiert, u. a. Angst und Furcht, sondern sie ist auch Sitz des emotionalen Gedächtnisses. Die Amygdala ist für die schnelle Einschätzung eines Stimulus auf seine emotionale Relevanz von entscheidender Bedeutung. Sie verleiht einem eingehenden Stimulus eine spezifische emotionale Intensität. Daher werden eingehende Stimuli (z. B. ein Bild oder ein Geräusch) auf einer schnellen subkortikalen neuronalen Emotionsbahn sofort zur Amygdala weitergeleitet, damit diese dann eine emotionale Einschätzung des Stimulus vornehmen kann. Diese unmittelbare, präkognitive Einschätzung eines Stimulus durch die Amygdala hat eine entscheidende überlebenswichtige Funktion, da gefahrvolle Stimuli sofort erkannt werden und instinktive Reaktionsprogramme aktiviert werden können. Zeitaufwändige kognitive Prozesse mittels des PFC wären hier nicht sinnvoll, da zum Überleben eine unmittelbare Reaktion erforderlich ist. Dieser Umstand spiegelt sich auch in der Tatsache wider, dass die Vermittlung von Stimuli zum PFC als Sitz von kognitiven Prozessen im Sinne von bewusster Planung und Bearbeitung über vergleichsweise langsame Nervenbahnen stattfindet (LeDoux 2001). In der Amygdala scheinen grundsätzliche, gewissermaßen instinktiv-biologische emotionale Reaktionen auf überlebensrelevante Stimuli verankert zu sein (ebd.). Für alle Lebewesen ist es von entscheidender Bedeutung, dass sie lebensgefährliche Reize sofort als solche erkennen. So reagiert eine Laborratte, die nie ihre natürlichen Fressfeinde kennen gelernt hat, auf einen Schatten (wie von einem Adler) mit Angst und Fluchtverhalten. Auch Menschen reagieren auf bestimmte Stimuli (z. B. eine Schlange oder schnelle Bewegungen großer Gegenstände) instinktiv mit einer Aktivierung ihrer Amygdala, mit Angst und einem angstgesteuerten Verhalten (z. B. Flucht).

Die Amygdala generiert bei einem Stimulus also Emotionen bereits zu einem Zeitpunkt, wo es vom Zeitablauf der neuronalen Informationsverarbeitung her noch keine kognitiven Prozesse geben kann. Darüber hinaus konnte gezeigt werden, dass die Amygdala durch die Präsentation nicht bewusst wahrnehmbarer emotionaler Bilder (subliminale Präsentation, d. h. unterhalb der Wahrnehmungsschwelle) aktiviert wird (Morris et al. 1999; Whalen et al. 1998). Somit stellt die Amygdala ein Hirnareal zur Verknüpfung von Stimuli mit Emotionen dar, das ungeachtet von kognitiven Prozessen funktioniert. In der emotionsbezogenen Psychotherapie spielt diese Funktionalität eine bedeutsame Rolle, da wichtige therapeutische Strategien auf der Annahme beruhen, dass primäre Emotionen im Rahmen nichtbewusster emotionaler Schemata Ausdruck früher Lernerfahrungen sind. Entgegen älterer Annahmen ist die Amygdala nicht nur bei negativen, sondern auch bei positiven Stimuli bzw. Emotionen aktiv. Zur Festlegung der emotionalen Qualität des Stimulus bedarf es jedoch offensichtlich zusätzlicher kortikaler Aktivitäten (Morris et al. 1996).

Die Amygdala stellt außerdem zusammen mit dem medialen Teil des orbitofrontalen Kortex die Gehirnstruktur dar, in welcher der gelernte motivationale bzw. emotionale Gehalt eines Stimulus gespeichert wird. Im Gegensatz zum expliziten, deklarativen Gedächtnis mit Sitz im Hippocampus bezeichnet man das emotionale Gedächtnis als implizites, nondeklaratives Gedächtnis (LaBar u. Cabeza 2006).

Hat ein Mensch bei einem bedeutsamen Stimulus eine bestimmte Emotion erlebt, so wird diese Verknüpfung in der Amygdala als implizite emotionale Erinnerung gespeichert. Somit erlebt der Mensch beim Wiederauftreten des Stimulus durch die Aktivierung des gespeicherten emotionalen Gehalts sofort die zuvor erlebte Emotion (Berridge 2003). Diese gelernte emotionale Reaktion wird ohne vorherige Aktivierung von kortikalen Gehirnstrukturen, also ohne bewusste Wahrnehmung und Verarbeitung, initiiert.

Die implizite emotionale Erinnerung kann sich unter Umständen nur durch die körperlichen Korrelate der Emotion bemerkbar machen, ohne dass dem Individuum der Zusammenhang mit einem früheren Ereignis bewusst ist. Die impliziten emotionalen Erinnerungen, das unbewusste, nichtkognitive Lernen, können als Grundlage intuitiver Prozesse des Menschen verstanden werden. So haben wir vielleicht beim Kennenlernen eines neuen Menschen ein komisches Gefühl, ohne dass wir sagen können, was uns an ihm stört. Würden wir uns jedoch an all unsere Erfahrungen bewusst erinnern können, dann wüssten wir, dass wir mit einem ähnlich aussehenden Menschen unangenehme Erfahrungen gemacht haben, die jetzt durch das implizite Gedächtnis als Emotion aktiviert werden.

Wie in den Kapiteln 4 und 7 deutlich wird, hat dieses emotionale Gedächtnis eine große Bedeutung für psychopathologische Prozesse. Für Psychotherapien scheint grundsätzlich die Veränderung von emotionalen Prozessen in der Amygdala entscheidend zu sein. Hierzu bedarf es jedoch häufig einer kognitiven Korrektur durch kortikale Areale des PFC (s. u.).

3.2 Hypothalamus und das autonome Nervensystem

Im Gehirn werden in der subkortikalen Struktur des Hypothalamus adaptive körperliche Vorgänge im Sinne von nervlichen und hormonalen Reaktionen gesteuert. Durch den Hypothalamus werden aber auch so grundlegende motivationale Abläufe wie Sexualität, Hunger und Durst vermittelt (Berridge 2003). Der Hypothalamus ist eine Struktur, die für die Regulation der vegetativen Komponenten von emotionalen Prozessen, zum Beispiel der Kreislaufregulation oder der peripheren Kortisol- und Noradrenalin-Ausschüttung, verantwortlich ist, indem er u. a. das autonome Nervensystem mit seinen sympathischen und parasympathischen Ästen aktiviert. Eine Aktivierung zentraler emotionaler Netzwerke, wie zum Beispiel die Amygdala, ist mit einer Aktivierung des autonomen Nervensystems durch den Hypothalamus verbunden (LeDoux 1996). Somit kann der Hypothalamus die für eine bestimmte Emotion notwendigen vegetativen Vorgänge entscheidend beeinflussen, indem er zum Beispiel bei der Emotion Angst dafür sorgt, dass der Körper die notwendigen Vorgänge für eine Flucht in Form einer Erhöhung des Pulses und des Blutdrucks sowie einer Bereitstellung von Energie einleitet. Diese Formen körperlicher Korrelate emotionaler Prozesse sind es, die vom Individuum manchmal als ein erstes Körpergefühl der Emotion wahrgenommen werden (z. B. Kloßgefühl im Bauch, Anspannung, Herzklopfen). Körperliche Vorgänge, die auf einer Aktivität des autonomen Nervensystems beruhen, treten also häufig vor der bewussten Wahrnehmung einer Emotion, vor dem bewussten Gefühl auf. Dieser Umstand ist für die psychotherapeutische Arbeit mit Emotionen von großer Bedeutung, da viele Patienten die Wahrnehmung von und die Beschäftigung mit ihren problematischen Emotionen so lange und intensiv vermieden haben, dass sie diese Emotionen nicht mehr als Gefühl wahrnehmen können. Die Patienten erleben also in der Regel nur die körperlichen Korrelate der Emotion und nicht ein bewusstes Gefühl. Um in der Therapie doch das volle Erleben der bedeutsamen Emotionen zu erreichen, kann man den Patienten auf seine körperlichen Erlebnisse fokussieren. Bei anhaltender

Fokussierung auf diese körperlichen Erlebnisse schaffen es viele Patienten dann nach und nach, ein entsprechendes Gefühl wahrzunehmen (s. Kap. 7).

3.3 Nucleus accumbens

Der subkortikale Nucleus accumbens vermittelt positive Emotionen beim Auftreten bzw. der Annäherung an einen belohnenden Stimulus. Sämtliche Aktivitäten des Menschen, die eine positive Emotion bewirken, wie zum Beispiel sexuelle Stimuli, Schokolade, Glücksspiele, Geld, Blickkontakt mit attraktiven Personen, aber auch Drogen wie Kokain, Amphetamine und Zigaretten, gehen mit einer erhöhten Dopamin-Ausschüttung im Nucleus accumbens und dessen gesteigerter Aktivität einher (Spanagel u. Weiss 1999). Dopamin signalisiert die gewissermaßen greifbare Existenz eines belohnenden Stimulus, während Opioide dessen unmittelbar belohnende Eigenschaft vermitteln (Pecina u. Berridge 2000). Somit ist das Erleben von angenehmen Emotionen abhängig von der ungestörten Funktion des Nucleus accumbens, und ein Dopamin-Mangel in dieser Region hat fatale Folgen für das psychische Wohlbefinden des Menschen. Dies kann man ausgezeichnet am Beispiel der Nikotinabhängigkeit nachvollziehen. Nikotin stimuliert die Ausschüttung von Dopamin im Nucleus accumbens, was das angenehme Gefühl beim Rauchen einer Zigarette vermittelt. Versucht ein Raucher diese schädliche Sucht zu beenden, dann verfällt er häufig in einen äußerst unangenehmen Zustand der Gereiztheit, Unlust bis hin zur Depression. Ihm fehlt schlichtweg beim Absetzen des Nikotins die Stimulation der Dopamin-Ausschüttung im Nucleus accumbens (Berrettini u. Lerman 2005).

Wenn in der Psychotherapie von ressourcenorientierter Arbeit gesprochen wird, dann kann man davon ausgehen, dass hiermit Prozesse gemeint sind, welche u. a. über Erfolgserlebnisse eine Aktivitätserhöhung des Nucleus accumbens bewirken.

3.4 Hippocampus

Der Hippocampus ist zusammen mit dem Temporallappen des Gehirns der neuroanatomische Sitz des expliziten, das heißt bewusst speicherbaren und abrufbaren Gedächtnisses (Eichenbaum 2004). Zu dem expliziten Gedächtnis gehören bewusste Erinnerungen, zum Beispiel Ort, Zeit, situative Aspekte. Wenn Sie sich an Ihren letzten Urlaub erinnern, sich ihr Hotelzimmer vor Augen führen, die Promenade am Strand und Ihr Lieblingsrestaurant, dann wird ihr Hippocampus deutlich aktiver als beim Hören eines Musikstücks sein (es sei denn, Sie stellen sich einen Konzertsaal hierzu vor). Wie wichtig der Hippocampus für das Lernen und die Gedächtnisbildung ist, belegen eine Vielzahl von Studien. So zeigten Londoner Taxifahrer im Vergleich zu anderen Menschen einen deutlich vergrößerten Hippocampus. Die zunehmende örtliche Orientierung mit Abspeicherung der räumlichen Koordinaten Londons hat offensichtliche zu dieser Vergrößerung des Hippocampus geführt (Maguire et al. 2000).

Das explizit-kognitive Gedächtnis des Hippocampus steht im Gegensatz zum implizit-emotionalen Gedächtnis, welches u. a. in den Amygdalae und dem orbitomedialen PFC lokalisiert ist. Der Hippocampus und die Amygdala arbeiten bei der Verarbeitung und Repräsentation von Erinnerungen zusammen, da sie den kognitiven und den emotionalen Teil der Erinnerung repräsentieren (LeDoux 2001). Von jedem Ereignis wird also sowohl der kognitive als auch der emotionale Aspekt in unterschiedlichen Arealen des Gehirns gespeichert, sodass die Erinnerung des Menschen aus der Aktivität funktionell verschiedener Gehirnareale besteht. Überwiegt zum Beispiel die emotionale Erinnerung an ein Ereignis, wie es bei der Posttraumatischen Belastungsstörung der Fall ist, dann kann dies zu einer seelischen Erkrankung führen, wie wir noch sehen werden.

3.5 Präfrontaler Kortex

Der PFC ist eine kortikale Struktur des Neokortex und stellt den am höchsten entwickelten Teil des Gehirns in Form des Stirnlappens dar. Im Vergleich zum Menschen ist dieser Teil des Gehirns bei Primaten und niedrigeren Tieren deutlich geringer entwickelt, was bereits darauf hinweist, dass der PFC Sitz kognitiver Prozesse im Gehirn ist. Diese Bedeutung des PFC in der Evolution des Menschen zeigt sich nicht zuletzt in seinen Funktionen, welche den Menschen von anderen Lebewesen am deutlichsten unterscheidet. Der PFC ist Sitz von kognitiven Prozessen der Aufmerksamkeit, des Arbeitsgedächtnisses, logischer, vernünftiger und planerischer Aktivitäten und ist somit der neuroanatomische Locus der Verhaltens- und Emotionskontrolle. Er unterteilt sich in verschiedene Gebiete, dem medialen, dorsolateralen und orbitofrontalen PFC, denen man unterschiedliche Funktionen zuweisen kann.

Der mediale PFC besteht insbesondere im anterioren cingulären Kortex, dessen dorsaler Teil für Aufmerksamkeit und kognitive Kontrolle und dessen ventraler Teil für die Emotionsregulation zuständig zu sein scheinen. Der dorsolaterale PFC ist der Sitz des Arbeitsgedächtnisses und der exekutiven Kontrollfunktionen, die im Wesentlichen in kognitiven Kontrollfunktionen bestehen. Der orbitofrontale PFC schließlich ist bei Belohnungsfunktionen, Motivation und emotionalen Entscheidungen aktiv (Miller u. Cohen 2001). Außerdem scheinen im medialen PFC emotionale Gedächtnisprozesse lokalisiert zu sein.

Die unterschiedlichen Areale des PFC haben zentrale Funktionen im Sinne der Repräsentation und Regulation von Emotionen, da sie die Amygdala sowohl hemmen als auch aktivieren können. LeDoux spricht wegen der zeitlichen Verzögerung der Emotionsgenerierung durch die Aktivität des PFC von dem „langsamen kortikalen Emotionskreislauf" (LeDoux 2001). Eine massive Schädigung des PFC zeigt sich u. a. in emotionaler Instabilität und impulsiven Aggressionen (Davidson et al. 2000). Die emotionsregulierende und -generierende Verbindung zwischen dem PFC und der Amygdala wird ausführlich im nächsten Abschnitt dargestellt.

3.6 Zusammenspiel zwischen Amygdala, Hippocampus und präfrontalem Kortex

Die Ergebnisse der affektiven Neurowissenschaften zeigen deutlich, dass eine normale Verarbeitung von Emotionen nur durch eine Interaktion der emotionsgenerierenden sukortikalen Strukturen (insbesondere der Amygdala) mit kortikalen kognitiven Strukturen des PFC vonstatten geht (Ochsner u. Gross 2004). Das Zusammenspiel von Amygdala und Strukturen des PFC ist somit für die Entstehung von Emotionen, der Emotionsregulation und somit für die psychotherapeutischen Strategien im Umgang mit Emotionen von großer Bedeutung.

Hier steht die wechselseitige Beziehung zwischen der Amygdala und dem PFC, deren Imbalance mit dysfunktionalen emotionalen Prozessen einhergeht, im Mittelpunkt. Die Amygdala kann nämlich über neuronale Projektionen den PFC bei niedriger bis mittlerer emotionaler Intensität aktivieren, was zu so wichtigen Veränderungen führt wie Fokussierung der Aufmerksamkeit, schnellere kognitive Prozessierung von sensorischen Stimuli, Verhaltensplänen und Handlungen (Aston-Jones et al. 1999). Somit ist die aktivierende Wirkung der Amygdala auf den PFC für gefahrenvolle bzw. emotional bedeutsame Situationen von großer Bedeutung, damit der Mensch sich mit dem jeweiligen emotionsauslösenden Stimulus effektiv auseinandersetzen kann.

Der PFC kann aber über absteigende neuronale Projektionen auch einen hemmenden bzw. modifizierenden Einfluss auf die Aktivität der Amygdala nehmen (Ochsner u. Gross 2005). Die kognitiven Funktionen des PFC ermöglichen es dem Menschen, sich von der Beeinflussung durch seine unmittelbaren Emotionen zu distanzieren und hierdurch eine Handlungsfreiheit zu erreichen, die als Emotionsregulation bezeichnet wird (s. o.). Hieraus leiten sich grundsätzliche Strategien emotionsbezogener psychotherapeutischer Techniken ab, die darin bestehen, dass der Patient

- sich direkt den negativen, belastenden Emotionen zuwendet, zum Beispiel mithilfe von Achtsamkeitsübungen und Emotionsexposition;
- Emotionen durch kognitive Bearbeitung zu bearbeiten lernt, zum Beispiel mit Emotionsanalysen und Neubewertungen.

Diese auf das Erleben der Emotion ausgerichteten kognitiven Techniken verhelfen dem Patienten wahrscheinlich über eine Hemmung der emotionalen Prozesse in der Amygdala durch den PFC zu einer Reduktion der Intensität bzw. des Auftretens ihrer problematischen Emotion (vgl. Abb. 3-1). Um Emotionen zu verändern, muss man sie erleben.

Führt ein sehr gefährlicher Reiz zu einer unmittelbaren, sehr starken Aktivierung der Amygdala (was z. B. als sehr intensive Angst oder starker Ärger empfunden wird), dann hemmt die Amygdala jedoch über die aufsteigenden Projektionen den PFC und den Hippocampus. Diese Hemmung von kortikalen Strukturen des PFC und des Hippocampus führt für den Betroffenen etwa zu Gedankenchaos, Verwirrtheit oder Erinnerungsschwierigkeiten. Der PFC ist dann in seiner Funktion beeinträchtigt und kann die Amygdala nicht mehr angemessen regulieren. Dieser Mechanismus hat die Funktion, eine durch kognitive Prozesse bedingte zeitliche Verzögerung der Reaktion des Menschen angesichts einer akuten und gefährlichen Bedrohung zu hemmen. Nur so können die instinktiven vorprogrammierten Verhaltensprogramme Flucht, Bewegungslosigkeit oder Kampf ablaufen, die die lebensgefährliche Situation meistern sollen. Einfach ausgedrückt, sind langwierige Überlegungen (Aktivität des PFC) angesichts einer unmittelbaren Gefahr (z. B. herannahender Zug bei einem Bahnübergang) wenig hilfreich für ein Überleben – sie müssen daher zugunsten instinktiver oder erlernter Verhaltensweisen von der Amygdala gehemmt werden. Solange es sich hierbei um reale Gefahren handelt, ist dieser Mechanismus der Biologie adaptiv und überlebenswichtig. Entwickelt man jedoch eine große Angst vor Situationen und Dingen, die real keine Gefährdung des Überlebens oder der körperlichen Unversehrtheit darstellen, dann ist dieser Mecha-

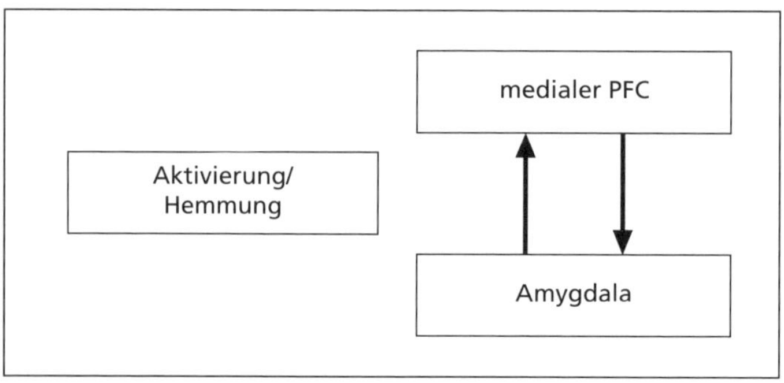

Abb. 3-1 Hemmung bzw. Aktivierung der emotionalen Prozesse in der Amygdala durch den PFC

nismus der Hemmung der kognitiven Leistungen des PFC durch die emotionale Aktivierung der Amygdala von großem Nachteil und deshalb maladaptiv. So ist die panikartige Reaktion vor einer Prüfung, die mit Gedankenchaos, leerem Kopf und deutlicher Einschränkung des Erinnerungsvermögens einhergeht, weder der Situation angemessen noch hilfreich.

Bei sehr intensiven Emotionen von Angst, Ärger, Wut und einer hohen emotionalen Anspannung muss man daher von einer eingeschränkten Funktionsfähigkeit des PFC ausgehen (Arnsten 1998). Der Patient kann in einem solchen Zustand nicht mehr angemessen kognitiv reagieren, er wird unkonzentriert und hat ein eingeschränktes Arbeitsgedächtnis. Diese reduzierte kognitive Leistungsfähigkeit bezieht sich auch auf die Regulation von Emotionen, die zunehmend intensiver werden. Man kann hier also von einem Teufelskreis sprechen, da unter einer ansteigenden Intensität von Emotionen der PFC Leistungseinbußen aufweist, die sich wiederum in einer eingeschränkten Regulationsfähigkeit der Emotionen bemerkbar machen, sodass deren Intensität wiederum ansteigt (vgl. Abb. 3-2).

Deshalb bestehen die ersten therapeutischen Schritte bei einer so hohen Anspannung in einfachen Notfallstrategien (bis 100 zählen, Situation verlassen, sich körperlich betätigen, sich ablenken), welche dem Patienten helfen, die erste Erregung zu überstehen und mit der Zeit abzubauen. Eine kognitive Kontrolle über Emotionen ist bei einer sehr hohen emotionalen Intensität nicht möglich und sollte daher auch nicht versucht werden.

Diese Funktionseinbußen des PFC unter hoher Anspannung bzw. Stress, die gleichermaßen den Hippocampus betreffen, und die daraus resultierenden intensiven Emotionen können bei extrem belastenden Situationen (z. B. einem Trauma) zu einer Hemmung der kognitiven Verarbeitung (PFC) und Abspeicherung (Hippocampus) einer Erinnerung führen. Hierdurch kann ein Ungleichgewicht zwischen dem implizit-emotionalen und dem explizit-kognitiven Erinnerungssystem entstehen, das fatale Konsequenzen für den Betroffenen haben kann. Dies äußert sich beispielsweise darin, dass die Erinnerung an einen erlittenen Unfall in Form einer intensiven Emotion vorliegt (z. B. Angst, Verzweiflung), ohne dass im Hippocampus oder im PFC eine ausbalancierende kognitive Aktivität besteht (z. B. Erinne-

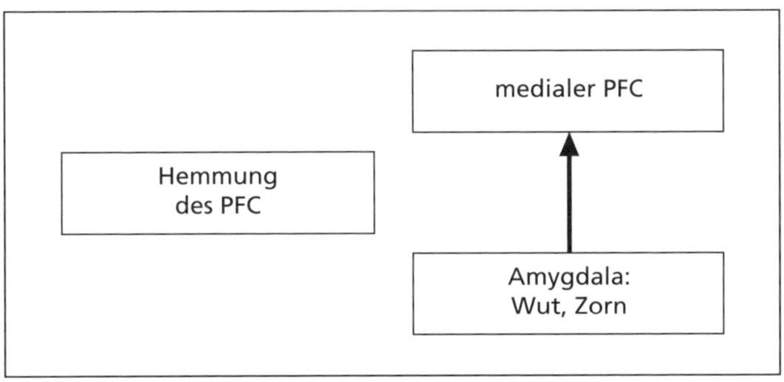

Abb. 3-2 Hemmung des PFC und Intensität der Emotionen

rung an den genauen Ablauf des Unfalls). Dies ist wahrscheinlich das Problem bei der Entstehung und Aufrechterhaltung einer Posttraumatischen Belastungsstörung (PTBS), deren Symptome dadurch zu erklären sind, dass sehr intensive, emotionale traumatische Erinnerungen aus der Amygdala (Flashbacks) sowohl den PFC als auch den Hippocampus hemmen (Brewin u. Holmes 2003). Von Vietnam-Veteranen wurde berichtet, dass sie sich zum Beispiel beim Geräusch einer Fehlzündung eines Autos an das Geräusch eines Schusses erinnert fühlen und von Angst überflutet instinktiv zu Boden werfen, da ihre emotionale Erinnerung sie ihre Kriegserfahrungen unmittelbar in dem Augenblick wiedererleben ließ. Bei Patienten mit einer PTBS bleiben die Erinnerungen an das Trauma bruchstückhaft und hochemotional und sind bei Triggerung der Amygdala durch einen traumarelevanten Stimulus wegen der fehlenden Hemmung durch den PFC oder den Hippocampus für den Patienten überwältigend (van der Kolk 1997). Studien konnten übereinstimmend eine reduzierte Aktivierung des medialen PFC bei Patienten mit einer PTBS zeigen (u. a. Bremner et al. 1999; Shin et al. 2004).

Der mediale präfrontale Kortex vermittelt wie der ventrale und der orbitofrontale die automatische Verknüpfung eines Stimulus mit einer Emotion bzw. die Löschung dieser Verknüpfung. Er ist also für die aktive Hemmung der Amygdala-Aktivität bei der Löschung von Amygdala-basierten **Angstreaktionen** von Bedeutung. Wenn ein Angst-Patient sich zum Beispiel im Rahmen einer **Expositionstherapie** immer wieder dem angstauslösenden Stimulus stellt, dann kann man in der Regel eine Abnahme der Intensität der Angst beobachten. Somit ist die Aktivität des medialen PFC in Verbindung mit der Aktivität der Amygdala entscheidend für die Korrektur problematischer emotionaler Prozesse, insbesondere Angst in Form der PTBS, einer Panikstörung, einer Phobie und einer Zwangsstörung (Phelbs u. LeDoux 2005). Dies bedeutet, dass das Grundprinzip der Habituation bei einer konfrontativen Angsttherapie offensichtlich nicht in Form einer Löschung der Angstreaktion auf der Ebene der Amygdala zu suchen ist, sondern eher auf einer erlernten automatischen Hemmung der Amygdala-Aktivität durch den medialen präfrontalen Kortex beruht (Delgado et al. 2006). Diese Vorstellung wird auch durch Studien unterstützt, die zeigen konnten, dass eine emotionsbezogene kognitive Bearbeitung eines angstauslösenden Stimulus mit einer geringeren Aktivität der Amygdala einhergeht, als es bei einer Vermeidung der Auseinandersetzung mit dem Stimulus der Fall ist (Winston et al. 2002; Hairi et al. 2000). Diese Beeinflussung der Amygdala-basierten Angst durch den medialen PFC kommt erst durch die Aktivierung der direkten Verbindung zwischen den beiden Hirnarealen zustande. Diese besteht darin, dass man nicht nur eine gefährliche Situation wahrnimmt, sondern auch bewusst seine Angst erlebt und sich mit dieser Angst auseinandersetzt. Erst wenn man es schafft, sich bewusst erlebend und direkt mit den Signalen seiner Amygdala auseinanderzusetzen, kann man die Angst langfristig beeinflussen.

Der dorsolaterale PFC hingegen ist für die rationalen kognitiven Prozesse und die Verhaltensregulation im Rahmen einer emotionalen Stimulation verantwortlich (Miller u. Cohen 2001). Während intensive emotionale Prozesse mit einer automatischen Handlungsneigung einhergehen (die entweder instinktiv oder erlernt ist), wird die bewusste Kontrolle des Verhaltens in der entsprechenden Situation durch kognitive Prozesse im dorsolateralen PFC vermittelt. Da der dorsolaterale PFC keine direkte Verbindung zu der Amygdala hat, kann er nicht direkt deren Aktivität regulieren. Hieraus lässt sich hypothetisch ableiten, dass zum Beispiel bei einer Angsterkrankung das alleinige Reden über die Angst weniger erfolgversprechend ist als eine direkte Aktivierung der Angst und deren Regulation durch den medialen PFC während dieser Aktivierung. Die willentliche Unterdrückung von Emotionen geht mit einer Aktivitätssteigerung des dorsolateralen PFC und des dorsalen Gyrus cinguli anterior einher (Davidson et al. 2000; Ochsner et al. 2002). Ein Anstieg der Amygdala-Aktivität bei Angst geht mit einem Abfall der Aktivität im dorsalen Gyrus cinguli anterior einher und umgekehrt, was die regulierende Interaktion dieser beiden Gehirnareale verdeutlicht (Phan et al. 2005).

So besteht ein häufiges Problem bei emotional instabilen Patienten (z. B. mit einer Borderline-Persönlichkeitsstörung) darin, dass sie sich mit ihren problematischen Emotionen in einem mittleren Intensitätsbereich nicht kognitiv beschäftigen, sondern der Wahrnehmung dieser Emotionen aus dem Weg gehen. Somit nutzen sie nicht die regulatorischen Fähigkeiten des PFC in Bezug auf ihre Emotionen. Wenn sich die problematischen Emotionen unkontrolliert haben ausbreiten und intensivieren können, erreichen sie eine höhere Intensität, die dann schrittweise zu einer Einschränkung der emotionsregulierenden kognitiven Leistungen des PFC führen. Somit geraten diese Patienten immer wieder in emotionale Krisen, weshalb sich die psychotherapeutischen emotionsbezogenen Techniken auf die Steigerung der Beschäftigung mit ihren Emotionen in einem unteren bis mittleren Intensitätsbereich konzentrieren. Überdies lernen Patienten, mit extrem hohen emotionalen Anspannungen umzugehen, ohne die Kontrolle über ihre Handlungen zu verlieren (s. Kap. 8).

Kognitive Prozesse des PFC können auch ausschlaggebend für die Stimulation von Emotionen sein. Genauso wie ein Umweltstimulus eine Emotion auslösen kann, dienen kognitive Prozesse, zum Beispiel Vorstellungen, als Stimuli für die Entstehung und Veränderung einer Emotion. So aktiviert die Vorstellung von unangenehmen Reizen u. a. die Amygdala, während die Vorstellung von angenehmen Reizen den Nucleus accumbens aktiviert (Ochsner u. Gross 2005). Die Emotion Angst kann also schon dadurch entstehen, dass man sich das mögliche Scheitern in einer Prüfung vorstellt. Der kortikale Kreislauf besteht insbesondere in einer Aktivierung des PFC, der eine Generierung von Angst in der Amygdala bewirkt. So geht eine Emotionsregulation im Sinne einer positiven Neubewertung (Reappraisal) eines Stimulus, der zuvor Angst hervorgerufen hatte, mit einer verstärkten Aktivität des lateralen und medialen PFC (anteriorer cingulärer Kortex) und mit einer reduzierten Aktivität der Amygdala einher. Durch eine negative Neubewertung kann auf der anderen Seite die Aktivität der Amygdala gesteigert werden (Ochsner et al. 2002; Ochsner u. Gross 2004).

3.7 Emotionsbezogene Psychotherapie und Neurobiologie

Aus dieser knappen Zusammenstellung wesentlicher neurobiologischer Befunde der letzten Jahre lassen sich für die emotionsbezogene Psychotherapie eine Reihe von wesentlichen Schlüssen ziehen.

- In den Amygdalae und assoziierten Arealen sind implizite emotionale Erinnerungen an wichtige Lebensereignisse gespeichert, die bei einem entsprechenden Stimulus aktiviert werden. Somit erleben Patienten emotionale Prozesse, die nicht durch eine kognitive Bewertung eines Stimulus entstehen. Diese emotionalen Prozesse geben Aufschluss über unsere Erfahrungen und die hierdurch bedingten grundsätzlichen Interessen, Abneigungen, Befürchtungen und Ziele.
- Eine sehr hohe Aktivität der Amygdala kann die kognitiv (emotions)regulierenden Aktivitäten des präfrontalen Kortex (PFC) hemmen. Daher sollten Patienten mit sehr intensiven Emotionen (z. B. Borderline-Patientinnen) Strategien lernen, wie sie solche Zustände ohne komplexe kognitive Aktivitäten überstehen können. Außerdem erklärt dieser Mechanismus die hochemotionalen Flashbacks bei Patienten mit einer PTBS, weshalb die Traumatherapie in einer kontrollierten Aktivierung dieser Emotionen unter gleichzeitiger kognitiver Aufarbeitung, u. a. durch das explizite Erinnerungssystem des Hippocampus besteht.
- Der PFC kann die emotionalen Aktivitäten der Amygdala regulieren, wenn die neuronale Verbindung zwischen den beiden Gehirnarealen aktiviert wird. Diese Verbindung wird durch eine gleichzeitige Aktivierung emotionaler Prozesse (Amygdala-Aktivität) und kognitiver Prozesse (medialer PFC) geknüpft. Hierzu gehören das bewusste Erleben von Emotionen, deren kognitive Erfassung durch Begriffe und deren kognitive Bearbeitung.
- Eine Vermeidung der Wahrnehmung und des Erlebens von Emotionen resultiert in einer anhaltenden Amygdala-Aktivität und einer fehlenden Regulation durch den PFC. Die emotionsphobische Haltung von Patienten führt deshalb zu einer reduzierten Korrektur ihrer psychischen Probleme, die auf problematischen emotionalen Prozessen beruhen. Daher bedarf es einer Aktivierung der Amygdala-basierten emotionalen Prozesse, damit kognitive Prozesse im PFC überhaupt therapeutisch wirksam sein können.
- Da der PFC auch negative Emotionen direkt in den Amygdalae durch entsprechende Bewertungsprozesse aktivieren kann, kann eine Korrektur dieser Kognitionen zu einer Reduktion von problematischen emotionalen Prozessen führen (Emotionsregulation). Hilfreiche Kognitionen aktivieren den Nucleus accumbens, der seinerseits positive Emotionen generiert.

4 Schemata als Grundlage emotionaler Konflikte

4.1 Schemata

Für die emotionsbezogene therapeutische Arbeit ist die Kenntnis des Schema-Konzeptes von entscheidender Bedeutung. Der Begriff „Schema" wurde und wird von verschiedenen Psychotherapie-Forschern und -Theoretikern in unterschiedlichen Definitionen und Zusammenhängen verwendet. Allgemein formuliert, versteht man unter einem Schema eine vorgeformte emotional-kognitiv-behaviorale Reaktionsweise auf bestimmte Stimuli, die durch wichtige Lernerfahrungen in der Kindheit und Jugend Bedeutung erhalten haben.

Um die Entwicklung eines Schemas zu verstehen, müssen wir auf einen wesentlichen Aspekt der Bedeutung und Funktion von Emotionen zurückkommen, der bereits in Kapitel 2 dargestellt wurde: Alle Menschen kommen mit Grundbedürfnissen zur Welt, die sie zu lebenswichtigen Erlebnis- und Verhaltensweisen motivieren. Hierzu (s. Epstein 1993) gehören in erster Linie die Bedürfnisse nach:

- Bindung
- Orientierung und Kontrolle
- Lustgewinn/Unlustvermeidung
- Selbstwerterhöhung/-schutz

Das unbewusste und bewusste Streben nach der Befriedigung dieser Bedürfnisse bzw. ihrer individuellen Ausgestaltung ermöglicht Menschen ein Überleben und ein sinnvolles Leben. So strebt der Mensch zu jedem Zeitpunkt seines Lebens eine Form von Bindung zu einem oder mehreren Mitmenschen an, so schwierig und schmerzhaft dies auch manchmal sein mag. Auch strebt er nach Anerkennung durch seine Mitmenschen, um sein Bedürfnis nach Selbstwertgefühl befriedigen zu können. Wie wir in Kapitel 2 ausführlicher sahen, dienen Emotionen wesentlich dazu, den Status der Befriedigung bzw. der Frustration von Bedürfnissen anzuzeigen. Außerdem bewirken Emotionen eine Handlungsdisposition, die entweder einer Steigerung der Befriedigung oder dem Schutz vor Frustration eines Bedürfnisses dient. Positive Emotionen zeigen das Erreichen einer Befriedigung eines Bedürfnisses an (so z. B. Freude und Interesse bei Kontakt) und bewegen den Menschen dazu, sich weiter in die eingeschlagene Richtung zu engagieren. Negative Emotionen zeigen hingegen die Frustration eines Bedürfnisses an (z. B. Traurigkeit oder Angst bei Bindungsverlust) und bewegen den Menschen dazu, seine Kognitionen und Verhaltensweisen auf einer Veränderung bzw. Beendigung des Zustandes auszurichten (s. Tab. 4-1).

Nun macht jeder Mensch in seiner Entwicklung grundlegende Erfahrungen mit Reaktionen der Umwelt auf seine Grundbedürfnisse. Diese Erfahrungen können bei einer entsprechenden Bedeutsamkeit für das individuelle Leben in ein Schema münden. Im Rahmen eines Schemas zeigt der Mensch eine lebenslange, gleichförmige komplexe Reaktion auf den schemarelevanten Stimulus. Wird zum Beispiel das Bedürfnis eines Kindes nach Selbstwert fortwährend durch kritische und zurückweisende Eltern frustriert, dann erlebt es immer wieder die Verbindung seines Bedürfnisses nach Selbstwert mit dem Resultat der Zurückweisung. Immer wenn das Kind auf eine Leistung stolz ist, erlebt es die Zurückweisung und Kritik durch die Eltern, was vielleicht mit der Emotion von Minderwertigkeit oder gar Scham einhergeht. Auch wenn Minderwertigkeit eine unangenehme Emotion ist, so schützt sie dennoch das Kind, indem es sich als Folge der Emotion zurückzieht. Dieser Rückzug ist in der Phantasie oder gar in der Realität sinnvoll und adaptiv, da er das Kind vor noch schlimmeren Reaktionen der Eltern bis hin zu einem vielleicht gänzlichen Verlassen- oder Verstoßenwerden bewahrt. Unter diesen Erfahrungen lernt das Kind gewissermaßen die Verknüpfung von Kontakt in selbstwertrelevanten Situationen einerseits und Minderwertigkeitsgefühlen andererseits **(emotionale Konditionierung)**. Als Bewältigung für die problematische Emotion Minderwertigkeit hat das Kind dann den sozialen Rückzug gelernt. Im Verlauf seines Lebens reagiert dieses Kind in Kontaktsituationen bei der geringsten Unsicherheit, Kritik oder Spannung unmittelbar mit der Emotion Minderwertigkeit und zieht sich zurück. Diese Reaktion soll es vor einer fortgesetzten Abwertung bzw. Verletzung schützen. Insofern signalisiert die Emotion Minderwertigkeit eine drohende Gefahr, die aber noch nicht eingetreten ist. Die Kognitionen und Handlungen des Schemas sollen dann dazu dienen, dieser Gefahr auszuweichen.

Während die Emotion der Minderwertigkeit und der daraus entspringende soziale Rückzug zum frühen Zeitpunkt seiner Entstehung (in der Kindheit) situativ **adaptiv** sind, werden sie durch eine sich verändernde Umwelt im späteren Lauf des Lebens in der Regel **maladaptiv** werden. Der erwachsene Mensch empfindet dann in vielen Kontaktsituationen ein Minderwertigkeitsgefühl, obwohl keine Kritik oder

Tab. 4-1 Beispiele für den Zusammenhang von Bedürfnissen und Emotionen

Bedürfnis	Umwelt	Emotion	Handlung
Kontrolle	Überforderung	Ärger	Protest
Bindung	Kontakt	Geborgenheit	Zuwendung
Bindung	Abweisung	Angst	Rückzug
Selbstwert	Kritik	Minderwertigkeit	Rückzug
Selbstwert	Lob	Stolz	Aktivität

Beschämung durch seine gegenwärtige Umgebung droht. Die Umweltbedingungen des Menschen verändern sich, aber im Rahmen seiner Schemata reagiert er immer noch so, als machte er die gleiche Erfahrung wie in seiner Kindheit. Da er durch sein vermeidendes Schema neue korrigierende Erfahrungen verhindert, verfestigt sich dieses Schema im Laufe seines Lebens.

Der Patient M., welcher mit einer Depression zur Therapie kam, wuchs in einer Familie auf, die größten Wert auf altruistisches und sozial „verträgliches" Verhalten legte. Sätze wie: „Erst die anderen, dann Du selbst" oder „Willst Du glücklich sein im Leben, trage bei zu anderer Glück. Denn die Freude, die wir geben, kehrt ins andere Herz zurück". Diese soziale Norm war verknüpft mit harscher Kritik und Anschuldigungen, wenn sie nicht voll erfüllt wurde. In seinem Erwachsenenleben ist der Patient geprägt von einem starken Harmoniebedürfnis, einer übergroßen Anpassung, einer hohen Leistungsbereitschaft und einer ständigen Hilfsbereitschaft. Bei seiner Familie und seinen Freunden schaut er ständig darauf, was die anderen brauchen könnten und wie er sich nützlich machen könnte. Seine einzige Freude zieht er aus Situationen, in welchen andere Menschen durch seine Mithilfe zufrieden sind. Kommt er den Ansprüchen der anderen Menschen nicht nach, verspürt er kurz ein Schuldgefühl, welches sich aber sofort in Traurigkeit und Hilflosigkeit wandelt (primäre versus sekundäre Emotion, siehe weiter unten). Ständig auf der Hut vor möglichen Vorwürfen und ohne Einsicht in die eigenen individuellen Bedürfnisse, entwickelt er unter dem Eindruck von fehlender Harmonie in seinem beruflichen und privaten Leben eine Depression.

Komponenten eines Schemas

- ein Bedürfnis
- ein bedürfnisrelevanter Stimulus
- Lernerfahrungen in Bezug auf das Bedürfnis
- eine emotionale Reaktion auf den Stimulus vor dem Hintergrund der Lernerfahrungen
- eine kognitive und behaviorale Handlungskomponente

Beispiel für Schemakomponenten anhand des Patienten M.

- ein Bedürfnis = Anerkennung bzw. Bindung
- ein bedürfnisrelevanter Stimulus = sozialer Kontakt (z.B. Treffen mit Freunden)
- Lernerfahrungen in Bezug auf das Bedürfnis = Der Patient erlebte in seiner Kindheit immer wieder Vorwürfe und Ablehnung, wenn er sich nicht aufopferungsvoll und altruistisch verhielt.
- eine emotionale Reaktion auf den Stimulus vor dem Hintergrund der Lernerfahrungen = Schuldgefühle
- eine kognitive und behaviorale Handlungskomponente = ständige Hilfsbereitschaft und Aufopferung für andere Menschen

Ein Schema dient demnach der Komplexitätsreduktion, da ein Mensch bedürfnisrelevante Situationen sofort in deren Bedeutung für sein individuelles Leben vor dem Hintergrund seiner Erfahrungen einordnen kann (Leventhal 1984; Otaley 1992; Pascual-Leone 1991). Er muss weder zeitraubende kognitive Prozesse der Einschätzung der Situation durchlaufen noch immer wieder erneut durch ein Ausprobieren von Reaktionen die gleichen unangenehmen oder sogar bedrohlichen Erfahrungen machen. Ein Fehlen von schematisch gespeicherten relevanten Erfahrungen der Lerngeschichte in Form eines Schemas würde ein adaptives Leben bzw. sogar das Überleben des Menschen unmöglich machen. Schemata sind also komplexe vorgeformte Reaktionsweisen auf sich wiederholende Ereignisse.

Während Grawe (2004) in diesem Zusammenhang von einem „motivationalen Schema“ und Young et al. (2004) sowie Sachse (2004) schlicht von einem „Schema“ sprechen, soll hier der Begriff eines **emotionalen Schemas** verwendet werden, analog zu Greenberg et al. (2003). Der Begriff des emotionalen Schemas basiert auf der Auffassung, dass im Rahmen eines Schemas die erinnerungsbasierte Bewertung eines Stimulus in Form einer so genannten **primären Emotion** erfolgt. Diese primäre Emotion stellt also eine unmittelbare, präkognitive Bewertung des Stimulus dar, sodass die Emotion die gelernte Erinnerung an die vergangenen Lebensereignisse darstellt. Diese emotionale präkognitive Bewertung eines Stimulus wird in der kognitiven Psychologie auch als primäres Appraisal bezeichnet (Frijda 1986; Oatley u. Jenkins 1992; s. auch Kap. 2 in diesem Buch). Allerdings erscheint dieser extrem weit gefasste Kognitionsbegriff emotionale Prozesse mit einzuschließen und steht deshalb nicht im Widerspruch zu der Vorstellung eines emotionalen Schemas.

Die Annahme eines emotionalen Schemas beruht auf der Vorstellung, dass Menschen die Quintessenz ihrer wichtigen Lebenserfahrungen in einer unbewussten, automatisch aktivierten emotionalen Reaktion bzw. im implizit-emotionalen Gedächtnis abgespeichert haben (LeDoux 2001; LaBar u. Cabeza 2006). Auf diese Form des emotionalen Lernens hat insbesondere Damasio (1997; 2001) mit seinen Experimenten eindrucksvoll hingewiesen. Bei einem Wiederauftreten der relevanten Situation machen sich das emotionale Gedächtnis und somit das Schema in Form der **konditionierten Emotion** bemerkbar. Ein emotionales Schema lässt den Menschen vor dem Hintergrund seiner Lebenserfahrung zukünftige Ereignisse gewissermaßen antizipieren. Dies ist jedoch nur möglich, wenn der Mensch in der Vergangenheit eine bestimmte Emotion immer wieder als Ergebnis einer bestimmten Situation bzw. eines bestimmten Verhaltens erlebt hat. Aus dieser Emotion leiten sich dann die kognitiven und behavioralen Reaktionen ab, die sich natürlich bei einem langen Bestehen des Schemas verselbstständigen können, indem die emotionale Erinnerung automatisch entsprechende kognitive und behaviorale Reaktionen aktiviert. Emotionale und kognitive Reaktionen sind hierbei so eng miteinander verbunden, dass sie sich kaum voneinander trennen lassen.

Ein typisches Beispiel für die Aktivierung eines emotionalen Schemas ist der berühmte Stich in der Magengrube, wenn man einem ehemals gefürchteten Lehrer gegenübersteht. Ohne dass man sich unbedingt an die einstigen angstauslösenden

Situationen bewusst erinnert, macht sich eine emotionale Reaktion bemerkbar, die automatisch abläuft.

Ein emotionales Schema ist durch wiederholte gleichsinnige Erfahrungen so automatisiert, dass es sich nur in Form einer Emotion zu erkennen gibt, ohne dass deren eigentlicher Bedeutungskontext bewusst wird. Frühe relevante Lernerfahrungen führen nach Greenberg et al. (2003) zu einem Schema, das ausschließlich als Emotionen gespeichert wird und erst bei der Aktivierung in der Gegenwart kognitive und behaviorale Prozesse anregt. So ist zu erklären, dass wir angesichts eines Erlebnisses positive oder negative Emotionen haben, ohne dass wir erklären könnten, welche Lebenserfahrungen und welche Bewertungsprozesse diese Emotionen hervorgerufen haben. Wir merken nur, dass eine bestimmte Situation bei uns eine Emotion ausgelöst hat, ohne zu wissen, wo diese Emotion ihren Ursprung hat.

Herr L. reagiert auf eigene Fehler bzw. schon auf die Vorstellung, er könne einen Fehler machen, spontan mit Angst und zieht sich schnell zurück. Im Rahmen der Therapie stellt sich heraus, dass er in seiner Kindheit wie alle anderen Kinder auch im Rahmen seines explorativen und neugierigen Verhaltens Schwierigkeiten erlebt hat (z. B. einen Tadel in der Schule und Ärger mit den Nachbarn). In einer Reihe von solchen Schlüsselsituationen bekam er von seinen Eltern intensive Vorhaltungen für sein neugieriges und manchmal recht ungestümes Verhalten. Diese Vorhaltungen waren verknüpft mit der Warnung vor einer lebenslangen Reue und existenziellen Einbußen für unbedachte Handlungen. Außerdem waren beide Eltern sehr unsichere Menschen mit ausgeprägten Ängsten, insbesondere Zukunftsängsten. Der Patient empfand in den damaligen Situationen große Angst vor der Zukunft und vor den damit verbundenen potenziellen Gefahren. Die Konsequenz seines Bedürfnisses nach Lustgewinn durch exploratives Verhalten ging also häufig mit einer sehr intensiven Angst einher. – Herr L. hat also in seiner Kindheit ein Vermeidungsschema entwickelt, in dessen Rahmen er auf neue, unbekannte Situationen unmittelbar mit der primären Emotion Angst, mit Katastrophengedanken und einer Vermeidungshaltung reagiert. Die ehemalige negative Folge seiner lustvollen, explorativen Handlungen in Form von Angst wurde die schematische primäre Emotion, die heute noch diese Handlungen verhindert (s. Abb. 4-1).

Annäherungsschemata und Vermeidungsschemata

Im Laufe der Entwicklung bildet ein Mensch in Bezug auf seine wesentlichen Bedürfnisse – je nach seinen Erfahrungen – also **annähernde und vermeidende Schemata** heraus (Grawe 2004). Ein **Annäherungsschema** geht mit einer positiven primären Emotion einher, so zum Beispiel mit Stolz, wenn ein Kind für seine Aktivitäten häufig gelobt wurde, und kann somit im späteren Alter auch Interesse für neue Aktivitäten zeigen. Ein **Vermeidungsschema** hingegen macht sich durch eine negative primäre Emotion bemerkbar, etwa mit Minderwertigkeit, wenn ein Kind für seine Aktivitäten abgewertet wird, oder Angst, wenn es bei seiner Suche nach Bindung abgewiesen wurde.

In der Abbildung 4-2 ist dieser Ablauf der Entwicklung eines adaptiven Schemas dargestellt. Vor dem Hintergrund von Lebenserfahrungen wird ein Bedürfnis in Bezug auf einen bestimmten Stimulus eine so genannte primäre Emotion aktivieren. Diese wiederum stimuliert der Emotion entsprechende Kognitionen und Verhaltensweisen.

Wächst ein Mensch in einer Umgebung auf, die seine Grundbedürfnisse missachtet und mit Vernachlässigung, Kritik oder gar Verletzungen auf diese reagiert, dann bildet er für wesentliche Bedürfnisse Vermeidungsschemata heraus. So kann ein Mensch aufgrund seiner Lernerfahrungen auf das Grundbedürfnis Bindung mit Angst reagieren und im Kontakt unsicher und eher zurückhaltend sein. Man kann hierbei bei einem Kind auch von einer unsicher-ängstlichen Bindung sprechen (Bowlby 1975), die von Angst und Vorsicht geprägt ist. Für diese maladaptive primäre Emotion kann er jedoch eine adaptive Form der Bewältigung gefunden haben, die dem Betroffenen trotz dieses maladaptiven emotionalen Schemas ein normales, gesundes Leben ermöglicht. So kann er diese Angst durch Eingehen von langfristigen und stabilen Beziehungen oder durch ein auf Sicherheit bedachtes Verhalten angemessen vermeiden, ohne dass ihm durch seine Vermeidungsreaktion Nachteile entstehen. Weiter unten werden wir sehen, dass die Art und die Ergebnisse der Strategien im Umgang mit problematischen primären Emotionen wesentlich darüber bestimmen, ob ein Mensch psychisch gesund ist oder nicht (vgl. Abb. 4-3).

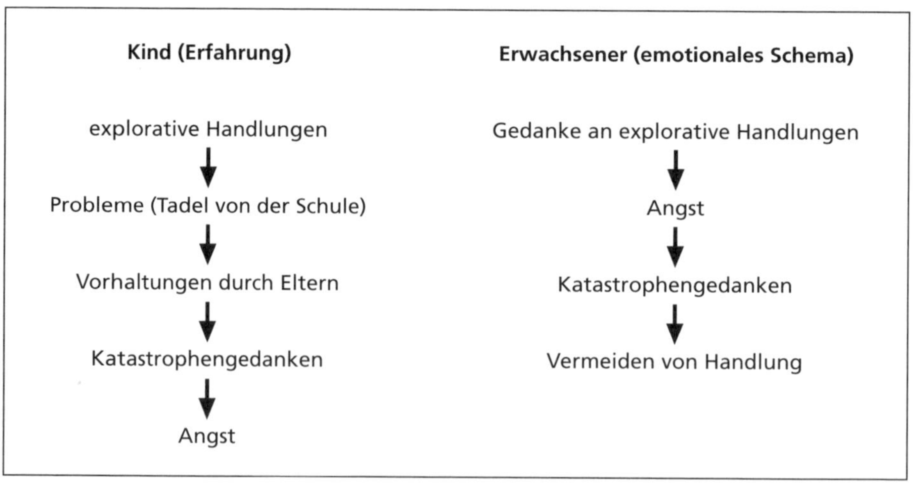

Abb. 4-1 Erfahrungen und entsprechende emotionale Schemata

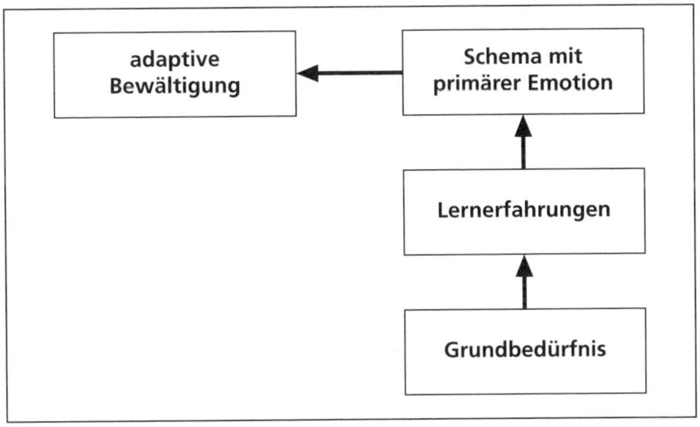

Abb. 4-2 Entwicklung eines Schemas

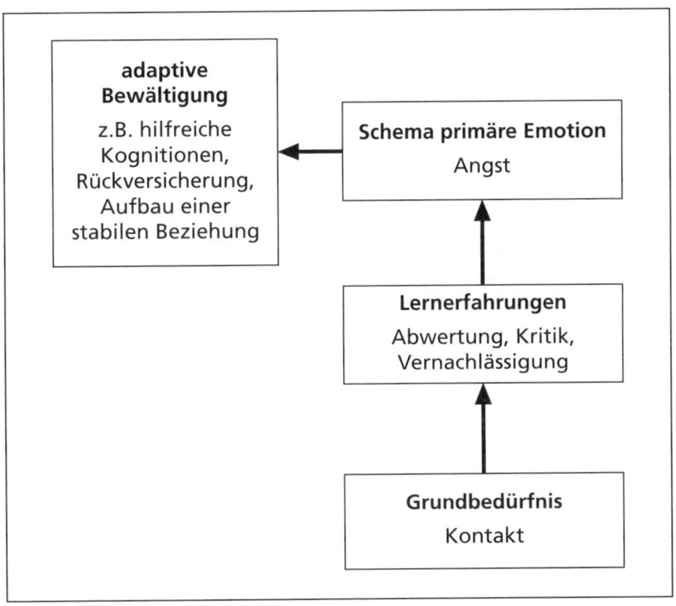

Abb. 4-3 Lernerfahrungen und der adaptive Umgang mit problematischen primären Emotionen

4.2 Adaptive und maladaptive primäre Emotionen

Wie wir bereits im vorherigen Abschnitt sahen, zeigt sich die Aktivierung eines emotionalen Schemas in Form einer **primären Emotion**. Diese tritt zeitlich unmittelbar zum entsprechenden Stimulus auf, unterliegt keiner bewussten kognitiven Bearbeitung und ist zentraler Bestandteil eines emotionalen Schemas. Die primäre Emotion ist von der zeitlich später auftretenden **sekundären Emotion** abzugrenzen, die das Ergebnis eines Bewältigungsversuchs für eine problematische primäre Emotion ist.

Grundsätzlich muss man bei den primären Emotionen zwischen adaptiven und maladaptiven primären Emotionen unterscheiden (Greenberg 2002). Eine **adaptive primäre Emotion** ist eine Emotion, deren Auftreten in Bezug auf einen bestimmten Stimulus situativ angemessen ist und welche zu sinnvollen und hilfreichen Handlungen Anlass gibt bzw. geben kann. Eine **maladaptive primäre Emotion** ist nach allgemeinen und auch individuellen Maßstäben der Situation nicht angemessen, für ein gesundes Leben problematisch sowie psychisch belastend. Eine maladaptive Emotion ist Ausdruck eines **maladaptiven Schemas** und führt in der Regel wegen der negativen Qualität der Emotion zur Aktivierung eines Bewältigungsschemas.

Menschen mit psychischen Problemen bzw. Erkrankungen haben in der Regel sehr negative Erfahrungen in Bezug auf ihre Bedürfnisse in ihrer Kindheit und Jugend gemacht (Vernachlässigung, Kritik, Verletzung, Ablehnung, Enttäuschung). Daher bilden sie in der Regel Vermeidungsschemata heraus, die am häufigsten durch primäre Emotionen wie Angst, Scham, Schuld oder Einsamkeit und Traurigkeit gekennzeichnet und sehr leicht zu aktivieren sind. Es handelt sich also um maladaptive primäre Emotionen, die im Erwachsenenalter in der Regel keine angemessene Reaktion auf Situationen mehr darstellen und sich nicht in eine sinnvolle, das heißt adaptive Handlung umsetzen lassen.

Zum Zeitpunkt ihrer Entstehung waren diese Emotionen jedoch adaptiv. So ist z.B. die Emotion Minderwertigkeit bei massiver Kritik für ein Kind sinnvoll, da der hierdurch bewirkte Rückzug das Kind vor einer weiteren Verletzung schützt.

Als Erwachsener ist die Emotion Minderwertigkeit bei Kritik jedoch maladaptiv, da er durch das fehlende Selbstbewusstsein seine Interessen nicht vertreten kann. Häufig führt das Schema „Minderwertigkeitsgefühl bei Kritik“ schon in der Kindheit zu einer Vermeidungshaltung, sodass der Patient keine angemessene Erfahrung mit den Vorteilen eines selbstbewussten Verhaltens und mit einem angemessenen Umgang mit Kritik machen kann.

In der Regel lässt sich der adaptive bzw. der maladaptive Charakter einer Emotion erst im Laufe der Therapie bestimmen. **Jede Emotion kann primär oder sekundär bzw. adaptiv oder maladaptiv sein!** Es gibt einige Kriterien zur Einschätzung, ob eine Emotion adaptiv oder maladaptiv ist.

Kriterien für den adaptiven Charakter einer Emotion

- Die Emotion ist in Bezug auf den Stimulus angemessen (z. B. würde man starke Schamgefühle bei konstruktiver und berechtigter Kritik eher als unangemessen betrachten).
- Der Patient kann die Emotion in ihrer Intensität angemessen regulieren.
- Die Emotion stellt eine wichtige Information in Bezug auf die erlebte Situation dar.
- Der Patient kann die Emotion als authentisch und grundsätzlich bejahend erleben.
- Die Emotion kann in ein sinnvolles und der Entwicklung dienliches Verhalten umgesetzt werden (z. B. Ärger, der zu einer lösungsorientierten Auseinandersetzung führt, oder Schuldgefühle, die eine Handlung der Wiedergutmachung bewirken).
- Die Emotion hat unmittelbar oder im weiteren Verlauf einen aktivierenden Charakter.
- Das Erleben und der Ausdruck der Emotion verbessern den Kontakt mit anderen Menschen.

Die Charakteristika einer maladaptiven Emotion bilden demnach den Gegenpol zu den Charakteristika einer adaptiven Emotion und zeigen an, dass eine solche Emotion der Situation unangemessen, destruktiv, impulsiv, überwältigend ist und zu Frustrationen, Leiden, interpersonellen Konflikten sowie Einsamkeit führen kann.

Kriterien für den maladaptiven Charakter einer Emotion

- Es tritt stereotyp und repetitiv eine bestimmte Emotion auf, die sich in keiner Weise verändert (z. B. Traurigkeit, die immer wieder in der gleichen Form erlebt wird).
- Der Patient kann die Intensität seiner Emotion nicht regulieren, sondern erlebt diese als überwältigend bzw. steht dem Erleben der Emotion hilflos gegenüber.
- Der Patient entwickelt eine Generalisierung der Emotion (z. B. Angst als emotionale Reaktion auf verschiedenste Stimuli).
- Es taucht eine Emotion auf, die nicht in eine adaptive Handlung und somit in eine positive Veränderung mündet bzw. zu Impulsdurchbrüchen führt (Schuldgefühl, das nicht in einer Wiedergutmachung mündet, oder Angst, die keine Verteidigung oder Klärung zur Folge hat).
- Es entsteht eine Emotion mit inhibierendem, lähmendem Charakter.
- Der Patient empfindet eine Emotion, die interpersonell destruktiv und destabilisierend für die sozialen Kontakte ist.

So kann etwa Traurigkeit bei einer Trennung angemessen sein und durch den Ausdruck (z. B. Tränen) Tröstung durch andere Menschen bewirken (adaptive primäre Emotion). Auf der anderen Seite kann eine tiefe Traurigkeit bei normalen Beziehungsstreitigkeiten unangemessen sein und ohne hilfreiche Folgen bleiben (maladaptive primäre Emotion). Vielmehr kann es durch die Traurigkeit zu einem Rückzug des Patienten kommen und damit zu einer fehlenden Durchsetzung seiner Bedürfnisse. Ein anderes Beispiel wäre Unsicherheit als adaptive primäre Emotion bei einem Misserfolg, die dem Menschen hilft, sich neu zu orientieren. Auf der anderen Seite gibt es eine Unsicherheit bei normalen zwischenmenschlichen Kontakten, die lähmend und ohne die Möglichkeit einer weiterführenden Handlung ist (maladaptive primäre Emotion). Anhand dieser Beispiele wird ersichtlich, dass diese Emotionen der Situation nicht angemessen sind und auch nicht in hilfreiche, adaptive Handlung umgesetzt werden können. Grundsätzlich beruhen maladaptive primäre Emotionen auf einem Schema, das in der Lerngeschichte einmal adaptiv war, unter den veränderten Lebensbedingungen der Gegenwart aber dysfunktional bzw. maladaptiv geworden ist.

Die Aktivierung eines maladaptiven, das heißt problematischen emotionalen Schemas zeigt sich im psychischen Erleben des Menschen dadurch, dass er

- eine problematische, aversive primäre Emotion erlebt;
- das Erleben dieser Emotion sofort zu beenden versucht;
- dieses Schema durchläuft, ohne dass ihm der Grund für sein Verhalten und die Emotionen und Kognitionen bewusst ist;
- das Schema durchläuft, auch wenn es nicht adaptiv und nützlich ist, sondern – im Gegenteil – sich häufig nachteilig auf sein Leben auswirkt und wichtige aktuelle Ziele und Motive verletzt.

Jede einzelne Emotion, ob Basisemotion oder komplexe Emotion, kann eine adaptive oder eine maladaptive primäre Emotion sein. Eine sichere Unterscheidung zwischen dem adaptiven oder maladaptiven primären Charakter einer Emotion ist jedoch zu Beginn einer Therapie nicht immer einfach zu treffen. So kann auf der einen Seite Traurigkeit ein passender und hilfreicher Ausdruck eines Verlusterlebens und somit eine adaptive primäre Emotion sein. Auf der anderen Seite kann Traurigkeit aber auch ein Ausdruck von erlebter Hilflosigkeit sein (Verletzung des Bedürfnisses nach Kontrolle und Orientierung). Der adaptive Charakter einer Emotion ist durch die individuelle Lerngeschichte des Individuums, durch seine Kultur, seine Religion, seinen soziokulturellen Kontext und nicht zuletzt durch den intrapsychischen Kontext bzw. durch die Funktionalität der Emotion bestimmt. Bei dieser Unterscheidung der Emotionen lässt sich ihre Einordnung in die genannten Kategorien demnach nur bei genauerer Kenntnis des Individuums, seiner Lerngeschichte und seines soziokulturellen Kontextes, vornehmen. In der emotionsbezogenen Psychotherapie ist zum besseren Verständnis und zur besseren Bearbeitung eines dysfunktionalen Schemas die Klärung der Entstehungssituationen des Schemas in der Lerngeschichte (Kindheit bzw. Jugend) sehr hilfreich (sog. biographische Arbeit).

Andererseits gibt es aber auch maladaptive Schemata, die eine grundsätzliche negative Einschätzung der eigenen Person beinhalten. Je früher, umfassender und negativer entsprechende Bindungserfahrungen im Leben stattgefunden haben, desto genereller fällt ein solches negatives Schema für den betreffenden Menschen aus. Die wesentlichen negativen Selbstschemata lauten :

- „Ich bin schlecht und minderwertig.“ (hauptsächliche Emotionen: Minderwertigkeit/Scham)

- „Ich bin schwach und hilflos." (hauptsächliche Emotion: Angst/Furcht)
- „Ich bin verlassen und einsam." (hauptsächliche Emotion: Einsamkeit/Traurigkeit)

Dies bedeutet zum Beispiel, dass eine ständige schwere emotionale Vernachlässigung oder Misshandlungen in der Kindheit zu einem Vermeidungsschema in Bezug auf bestimmte soziale Interaktionen führen, das durch die Emotion Minderwertigkeit bzw. Scham geprägt ist. Die Emotion Minderwertigkeit bzw. Scham wird nun jedoch in vielen verschiedenen Lebenssituationen aktiviert, in denen der betreffende Mensch mit verschiedenen Aspekten seiner Umwelt konfrontiert ist, die sich auf ihn als Person beziehen. Diese generell selbstabwertenden Schemata mit einem ausgeprägten Scham-Empfinden findet man in der Regel u. a. bei Patienten mit Persönlichkeitsstörungen (wie der Borderline-Persönlichkeitsstörung) und sind ihrem Charakter nach als maladaptiv zu bezeichnen (Rüsch et al. 2006).

4.3 Bewältigungsschemata und sekundäre Emotionen

Menschen sind auf der einen Seite grundsätzlich dazu motiviert, das Erleben von positiven Emotionen zu fördern bzw. zu intensivieren, während sie auf der anderen Seite das Erleben von negativen Emotionen zu beenden versuchen. Die Begriffe „positiv" und „negativ" stehen hier für „angenehm" und „unangenehm" und reflektieren nur die empfundene Qualität der Emotion, nicht deren kognitive Bewertung. Negative Emotionen stimulieren also Handlungen und Kognitionen, welche die Intensität dieser Emotion reduzieren bzw. das Erleben der Emotion beenden. Deshalb werden maladaptive primäre Emotionen in der Regel **vermieden** oder **bekämpft**. Wann immer also eine maladaptive primäre Emotion auftritt (z. B. Minderwertigkeit bei Streit), versucht der Betreffende, etwas zu tun oder zu denken, damit diese unangenehme Emotion abnimmt oder verschwindet. Oder der Mensch versucht, bestimmte Gedanken und Verhaltensweisen zu vermeiden, welche die maladaptive Emotion aktivieren könnten. Insofern ist eine negative primäre Emotion im Rahmen eines Schemas das Signal für eine Gefahr bzw. ein Problem. Die Gedanken und Handlungen, die zum Abklingen der negativen primären Emotion führen, dienen dann dazu, sich in der Situation möglichst adaptiv zu verhalten, das heißt dem Problem auszuweichen oder es schon in den Ansätzen zu bewältigen.
Es können aber auch adaptive primäre Emotionen problematisch sein, also einen aversiven Charakter haben und dementsprechend vermieden oder bekämpft werden. So kann ein Patient wegen traumatischer bzw. negativer Erlebnisse in der Kindheit seine adaptive primäre Emotion des Interesses an einer Bindung als

bedrohlich erleben und diese daher vermeiden oder bekämpfen. Oder das Erleben und Ausdruck der Emotion Stolz wurde in der Kindheit kritisiert und bestraft, sodass die Person die Emotion Stolz als unangenehm und belastend empfindet (s. das folgende Fallbeispiel).

Menschen können also lernen, eigentlich adaptive und positive Emotionen durch Lernerfahrungen als belastend und unangenehm zu empfinden und daher bekämpfen oder vermeiden. Hierbei werden zwei oder mehrere konkurrierende Bedürfnisse mit einer jeweils adaptiven Emotion in Bezug auf die gleiche Situation aktiviert. Jedes Bedürfnis für sich allein könnte in eine adaptive Handlung münden, aber mehrere verschiedene Bedürfnisse können einander widersprechen, sodass keine befriedigende Handlung in der betreffenden Situation erfolgen kann.

Eine Studentin kommt aus einer Prüfung, die sie gerade bestanden hat. Die Vorsitzende des Prüfungsausschusses kommt kurz vor die Tür und beglückwünscht sie noch einmal ausdrücklich zu ihrer bravourösen Leistung. Dieses Lob löst bei der Studentin die Emotion Minderwertigkeit aus (sekundäre Emotion). Sie fühlt sich klein und irgendwie „schäbig", kann sich aber nicht erklären, woher dieses Gefühl kommt und was es zu bedeuten hat. Sie kennt dieses Gefühl jedoch aus ähnlichen Situationen, wo sie sich eigentlich freuen oder stolz sein müsste. Das gutgemeinte Lob hat bei ihr ein Vermeidungsschema aktiviert, welches sich in Form der Emotion Minderwertigkeit (primäre Emotion) äußert. Ihr ist nicht mehr bewusst, dass sie in ihrer Kindheit für stolzes, selbstbewusstes Verhalten kritisiert und gemaßregelt worden war. Ihre Eltern hatten ihr immer gesagt, dass sie nicht eingebildet sein und sich nicht für etwas Besseres halten solle. Damals fing sie an, sich für ihre Leistungen schlecht zu fühlen, und hieraus hat sich dann das Vermeidungsschema mit der primären Emotion Minderwertigkeit gebildet.

Es gab bei der Patientin in der Kindheit zwei konkurrierende Bedürfnisse und dazugehörige Emotionen. Zum einen das Bedürfnis nach Anerkennung und Selbstwert mit der Emotion Stolz. Zum anderen das Bedürfnis nach Bindung und Geborgenheit, das durch die Kritik und Abwertung der Eltern bedroht wurde und somit mit der Emotion Minderwertigkeit einherging. Im Lauf der Zeit setzte sich die Emotion Minderwertigkeit durch, und die Patientin erlebte keinen Stolz mehr bei guten Leistungen (s. Schema).

Manchmal erlebt ein Patient bewusst die konkurrierenden Schemata und kann die widersprüchlichen Bedürfnisse, Motivationen und Emotionen benennen. Häufig hat der Patient diesen emotionalen Konflikt jedoch dadurch gelöst, dass er diese Emotionen vermeidet bzw. bei deren Auftreten bekämpft (**Bewältigungsschema**, s. nächste Seite).

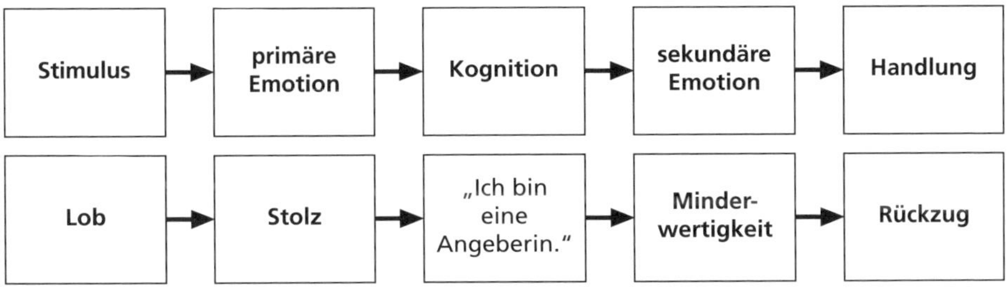

Die Vermeidung bzw. Bekämpfung einer adaptiven primären Emotion kann auch im Rahmen eines **generell selbstabwertenden Schemas** erfolgen. Hat ein Individuum ein generell selbstabwertendes Schema, dann können selbst positive Annäherungsschemata und deren adaptive primäre Emotion problematisch werden, da sich das Individuum diese positiven Ziele bzw. Emotionen nicht zugesteht. So kann ein Patient Zuneigung zu jemandem empfinden, hierauf aber – scheinbar paradoxerweise – mit Rückzug reagieren (vermeidendes Bewältigungsschema), da er in seiner Kindheit von seinen Eltern abgewertet und emotional vernachlässigt worden war. Im Rahmen eines generellen selbstabwertenden Schemas bewertet sich der Patient als generell schlecht und minderwertig und als nicht liebenswert. Außerdem ist ein akzeptierender Umgang mit positiven Bindungserfahrungen vor dem Hintergrund des selbstabwertenden Schemas durch die feste Überzeugung erschwert, dass ein anderer Mensch ihn wegen seiner Minderwertigkeit letztlich gar nicht mögen kann. Häufig sind es also solche generell selbstabwertenden Schemata, die eine primäre adaptive Emotion als problematisch erscheinen lassen. So kann ein Mensch mit dem negativen Selbstschema „Ich bin schlecht und minderwertig" die primäre adaptive Emotion Ärger kaum für sich akzeptieren, geschweige denn, zum Ausdruck bringen. Der Ausdruck von Ärger scheint ihm nicht akzeptabel, da er Angst vor den Konsequenzen hat, von denen er wegen seiner empfundenen Minderwertigkeit glaubt, sie nicht zu ertragen zu können. Daher bildet sich nach einer Zeit bei diesem Patienten ein Bewältigungsschema heraus, welches das Erleben der Emotion Ärger verhindern soll. Dies geschieht meist durch **Vermeidungs- oder Bekämpfungsstrategien**, wobei im Erleben des Patienten dann die hiermit einhergehende sekundäre Emotion im Vordergrund steht (z. B. Traurigkeit oder übertriebene Gelassenheit).

Wenn ein Patient im Rahmen eines emotionalen Schemas immer wieder die gleiche belastende primäre Emotion erlebt, wird er mit der Zeit auch eine stereotype kognitive, behaviorale und wiederum emotionale Reaktion auf diese Emotion herausbilden. Diese Reaktion dient dazu, das Erleben der unangenehmen Emotion zu beenden. Der Patient entwickelt im Laufe der Zeit ein so genanntes **Bewältigungsschema**. Dieses dient zur Bearbeitung einer problematischen primären Emotion, die im Rahmen eines emotionalen Schemas aufgetreten ist, sodass die Belastung durch diese Emotion möglichst gering bleibt.

Grundsätzlich gibt es nach Young et al. (2004) für eine problematische primäre Emotion folgende Bewältigungsschemata:

- Akzeptieren und in eine adaptive Handlung umsetzen
- Vermeiden
- Bekämpfen
- Ertragen

Typischerweise gehen die Schemata des Vermeidens und des Bekämpfens mit **sekundären Emotionen** einher. Eine sekundäre Emotion ist die Folge einer bestimmten Bewältigungsstrategie und verdrängt somit die primäre Emotion aus dem Erleben des Patienten (Greenberg 2002). Deshalb steht die sekundäre Emotion häufig im Vordergrund des Erlebens, und sie ist es, die den Patienten in der Regel zum Therapeuten führt.

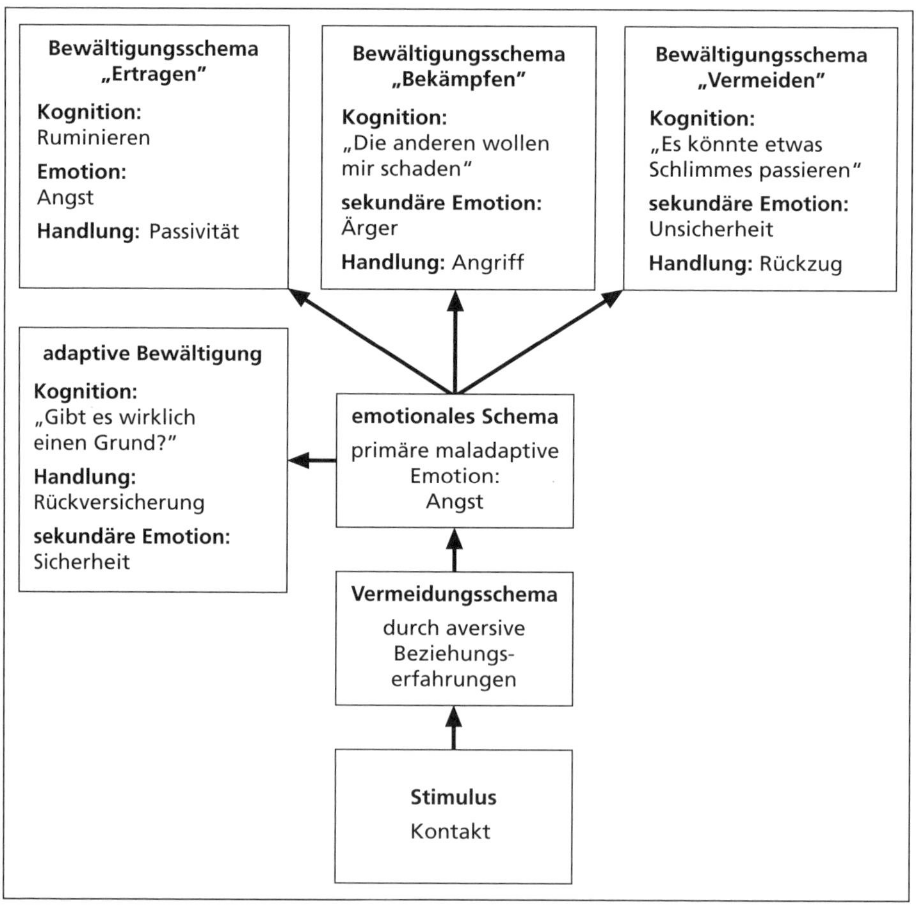

Abb. 4-4 Bewältigungsschemata

So kann ein Patient auf die primäre Emotion Minderwertigkeit etwa mit einer Vermeidungshaltung reagieren, was mit Angst (sekundäre Emotion) vor der Entdeckung der eigenen Minderwertigkeit einhergehen kann. Ein anderer Patient reagiert auf die primäre Emotion Ärger mit Traurigkeit (sekundäre Emotion), da er sich nicht traut, den Ärger zu zeigen, und darunter leidet.

Natürlich ist das Bewältigungsschema des **Ertragens** keine eigentliche, die problematische Emotion bewältigende Strategie. Das Ertragen einer maladaptiven primären Emotion besteht eher in dem hilflosen Erleiden dieser Emotion. Die Strategien **Bekämpfen, Vermeiden und Ertragen** kann man analog zu den typischen reflexhaften Notfallstrategien „Fight", „Flight" und „Freeze" (Kämpfen, Fliehen und Stillhalten) betrachten. Die verschiedenen Bewältigungsschemata sind exemplarisch in der Abbildung 4-4 aufgezeigt.

Maladaptive Emotionen führen wegen ihres problematischen und belastenden Charakters in der Regel zur Aktivierung bzw. Etablierung eines Bewältigungsschemas.

In den folgenden Beispielen sind anhand der maladaptiven primären Emotion Angst verschiedene Bewältigungsschemata aufgezeigt.

Fallbeispiele

Akzeptanz und adaptive Handlung

Der Patient W. fühlt sich bei Streitigkeiten schnell sehr ängstlich (maladaptive primäre Emotion), u. a., weil er in seiner Kindheit und Jugend von seinen ängstlichen und selbstunsicheren Eltern wegen seines angeblich „rebellischen" Charakters immer wieder ermahnt wurde und schlimme Folgen seines Verhaltens in Aussicht gestellt bekam („Wenn du so weiter machst, passiert etwas Schlimmes"/„Das wirst du noch mal bereuen, wenn wir tot sind"). Dennoch hat er gelernt, diese Ängstlichkeit in Konflikten zu bemerken und sie als nicht mehr angemessen zu bewerten. Mit den adaptiven Bewältigungsstrategien der sozialen Kompetenz und positiver Selbstverbalisierung schafft er es in der Regel, seine Anliegen in Streitigkeiten ohne Vermeidungsverhalten zu thematisieren.

Vermeiden

Der Patient X. fühlt sich bei Streitigkeiten schnell ängstlich, da auch er wegen seines rebellischen Charakters von seinen Eltern gerügt wurde und schlimme Folgen seines Verhaltens in Aussicht gestellt wurden. Herr X. versucht aber im Gegensatz zu Herrn W., die maladaptive primäre Emotion Angst zu vermeiden, indem er schnell klein beigibt, wenn es dennoch mal zu Auseinandersetzungen kommen sollte. Anstatt also die Angst zu spüren, fühlt Herr X. schnell die Emotion Schuld (sekundäre Emotion).

Bekämpfen

Der Patient Y. hat identische Erfahrungen in seiner Kindheit gemacht und reagiert daher auf Streitigkeiten auch mit der maladaptiven primären Emotion Angst. Allerdings lautet sein Bewältigungsschema „Bekämpfen", sodass er bei Streitigkeiten extrem aggressiv und verletzend auftritt. Kommt es demnach zu Streitigkeiten, verspürt er aufgrund des automatisierten Bewältigungsschemas keine Angst mehr, sondern nur noch Ärger (sekundäre Emotion).

Ertragen

Der Patient Z. ist der vierte in der Reihe der Menschen, die bei Streitigkeiten wegen ihres Vermeidungsschemas Angst verspüren. Er hat nie eine Form der Vermeidung dieser problematischen Emotion in Situationen der Auseinandersetzung gefunden und verharrt ängstlich in der Auseinandersetzung, ohne sich zu wehren oder die Situation zu verlassen. Er spürt nur die primäre maladaptive Emotion Angst, ohne eine sekundäre, die primäre Emotion überlagernde Emotion zu spüren.

Wie aus diesen Beispielen ersichtlich wird, führt in der Regel nicht die primäre Emotion zu einer psychischen Belastung bzw. zu psychischen Symptomen, sondern die Folgen der diesbezüglichen Bewältigungsschemata. Die Patienten versuchen das Erleben ihrer problematischen primären Emotion durch die Strategien im Sinne eines Bewältigungsschemas zu vermeiden, das heißt, sie leiden an einem **emotionsphobischen Konflikt**. Aufgrund von Lernerfahrungen erleben sie eigentlich adaptive positive Emotionen als gefährlich und problematisch bzw. erleben sie belastende maladaptive Emotionen.

Die psychischen Symptome des Patienten sind also erst Folge eines dysfunktionalen Bewältigungsschemas. Die Dysfunktionalität des Bewältigungsschemas zeigt sich in erster Linie durch ein emotionales Leid in Form von problematischen **sekundären Emotionen**. Diese sekundären Emotionen sind häufig mit dem Scheitern bislang erfolgreicher Vermeidungsstrategien verknüpft. So kann ein Patient mit der Emotion Angst zur Therapie kommen, die immer dann auftritt, wenn seine Strategie des Perfektionismus im Rahmen seines vermeidenden Bewältigungsschemas für seine primäre Emotion Minderwertigkeit zu scheitern droht. Die Unfähigkeit, negative Emotionen angemessen zu regulieren, ist Kennzeichen fast aller psychischen Störungen.

Wenn Patienten also mit Ängsten, Aggressivität oder Hoffnungslosigkeit in die Therapie kommen, dann handelt es sich häufig um sekundäre Emotionen im Rahmen eines Bewältigungsschemas. Somit führen die dekompensierten bzw. dysfunktionalen Bewältigungsschemata für eine belastende primäre Emotion zum eigentlichen psychischen Symptom. Man kann es bildhaft auch so formulieren, dass das Löschen des Feuers einen größeren Schaden anrichtet, als das Feuer es selbst je gekonnt hätte.

Manchmal ergibt sich ein noch komplexeres Bild der psychischen Symptomatik durch den Umstand, dass Patienten auf eine problematische sekundäre Emotion wiederum emotionsphobisch mit einem neuen Bewältigungsschema reagieren. Durch die Vermeidung bzw. Bekämpfung der sekundären Emotion kann dann eine **tertiäre Emotion** entstehen, sodass in der Therapie zunächst die Bearbeitung dieser tertiären Emotion im Vordergrund steht. In der Therapie ist es wichtig, die Abstufung der problematischen Emotionen, das heißt deren funktionales Verhältnis zueinander, in einen sinnvollen Zusammenhang zu bringen.

Herr B. reagiert auf seine primäre maladaptive Emotion Minderwertigkeit im Rahmen seines Bewältigungsschemas „Bekämpfen" mit der sekundären Emotion Aggressivität. Diese Aggressivität vermeidet er jedoch wegen vergangenen aversiven Konsequenzen durch einen Rückzug, der seinerseits in eine depressive Symptomatik mündet (tertiäre Emotionen: Einsamkeit, Traurigkeit, Hoffnungslosigkeit). Zur Therapie kommt er wegen seiner depressiven Symptomatik.

5 Psychoedukation und andere unterstützende Verfahren

5.1 Patientenedukation

Patienten haben zu Beginn der Therapie häufig falsche oder problematische Auffassungen bezüglich ihres individuellen emotionalen Erlebens bzw. der allgemeinen Bedeutung von Emotionen. Diese Fehlannahmen provozieren psychische Symptome und können die Motivation und die Fähigkeit des Patienten für eine emotionsbezogene Psychotherapie gefährden. Deshalb sollte zu Beginn der Therapie in einem psychoedukativen Teil eine Korrektur dieser Fehlannahmen erfolgen. Um die Psychoedukation angemessen zu gestalten, ist für den Therapeuten die Kenntnis der wesentlichen Fehlannahmen des Patienten in Bezug auf Emotionen wichtig.

Typische Fehlannahmen von Patienten in Bezug auf Emotionen

- Emotionen sind eigentlich überflüssig. – Gegenargument: Ohne Emotionen können wir nicht überleben.
- Entweder hat man sehr starke Emotionen oder gar keine. – Gegenargument: Die meisten Emotionen sind von mittlerer oder geringer Intensität; man kann lernen, diese Emotionen wahrzunehmen und zu beeinflussen.
- Emotionen können ohne Grund auftreten. – Gegenargument: Es gibt immer einen Auslöser für eine Emotion (Abgrenzung zu Stimmungen, welche oftmals keinen konkreten Auslöser haben).
- Emotionen sind immer negativ. – Gegenargument: Es gibt positive (angenehme) und negative (unangenehme) Emotionen, und auch die unangenehmen Emotionen sind häufig wichtig und hilfreich.
- Das Vermeiden bzw. Unterdrücken von Emotionen ist hilfreich. – Gegenargument: Vermeidungsstrategien bewirken eine anhaltende Aktivierung der Emotion und reduzieren das Erleben von positiven Emotionen.
- Man sollte Emotionen besser nicht zeigen. – Gegenargument: Emotionen sind ein wichtiges Kommunikationsmittel, wenn sie angemessen in Ausdruck und Verhalten sichtbar werden.
- Es gibt grundsätzlich richtige oder grundsätzlich falsche Emotionen. – Gegenargument: Jede bekannte Emotion kann sowohl adaptiv als auch maladaptiv sein. Daher kann eine bestimmte Emotion (zum Beispiel Schuld) nicht grundsätzlich falsch sein.

- Was man fühlt, ist immer angemessen. – Gegenargument: Es gibt maladaptive Emotionen, die in der Vergangenheit einmal adaptiv waren, in der Gegenwart es aber nicht mehr sind.
- Emotionen kann man nicht verändern. – Gegenargument: Man kann Emotionen auf vielfältige Art und Weise direkt und indirekt beeinflussen.
- Intensive Emotionen halten unverändert an, wenn sie einmal aktiviert wurden. – Gegenargument: Auch starke Emotionen sind nur von kurzer Dauer.
- Man muss unangenehme Emotionen immer bekämpfen. – Gegenargument: Häufig schafft das Bekämpfen von adaptiven, aber unangenehmen Emotionen neue, größere Probleme.
- Ärger und Wut muss man rauslassen bzw. ausleben, dann wird man diese Emotionen los (Idee der Katharsis). – Gegenargument: Diese Auffassung ist nachweislich falsch, da hierdurch diese Emotionen eher zunehmen.

Jede einzelne dieser fehlerhaften Grundannahmen kann eine erfolgreiche emotionsbezogene Therapie behindern bzw. unmöglich machen. Ein Patient, der zum Beispiel an die Sinn- bzw. Nutzlosigkeit seiner Gefühle glaubt, wird deren entscheidenden Zusammenhang mit seinem früheren und seinem jetzigen Erleben sowie seinen Bedürfnissen nicht verstehen und somit seine Emotionen nicht nutzen können. Ein Patient, der beispielsweise glaubt, dass er unangenehme Emotionen immer sofort bekämpfen muss, wird keine Veränderungen an diesen Emotionen bewirken können.

Der Therapeut sollte den Patienten, wann immer notwendig, über die entsprechenden Fakten des emotionalen Erlebens individuell und mit anschaulichen Beispielen informieren.

Wichtige Information zu Emotionen

- Emotionen sind ein unabdingbarer Teil des Lebens und Erlebens.
- Emotionen geben Aufschluss über individuelle Bedürfnisse und Motivationen.
- Adaptive Emotionen initiieren wichtige und sinnvolle Handlungen.
- Der Ausdruck von Emotionen stellt ein außerordentlich wichtiges System der verbalen und nonverbalen sozialen Kommunikation dar. Sie geben Aufschluss über das Befinden, das Bedürfnis und die Motivation anderer Menschen.
- Das akzeptierende Erleben der eigenen adaptiven Emotionen kann das Gefühl von Identität und Authentizität erzeugen.
- Die Vermeidung von negativen Emotionen geht mit einer erhöhten Aktivität des sympathischen Nervensystems (z. B. erhöhter Herzschlag, Schwitzen), reduziertem Empfinden positiver Emotionen und auch Gedächtnisstörungen einher.
- Emotionen sind keine zwingenden Aussagen oder Handlungsanweisungen, sondern der Patient entscheidet über deren Interpretation und Umsetzung.

- Emotionen lassen sich verändern, indem man diese durch Verhalten und Kognitionen reguliert und sich dem emotionalen Erleben öffnet, um nach neuen Emotionen zu suchen.
- Emotionen (auch problematische Emotionen) treten nur vorübergehend auf und bilden sich zurück.
- Negative Emotionen beeinflussen die Kognitionen des Menschen in eine ebenfalls negative Richtung.
- Das Ausleben von sehr intensiven und negativen Emotionen (insbesondere Ärger und Wut) führt zu keinem Abbau dieser Emotionen, sondern bewirkt deren langfristige Zunahme.
- Die reduzierte Fähigkeit zur Wahrnehmung und zu dem Verständnis von Emotionen geht u. a. mit einer Neigung zu depressiven Stimmungslagen einher.
- Durch Gedanken und Verhaltensweisen beeinflusst ein Individuum substanziell die eigenen Emotionen in ihrer Qualität und Intensität.
- Wenn Menschen angenehme Aktivitäten dazu nutzen, ihre negative Stimmung zu regulieren, zeigen sie weniger negative Kognitionen und eine verbesserte Fähigkeit zur Problemlösung.

Aus dieser grundlegenden Psychoedukation ergibt sich dann die Darstellung und Vermittlung der gesunden und adaptiven Fähigkeiten des Menschen im Umgang mit den eigenen Emotionen. Der Patient lernt hierdurch bereits in der Anfangsphase der Therapie die wesentlichen Ziele der emotionsbezogenen Therapie kennen.

Kompetenzen im Umgang mit Emotionen

- Emotionen bewusst als eigene Gefühle zu erleben und auszuhalten
- die Intensität der eigenen Emotionen kontrollieren bzw. regulieren zu können, ohne die betreffende Emotion zu vermeiden (z. B. die Angst in bedrohlichen Situationen so weit regulieren zu können, dass man sich nicht hilflos und ausgeliefert fühlt oder das Erleben dieser Situation aktiv vermeidet)
- den Auslöser und die Bedeutung der eigenen Emotionen zu verstehen (z. B. die Fähigkeit, eine leichte Ängstlichkeit an sich selbst wahrzunehmen, diese auf einen kritischen Einwand der Partnerin zu attribuieren und diese Ängstlichkeit als ein Warnsignal für eine Gefährdung der Stabilität der Beziehung zu begreifen)
- die volle Bandbreite an Emotionen erleben zu können (z. B. für wichtige Lebenssituationen bzw. Kontakte mit anderen Menschen ein spürbares emotionales Erleben haben)
- im Kontakt mit anderen Menschen angemessene Emotionen zu erleben, die einen befriedigenden Kontakt ermöglichen (z. B. sich über einen Kontakt freuen zu können oder Schuldgefühle nur dann zu erleben, wenn diese auch als stimmig mit den eigenen Wertvorstellungen erlebt werden)

- mit widersprüchlichen Emotionen angesichts einer Situation angemessen und hilfreich umgehen zu können (z. B. die gleichzeitige Aktivierung der Emotionen Ärger und Schuldgefühl zu erkennen und diese so zu regulieren, dass es nicht zu einer konflikthaften Zuspitzung dieser Emotionen kommt)
- für erlebte Gefühle einen angemessenen Ausdruck und adaptive Handlungen zur Verfügung zu haben (z. B. für das Gefühl der Unsicherheit die Fähigkeit zu haben, dieses Gefühl in Worte zu fassen oder nach einer neuen Lösung zu suchen)

Darüber hinaus haben viele Patienten eine eher undifferenzierte Vorstellung von der Vielfalt des emotionalen Erlebens und können nur wenige verschiedene Emotionen benennen. Diese Undifferenziertheit des emotionalen Erlebens ist insbesondere deshalb problematisch, weil der Patient hierdurch zu einer eindimensionalen Auffassung seiner Befindlichkeit neigt. Dies bedeutet, dass er bei einer negativen Emotion zum Beispiel sofort Wut verspürt, anstatt die Möglichkeiten von anderen Emotionen in Betracht zu ziehen (etwa Abneigung, Angespanntheit, Enttäuschung, Verachtung, Missfallen, Verletztsein, Ärger, Genervtsein, Unsicherheit oder Empörung). Aus diesem Grund sollte man dem Patienten das Übungsblatt 1 (Emotionsliste) aushändigen, das eine Vielfalt von verschiedenen Emotionen umfasst (s. S. 345). Der Patient kann sich vor dem Hintergrund seines emotionalen Erlebens immer wieder mit dieser Emotionsliste beschäftigen, um den Grad der Differenziertheit seines emotionalen Erlebens zu steigern. Dieses Vorgehen ist insbesondere dann angemessen, wenn Patienten von problematischen Situationen im Alltag berichten, die damit verknüpften Emotionen aber nicht benennen können. Auch in den Therapiestunden selbst kann der Therapeut mit oder ohne die Emotionsliste nach einer dem Erleben des Patienten entsprechenden Emotion suchen.

Am Ende der Psychoedukation sollte dem Patienten also die Sinnhaftigkeit und Bedeutung seiner Emotionen, die Notwendigkeit der Wahrnehmung und Erlebens, des Verständnisses seiner Emotionen und deren Umsetzung in Ausdruck und Handlung deutlich geworden sein.

5.2 Therapeutenedukation

Natürlich sind beim Therapeuten eine entsprechende Einstellung zum eigenen emotionalen Erleben und ein angemessener Umgang mit seinen eigenen Emotionen ebenfalls unabdingbar für die erfolgreiche emotionsbezogene Therapie. Vonseiten des Therapeuten sind die Klärung und Akzeptanz eigener problematischer Emotionen sowie die Fähigkeit, seine eigenen Emotionen auch für den Patienten spürbar zum Ausdruck zu bringen, grundlegend für eine erfolgreiche emotionsbezogene Arbeit. Insbesondere die Prozesse der **Empathie** und **Validierung** sind zentral für den therapeutischen Kontakt und wichtige emotionsfokussierende Strategien (s. S. 116 ff.). Da die emotionsbezogene Therapie zumindest bei der Arbeit mit stabilen Patienten eine erlebnisorientierte Therapie ist, wird der Therapeut hierbei sicherlich häufiger als sonst eine wechselseitige emotionale Reaktion zwischen Therapeut und Patient erleben können. Dieses von Psychoanalytikern als **Übertragung** und **Gegenübertragung** beschriebene Phänomen bedarf seitens des Therapeuten einer angemessenen Bearbeitung, zumal das Empfinden eigener Emotionen beim Kontakt mit dem Patienten Grundlage des empathischen Prozesses ist. Man kann auf dieser Ebene auch von einer „Gefühlsansteckung" sprechen, also von einer Induktion von Gefühlen durch den anderen. Der Therapeut sollte die Erfahrungen und Kompetenzen im akzeptierenden und regulierenden Umgang mit seinen eigenen Emotionen haben, die er wiederum dem Patienten nahe zu bringen versucht. Ein Therapeut sollte also zum Beispiel seine eigene Traurigkeit bei Verlusten akzeptieren und erleben können, ohne auf die Traurigkeit mit Verzweiflung und Hilflosigkeit zu reagieren. Dann kann er auch dem Patienten diese angemessene Haltung gegenüber Traurigkeit vermitteln. Wenn ein Patient also unter Tränen von der Trennung von seiner Frau berichtet, sollte der Therapeut auf der einen Seite diese Traurigkeit mitempfinden können (empathischer Prozess), aber auf der anderen Seite eben nicht weinen und eine lähmende Hilflosigkeit bzw. tiefe Verzweiflung empfinden, geschweige denn, diese dem Patienten zeigen. Erst auf dieser Grundlage kann und sollte dann mit dem Patienten an der Regulation bzw. Veränderung der problematischen Emotion gearbeitet werden. Hierzu muss der Therapeut in Bezug auf die Wahrnehmung, Regulation und Nutzung der eigenen emotionalen Reaktion eine große Akzeptanz, eine ausreichende Transparenz und adaptive Kompetenzen haben. Wenn der Patient solche Kompetenzen beim Therapeuten nicht wahrnehmen bzw. empfinden kann, wird er eher versuchen, seine problematischen Emotionen in der Therapie nicht anzusprechen und nicht zu erleben. Eine genauere Darstellung der notwendigen therapeutischen Haltung findet sich in Abschnitt 7.3.

Daher sind die Erfahrung und die korrigierende Bearbeitung eigener problematischer emotionaler Erfahrungen des Therapeuten im Rahmen von Ausbildung, Selbsterfahrung oder einer eigenen Therapie grundlegend für diese Anforderung. Außerdem sollte der Therapeut in der Therapie offen und für den Patienten erlebbar seine Emotionen auch zeigen können, solange es für den therapeutischen Prozess sinnvoll ist. Eine emotionale Abstinenz birgt implizit eine emotionsvermeidende Haltung, die sich mit Sicherheit auf den Patienten auswirken wird. Ein Therapeut, der den Patienten zum Erleben und zum Ausdruck seiner Emotionen auffordert und gleichzeitig durch seine eigene emotionale Ausdruckslosigkeit auffällt, wird kaum erlebnisorientierte Prozesse beim Patienten anstoßen können.

Analog und in Ergänzung zu den oben genannten Fehlannahmen von Patienten gibt es auch typische Fehlannahmen von Therapeuten bei der Arbeit mit Emotionen.

Typische Fehlannahmen von Therapeuten in Bezug auf Emotionen

- Meine eigenen Emotionen spielen bei der Therapie keine Rolle. – Gegenargument: Diese emotionalen Prozesse sind nicht zuletzt eine Grundlage von Empathie und ein wichtiges Instrument zum Verständnis des Patienten.
- Problematische Emotionen beim stabilen Patienten müssen sofort bearbeitet werden. – Gegenargument: Das Auftreten und anhaltende Erleben dieser Emotionen sind ein wichtiger Schritt in der emotionsbezogenen Therapie. Patienten lernen, problematische Emotionen zunächst auszuhalten, bevor diese bearbeitet werden.
- Nur eine emotionale Katharsis seitens des Patienten ist therapeutisch wirksam. – Gegenargument: Diese Annahme ist nachweislich falsch!
- Patienten können intensive Emotionen nicht aushalten. – Gegenargument: Es ist eine der Aufgaben des Therapeuten, dem Patienten zu helfen, auch seine intensiven Emotionen nicht mehr grundsätzlich zu vermeiden.
- Am Ende der Stunde muss man dem Patienten helfen, das Erleben seiner problematischen Emotionen zu beenden. – Gegenargument: Solange der Patient ausreichend stabil ist und ihm durch den Therapeuten die Wichtigkeit des Erlebens seiner Emotionen verdeutlicht wurde, ist ein über die Therapiestunde hinausgehendes Erleben der problematischen Emotionen anzustreben!
- Emotionen werden immer durch Gedanken ausgelöst. – Gegenargument: Primäre Emotionen können direkt durch Stimuli ausgelöst werden, wenn sie emotional konditioniert wurden. Zudem spielen hierbei die emotionalen Schemata eine wesentliche Rolle (s. Kap. 4).

5.3 Stressbewältigung und Entspannungsverfahren

Das Erlernen von Stressbewältigungsstrategien und Entspannungsverfahren kann wesentlich für den Erfolg der emotionsbezogenen Therapie sein. Diese Techniken tragen nämlich zu einer generellen Reduktion des Stress- und Anspannungsniveaus bei, welche einen Vulnerabilitätsfaktor insbesondere für die Entwicklung von intensiven und unterregulierten Emotionen darstellen. Man kann die Entspannungsverfahren aber auch zur Emotionsregulation bei einer steigenden Anspannung bzw. dem Auftreten intensiver problematischer Emotionen verwenden (s. Kap. 8). Hier kombiniert man ein Entspannungsverfahren mit einer gezielten Stimulation einer belastenden Emotion, um eine Deintensivierung dieser Emotion im Sinne der Steigerung der Emotionstoleranz zu bewirken. Stressbewältigungsstrategien bestehen im Wesentlichen aus einer Reduktion des Erlebens von Stressoren (z. B. berufliche Belastung, partnerschaftliche Probleme) sowie einem angemessenen und hilfreichen kognitiven Umgang mit den bestehenden und nicht zu verändernden Stressoren (kognitive Neubewertung, Ressourcenorientierung, Akzeptanzstrategien). Diese Techniken werden in den folgenden Kapiteln des Buchs noch ausreichend dargestellt (s. Kap. 7 u. 8) bzw. können in der Fachliteratur nachgelesen werden. Entspannungstechniken wie das Autogene Training oder die Progressive Muskelrelaxation nach Jacobson bewirken einen Abbau von muskulärer Anspannung und über Feedbackschleifen damit auch psychischer Anspannung.

Die Bedeutung des Erlernens von stressreduzierenden und entspannenden Verfahren erklärt sich aus dem Umstand, dass Stress und eine hohe Grundanspannung beim Menschen zu einer deutlichen Intensivierung von Emotionen, insbesondere von negativen Emotionen und emotionalen Durchbrüchen, beitragen. So konnte experimentell eine stärkere emotionale Antwort auf verschiedene Reize unter einer artifiziellen Steigerung von Aufmerksamkeit und Anspannung beobachtet werden (Schachter u. Singer 1962). Vereinfacht ausgedrückt, erleben Menschen in einer angespannten Stimmung häufiger Ärger, Traurigkeit oder Hilflosigkeit als in ausgeglichener und entspannter Stimmung. Dieser Umstand ist für jeden nachvollziehbar, der einmal seine emotionalen Erlebnisse in Zeiten einer chronischen hohen Anspannung Revue passieren lässt. Somit ist eine chronische Anspannung, insbesondere bei instabilen Patienten mit der Neigung zu intensiven und unterregulierten Emotionen, ein wesentlicher Vulnerabilitätsfaktor für das Auftreten dieser Emotionen. Eine hohe Grundanspannung hat vor allem bei Patienten mit intensiven Emotionen wie Ärger und Wut häufig einen habituellen Charakter, sodass es keine direkten täglichen Auslöser für die Grundanspannung geben muss, welche man gezielt therapeutisch bearbeiten könnte. Außerdem nehmen das Funktionsniveau und die Leistungsfähigkeit des Menschen mit zunehmender Anspannung ab, genauso wie sie bei einer zu geringen Anspannung bzw. einem Arousal reduziert sind. Dieser bimodale Zusammenhang zwischen Anspannung/Arousal und Leistungsfähigkeit/Funktionsniveau ist auch als Yerkes-Dodson-Gesetz bekannt (Yerkes u. Dodson 1908).

Daher sollten Entspannungsverfahren dazu dienen, diesen Vulnerabilitätsfaktor für intensive Emotionen zu reduzieren. Untersuchungen haben immer wieder gezeigt, dass ein Entspannungstraining einen deutlichen positiven Effekt nicht nur auf die Intensität und Frequenz aversiver Emotionen, sondern auch auf kognitive Leistungen hat (Benson 2000; Deffenbacher u. Stark 1992). Vor allem Patienten mit unterregulierten und intensiven Emotionen wie Ärger, Wut und (Selbst-)Hass sollte man ein regelmäßiges Entspannungstraining unbedingt empfehlen.

Grundsätzlich kann jede der bekannten und wirksamen Entspannungstechniken empfohlen werden, zumal unterschiedliche Patienten auf verschiedene Verfahren auch unterschiedlich positiv reagieren. Zu nennen sind die Progressive Muskelrelaxation nach Jacobson, das Autogene Training, 5-Sinne-Achtsamkeit und Yoga. Da die genannten therapeutischen Techniken in der Regel nicht im Rahmen der Psychotherapie erarbeitet werden können, sollte man dem Patienten die Teilnahme an entsprechenden Kursen nahe legen. Hierbei ist jedoch darauf zu achten, dass im Rahmen der Einzeltherapie dem Patienten auch ein gezielter und effektiver Einsatz der entsprechenden Entspannungsmethode beigebracht wird. Es wird nämlich neben der allgemeinen Stressreduktion insbesondere darum gehen, dass der Patient sehr starke und negative Emotion bei deren Auftreten zunächst mit einer Entspannungstechnik herunterreguliert.

Besonders zu empfehlen ist die **Progressive Muskelrelaxation** (PMR) nach Jacobson (s. Jacobson u. Höfler 2002), da diese für den Patienten leicht zu erlernen ist.

Auch die Technik der positiven Selbstverbalisierung (Fliegel, 2008) ist zur Intensitätsregulation von Emotionen sehr hilfreich. Hierbei lernt der Patient, seine Problememotion schon in statu nascendi wahrzunehmen und diese durch das laute oder stumme Wiederholen eines erlernten positiven Satzes zu regulieren. So kann ein Patient bei Auftreten des Gefühls von Minderwertigkeit dieses durch den erlernten Satz „Ich bin O.K. so wie ich bin und habe meine Stärken“ in seiner Intensität mindern. Wichtig ist es hierbei, dass sich der Patient den betreffenden Satz, der so individuell wie möglich sein sollte, zuvor unter einer angenehmen Atmosphäre und in ruhiger und entspannter Haltung immer wieder gesagt hat. Hierdurch erfährt der Satz eine positive Konditionierung mit Gefühlen von Zuversicht und Gelassenheit (mehr dazu in Kapitel 8).

Von besonderer Bedeutung ist auch die **5-Sinne-Achtsamkeit**, die eine der Inneren Achtsamkeit analoge Konzentrations- und Entspannungstechnik ist (s. Kap. 6). Der Vorteil der 5-Sinne-Achtsamkeit ist die wirksame Unterbrechung von Kognitionen, welche durch ihren negativen bewertenden Charakter Anspannung und Intensität problematischer Emotionen steigern (z. B. Katastrophengedanken, selbstabwertende Gedanken). Da die 5-Sinne-Achtsamkeit unauffällig in allen Alltagssituationen angewendet werden kann, ist sie eine äußerst praktikable Technik für viele Patienten (Lammers u. Stiglmayr 2004).

Herr K., der an einer Narzisstischen Persönlichkeitsstörung leidet, kommt extrem angespannt in die Therapie. Er meint, er könne heute überhaupt nicht arbeiten, da er einfach zum Zerreißen angespannt und nervös sei. Äußerlich lassen sich eine starke Unruhe und Erregung feststellen. Ein eigentlicher Auslöser für diesen Zustand ist nicht unmittelbar explorierbar, u. a., weil der Patient zu angespannt ist, um hierüber Auskunft zu geben. Der Therapeut fordert den Patienten daher zu einer 5-Sinne-Achtsamkeitsübung auf, die darin besteht, dass der Patient sich nur auf die Wahrnehmung des Musters und der Farben des Fußbodens konzentriert, ohne darüber nachzudenken und ohne zu bewerten. Nach weniger als fünf Minuten hat sich Herr K. so weit beruhigt, dass er über die Vorfälle des Tages ruhig berichten kann.

Die Entspannungsverfahren werden am besten täglich, unabhängig von Anspannungen und problematischen Emotionen, von dem Patienten angewendet. Nur so kann der Entwicklung von Anspannung langfristig vorgebeugt werden.

Allerdings sollten Entspannungsverfahren nicht irrtümlich als Vermeidungsstrategien für das Erleben von jeglichen belastenden Emotionen eingesetzt werden. Der Patient sollte verstehen, dass er durch die Entspannung seinem emotionalen Erleben die extreme Intensität nehmen kann, sodass er seine Emotionen bewusster erleben und diese verändern kann.

5.4 Körperliche Faktoren eines gesunden emotionalen Erlebens

Intensive und negative Emotionen werden durch eine schlechte körperliche Verfassung, wie Hunger, Müdigkeit und Krankheit, bzw. durch gesundheitsschädliche Verhaltensweisen gefördert (Berkowitz 1990). Dieser Einfluss der körperlichen Verfassung auf das emotionale Erleben wird häufig unterschätzt, was eine deutliche Behinderung einer effektiven Psychotherapie zur Folge haben kann. Je deutlicher körperliche Einflüsse auf eine emotionale Instabilität bzw. intensive Emotionen sind, desto eher und konzentrierter wird man an der Veränderung dieser Einflüsse arbeiten müssen. Kein Psychotherapeut wird beispielsweise ernsthaft den Versuch einer psychotherapeutischen Veränderung einer ausgeprägten Aggressivität oder Angst bei einem Patienten unternehmen, der gleichzeitig große Mengen an Alkohol trinkt oder regelmäßig Psychostimulanzien einnimmt.

Zu den schädlichen körperlichen Einflussfaktoren auf die Emotionalität gehören im Wesentlichen:

- Alkohol
- Drogen
- Nikotin
- hoher Koffeinkonsum
- ungesunde Ernährung bzw. Ess-Störungen
- mangelnde Bewegung
- Schlafstörung
- unbehandelte körperliche Krankheiten (z. B. Schilddrüsenerkrankungen, Hypertonie)

Eine weitgehende Reduktion bzw. positive Beeinflussung dieser zum Teil biologischen Faktoren sollte unbedingt vor Beginn jeglicher Form von Psychotherapie angestrebt werden (wobei man natürlich die therapeutische Arbeit an einer Suchtmittelabhängigkeit bereits als Psychotherapie bezeichnen kann). Liegt ein aktueller

Suchtmittelmissbrauch vor, dann steht dessen Behandlung zunächst im Vordergrund. Erst wenn eine längere Abstinenz erreicht wurde, kann eine emotionsbezogene Psychotherapie erwogen werden.

Häufig wird auch der negative Einfluss einer Bewegungsarmut auf Stimmung und Emotion übersehen. Viele Untersuchungen zeigen aber sehr deutlich solche Zusammenhänge zwischen einer regelmäßigen körperlichen Ausdaueraktivität – im Sinne einer sportlichen Betätigung – und einer Stimmungsaufhellung und Stressreduktion (Yeung 1996). Auf der anderen Seite gibt es einen Zusammenhang zwischen Bewegungsarmut und depressiven bzw. ängstlichen Emotionen (Steptoe et al. 1998). Die Förderung der körperlichen Aktivierung ist Teil vieler antidepressiver Strategien. Allgemein kann man von einem positiven Einfluss von Sport, insbesondere einem Ausdauertraining, auf emotionale Prozesse im Rahmen von psychischen Erkrankungen ausgehen (Salmon 2001). Deshalb sollte den Patienten ein gesteigertes Engagement in Bezug auf sportliche Aktivitäten, vor allem im Ausdauerbereich, nahe gelegt werden. Der Vorteil einer vermehrten sportlichen Aktivität liegt auch in deren Einsatz als Entspannungstraining und als unmittelbare Regulationstechnik von Anspannung und intensiven Emotionen im Sinne einer Notfallstrategie.

5.5 Medikamentöse Behandlung emotionaler Störungen

Grundsätzlich sollte bei jeglicher Form von psychischer Erkrankung und ihrer psychotherapeutischen Behandlung die Frage der Notwendigkeit einer ergänzenden medikamentösen Behandlung in Erwägung gezogen werden. Hierbei kann es sich um eine medikamentöse Therapie der psychischen Erkrankung selbst handeln (z. B. Depression oder Angsterkrankung) oder von Persönlichkeitszügen, wie etwa Impulsivität, Aggressivität oder affektive Instabilität.

Eigentlich wurden die Substanzklassen der psychotropen Medikamente der Therapie von definierten psychischen Erkrankungen zugeordnet, zum Beispiel die selektiven Serotonin-Wiederaufnahmehemmer (SSRI) der Therapie von Depressionen, Panikstörungen, Angst- und Zwangserkrankungen, Antipsychotika bei Schizophrenie oder Stimmungsstabilisierer bei der Bipolaren Störung. Diese Wirkung auf spezifische psychische Erkrankung beruht jedoch nicht zuletzt auf einer Beeinflussung von emotionalen Prozessen durch die angstreduzierenden, antiaggressiven, antiimpulsiven und stimmungsstabilisierenden Wirkungen verschiedener Psychopharmaka. Daher kann man auch außerhalb der bekannten und gesetzlichen Indikationen diese Medikamente bei schweren emotionalen Störungen im Rahmen anderer psychischer Erkrankungen einsetzen (Off-Label-Use). Insbesondere bei instabilen Patienten, die an einer Persönlichkeitsstörung, zum Beispiel vom Borderline-Typ, leiden, in deren Rahmen impulsive, aggressive, suizidale oder selbstschädigende Verhaltensweisen auftreten, kann eine begleitende medikamentöse Behandlung eine erfolgreiche Psychotherapie oft überhaupt erst ermöglichen.

Zu den Medikamenten mit einer wissenschaftlich belegten antiimpulsiven und antiaggressiven Wirkung gehören in erster Linie die **SSRI** (Paris 2005). Eine Vielzahl von Untersuchungen belegt eine deutliche Verbindung zwischen einem reduzierten zentralen Serotoningehalt und impulsiven und aggressiven Handlungen (Olivier et al. 1995). Diese antiimpulsive und antiaggressive Wirkung der SSRI kann bei Patienten genutzt werden, die intensive aggressive und impulsive Emotionen sowie starke Stimmungsschwankungen aufweisen.

Herr H. kommt mit deutlichen Zügen einer Narzisstischen Persönlichkeitsstörung zur Therapie, wobei zu Beginn seine aggressiven verbalen Durchbrüche und starke Stimmungsschwankungen im Vordergrund stehen. Er beschreibt ein schnelles Ansteigen von Wut und Ärger, wenn er von anderen Menschen kritisiert wird, und Stimmungseinbrüche von mehreren Stunden bis zu einigen Tagen, die häufig mit Suizidgedanken einhergehen. Nachdem er auf einen SSRI eingestellt wurde, zeigt sich der Patient deutlich stimmungsstabiler und weniger aggressiv. Er ist zunehmend in der Lage, an seinen problematischen Emotionen von Ärger und Wut zu arbeiten.

Wegen dieser antiaggressiven und antiimpulsiven Wirkung können SSRI insbesondere bei der Behandlung von instabilen Patienten mit einer Persönlichkeitsstörung vom Borderline-Typ bzw. einer narzisstischen Persönlichkeitsstörung eingesetzt werden (Paris 2005). Der Einsatz von SSRI bei instabilen Patienten ist auch in der Hinsicht sinnvoll, als dass diese Patienten häufig an komorbiden psychischen Erkrankungen wie Depressionen, Panikstörung, Phobien, PTBS und Zwangssymptomen leiden. Da das Nebenwirkungsprofil der SSRI sehr günstig ist, kann man bei ihnen auch von einer guten Compliance des Patienten ausgehen. Bezüglich der zu erwartenden positiven Wirkung auf die problematischen Emotionen sollte der Patient darüber aufgeklärt werden, dass es sich hierbei nicht um eine rasche und starke Veränderung handelt. Vielmehr ist eine allgemeine Absenkung der Anspannung und der Intensität der Emotionen zu erwarten.

Bei besonders stimmungsinstabilen Patienten, wie zum Beispiel Patientinnen mit einer Borderline-Persönlichkeitsstörung, haben auch **atypische Neuroleptika** eine stimmungsstabilisierende Wirkung. Am besten untersucht ist hierbei das Olanzapin (Zanarini u. Frankenburg 2001), aber es gibt auch Hinweise auf ähnliche Wirkungen durch andere atypische Neuroleptika wie zum Beispiel Risperidon und Quetiapin (Paris 2005). Der Einsatz von Antipsychotika bei stimmungsinstabilen Patienten ist auch dann zu befürworten, wenn zum Beispiel eine Borderline-Patientin unter Stress kurze psychotische Episoden (Mini-Psychosen) erlebt.

Darüber hinaus hat auch der **Stimmungsstabilisierer Valproat** in mehreren Studien eine gute antiaggressive und antiimpulsive Wirkung bewiesen (Hollander et al. 2005). Deshalb bietet sich dieses Medikament insbesondere bei instabilen Patienten an, die neben Ärger, Wut, Aggressivität und Impulsivität auch an starken Stimmungsschwankungen leiden.

Die **trizyklischen Antidepressiva** der älteren Generation sollten bei emotional instabilen Patienten nicht eingesetzt werden, da sie in entsprechenden Studien sogar eine gesteigerte emotionale Instabilität hervorgerufen haben (Reich 2005). Die angstlösende Wirkung von **Benzodiazepinen** kann zwar kurzfristig für die Patienten sehr erleichternd sein, führte aber in einer Studie zu einer Zunahme von emotionaler Instabilität mit gesteigerter Impulsivität und Suizidalität bei Patienten mit einer Borderline-Persönlichkeitsstörung (ebd.). Daher können intensive Emotionen und emotionale Ausbrüche in Form von Wut und aggressiven Handlungen unter der Gabe von Benzodiazepinen häufiger auftreten. Außerdem bergen Benzodiazepine das Risiko einer Medikamentenabhängigkeit, sodass insbesondere ihr dauerhafter Einsatz nicht zu empfehlen ist.

Da das Krankheitsbild der Aufmerksamkeitsdefizit-/Hyperaktivitätsstörung (ADHS) häufig mit Impulsivität, emotionaler Labilität und Aggressivität einhergeht, kann eine medikamentöse Behandlung mit verschiedenen Psychopharmaka wie Methylphenidat, Imipramin oder Atomoxetine zu einer deutlichen Senkung der problematischen emotionalen Prozesse führen (Wilens 2003).

6 Achtsamkeit und Akzeptanz bei der Arbeit mit und an Emotionen

Wie wir in den vorhergehenden Kapiteln gesehen haben, besteht das Problem vieler Menschen mit psychischen Beschwerden in der Vermeidung oder dem Bekämpfen ihrer belastenden Emotionen. Diese **Bewältigungsstrategien** für Emotionen sind aber bei Patienten dysfunktional, da sie nachweislich eine **anhaltende Aktivierung der problematischen Emotion** bewirken (Feldner et al. 2003; Campbell-Sills et al. 2005). Diese Aktivierung kann sich in Form einer entsprechenden negativen Stimmung bemerkbar machen, welche wiederum den Nährboden für das Erleben von intensiven und belastenden Emotionen bildet. Neben dieser anhaltenden Aktivierung der belastenden Emotion besteht ein weiteres Problem: Die Bewältigungsstrategien selbst können symptomatisch werden. Die Strategien, mit denen der Patient seine belastenden Emotionen bekämpft, führen also auf diesem Wege häufig zu größeren Problemen, als das alleinige Erleben dieser Emotion provoziert hätte. So kann das Bekämpfen von Schuldgefühlen zu Traurigkeit und Depression führen oder das Vermeiden von Minderwertigkeit durch Perfektionismus zu Angst.

Daher ist es in der emotionsbezogenen Therapie ein grundsätzliches Anliegen, dass der Patient lernt, seine belastenden Emotionen bewusst zu erleben und diese nicht mehr zu vermeiden oder zu bekämpfen. Er soll also lernen, seine Emotionsphobie aufzugeben (Lammers 2006a).

6.1 Akzeptanz von Emotionen

Die Alternative zur symptomprovozierenden **Vermeidung** und/oder **Bekämpfung** von Emotionen ist von allen weiteren therapeutischen Schritten deren **Akzeptanz**. Bei der Akzeptanz einer Emotion geht es in erster Linie nicht darum, sich mit seiner Emotion gut zu fühlen, sondern die eigene Emotion ungeachtet ihrer Qualität erleben und annehmen zu können. Eine Akzeptanz in Bezug auf eine belastende Emotion kann sich zum einen auf die Anerkennung der grundsätzlichen Tatsache der Existenz dieser Emotion beziehen, ohne damit diese Emotion und ihren Bedürfnishintergrund automatisch zu bejahen (sog. Radikale Akzeptanz). Egal, ob die

Emotion angemessen oder unangemessen, ob sie angenehm oder unangenehm ist – es geht darum, die grundsätzliche Existenz dieser Emotion in diesem Augenblick anzuerkennen. Akzeptanz in Bezug auf eine Emotion kann aber zum anderen auch heißen, das durch die Emotion ausgedrückte Bedürfnis zu verstehen und zu bejahen. Diese beiden verschiedenen Formen der Akzeptanz können dazu führen, dass ein Patient eine Akzeptanz für die Existenz einer Emotion aufbringen kann, ohne jedoch den Inhalt bzw. die Bedeutung dieser Emotion zu akzeptieren. So kann ein Patient die Existenz seines Schuldgefühls akzeptieren, ohne einen realen Grund für seine Schuld anzunehmen, das heißt zu akzeptieren. Er betrachtet das Schuldgefühl als existent, aber nicht zutreffend, also als maladaptiv und richtet seine Bemühungen auf eine Korrektur dieser Emotion bzw. der damit verbundenen Kognitionen und Handlungen.

Radikale Akzeptanz der Existenz der Emotion

Viele Patienten mit intensiven und aversiven Emotionen lehnen ihre eigenen Emotionen wegen ihres problematischen Charakters sowie ihrer quälenden Intensität ab. Sie versuchen, diese Emotionen mit ihren individuellen Bewältigungsstrategien zu vermeiden oder zu bekämpfen. Paradoxerweise nimmt jedoch die Intensität der betreffenden Emotion hierunter eher zu! Um eine Veränderung dieser Emotion zu erreichen, muss der Patient lernen, deren generelle Existenz in dem betreffenden Augenblick zu akzeptieren, ohne dass er aber die Qualität der Emotion bzw. das hierdurch ausgedrückte Bedürfnis gutheißt. Diese radikale Form der Akzeptanz einer Emotion bezieht sich also nur auf deren Existenz, nicht auf den Inhalt der Emotion bzw. das hierdurch ausgedrückte Bedürfnis oder die Motivation. Jede problematische Emotion, also auch eine positive Emotion, die aus lebensgeschichtlichen Gründen als problematisch empfunden wird, sollte also zunächst vom Patienten **radikal akzeptiert** werden können. Im weiteren Verlauf kann dann untersucht werden, ob diese Emotion adaptiver oder maladaptiver Natur ist.

Um dem Patienten die Bedeutung der **Radikalen Akzeptanz** (Linehan 1996a) zu vermitteln, kann man ihn bitten, sich vorzustellen, dass je mehr er vor einer Emotion davonläuft, diese umso intensiver und andauernder sein wird („Wer flieht, der wird gejagt"). Durch Vermeidung oder Bekämpfung seiner problematischen Emotion wird er diese weder verändern noch sich ihrer auf Dauer entledigen können. Man kann dem Patienten aber auch auf ganz praktisch die Bedeutung der Radikalen Existenz verdeutlichen, indem man einen beliebigen Gegenstand nimmt, ihn zerbricht bzw. kaputt macht. Dann bittet man den Patienten, den Gegenstand wieder heil zu machen. Natürlich kann er das nicht, und der Therapeut bespricht mit ihm dann die Notwendigkeit der Akzeptanz der Tatsache, dass der Gegenstand unwiderruflich kaputt ist.

Wenn man dem Patienten die Radikale Akzeptanz in Bezug auf seine Emotionen beibringt, kann man bei ihm hierdurch eine Art von „kreativer Hoffnungslosigkeit" erzeugen. Man zeigt dem Patienten eindrücklich, dass die Vermeidung der Wahrnehmung der Emotion, die Leugnung deren Existenz, letztlich frustran bleiben muss. Häufig hat der Patient Angst vor der Wahrnehmung seiner Emotion, da er glaubt, dass seine Emotion immer „richtig" sei und er dann mit den negativen Konsequenzen der Emotion (z. B. Schuld, Minderwertigkeit oder Angst) leben müsse. Diese Ich-syntone Natur des emotionalen Erlebens sollte man mit dem Patienten thematisieren, und wenn vorhanden, die Möglichkeit der Maladaptivität im Rahmen eines emotionalen Schemas herausstellen. Hierdurch kann eine Ich-dystone und damit bereits korrigierende Haltung zum eigenen emotionalen Erleben gefördert werden. So kann man einem Patienten beispielsweise verdeutlichen, dass sein Minderwertigkeitsgefühl in seiner Kindheit nachvollziehbar und adaptiv gewesen ist, aber in der Gegenwart nicht mehr den realistischen Gegebenheiten entspricht. Dennoch erlebt er dieses Minderwertigkeitsgefühl in der Gegenwart!

Die 23-jährige Frau K. reagiert auf kleinste Unstimmigkeiten oder leichte Kritik mit einem ausgeprägten Schuldgefühl (sekundäre Emotion). Auf dieses Schuldgefühl reagiert sie mit übertriebenen Entschuldigungen und selbstabwertenden Äußerungen bzw. unterwürfigen Verhaltensweisen. Angesprochen auf das Schuldgefühl, reagiert die Patientin weiterhin ängstlich-vermeidend. Diese Emotion sei für sie unerträglich, und sie würde alles dafür tun, dass sie diese nicht mehr haben müsste. Mit der Patientin wird die Unmöglichkeit des „Abschaltens" ihrer Emotion eingehend thematisiert und die Notwendigkeit der Anerkennung, das heißt der Akzeptanz ihrer Existenz, erarbeitet. Zusammen mit der Vermittlung der Achtsamkeit kann sich die Patientin zunehmend dieser Emotion stellen und auf dieser Grundlage in der Therapie fortfahren. Unter anderem kann sie feststellen, dass diese sekundäre Emotion des Schuldgefühls die primäre maladaptive Emotion Angst überdeckt, an der sie in der Folge korrigierend arbeitet.

Die Akzeptanzstrategie bezieht sich auch auf Anspannungszustände, also die Folge einer hohen emotionalen Intensität und eines emotionalen Chaos, die insbesondere bei Borderline-Patientinnen immer wieder zu Selbstverletzungen, dissoziativen Zuständen oder gar suizidalen Krisen führen.

Frau H. gerät in Augenblicken von beginnenden Anspannungszuständen immer wieder in Gedankenspiralen, die sich um das Leiden an diesen Anspannungen und die Verzweiflung über diese Zustände drehen. Sie hat in solchen Augenblicken Gedanken wie „Oh Gott, hoffentlich kommen nicht wieder diese Gefühle" und „Ich will da nicht wieder hinein".
Therapeut: „Wenn Sie in einen solchen Anspannungszustand kommen, was sind denn Ihre allerersten Gedanken in diesem Augenblick?"
Patientin: „Ich denke dann nur: ‚Oh Gott, ich will das alles nicht mehr erleben!' Ich habe das alles einfach satt und kann das nicht mehr ertragen. Am liebsten würde ich dann vor mir selbst weglaufen."

Therapeut: „Und helfen diese Gedanken in dem Augenblick? Wird Ihr Leiden dadurch besser?"
Patientin: „Ich weiß nicht. Irgendwie kann ich es dann nicht mehr kontrollieren, und dann ist mir alles egal."
Therapeut: „Genau, Ihr Kampf gegen dieses Gefühl führt zu einer Verschlimmerung des Gefühls. Ich möchte gerne mit Ihnen daran arbeiten, dass Sie die unmittelbare Existenz dieses Gefühls einfach erst einmal akzeptieren, bevor Sie an eine Veränderung denken."
Patientin: „Aber dann habe ich ja nichts mehr, was ich dagegen tun kann! Dann wird das doch alles noch viel schlimmer!"
Therapeut: „Dies ist genau der Irrtum, den ich gerne mit Ihnen korrigieren würde. Es ist nämlich genau anders herum. Je mehr Sie gegen die Tatsache kämpfen, solche Gefühle zu haben, desto schlimmer wird das Gefühl. Wenn Sie gelernt haben, zu akzeptieren, dass dieses Gefühl jetzt gerade da ist, dann ist ein Teil ihres Stresses schon deutlich verringert. Danach können Sie sich nämlich darauf konzentrieren, mit diesem Gefühl so gut wie möglich umzugehen."

Häufig muss ein Patient bei sehr intensiven und quälenden Emotionen (z.B. Scham oder Angst) zunächst eine Entspannungstechnik angewendet werden, damit er die Emotion überhaupt ertragen kann, bevor er diese (radikal) akzeptiert.

Akzeptanz der Bedeutung der Emotion

Die andere Form der Akzeptanz bezieht sich auf die Bedeutung der Emotion, d.h. die Motivation bzw. das Bedürfnis, welches durch die betreffende Emotion ausgedrückt wird. Wie wir bereits sahen, sind Emotionen ein Ausdruck der Befriedigung oder der Frustration bzw. Bedrohung eines Bedürfnisses. Zusammen mit dem einhergehenden Handlungsimpuls liefern uns Emotionen eine existenziell wichtige Information über unsere eigene Person, unsere Bedürfnisse und unsere Ziele, das heißt unsere Motivation. Emotionen, welche situativ angemessen sind und vor dem Hintergrund der Persönlichkeit des Patienten ein angemessenes Bedürfnis ausdrücken, nennt man adaptive Emotionen (siehe Kapitel 4). Auf diese adaptiven Emotionen bezieht sich die Akzeptanzstrategie, bei der der Patient lernt, das durch die Emotion ausgedrückte Bedürfnis zu verstehen und anzunehmen. Wie oben bereits ausgeführt, sollten maladaptive Emotionen hingegen in ihrer Existenz zunächst radikal akzeptiert werden, um dann auf dieser Grundlage korrigierend bearbeitet werden zu können.

Man muss davon ausgehen, dass viele Patienten keine Einsicht in die Bedeutung ihres eigentlich adaptiven emotionalen Erlebens haben, hierdurch verunsichert sind und alleine deshalb bereits eine emotionsphobische Haltung einnehmen. Hat der Patient also in der Therapie gelernt, die bislang vermiedene adaptive Emotion wahrzunehmen und zu erleben, dann folgt jetzt die Arbeit an der Einsicht in die

Bedeutung der Emotion. Hierbei werden der emotionale Informationsgehalt in Bezug auf ein Bedürfnis und die entsprechende Handlungsdisposition deutlich herausgestellt. Erst wenn der Patient seine Emotion ausreichend verstanden hat, kann er lernen, diese Emotion in ihrer umfassenden Bedeutung zu akzeptieren. Diese Einsicht und die Akzeptanz stellen die Grundlage zur folgenden kognitiven und behavioralen Veränderung des Patienten dar, um beispielsweise sein Bedürfnis besser befriedigen oder aber auch schützen zu können.

Im Verlauf der Therapie der Patientin E., die mit leichter Depressivität und Traurigkeit zur Psychotherapie kam, wird hinter den sekundären Emotionen Depressivität und Traurigkeit immer deutlicher die adaptive primäre Emotion Ärger sichtbar. Zunächst wird mit ihr an der Einsicht in die Ursache des Ärgers und dem hierdurch ausgedrückten Bedürfnis gearbeitet. Hierbei wird als Ursache für den Ärger eine ständige Frustration ihres Bedürfnisses nach Sicherheit und Beachtung durch enge Bezugspersonen, insbesondere seitens ihres Mannes, gefunden. Der Ärger lässt sich demnach als eine Emotion verstehen, die eine Verletzung der Bedürfnisse nach Bindung und Selbstwert anzeigt. Hieraus lässt sich dann auch die Handlungskomponente von Ärger identifizieren, die in einer deutlich sichtbaren Darstellung ihrer Frustration und der angemessenen Suche nach Zuwendung besteht. Die Frage der Akzeptanz der Emotion Ärger zielt in diesem Fall also auf die Akzeptanz des hierdurch ausgedrückten Bedürfnisses nach Bindung und Selbstwert.

Eine Emotion zu akzeptieren, heißt auch, diese Emotion ernst zu nehmen, um ihr entsprechend denken und handeln zu können. Immer wieder wenden sich Patienten trotz der Einsicht in das Bedürfnis gegen dasselbe, und damit auch gegen die entsprechende Emotion. Sie nehmen sich selbst gewissermaßen nicht ernst bzw. ordnen das Bedürfnis sofort einem anderen, häufig pathologischem Streben bzw. Ziel unter.

Der Patient M. hat eine Liaison begonnen, welche jedoch sein Bedürfnis nach Nähe und Geborgenheit nicht befriedigt. Dennoch kann er sich nicht von seiner Partnerin trennen, da er eine starke Sehnsucht nach einer langfristigen Beziehung hat und befürchtet, durch eine aus seiner Sicht voreilige Trennung sich dieser Möglichkeit mit der jetzigen Partnerin zu berauben. Befragt nach seinem Gefühl auf der Fahrt von dem entfernt liegenden Wohnort seiner Partnerin nach Hause, gibt er an, dass er Erleichterung verspürt habe. Obgleich er versteht, dass diese Erleichterung mit seinem frustrierten Bedürfnis nach Nähe und Geborgenheit in Zusammenhang steht, gleitet er sofort in eine nicht-akzeptierende Haltung ab („Aber ich könnte mich ja irren" bzw. „Wenn ich mich verändere bzw. meine Partnerin sich verändert, dann würde doch alles gut werden").

An diesem Beispiel kann man gut erkennen, dass die Akzeptanz einer Emotion und eines Bedürfnisses häufig ein anderes Bedürfnis frustriert und es bedarf hier einer kognitiven Intervention, um eine Entscheidung des Patienten zur Akzeptanz des Bedürfnisses und einer gleichzeitigen Akzeptanz der damit verbunden Frustration zu erreichen.

6.2 Innere Achtsamkeit

Die Akzeptanz von problematischen Emotionen sollte durch die Fähigkeit ergänzt werden, diese Emotionen zunächst ohne weiterführende Bearbeitung wahrzunehmen und zu erleben. Eine effektive Technik hierzu ist die **Innere Achtsamkeit**: Der Patient lenkt seine Wahrnehmung auf die gegenwärtige Emotion, nimmt diese in ihrer körperlichen, kognitiven, handlungsweisenden und natürlich ihrer emotionalen Qualität im Sinne eines Gefühls fortwährend akzeptierend wahr. Dabei achtet er darauf, dass er seine Emotionen nicht bewertet, sie nicht zu verändern und nicht in eine Handlung umzusetzen versucht. Der Patient lernt mit der Zeit, jede Emotion ungeachtet ihrer emotionalen Qualität wahrnehmen und erleben zu können, ohne dass er sie unmittelbar vermeiden oder bekämpfen muss (Lammes u. Stiglmayr 2004; Lammers 2006b).

Anleitung zu Inneren Achtsamkeit

- Der Patient wendet sich den eigenen Emotionen (und auch Gedanken) zu,
- ohne diese zu bewerten,
- ohne sie zu vermeiden,
- ohne Handlungen durchzuführen,
- ohne die Emotion festzuhalten.

Die Achtsamkeit schafft also eine hilfreiche Distanz zum emotionalen Erleben. Patienten mit problematischen und intensiven Emotionen „haben“ in der Regel nicht eine Emotion, sondern sie „sind“ eine Emotion. Patienten sind eins mit ihrem emotionalen Erleben und reagieren daher auch unmittelbar, gewissermaßen instinktiv-emotional. Den Patienten bleibt somit kein Handlungsfreiraum, den sie für einen gezielten Umgang mit der Emotion nutzen könnten. Sie sind gewissermaßen Opfer der Intensität ihrer eigenen Emotionen. Für diese beiden Problembereiche, die fehlende Distanz zum eigenen emotionalen Erleben und die hohe emotionale Grundanspannung durch negative bewertende Kognitionen, stellt die Technik der Inneren Achtsamkeit eine äußerst wertvolle therapeutische Technik dar. Deren Anwendung, zusammen mit den geschilderten Akzeptanzstrategien, führt häufig zu raschen Erfolgen in der Senkung der emotionalen Intensität.

Der Patient wird also durch die Innere Achtsamkeit zu einem distanzierten Beobachter seiner eigenen Emotionen (bzw. Gedanken und Handlungsimpuls). Die Innere Achtsamkeit ist aber nur bis zu einer gewissen Intensität des emotionalen Erlebens einsetzbar. Hat der Patient sehr intensive Emotionen bzw. eine hohe Anspannung, die er kaum noch kontrollieren kann, würde die Richtung der Aufmerksamkeit auf sein emotionales Erleben dieses eher verschlimmern. Wann immer jedoch die Intensität der Emotion es zulässt, sollte der Patient die Innere Achtsamkeit anwenden, da diese eine direkte, distanzierte Wahrnehmung und damit Kontrolle der problematischen Emotion fördert.

Des Weiteren führt die Konzentration auf die achtsame Wahrnehmung der eigenen Emotionen dazu, dass der Patient die Bildung katastrophisierender Gedankenketten unterbindet: Konzentriert er sich etwa auf die Wahrnehmung der Komponenten der Emotion Angst (z. B. Muskelanspannung, Schwitzen, Unruhe, schnelle Atmung), dann kann er in dieser Zeit die ansonsten auftretenden katastrophisierenden Gedanken („Ich werde das nie in den Griff bekommen" und/oder „Ich bin vollkommen hilflos!") nicht mehr denken. Durch eine solche Anwendung der Inneren Achtsamkeit werden emotionsintensivierende bewertende Gedankenketten kürzer. Der hierdurch häufig bewirkte Umschwung in die sekundären Emotionen Ärger, Wut und emotionale Anspannung bleibt aus.

Das Erlernen der Achtsamkeit erfordert viel Ausdauer und Geduld, da es sich hierbei um eine gänzlich andere Form des Erlebens von Stimuli handelt, als es der Patient bislang gewohnt ist. Hilfreich ist es, wenn der Patient seine Wahrnehmung auf seine inneren emotionalen Erlebnisse bzw. deren körperlichen und kognitiven Korrelate lenkt und diese mit dem Satz begleitet: „In diesem Augenblick habe ich das Gefühl …" oder „In diesem Augenblick habe ich den Gedanken …". Diese Selbstverbalisierung ist für die Patienten mit sehr intensiven Emotionen hilfreich, da diese den aktiven Prozess der Achtsamkeit unterstützen und ein Abgleiten in ein passives Erleben der Emotionen verhindern.

Therapeut: „Ich möchte Sie dabei unterstützen, dass Sie lernen, Ihre Gefühle und Ihre dazugehörigen Gedanken bewusst wahrzunehmen. Diese bewusste Wahrnehmung soll aber auf eine Art und Weise erfolgen, dass Sie Ihre Emotionen möglichst distanziert wahrnehmen und erleben. Dazu gehört, dass Sie die Fähigkeit lernen, Ihre innere Welt und Ihre Gefühle so zu beobachten, als ob sie Ihr eigener Beobachter wären. Manchmal ist es am Anfang hilfreich, wenn Sie zum Beispiel die Beobachtung Ihrer Wut mit dem Satz beginnen: ‚Im Augenblick habe ich das Gefühl, wütend zu sein', anstatt sich zu sagen: ‚Ich bin wütend'."

Im Laufe der Achtsamkeitsübungen wird der Patient erleben, dass er bei der Konzentration auf die Wahrnehmung seiner Emotion seine bewertenden Kognitionen wahrnimmt. Die Wahrnehmung dieser bewertenden Kognitionen wird häufig als störend wahrgenommen und verhindert in den Augen des Patienten die Innere

Achtsamkeit. In diesem Fall kann man dem Patienten beibringen, diese Kognitionen ebenfalls achtsam wahrzunehmen und sich ohne weiteres Nachdenken wieder der achtsamen Wahrnehmung seiner Emotionen zuzuwenden.

Therapeut: „Wenn Sie Ihre Gefühle und Gedanken wahrnehmen, dann werden Sie bemerken, dass Sie diese manchmal ganz automatisch bewerten. Ihre innere Stimme wird dann Sätze sagen wie: ‚Es ist dumm, so zu fühlen' oder ‚Ich kann das nicht aushalten'. Es ist wichtig, dass Sie diese bewertenden Sätze bemerken und, ohne weiter darauf zu reagieren, einfach an sich vorbeiziehen lassen. Dann können Sie sich wieder auf die achtsame Wahrnehmung Ihrer Gefühle konzentrieren."

Manchmal sind Patienten jedoch durch diese automatisch bewertenden Gedanken so abgelenkt, dass sie nicht zur Ausübung der Achtsamkeit kommen. In diesem Fall kann der Therapeut dem Patienten die Anweisung geben, seine Innere Achtsamkeit auf die bewertenden Gedanken zu lenken und diese achtsam wahrzunehmen. Dies bedeutet, dass er sich nur auf seine bewertenden Gedanken konzentriert und nicht mehr auf seine Emotionen. Hierdurch kann er eine achtsame und distanzierte Haltung zu diesen bewertenden Gedanken einnehmen und sich im Verlauf dann wieder seinen Emotionen zuwenden.

Patient: „Ich kann mich überhaupt nicht auf die Wahrnehmung meiner Gefühle konzentrieren, da mir immer wieder andere Gedanken durch den Kopf gehen."
Therapeut: „Dann schlage ich Ihnen vor, dass Sie versuchen, erst einmal diese Gedanken achtsam wahrzunehmen. Konzentrieren Sie sich auf die Gedanken, die Ihnen durch den Kopf gehen. Wann immer Sie dabei zusätzlich ein Gefühl wahrnehmen, nehmen Sie auch dieses bitte achtsam wahr."

Außerdem verhilft die Technik der Inneren Achtsamkeit dem Patienten dazu, seine Emotionen und die dazugehörigen Gedanken differenzierter wahrzunehmen. Reagiert ein Patient auf eine emotionale Erregung sofort mit Vermeidung, Ablenkung oder negativ bewertenden Gedanken, dann hat er nicht ausreichend Zeit, die eigentliche Komplexität des emotionalen Prozesses wahrzunehmen. Während das unmittelbare Erleben von sehr starken Emotionen in der Regel nur eine Emotion umfasst, erlebt der Patient bei der achtsamen Wahrnehmung von Emotionen eine größere Anzahl an verschiedenen Emotionen. Häufig kann der Patient hierbei feststellen, dass er eine Reihe von sehr widersprüchlichen Emotionen in enger zeitlicher Folge verspürt, zum Beispiel Unsicherheit, Traurigkeit und Ärger. Diese differenzierte Wahrnehmung zeigt bereits unterschiedliche primäre und sekundäre Emotionen und ist deshalb für die weitere Therapie von großer Bedeutung.

Herr F. leidet insbesondere unter seinen Wutausbrüchen. In der Therapie werden Situationen gesammelt, in denen er alltäglich wütend wird. Zum Üben der Inneren Achtsamkeit wird die Konfrontation mit der Unordnung seiner Partnerin gewählt, da die Auseinandersetzungen zu massiven Streitigkeiten führen. Insofern ist er hier besonders zu einer Veränderung motiviert. Herr F. bekommt die Aufgabe, sich tagsüber für eine halbe Stunde in Abwesenheit der Partnerin in der Wohnung auf die Wahrnehmung der Unordnung zu konzentrieren und dabei mit der Inneren Achtsamkeit sein Gefühl von Ärger wahrzunehmen. Hilfreich hierbei ist für ihn die ständige Verbalisierung seiner Emotionen mit dem Satz: „Im Augenblick habe ich das Gefühl, dass ich ... bin" bzw. „Im Augenblick habe ich den Gedanken, dass ...". Mit dieser Technik schafft der Patient es, die Unordnung ohne Wutausbrüche auch im Kontakt mit der Partnerin zu ertragen und diese Erfahrung bzw. diese Technik auch in anderen wutauslösenden Situationen erfolgreich anzuwenden. Durch die Innere Achtsamkeit reduziert sich die Wut zu Ärger, und er beginnt außerdem, Gefühle von Unsicherheit wahrzunehmen. Diese Unsicherheit stellt in der Folge dann einen Schwerpunkt der emotionsfokussierten Therapie dar.

Für weitere Informationen zur Theorie und Praxis der Achtsamkeit verweise ich auf Heidenreich und Michalak (2004).

6.3 5-Sinne-Achtsamkeit

Die 5-Sinne-Achtsamkeit besteht im Wesentlichen in der achtsamen Wahrnehmung eines einzelnen Sinnesreizes, also dem Sehen, dem Hören, dem Tasten, dem Riechen oder dem Schmecken. Sie dient der Stress- und Anspannungsreduktion und ist eine emotionsvermeidende Strategie, die nur bei einer hohen emotionalen Anspannung oder zur generellen Anspannungsreduktion anzuwenden ist.

Bei der 5-Sinne-Achtsamkeit richtet der Patient seine ganze Wahrnehmung auf einen Sinnesreiz aus und nimmt die entsprechenden Eindrücke genauso wie bei der Inneren Achtsamkeit in allen Einzelheiten wahr, ohne sie zu bewerten, ohne über sie nachzudenken, ohne sie zu verändern und ohne auf sie zu reagieren. Hierzu ist es sinnvoll, dass der Patient sich insbesondere zu Beginn den Sinnesreiz aussucht, der ihm am meisten liegt, den er am interessantesten findet, dessen Wahrnehmung ihm also am einfachsten fällt. Während der eine Patient eher auf akustische Reizen reagiert, ist für den anderen Patienten das Tasten eines Gegenstands fesselnder.

Die 5-Sinne-Achtsamkeit kann sich zum Beispiel beim Hören so gestalten, dass der Patient sich auf die Wahrnehmung aller ihn umgebenden Geräusche konzentriert. Diese Geräusche sollte er jedoch wahrnehmen, ohne auf deren Herkunft, Inhalt und Bedeutung zu achten bzw. darüber nachzudenken. Vielmehr konzentriert er sich u. a. auf Tonhöhe, Lautstärke, Länge, Beschaffenheit, Helligkeit, Qualität der Geräusche. Er hört also das Hupen eines Autos, ohne sich darüber Gedanken zu machen, warum gehupt wurde oder um was für ein Auto es sich handelt. Er hört das Surren eines Computers, ohne an die noch zu erledigenden Schriftstücke zu denken. Und er hört das Rauschen der Bäume, ohne an Urlaub oder Umweltschutz zu denken. Der Patient sollte sich bei der 5-Sinne-Achtsamkeit zu jedem Zeitpunkt nur mit der Wahrnehmung des Sinnesreizes beschäftigen. Jede Form von Achtsamkeit ist eine konzentrierte Form der Wahrnehmung, sodass der Patient die ganze Zeit intensiv mit der Wahrnehmung beschäftigt ist. Er sollte also bei den Achtsamkeitsübungen nicht müde werden oder in Gedanken abschweifen. Das Auftreten von bewertenden Gedanken wird vom Therapeuten normalisiert, und der Patient lernt, diese Gedanken wahrzunehmen, sie vorüberziehen zu lassen und sich dann wieder der Wahrnehmung des Sinnesreizes zu widmen.

Diese Form der Achtsamkeit wird bei einer hohen emotionalen Intensität bzw. einer hohen Grundanspannung (zwischen 50 und 70% auf dem Emotionsbarometer, s. Übungsblatt 6, S. 350) mit dem Ziel eingesetzt, den weiteren Anstieg der Emotionsintensität zu verhindern bzw. eine hohe Grundanspannung zu reduzieren (s. Kap. 8.4). Sie sollte insbesondere dann eingesetzt werden, wenn die unmittelbare Belastung durch das emotionale Erleben so groß ist, dass eine weitere Zuwendung zu dem eigenen emotionalen Erleben unerträglich wird, das heißt die Gefahr der Instabilität des Patienten steigen würde.

Dem Patienten sollten zu Beginn der Sinn und Zweck der 5-Sinne-Achtsamkeit und die Notwendigkeit ihres wiederholten Übens verdeutlicht werden. Außerdem ist es für den Patienten besonders wichtig zu wissen, dass er vor allem zu Beginn des Einübens der 5-Sinne-Achtsamkeit immer wieder bewertende Gedanken haben bzw. abgelenkt sein wird und dass dies auch bei fortgeschrittener Übung vollkommen normal ist. Insbesondere sehr selbstunsichere und perfektionistische Patienten neigen dazu, sich beim Auftreten von Bewertungen oder Ablenkungen selbst massiv abzuwerten und die Übung abzubrechen. Selbst wenn der Patient also hundert Mal gedanklich abschweift, so kehrt er eben hundert Mal zur achtsamen Wahrnehmung zurück (Lammers u. Stiglmayr 2004) (Abb. 6-1).

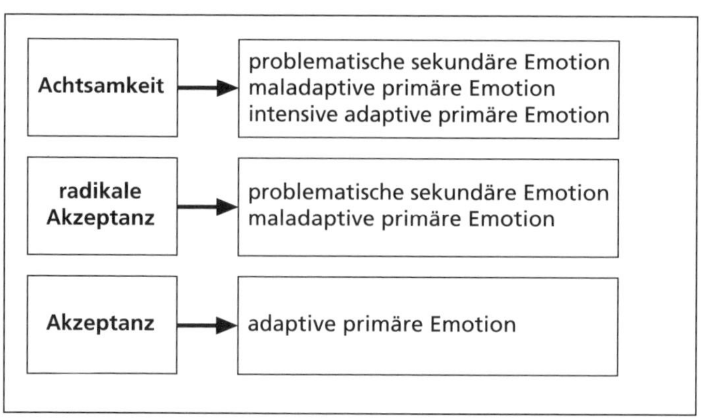

Abb. 6-1 Einsatz und Akzeptanz im Umgang mit Emotionen

Praxis

7 Erlebnisorientierte Emotionsarbeit – emotionsbezogene Therapie von stabilen Patienten

Fallbeispiel für die erlebnisorientierte emotionsbezogene Therapie

Frau B. kommt mit Panikattacken zur Therapie. Nachdem sie unter einer Kognitiven Verhaltenstherapie eine deutliche Besserung erlebt, rücken ihre hohe Grundanspannung und ihre perfektionistischen Verhaltensweisen in den Fokus der Therapie. Es wird deutlich, dass sie bereits in den letzten Jahren immer wieder Ängste gehabt hatte, die sich jedoch nach Erholungsphasen wieder legten. Diese Ängste seien insbesondere immer wieder in Verbindung mit einem geringfügigen Scheitern ihrer perfektionistischen Tendenzen aufgetreten.

Um diese Ängste besser zu verstehen und sie daraufhin zu überprüfen, ob es sich hierbei um eine sekundäre Emotion handelt, wird in einer erlebnisorientierten Therapiesequenz im Rahmen einer Imagination eine Situation von der Patientin aktiviert, in der sie eine Arbeit nur halbfertig abgeben konnte. Hierbei erlebt sie, wie in der Vergangenheit, starke Ängste. Als der Fokus der Imagination auf das zuerst auftretende Gefühl in der betreffenden Situation gelenkt wird, kommt auf einmal ein Gefühl von Einsamkeit bei der Patientin auf. Sie fühlt sich wie in einer schwarzen Gruft, wo sie endlos bei vollkommener Dunkelheit ausharren müsse. Auf die Aktivierung dieser Emotion reagiert die Patientin mit einer starken Unsicherheit und großem Unbehagen.

Dieses Gefühl von Einsamkeit kann die Patientin unter Anleitung des Therapeuten bis in ihre Kindheit zurückverfolgen, in der sie unter der Ablehnung und ständigen Kritik ihres Vaters gelitten hatte. Diese Haltung ihres Vaters hat bei der Patientin immer wieder Einsamkeitsgefühle hervorgerufen, insbesondere wenn sie den Wünschen und Vorstellungen ihres Vaters nicht entsprach. Die Patientin hat dann frühzeitig gelernt, diese belastende Emotion durch eine hohe Leistungsbereitschaft und Perfektionismus zu vermeiden. Solange sie erfolgreich und perfekt sein konnte, erlebte sie diese Einsamkeit nicht mehr, da sie hierfür vom Vater gelobt bzw. in Frieden gelassen wurde. Als Erwachsene erlebt Frau B. bei geringfügigen Misserfolgen bzw. in Situationen, in denen sie kritisiert wird, automatisch die alte, belastende Emotion von Einsamkeit. Deshalb reagierte sie zunehmend mit Angst auf diese Misserfolge bzw. Kritik.

Die Zunahme dieser Ängste bis hin zur Panikattacke erklärten sich einerseits aus einer höheren Anforderung in ihrer Arbeit mit einer zunehmenden Erschöpfung, da sie durch einen immer höheren Arbeitseinsatz versucht hatte, ihren Perfektionismus aufrecht zu erhalten. Andererseits hat Frau B. seit mehreren Jahren eine belastende Beziehung zu einem Mann, der, ähnlich wie ihr Vater, ihr häufig kritisch und ablehnend gegenübersteht.
In imaginativen, erlebnisorientierten Sequenzen wird das Gefühl von Einsamkeit aktiviert und nach angemesseneren Gefühlen und Reaktionen auf den Einfluss ihres Vaters gesucht. Hierbei kann Frau B. zunehmend Gefühle von Ärger und Ekel gegenüber ihrem Vater erleben, die u. a. durch das Verständnis und die Normalisierung dieser Gefühle durch den Therapeuten gefördert werden. Mithilfe von Emotionsanalysen identifiziert Frau B. die Einsamkeitsgefühle in ihrem Alltag und fängt an, wann immer es situativ gerechtfertigt scheint, bewusst alternative Emotionen wie zum Beispiel ein Protestgefühl oder angemessenen Ärger zu aktivieren. Außerdem wird an ihrem selbstabwertenden Schema gearbeitet, das sich in Form von generalisierenden selbstabwertenden Gedanken („Ich bin wirklich schlecht und dumm") äußert. Unter Verwendung der 1- und 2-Stuhl-Technik kann die Patientin ihren Ärger gegenüber ihrem Vater und eine Protesthaltung gegenüber ihren eigenen selbstabwertenden Gedanken erleben und ausbauen.
Diese adaptive Emotion von Ärger bzw. das Protestgefühl und eine selbstbewusstere Haltung übt Frau B. dann alltäglich in ihrem Ausdruck und ihrem Verhalten. Das Erleben und der Ausdruck dieser Gefühle treten zunehmend an die Stelle der Gefühle von Einsamkeit. Insbesondere in ihrer Beziehung kann die Patienten zunehmend auf die abwertende und kritische Haltung ihres Freundes mit Ärger und Protest reagieren. Außerdem kann Frau B. ihr perfektionistisches Ideal infrage stellen und zugunsten eines angemesseneren Umgangs mit Arbeitsanforderungen zurückstellen.

7.1 Therapieziele der erlebnisorientierten Therapie von Emotionen

Der emotionsphobische Konflikt

Die erlebnisorientierte Therapie konzentriert sich auf Patienten, deren psychische Beschwerden wesentlich auf die Vermeidung oder das Bekämpfen von belastenden **primären Emotionen** zurückzuführen sind. Die Patienten leiden also an einem **emotionsphobischen Konflikt**, was wir ausführlich in Kapitel 4 sahen. Diese primären Emotionen (z. B. Angst, Traurigkeit, Minderwertigkeit, aber auch Stolz, Sehnsucht nach Geborgenheit u.v.a.), die Ausdruck eines emotionalen Schemas sind, werden wegen ihres negativen Charakters oder der befürchteten Konsequenzen vermieden bzw. bekämpft. Allerdings führen die emotionsphobischen **Bewältigungsschemata** bei den Patienten zu keiner dauerhaften Entlastung bzw. Besserung, sondern zu psychischen Belastungen, u. a. in Form von **sekundären Emotionen**. Der Patient kann also mithilfe seines Bewältigungsschemas das Erleben seiner quälenden primären Emotionen wie Angst, Scham oder Traurigkeit vermeiden. Dafür bewirkt sein dysfunktionales Bewältigungsschema aber bei ihm vielleicht Einsamkeit, Wutausbrüche oder Schuldgefühle, also belastende sekundäre Emotionen. Diese mangelnde Fähigkeit zu einer angemessenen und hilfreichen Bewältigung von belastenden primären Emotionen zeichnet letztlich viele Patienten mit einer psychischen Störungen aus. Gesunde Menschen hingegen haben entweder keine intensiven belastenden primären Emotionen oder sie haben für diese Emotionen ein adaptives, das heißt nichtsymptomatisches Bewältigungsschema gefunden.

Beispiel eines funktionalen Bewältigungsschemas für eine belastende primäre Emotion

Aufgrund von frühen negativen Beziehungserfahrungen in der Kindheit und partnerschaftlichen Enttäuschungen hat Frau S. eine primäre maladaptive Emotion von Angst in engen partnerschaftlichen Beziehungen. Als Bewältigungsschema für diese Angst hat sie ein großes Maß an Eigenständigkeit entwickelt und sich hierdurch die Möglichkeit eines Lebens auch ohne Partnerschaft geschaffen. Eine neue Partnerschaft hat sie vor einiger Zeit begonnen, lässt diese aber langsam angehen und achtet besonders auf Verlässlichkeit bei ihrem Partner. Ihre Selbstständigkeit hilft ihr hierbei, sodass sie keine Angst vor einem Beziehungsabbruch haben muss. Durch ihre Art der Bewältigung ihrer primären Emotion Angst schafft es die Patientin, dennoch eine befriedigende Beziehung einzugehen und damit eine korrigierende Erfahrung bezüglich ihrer Angst zu machen.

Bei anderen Patienten hingegen findet man jedoch dysfunktionale Bewältigungsschemata zum Umgang mit der belastenden primären Emotion (s. folgendes Beispiel). Diese dysfunktionalen Bewältigungsschemata bzw. deren sekundäre Emotion werden selbst zu einem Problem, das heißt, sie führen zu psychischen Beschwerden.

Beispiel eines dysfunktionalen Bewältigungsschemas für eine belastende primäre Emotion

Aufgrund von frühen negativen Beziehungserfahrungen und partnerschaftlichen Enttäuschungen hat Frau M. eine primäre maladaptive Emotion von Angst in engen partnerschaftlichen Beziehungen. Das wesentliche Bewältigungsschema für die primäre Emotion Angst besteht in einem diese Emotion bekämpfenden Bewältigungsschema, das mit einem hohen Maß an Ärger (sekundäre Emotion) einhergeht. Wann immer sich die Patientin in einer Beziehung ängstlich oder unsicher fühlt, reagiert sie mit Ärger, Wut und offener Aggressivität. Daher enden die Beziehungen der Patientin wegen massiver Streitigkeiten regelmäßig nach kurzer Zeit. Diese ärgerlich-aggressive Haltung zeigt die Patientin auch im beruflichen Bereich, sodass sie mittlerweile sowohl beruflich als auch privat zunehmend vereinsamt ist und depressive Symptome entwickelt hat.

Die Möglichkeiten der phobischen Vermeidung von belastenden Emotionen und hierdurch entstehenden psychischen Symptomen sind vielfältig (s. auch Kap. 4). Im Folgenden sind einige klinische Beispiele aufgeführt, um einen Eindruck von dem Grundkonflikt zu vermitteln.

Ein Patient vermeidet sein Minderwertigkeitsgefühl (maladaptive primäre Emotion) durch einen sozialen Rückzug (Bewältigungsschema: Vermeidung), der wegen des damit einhergehenden Verlustes an Kontakten Einsamkeit und Traurigkeit (sekundäre Emotion) provoziert.

Eine Patientin vermeidet ihre Verlassenheitsängste in der Partnerschaft (maladaptive primäre Emotion) durch harmonisierendes Verhalten (Bewältigungsschema: Vermeidung). Wenn dieses Verhalten frustriert wird, reagiert die Patientin mit einer agoraphobischen Angst (Angst als sekundäre Emotion).

Ein Patient bekämpft seine Schamgefühle (maladaptive primäre Emotion) durch eine ständige Selbstabwertung (Bewältigungsschema: Bekämpfung), was zu einer zunehmenden psychischen Instabilität mit Aggressivität und Selbsthass (sekundäre Emotion) führt.

Eine Patientin vermeidet die Wahrnehmung der konkurrierenden adaptiven primären Emotionen von Ärger einerseits und Einsamkeit andererseits in Bezug auf ihre unbefriedigende Beziehung. Der soziale Rückzug und die Passivität der Patientin (Bewältigungsschema: Vermeidung) gehen mit Selbstmitleid und Traurigkeit einher (sekundäre Emotionen).

Indikation und Kontraindikation für die erlebnisorientierte Arbeit an Emotionen

Die Indikation für die erlebnisorientierte therapeutische Arbeit an Emotionen ergibt sich aus der Existenz eines emotionsphobischen Konflikts. Ob ein solcher vorliegt, kann aber erst durch eine genaue Exploration des Patienten und eine Aktivierung seiner belastenden Emotionen ermittelt werden. Eine grundsätzliche Frage zur Überprüfung der Indikation eines erlebnisorientierten emotionsbezogenen Vorgehens ist, ob und inwieweit das sichtbare, symptomatische Verhalten des Patienten als Bewältigungsschema (z. B. Vermeiden, soziales Rückzugsverhalten, aggressives Verhalten) oder als Ergebnis des Bewältigungsschemas (sekundäre Emotionen, z. B. von Angst, Ärger oder Traurigkeit) für belastende primäre Emotionen aufzufassen ist. Bei vielen Patienten kann man einen solchen emotionsphobischen Konflikt als wesentliche Bedingung ihrer psychischen Symptomatik feststellen. Hierzu gehören u. a. Patienten mit:

- Angststörungen
- Depressionen
- Anpassungsstörungen
- Persönlichkeitsstörungen bzw. -akzentuierungen
- partnerschaftlichen Problemen und anderen psychischen Problemen

Da die erlebnisorientierte Arbeit an Emotionen insbesondere in einer Stimulation des emotionalen Erlebens besteht, müssen Patienten den möglichen emotionalen Belastungen gewachsen, das heißt **stabil** sein. **Instabile Patienten** erleben unterregulierte, intensive Emotionen von Ärger, Wut, (Selbst-)Hass und eine hohe emotionale Anspannung. Bei diesen Patienten besteht bei einer erlebnisorientierten Therapie die besondere Gefahr von selbst- oder fremdschädigenden und sogar suizidalen Verhaltensweisen als dysfunktionale Lösungsversuche für die intensiven Emotionen. Mit zunehmender Instabilität des Patienten sollte deshalb eher ein strukturiertes, kognitiv und behavioral fokussiertes Vorgehen bei der emotionsbezogenen Arbeit im Sinne des **Emotionsmanagements** angewendet werden (s. Kap. 8).

Kontraindikation für die erlebnisorientierte emotionsbezogene Therapie

- schwere Achse-I-Störungen (z. B. Depression, Psychose, PTBS)
- suizidale und/oder selbstschädigende Tendenzen
- unkontrollierbare Impulsivität oder Aggressivität
- reduzierte selbstregulatorische Fähigkeiten
- im Vordergrund stehende Suchtproblematik
- instabiler Kontakt zum Therapeuten
- Neigung zur Dissoziation
- kein ausreichender Wunsch nach Veränderung

Die therapeutischen Schritte der erlebnisorientierten Therapie von Emotionen

Die Ziele der erlebnisorientierten Therapie kann man nach Greenberg (2002) grundsätzlich in einem zweistufigen therapeutischen Prozess zusammenfassen, dessen erste Stufe eher klärungsorientiert ist, während die zweite Stufe dem Prinzip der Bewältigungsorientierung folgt.

- **klärungsorientierte Stufe**
  - Emotionen wahrnehmen, beschreiben, verstehen und akzeptieren können
  - die schematische Struktur des emotionalen Erlebens (primäre vs. sekundäre, adaptive vs. maladaptive Emotionen) und das Bewältigungsschema bezüglich der belastenden primären Emotion erkennen
- **bewältigungsorientierte Stufe**
  - Regulation des Bewältigungsschemas und der sekundären Emotionen
  - Exposition, Desensitivierung und (Radikale) Akzeptanz der vermiedenen primären Emotion
  - primäre adaptive Emotion angemessen ausdrücken bzw. in Handlungen umsetzen können
  - maladaptive Emotion regulieren und in adaptive Emotion umwandeln können

Diese beiden Stufen der emotionsbezogenen Therapie werden für stabile Patienten in diesem Kapitel und für instabile Patienten in Kapitel 8 ausführlich dargestellt. Die effektive therapeutische Arbeit an Emotionen besteht in einer angemessenen Kombination von erlebnisorientierter Emotionsaktivierung und dem Erlernen einer angemessenen Emotionsregulation mit kognitiven und behavioralen Strategien. Letztlich sollten die Stabilität und die Möglichkeit zur angemessenen Emotionsregulation immer das oberste Primat jedweder therapeutischen Intervention sein.

7.2 Übersicht der therapeutischen Interventionen

Im Folgenden werden die Inhalte der einzelnen Unterziele der erlebnisorientierten Emotionsarbeit skizziert. Hierbei gilt grundsätzlich, dass die Unterziele in der Therapie nicht im geschilderten Ablauf streng nacheinander abgearbeitet werden müssen. Vielmehr können sich verschiedene Ziele durchaus miteinander vermischen und einzelne Schritte auch wiederholt durchlaufen werden.

Die therapeutische Beziehung

Eine empathische, validierende und echte Haltung seitens des Therapeuten ist die wesentliche Grundvoraussetzung für die erlebnisorientierte Therapie. Nur unter dieser Bedingung kann der Patient ein intensives Erleben seiner konflikthaften Emotionen, einen offenen Umgang mit diesen Emotionen und damit deren Korrektur zulassen. Außerdem ist die therapeutische Beziehung bereits eine grundlegende therapeutische Intervention. Sie vermittelt dem Patienten eine Normalisierung und Akzeptanz hinsichtlich seiner bislang vermiedenen oder bekämpften Emotionen, da diese in der Regel auf negative interaktionelle Erfahrungen zurückzuführen sind (Scham, Schuld, Einsamkeit, Angst usw.). Der positive und wertschätzende therapeutische Kontakt bietet demnach eine wesentliche Korrektur für selbstabwertende Schemata des Patienten, die häufig die Ursache für dessen belastende Emotionen sind.

Förderung des Erlebens von Emotionen

In diesem Kapitel kommen die wesentlichen Techniken zur Aktivierung des emotionalen Erlebens des Patienten innerhalb und außerhalb der Therapie zur Darstellung. Zu diesen Techniken gehören u. a. die Imagination, das Rollenspiel und die Fokussierung auf Körperwahrnehmungen. Diese Techniken sind das therapeutische Rüstzeug, um erlebnisorientiert mit dem Patienten arbeiten zu können.

Einstieg in die erlebnisorientierte Therapie von Emotionen

Mit dem Patienten werden seine typischen Konfliktsituationen und die hierbei auftretenden Emotionen thematisiert. Anhand dieser Situationen wird das erlebnisorientierte Vorgehen im Sinne der Aktivierung der sekundären Emotion, der Identifikation des Bewältigungsschemas und der vermiedenen primären Emotion begonnen.

Bearbeitung der Bewältigungsschemata – die sekundären Emotionen

Über die Identifikation der sekundären Emotion und deren Entstehungsbedingung gelangt man zu der hierdurch vermiedenen adaptiven oder maladaptiven primären Emotion. Dieses Vorgehen beinhaltet eine Darstellung des Bewältigungsschemas für die primäre Emotion.

Über eine Psychoedukation wird dem Patienten ein grundsätzliches Verständnis für die Bedeutung und die Eigenschaften von Emotionen vermittelt. Patienten können hierüber ein angemessenes Verhältnis zu ihren Emotionen entwickeln. Außerdem lernen die Patienten zu verstehen, dass viele ihrer sekundären Emotionen, Handlungen und Kognitionen zur Vermeidung des Erlebens von subjektiv als unangenehm bzw. problematisch empfundenen Emotionen dienen. Der Patient lernt korrigierende und regulierende Strategien in Bezug auf sein Bewältigungsschema und die belastende sekundäre Emotion. Somit kann er zunehmend seine sekundäre Emotion und die dazugehörenden kognitiven und behavioralen Strategien im Rahmen des Bewältigungsschemas erkennen, sich von ihnen distanzieren und ihr Auftreten regulieren (Emotionsregulation der sekundären Emotion).

Identifikation und Erleben von primären Emotionen

Da der Patient eine bestimmte primäre Emotion bislang vermieden hat, geht die Wahrnehmung dieser Emotion in der Regel mit Unsicherheit, Anspannung, Irritation und Angst einher. Die Erfahrung, bislang gefürchtete und deshalb vermiedene Emotionen erleben und aushalten zu können, ist ein wichtiger Schritt in der erlebnisorientierten Emotionsarbeit. Hierdurch erfolgt eine Desensitivierung bezüglich dieser Emotion, was sich in Form einer reduzierten Intensität der Emotion und einer Abnahme von Angst und Anspannung bei deren Erleben bemerkbar macht (Emotionstoleranz). Der Patient kann dann lernen, mit den belastenden Emotionen kompetent umzugehen, sie zu regulieren bzw. sie in einen angemessenen Ausdruck und Verhalten umzusetzen. Hierzu ist entscheidend, dass der Patient seine primäre Emotion danach zu beurteilen lernt, ob sie angemessen und hilfreich (also adaptiv) oder unangemessen und nicht hilfreich (maladaptiv) ist.

Therapeutische Arbeit an adaptiven und maladaptiven primären Emotionen

Maladaptive Emotionen sind weder angemessen noch sinnvoll und müssen daher in der Therapie regulierend verändert werden. Deshalb lernt der Patient in der Therapie zunächst, gegenüber dieser maladaptiven Emotion eine distanzierte und korrigierende Haltung einzunehmen. Dann wird das Erleben einer alternativen adaptiven Emotion bei gleichzeitiger Intensitätsreduktion der maladaptiven Emotion angestrebt.

Hat ein Patient auf der anderen Seite bislang eine adaptive primäre Emotion vermieden oder bekämpft, dann werden jetzt die Akzeptanz und Normalisierung dieser adaptiven primären Emotion sowie deren angemessene Umsetzung in Ausdruck und Verhalten gefördert. Emotionen haben einen hohen motivationalen Wert vor dem Hintergrund individueller Bedürfnisse mit einer potenziell adaptiven Handlungsdisposition, die erkannt und gefördert werden sollte.

Korrektur selbstabwertender Prozesse

Als Grundlage der Vermeidung von adaptiven primären Emotionen findet sich bei Patienten häufig ein ausgeprägter selbstabwertender Prozess, der sich in Form von maladaptiven primären Emotionen von z. B. Scham und Minderwertigkeit („Ich bin schlecht"), Angst und Furcht („Ich bin schwach und hilflos") oder Einsamkeit und Traurigkeit („Ich bin verlassen und schutzlos") äußert. Diese Selbstabwertung lässt viele adaptive primäre Emotionen für den Patienten als bedrohlich bzw. nicht (er) lebbar erscheinen, weshalb diese vermieden werden. In solch einem Fall sollte die selbstabwertende Haltung in die Richtung einer angemessenen und gesunden Selbstbewertung korrigiert werden, damit die adaptiven Emotionen angemessen erlebt und gelebt werden können.

Soweit der Überblick der einzelnen Schritte und Ziele der erlebnisorientierten emotionsbezogenen Therapie. Bevor die praktischen Schritte der Therapie in anschaulicher Form dargestellt werden, wird die Grundlage jeglicher emotionsbezogener Therapie, die positive therapeutische Beziehung, erläutert.

7.3 Die therapeutische Beziehung

Um sich den Stellenwert der therapeutischen Beziehung für die emotionsbezogenen psychotherapeutischen Strategien zu verdeutlichen, muss man sich in die emotionale Problematik des Patienten hineinversetzen (was bereits der erste Schritt in Richtung Empathie und damit eine positive Gestaltung der therapeutischen Beziehung darstellt). In der Regel wehrt sich der Patient gegen die Wahrnehmung und das Erleben seiner Emotionen. Aus lebensgeschichtlichen Gründen können nämlich sowohl negative als auch positive Emotionen für den Patienten sehr unangenehm und belastend sein (die Ausdrücke „negativ" und „positiv" beziehen sich hier nur auf die grundsätzliche Qualität der Emotion und stellen keine Bewertung im Sinne der Adaptivität oder Maladaptivität dar). Der Patient hat für diese Emotionen weder einen passenden Ausdruck noch einen hilfreichen, angemessenen Umgang, weshalb er auf sein emotionales Erleben mit einem Bewältigungsschema reagiert. Zum anderen hat der Patient diese Emotionen im Rahmen von sozialen Kontakten gelernt, wo er abgewertet, vernachlässigt, beschämt oder missbraucht wurde. Somit stellen Kontaktsituationen und insbesondere sehr nahe Beziehungen wie mit einem Therapeuten einen wesentlichen Auslöser für diese Emotionen dar.

Als Therapeut muss man deswegen davon ausgehen, dass die belastenden Emotionen des Patienten bereits durch den therapeutischen Kontakt aktiviert werden. Dies äußert sich auch darin, dass sich der Patient gegenüber dem Therapeuten zum Beispiel minderwertig fühlt, Angst vor ihm hat, ärgerlich auf ihn ist, zärtliche

Gefühle ihm gegenüber hat oder sich ihm gegenüber unsicher und hilflos fühlt. Die Motivation des Patienten, diese Emotionen in der Psychotherapie zu empfinden, zu zeigen und an ihnen zu arbeiten, hängt davon ab, ob er sich vom Therapeuten verstanden, gewertschätzt und unterstützt fühlt. Dies heißt, dass der Patient für seine emotionsbezogene Arbeit vom Therapeuten Empathie, Verständnis und Validierung zur Veränderung braucht.

Im Rahmen einer guten therapeutischen Beziehung sollte man den Patienten aber auch nicht unterfordern. Anzeichen von mittlerer Anspannung, Peinlichkeit usw. seitens des Patienten sind in der Regel kein Anlass, nicht mehr nach einem emotionalen Erleben zu fragen bzw. es fortgesetzt zu stimulieren. Durch eine zu große Vorsicht hinsichtlich der emotionalen Anspannung des Patienten würde der Therapeut die emotionsphobische Haltung des Patienten unterstützen.

Empathie und Validierung

Im Rahmen der erlebnisorientierten emotionsbezogenen Psychotherapie muss der Therapeut lernen, auf die Emotionen des Patienten mit der Haltung der Empathie, Validierung, Echtheit und Kongruenz zu reagieren. Diese Haltung, welche den Grundprinzipien der **Gesprächspsychotherapie** entspricht (Biermann-Ratjen et al. 1997), gibt dem Patienten einen sicheren und akzeptierenden Rahmen, um seine problematischen Emotionen intensiver erleben und auch gegenüber dem Therapeuten äußern zu können. Sieht sich ein Patient im therapeutischen Kontakt nicht akzeptiert, wenig verstanden und spürt er in Bezug auf sein emotionales Erleben wenig Empathie seitens des Therapeuten, dann wird er weiterhin versuchen, seine Emotionen zu vermeiden oder zu bekämpfen. Somit hat der therapeutische Kontakt eine zentrale Bedeutung für das emotionale Erleben des Patienten und seine Veränderungsmöglichkeiten in der emotionsbezogenen Therapie.

Darüber hinaus hat die therapeutische Beziehung alleine bereits eine potenziell positiv korrigierende Wirkung auf die emotionale Problematik des Patienten. In der Regel wertet sich der Patient ständig selbst ab, schämt sich für bestimmte Emotionen oder ängstigt sich vor diesen. Diese selbstabwertende Haltung ist darauf zurückzuführen, dass der Patient in seiner Lerngeschichte von wichtigen Bezugspersonen eine tief greifende Abwertung, Missbrauch, emotionale Vernachlässigung oder Kritik erfahren hat. Der emotionsphobische Konflikt des Patienten beruht also, wie wir bereits sahen, häufig auf einem selbstabwertenden Schema (s. weiter unten bzw. Kap. 4). Da die therapeutische Beziehung ein Trigger für diese Emotionen ist (Übertragungssituation), kann der positive Kontakt zu einem empathischen und validierenden Therapeuten eine Beziehungserfahrung sein, die eine grundlegend korrigierende Wirkung auf diese Selbstabwertung hat. Dies wird u. a. als Reparenting, den limitierten Ersatz der Elternfunktion, bezeichnet (siehe weiter unten). Der Patient macht in Bezug auf seine ursprüngliche Beziehung zu seinen Eltern im Kontakt zum Therapeuten eine gegenläufige positive Erfahrungen.

Auf die beiden therapeutischen Strategien der Empathie und der Validierung werden wir im Folgenden etwas genauer eingehen.

Empathie

Den Begriff und die Technik der Empathie kann man als **Einfühlen** beschreiben. Der Therapeut lässt sich von den sichtbaren Gefühlsregungen des Patienten anstecken und erlebt eine Gefühlssübertragung. Dies führt dazu, dass der Therapeut die Emotion bzw. Stimmung des Patienten bei sich selbst erleben und somit ein tieferes Verständnis für den Patienten aufbringen kann. Dieser empathische Prozess kann über das reine Empfinden von Emotionen und Stimmungen hinausgehen und zum Beispiel mit dem Erinnern eigener entsprechender Erlebnisse des Therapeuten verknüpft sein. Außerdem geht die Empathie mit einem aktiven Prozess des Verstehens des Gefühlten einher. Die Emotion des Patienten wird vom Therapeuten vor dem Hintergrund der individuellen Lebensgeschichte des Patienten und seiner Bedürfnisse interpretiert. So versucht der Therapeut die Bedeutung etwa von Angst im Rahmen wesentlicher Beziehungserfahrungen des Patienten und/oder einer derzeitigen Bedrohung seines Bedürfnisses nach Beziehungsstabilität zu verstehen (Sachse 1996). Die Kombination aus Empathie und Verstehen kann man auch mit dem anschaulichen Begriff des **einfühlenden Verstehens** wiedergeben.

Eine echt empfundene Empathie und ein tiefes Verständnis für den Patienten erhält ihre ganze Wirkung aber nur dann, wenn der Patient von diesen beiden Prozessen beim Therapeuten auch tatsächlich etwas wahrnehmen kann! Daher sind ein Training des Ausdrucks von Empathie und die aktive Mitteilung des empathisch Verstandenen seitens des Therapeuten sehr wichtig für die therapeutische Beziehung. Nur so kann sich der Patient verstanden und akzeptiert fühlen.

Patient: „Als ich abends nach Hause kam, war die Wohnung kalt und leer, und ich habe mich dann sofort ins Bett gelegt und versucht, zu schlafen."
Therapeut: „So wie Sie das berichten, löst das bei mir ein Gefühl von Einsamkeit aus. Kann es sein, dass Sie sich in diesem Moment einsam gefühlt haben?"

Die empathischen und verstehenden Bemühungen des Therapeuten können sich auch auf andere Aspekt der Situation beziehen. Eine alternative empathische Reaktion könnte so aussehen:

Therapeut: „Diese Situation scheint für Sie so unerträglich gewesen zu sein, dass Sie ihr durch einen Rückzug ins Bett aus dem Weg gegangen sind."

Oder so:

Therapeut: „Dieses Gefühl der Einsamkeit scheinen Sie aus Ihrer Kindheit zu kennen."

Natürlich ist das Empfinden von Empathie sehr stark an die Persönlichkeit des Therapeuten und an ein entsprechendes Training in seiner psychotherapeutischen Ausbildung gekoppelt. Dennoch kann die Beachtung einiger praktischer Strategien hilfreich sein, um empathische Prozesse bei sich zu fördern.

Praktische Strategien zur Förderung der Empathie

- Beiseite-Schieben von vorgefertigten Standardannahmen und Strategien in Bezug auf den Patienten
- Kontakt aufnehmen mit der inneren Welt des Patienten
- Nacherleben der inneren Welt bzw. der Erlebnisse des Patienten
- Auswahl der emotionalsten bzw. wichtigsten Erlebnisse
- Fokussierung auf diese Erlebnisse und deren Wiedergabe mit eigenen Worten

Für eine ausführliche Darstellung von Strategien der Empathie und Verstehens seien praxisorientierte Lehrbücher der Gesprächspsychotherapie empfohlen (Finke 2004).

Validierungsstrategien

Eine andere wichtige Technik der Gestaltung der therapeutischen Beziehung ist die so genannte Validierung, die man auch als **Wertschätzung des Erlebens und Handelns des Patienten** beschreiben kann. Da Patienten in der Regel ihre belastenden Emotionen ablehnen, bekämpfen oder vermeiden, ist es wichtig, dass der Therapeut hier eine korrigierende Haltung einnimmt. Diese besteht im Wesentlichen in einer Akzeptanz und Wertschätzung der problematischen Emotionen. Die belastenden Emotionen werden als nachvollziehbar und im Rahmen des individuellen Werdegangs und Erlebens als berechtigt herausgestellt. Eine gute Validierung geht häufig mit der Technik der (Radikalen) Akzeptanz einher, die eingehender in Kapitel 6 beschrieben wurde.

Patient: „Wenn ich einen Fehler mache, dann fühle ich mich minderwertig und traurig."
Therapeut: „Das sind sicherlich sehr unangenehme Gefühle, die sie in dem Moment empfinden. Aber wenn ich mich an das erinnere, was Sie mir über die strenge Art Ihres Vaters erzählt haben, dann kann ich diese Gefühle sehr gut verstehen."

Auch für die Validierung von Emotionen gibt es einige praktische Strategien, die in der Therapie hilfreich sein können.

Praktische Strategien der Validierung von Emotionen

- der Erkundung von Emotionen zeitlich einen großen Raum geben
- aktive und empathische Exploration von Emotionen (z. B. Fragen nach Körperempfindungen, Gedanken, Handlungstendenzen)
- Wahrnehmung und Thematisieren von emotionalem Verhalten
- Ergänzungen und Deutung von Emotionen (z. B.: „Könnte es sein, dass …"; Erwähnen verschiedener Möglichkeiten)
- (Radikale) Akzeptanz der Existenz auch belastender und maladaptiver Emotionen seitens des Therapeuten (z. B. vermitteln, dass diese Emotionen Sinn machen und dass auch belastende Emotionen einen Grund und eine Berechtigung haben)

Die Bedeutung dieser Art der empathischen und validierenden Beziehungsgestaltung kann gar nicht ausreichend betont werden, denn sie stellt die Basis jeglicher Art emotionaler Veränderung in der Therapie dar. Wann immer der Therapieprozess ins Stocken gerät, sollte sich der Therapeut die Entwicklung der Beziehungsgestaltung ansehen, damit er eine diesbezügliche Unsicherheit bzw. Abwehrstrategie des Patienten nicht übersieht. Es empfehlen sich daher regelmäßige Videoaufnahmen von therapeutischen Sitzungen sowie Supervisionen, um diesen Aspekt auch objektiv erfassen zu können.

Patientin: „Eigentlich komme ich sehr gut damit klar, dass mein Mann so viel unterwegs ist und wenig Zeit für mich hat …" (mit etwas belegter Stimme) „Naja, vielleicht ist er manchmal etwas zu viel weg."
Therapeut: „Hmm, Sie vermissen dann Ihren Mann. Und Sie würden ihn gerne häufiger bei sich haben." (Verstehen)
Patientin: „Ja, irgendwie haben Sie schon Recht. Manchmal sitze ich zu Hause und frage mich, warum ich immer alleine sein muss!"
Therapeut: „Ja, das kann ich wirklich gut nachvollziehen." (Validierung) „Wenn ich mir das vorstelle, kommt in mir ein ganz einsames Gefühl hoch. Und irgendwie auch Ärger." (Empathie)
Patientin: „Ja, ich bin dann total einsam und hilflos."
Therapeut: „Kann es sein, dass Sie diese Hilflosigkeit auch etwas ärgerlich macht, oder ist das nur mein Empfinden bei Ihrer Schilderung?" (Empathie)
Patientin: „Hmmm, ja vielleicht ist da auch Ärger. Aber ich habe den Eindruck, dass ich Schwierigkeiten habe, diesen Ärger auch zuzulassen."
Therapeut: „Ja, ich habe auch den Eindruck, dass Sie diesen Ärger noch vermeiden. Dabei ist es ganz angemessen, ärgerlich zu sein, wenn der Partner einen so häufig alleine lässt." (Validierung)

Empathische Konfrontation

Die empathische und validierende Grundhaltung des Therapeuten ist auch deshalb von zentraler Bedeutung, weil der Therapeut den Patienten im Laufe der Therapie mit kritischen Gesichtspunkten zu seinen Ansichten bzw. Einstellungen oder der Notwendigkeit von schmerzhaften Veränderungen konfrontieren muss. Diese Konfrontation mit neuen, zum Teil unangenehmen Aspekten wird für den Patienten aber nur dann erträglich und sinnvoll sein, wenn er sich auch hier grundsätzlich vom Therapeuten verstanden, akzeptiert und unterstützt fühlt. Man kann diesbezüglich von der Notwendigkeit einer **empathischen Konfrontation** des Patienten durch den Therapeuten sprechen. Der Therapeut zeigt dem Patienten Verständnis für dessen emotionales Leiden, orientiert ihn aber gleichzeitig auf eine notwendige Veränderung seines emotionalen Erlebens hin.

Therapeut: „Wir haben jetzt gesehen, dass Ihre Aggressivität immer dann auftritt, wenn Sie sich abgewertet und missachtet fühlen. Nun ist Ihre diesbezügliche Empfindlichkeit vollkommen verständlich, wenn ich mir ansehe, wie wenig Beachtung, ja sogar Verachtung Sie seitens Ihres Vaters erfahren haben. Das ist wirklich ein wunder Punkt von Ihnen, und es hat Ihnen auch nie jemand geholfen, mehr Selbstbewusstsein aufzubauen. Im Gegenteil, Sie mussten sich immer alleine durchkämpfen. Ihre Aggressivität ist aber ein denkbar ungünstiger Weg, mit dieser dauerhaften Verletzung fertig zu werden, sie stürzt Sie eigentlich nur noch weiter ins Unglück, da viele Menschen Sie deswegen meiden. Auch wenn dies nicht einfach sein wird, aber ich denke, es ist Zeit, dass Sie dies Gefühl von Ärger und ihr aggressives Verhalten bearbeiten."

Modellfunktion des Therapeuten

Ein weiterer wesentlicher Aspekt der therapeutischen Beziehung besteht in der Modellfunktion des Therapeuten. Ähnlich wie im alltäglichen Leben wird ein Patient Hemmungen empfinden, sein emotionales Erleben in der Zusammenarbeit mit einem eher rational und unemotional wirkenden Therapeuten zu intensivieren. Dies ist u. a. darauf zurückzuführen, dass das emotionale Erleben von Patienten (aber auch häufig psychisch gesunde Menschen) als eher entblößend und verunsichernd erlebt wird. Daher sollte sich der Therapeut auch von seiner emotionalen und, soweit es für die Therapie hilfreich und für den Therapeuten akzeptabel ist, persönlichen Seite zeigen können, was als **therapeutische Selbstenthüllung** bezeichnet wird. Hierzu gehört auch der modellhafte und offene Umgang mit eigenen Schwächen und Unzulänglichkeiten. Ein perfekt und unangreifbar erscheinender Therapeut wird für einen Patienten kaum ein Anreiz sein, eigene Gefühle zu offenbaren, wie zum Beispiel Minderwertigkeit oder Unsicherheit.

Patient: „Ich fühle jetzt eine Traurigkeit und Sehnsucht nach Geborgenheit."
Therapeut: „Ja, das kann ich gut nachempfinden. Ich kenne dies Gefühl von mir selbst, wenn ich lange Zeit auf Reisen war und der Gedanke an mein Zuhause mich traurig macht und ich mich dann nach meiner gewohnten Umgebung sehne."

Oder:

Patient: „Aber wenn ich meinen Ärger zeige, dann habe ich Angst, dass mich jetzt der andere Mensch verlässt!"
Therapeut: „Hm, Ihre Angst kann ich nachvollziehen. Mir geht das manchmal ähnlich, wenn ich ärgerlich bin und mich frage, ob ich meinen Ärger dem anderen zeigen soll. Aber ich habe doch eher gute Erfahrungen damit gemacht, auch mal ärgerlich zu sein. Natürlich ist das für mich am Anfang etwas verunsichernd gewesen, doch letztlich habe ich mich mit den betreffenden Personen immer wieder vertragen können."

Im Rahmen der therapeutischen Selbstenthüllung sollte sich der Therapeut aber zuvor fragen, ob er sich einerseits wohl mit der Preisgabe eigener Gefühle und Erlebnisse angesichts des individuellen Patienten empfindet, und ob seine Art des Umgangs mit seinen Gefühlen für den Patienten auch eine positive Modellfunktion haben kann.

Aktivierung belastender Emotionen in Bezug auf den Therapeuten

Die vermiedenen primären Emotionen sind in der Regel Teil eines Schemas, das die Beziehung zu anderen Menschen reguliert. Der Patient erlebt seine belastende primäre Emotion und das damit verbundene Bewältigungsschema samt der sekundären Emotion auch im Kontakt und in Bezug auf den Therapeuten (Übertragung nach psychoanalytischer Theorie). Der Therapeut wird also im Umgang mit dem Patienten sehr häufig mit schwierigen interaktionellen Situation konfrontiert sein, die auf der Aktivierung von dessen primärer Emotion und dem entsprechenden Bewältigungsschema beruhen. So kann zum Beispiel eine kritische Frage des Therapeuten beim Patienten die primäre maladaptive Emotion von Minderwertigkeit auslösen, die er wiederum durch ein ärgerliches und aggressives Verhalten gegenüber dem Therapeuten zu bekämpfen versucht.

Solche interaktionellen Probleme durch Aktivierung emotionaler Prozesse sind Teil der emotionsbezogenen Psychotherapie und sollten in der Therapie genutzt werden. Schließlich erfährt der Patient eine direkte Stimulation seiner belastenden Emotion, deren Bearbeitung mit dem Therapeuten eine große Chance zu einer Korrektur seiner Problematik bietet.

Die therapeutische Beziehung ist somit von entscheidender Bedeutung, wenn in der Therapie die Ursprungssituationen des **emotionalen Schemas** sowie dessen **primäre Emotion** in der Vergangenheit des Patienten thematisiert werden. Hier treffen Therapeut und Patient nämlich in der Regel auf sehr aversive, frustrierende und belastende Erlebnisse des Patienten, die der Patient mit seinen nächsten Bezugspersonen, in der Regel seinen Eltern, erleben musste. Die basalen emotionalen Bedürfnisse des Patienten wurden von seinen Eltern nicht erfüllt, im Gegenteil, sie wurden häufig verletzt und frustriert. Aus diesem Grund besteht ein wichtiger Teil der therapeutischen Arbeit an den primären Emotionen und deren Schemata in einer korrigierenden emotionalen Erfahrung des Patienten mit seinem Therapeuten. Dies wird auch als **Reparenting (limitierter Ersatz der Elternfunktion)** bezeichnet, da der Therapeut die emotionalen Bedürfnisse des Patienten zu befriedigen versucht, die von den Eltern häufig missachtet und verletzt wurden. Hierzu bedarf es natürlich eines hohen Ausmaßes an Empathie und Validierung des Patienten seitens des Therapeuten. Seine Aufgabe ist es nämlich, dem Patienten die Angst vor seinen Emotionen zu nehmen, indem er ihm positive Beziehungserlebnisse in Bezug auf seine frustrierten Bedürfnisse ermöglicht. Wie in späteren Abschnitten deutlich wird, kann die positive Wirkung des Reparentings am besten unter einer emotionalen Aktivierung des Patienten bei der Erinnerung an vergangene belastende Erlebnisse stattfinden.

Die Eltern von Herrn K., die selbst sehr ängstlich und vorsichtig sind, haben den Patienten in seiner Kindheit immer wieder vor den Folgen seines ungestümen Wesens gewarnt. Beispielsweise warnten sie ihn bei einer Gelegenheit, in der er mit 8 Jahren bei einer spielerischen Rauferei einer Mitschülerin in den Bauch getreten hatte, vor den Folgen seines Verhaltens. Sie malten dem Patienten sehr eindringlich und in einer für ihn ängstigenden Art und Weise aus, dass so ein Tritt unabsehbare gesundheitliche Folgen für das Mädchen hätte haben können und dies für ihn nie wieder gutzumachen gewesen wären. Er baute anstelle der eigentlich gesunden aggressiven Anteile seiner Person (primäre adaptive Emotion) starke Ängste auf (sekundäre Emotion). Hierzu gehören zum Beispiel Gedanken an eigenständige Unternehmungen oder spontane Entscheidungen bzw. Handlungen. Wann immer er die belastende Emotion Aggressivität spürt, reagiert er hierauf mit Angst. Diese Angst wiederum versucht er durch ein Schuldgefühl zu vermeiden (tertiäre Emotion).
In der Therapie zeigen sich zunehmend die Ängste und Schuldgefühle, und der Patient bittet den Therapeuten häufig bei verschiedenen Themen um Versicherung, dass keine Gefahr für ihn drohen werde. Daraufhin konzentriert sich der Therapeut auf die Erfahrungen des Patienten mit seinen ängstlichen Eltern. Er führt ein Reparenting mit dem Ziel durch, die lebhaft-aggressiven Anteile des Patienten positiv zu bewerten und sein Bedürfnis nach Ausleben dieser Anteile zu fördern. Im Gegensatz zu den Eltern des Patienten gibt der Therapeut ihm deutliche Signale dafür, dass das Ausleben seiner Impulse und anderer lebhafter Anteile ungefährlich und wichtig sei.

Das angemessene, verständnisvolle Verhalten des Therapeuten in dieser Interaktion ist für die Mitarbeit und die Bearbeitung der emotionalen Konflikte des Patienten entscheidend. Der Therapeut muss in der Lage sein, die sich aus der primären Emotion und dem Bewältigungsschema bzw. der sekundären Emotion ableitenden interaktionellen Strategien zu erkennen. Auf der Grundlage dieser Einsicht kann der Therapeut dann seine korrigierenden Strategien einsetzen.

Die primäre maladaptive Emotion der Patientin Frau B. besteht in einer Traurigkeit, hinter der ein frustriertes Bedürfnis nach mehr Zuwendung und Interesse seitens ihrer Bezugspersonen besteht. Als Bewältigungsschema hat die Patienten ein anhängliches und harmonisierendes Verhalten. Wenn dieses Bewältigungsschema nicht ausreichend funktioniert, zum Beispiel, wenn der Mann der Patientin auf Dienstreise ist, reagiert die Patienten mit Ängstlichkeit (sekundäre Emotion). Eines Tages verhält sich die Patientin in der Therapie sehr vorwurfsvoll und ärgerlich gegenüber dem Therapeuten. Dieser habe doch ihre Not und Verzweiflung deutlicher sehen müssen. Außerdem fühle sie sich von ihm vernachlässigt. Der Therapeut versteht ihren Ärger als eine neue adaptive Emotion für das frustrierte Bedürfnis nach mehr Zuwendung und Interesse. Während die Patienten in vergangenen Therapiesitzungen auf den Therapeuten eher traurig und schüchtern reagiert hatte, kann sie jetzt eine adaptive Emotion von Ärger erleben und auch zeigen. Deshalb reagiert der Therapeut dementsprechend positiv und unterstützend auf diesen Ärger. In der folgenden Analyse zeigt sich, dass die Patientin auf den Versuch des Therapeuten, der Traurigkeit näher zu kommen, mit Angst reagiert hatte. Die dadurch bedingte Distanz wurde von ihr dann aber als mangelnde Zuwendung empfunden. Der Therapeut validiert den Ärger der Patientin und bittet sie, in Zukunft häufiger ihren Ärger in solchen Situationen zu bemerken und möglichst sozial kompetent zu äußern. Hierbei stellt der Therapeut noch einmal besonders heraus, dass er den ihn betreffenden Ärger der Patientin auch in Zukunft akzeptieren und sich gerne stellen wird.

Es die Aufgabe des Therapeuten, darauf zu achten, ob nicht in bestimmten Situationen bei dem Patienten dessen belastende Emotion durch den therapeutischen Kontakt aktiviert worden ist.

Herr U. kommt wegen seiner leichten Kränkbarkeit und seiner Wutanfälle (sekundäre Emotion) in die Therapie. Die Therapie konzentriert sich zunächst auf einige lebensgeschichtliche und psychosoziale Aspekte. Dabei fällt dem Therapeuten aber auf, dass Herr U. bei Nachfragen irritiert und etwas genervt reagiert: „Wieso fragen Sie mich das denn jetzt?" Als der Therapeut Herrn U. auf das unmittelbare Erleben in dem Augenblick der Nachfrage fokussiert („Wie haben Sie sich eben gefühlt?"), gibt dieser ein „komisches, unangenehmes Gefühl" an. Im weiteren Verlauf stellt sich heraus, dass es sich bei diesem unspezifischen Gefühl um Minderwertigkeit (primäre maladaptive Emotion) handelt, die den Patienten äußerst sensibel für jede mögliche kritische Äußerung des Therapeuten macht.

Die Nutzung von belastenden Emotionen, die durch den therapeutischen Kontakt aktiviert wurden, kann im Mittelpunkt der erlebnisorientierten Therapie stehen. Nicht zuletzt ist die therapeutische Beziehung die unmittelbarste und effektivste Stimulation von relevanten Emotionen. Die Korrektur des emotionalen Erlebens durch die unmittelbare Interaktion mit dem empathisch-validierenden Therapeuten entspricht somit exakt dem erlebnisorientierten Vorgehen in der emotionsbezogenen Psychotherapie.

7.4 Förderung des Erlebens von Emotionen

Das Erleben und die Wahrnehmung von Emotionen ist zentral für die Vorgehensweise der erlebnisorientierten Therapie. Grawe (1998) sagt hierzu treffend: „Reden ist Silber, real erfahren ist Gold." In Kapitel 1 wurden die wichtigsten Studien erwähnt, welche die zentrale Bedeutung der emotionalen Aktivierung des Patienten für den Erfolg einer Psychotherapie belegen. Eine Korrektur von belastenden Emotionen kann nur unter einer emotionalen Aktivierung erfolgen, da dann korrigierende Kognitionen und emotionale Neuerfahrungen das bestehende pathologische emotionale Netzwerk verändern können.

Außerdem hat das Erleben von Emotionen häufig die Aktivierung verborgener emotionaler Schemata zur Folge, welche zunächst hinter den sekundären Emotionen bzw. dem Vermeidungsverhalten des Patienten unsichtbar sind. Insofern ist die Aktivierung des emotionalen Erlebens in der Therapie ein Instrument zur Identifikation verborgener, das heißt vermiedener und/oder bekämpfter Konflikte des Patienten. Eine rein kognitive oder behaviorale Arbeit birgt die Gefahr, dass vermiedene primäre Emotionen in der Therapie nicht aktiviert werden und die belastenden emotionalen Schemata dadurch verborgen und unbearbeitet bleiben.

Die Aktivierung der belastenden Emotionen des Patienten ist eine grundlegende Technik in der erlebnisorientierten Therapie, und eine gute Beherrschung dieser Techniken ist für den Erfolg der Therapie von zentraler Bedeutung.

Spezifische Techniken zur Förderung des emotionalen Erlebens

Im Folgenden werden eine Reihe von spezifischen Techniken zur Darstellung kommen, die der Exploration und Aktivierung von Emotionen dienen (Lammers u. Berking 2008). Jede Emotion hat einen oder mehrere spezifische Stimuli und es ist unerlässlich diesen bzw. mehrere Stimuli zu finden und dem Patienten damit in Kontakt zu bringen, damit sein emotionales Erleben aktiviert werden kann.

Bei dieser Aufzählung fehlen körperorientierte Verfahren, also die therapeutischen Ansätze, die über eine körperliche Darstellung emotionaler Prozesse eine Aktivierung von Emotionen und deren Bearbeitung ermöglichen. Dies ist wesentlich darauf zurückzuführen, dass der Autor bislang mit diesen Verfahren nicht eingehender gearbeitet hat und dieses Vorgehen auch vom üblichen therapeutischen Setting und Vorgehen abweicht. Deshalb muss der interessierte Leser an dieser Stelle auf die entsprechende Fachliteratur verwiesen werden (z. B. Görlitz 2001).

Emotionsstimulierende Interventionen

- kognitive Techniken
- Stimulation von Emotionen durch Hilfsmittel
- imaginative Techniken
- therapeutischer Kontakt
- Rollenspiel
- 1- und 2-Stuhl-Technik
- Fokussierung auf Körperwahrnehmungen
- Erleben von Emotionen im Alltag

Zur Verdeutlichung der Vorgehensweise bei der Aktivierung einer Emotion seien hier exemplarisch die Unterschiede der im Folgenden dargestellten verschiedenen Techniken herausgestellt. Eine ausführliche Beschreibung dieser Ansätze mit einer Anleitung zum praktischen Vorgehen erfolgt im Anschluss.

Patient: „Mir ist das total unangenehm, wenn mich jemand lobt. Irgendwie fühlt sich das merkwürdig an."

Konkrete Techniken der erlebnisorientierten Reaktion des Therapeuten auf diesen Patienten

- **Kognitive Technik:** „Können Sie mir mal erzählen, was Sie in dem Augenblick typischerweise fühlen, wenn Sie Ihr Chef lobt?"
- **Stimulation von Emotionen durch Hilfsmittel:** „Schauen Sie sich bitte das Foto von ihrem Chef an, und nehmen Sie Ihr Gefühl wahr, wenn Sie sich vorstellen, er würde Sie gerade loben."
- **Imaginative Technik:** „Ich würde Sie bitten, sich die letzte Situation vorzustellen, als Sie gelobt wurden. Bitte schließen Sie Ihre Augen und stellen sich vor, Ihr Chef steht vor Ihnen und lobt Sie. Was geht jetzt in Ihnen vor sich?"
- **Rollenspiel:** „Ich werde die Rolle ihres Chefs einnehmen und gemeinsam mit Ihnen die Situation nachspielen, in der Sie von Ihrem Chef gelobt werden. Ich würde Sie bitten, während des Rollenspiels besonders auf Ihre Gefühl zu achten."

- **1- bzw. 2-Stuhl-Technik:** „Stellen Sie sich bitte vor, vor Ihnen auf dem leeren Stuhl sitzt Ihr Chef und lobt Sie. Was für ein Gefühl entsteht dabei, und was würden Sie ihm am liebsten antworten?"
- **Fokussierung auf Körperwahrnehmungen:** „Stellen Sie sich vor, Sie würden gerade von Ihrem Chef gelobt, und konzentrieren Sie sich dabei einfach auf Ihre Körperempfindungen. Was genau spüren Sie gerade?"
- **Wahrnehmung von Emotionen im Alltag:** „Könnten Sie bitte im Alltag auf die Augenblicke achten, in denen Sie gelobt werden, und sich dabei auf die Wahrnehmung Ihrer Gefühle konzentrieren?"

Kognitive Technik

Als erste Technik, das emotionale Erleben des Patienten zu aktivieren, bietet sich das scheinbar simple Befragen des Patienten nach seinen Emotionen in einer spezifischen Situation an. Alleine durch das direkte Ansprechen bzw. Fragen nach Emotionen wird häufig bereits ein emotionales Erleben beim Patienten ausgelöst. Dieser kognitive Ansatz der Emotionsstimulation hat gerade zu Beginn der Therapie zwei wesentliche Vorteile. Zum einen kann der Patient zunächst aus einer sicheren Distanz über seine Emotionen sprechen und sich dann schrittweise mithilfe anderer Techniken dem direkten Erleben der belastenden oder sogar als gefährlich empfundenen Emotionen annähern. Der Therapeut kann also immer wieder die Frage nach dem Gefühl in der betreffenden Situation stellen und dann zunehmend auf ein direktes sinnliches Erleben dieses Gefühls bzw. der Körperempfindungen Wert legen. Zum anderen exploriert der Therapeut bereits emotionsrelevante Kognitionen, also Gedanken, die entweder Ausdruck oder Auslöser von Emotionen sein können. Typischerweise versucht der Therapeut den Patienten auf die Wahrnehmung der kognitiven Äquivalente seiner Emotionen zu lenken, also auf die Gedanken, welche einen unmittelbaren Ausdruck seines primären emotionalen Erlebens darstellen. Die Frage zielt also nicht auf die reflektierenden Gedanken des Patienten in einer betreffenden Situation, sondern nach den unmittelbaren Gedanken bzw. Gedankenbruchstücken. Die Identifikation von unmittelbar nach einem Stimulus auftretenden Gedanken ist insbesondere bei Patienten hilfreich, deren unmittelbares emotionales Erleben reduziert ist. Solche Patienten können häufig auf die Frage nach ihrem emotionalen Erleben keine konkrete Antwort geben (z. B. Ärger), aber sie können den emotionsbegleitenden Gedanken wiedergeben („Ich wollte einfach nur weg aus der Situation" o. Ä.). Diese gibt wiederum Aufschluss über die vermiedene Emotion.

Therapeut: „Als Ihre Freundin Sie darauf ansprach, dass Sie angeblich etwas falsch gemacht hätten, was war in dem Moment ihr Gefühl?"
Patient: „Eigentlich habe ich da nichts gefühlt. Keine Ahnung."

Therapeut: „Was war der erste Gedanke, der Ihnen dabei durch den Kopf ging?"
Patient: „Oh Gott, jetzt hast Du schon wieder etwas falsch gemacht."
Therapeut: „Was gab es noch für einen Gedanken in diesem Augenblick?"
Patient: „Hmm, ich habe dann daran gedacht, dass ich das unbedingt wiedergutmachen muss."

– **Kommentar:** Diese Gedanken lassen Schuldgefühle der Patientin vermuten. –

Emotionsauslösende Kognitionen können häufig für sekundäre Emotionen exploriert werden. Diese sind nämlich Folge eines kognitiven Bewältigungsschemas für eine belastende primäre Emotion. So kann die primäre Emotion Schuld in diesem Beispiel eine schematische Emotion sein, die keinen kognitiven Auslöser hat. Der Gedanke „Ich muss das wiedergutmachen" ist insofern ein Ausdruck der Emotion Schuld. Anders hingegen mit der folgenden sekundären Emotion Angst, die nämlich durch die kognitive Bewertung der Emotion Schuld („Hoffentlich verlässt sie mich nicht!") ausgelöst wird.

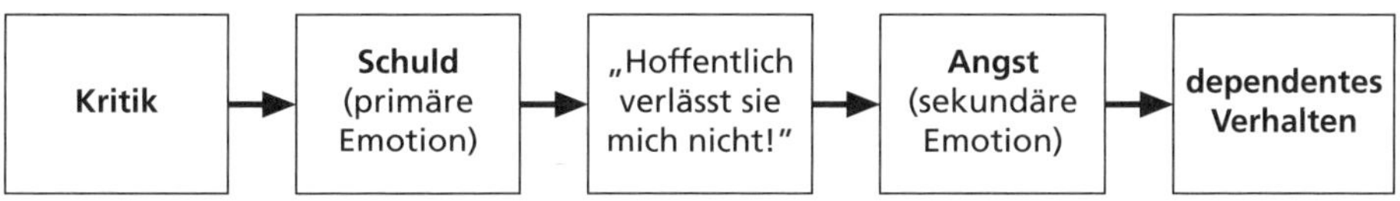

Diese Unterscheidung zwischen emotions*begleitenden* und emotions*auslösenden* Kognitionen ist häufig nicht leicht zu treffen. Hierzu bedarf es zusätzlicher erlebnisorientierter Sequenzen und wiederholter Emotionsanalysen. Grundsätzlich sollte der Zusammenhang zwischen Auftreten der Emotion und der Kognition anhand der geschilderten Techniken so genau und minutiös wie möglich nachvollzogen werden.

Eine ruhige und warme Stimme des Therapeuten bei der Thematisierung der emotionsrelevanten Kognitionen ist sehr hilfreich, damit der Patient bereits durch die Art des Nachfragens des Therapeuten in ein emotionales Erleben kommt.

Stimulation von Emotionen durch Hilfsmittel

Therapeut und Patient können in der Therapie auch emotional stimulierende Materialien aus dem Privatleben des Patienten einsetzen. Hierzu gehört u. a. der Einsatz von Fotos, Videos, Erinnerungsstücken, Gegenständen. Das Erleben von Emotionen wird durch den Einsatz solcher Materialien deutlich gefördert, weshalb der Therapeut grundsätzlich hiernach Ausschau halten sollte.

Frau B. kommt mit agoraphobischen Ängsten in Therapie. Es stellt sich heraus, dass diese Ängste in einem deutlichen funktionalen Zusammenhang mit den primären maladaptiven Emotionen von Einsamkeit und Traurigkeit stehen. Bei der Suche nach dem Ursprung ihres maladaptiven emotionalen Schemas kommen Frau B. zunehmend Erinnerungen an ihren strengen Vater. Zu einer Therapiestunde bringt die Patientin ein Foto ihres Vaters mit. Beim Betrachten dieses Fotos in der Therapie wird die Patientin deutlich angespannt und muss schließlich weinen. Auf Befragen berichtet sie von Erinnerungen an Situationen, als ihr Vater sie abgewertet hat und mit Liebesentzug reagierte. Sie erlebt deutlich die alten Emotionen von Einsamkeit und die Traurigkeit, die sie zuvor in dieser Intensität nicht erlebt hatte.

Imaginativer Ansatz

Damit der Patient seine Emotion möglichst intensiv und konkret erleben kann, muss er eine emotionsauslösende Situation so real wie möglich in der Therapie erleben können. Hierzu wird ein sinnlich-konkretes Erleben von emotionsrelevanten Situationen gefördert, was im Rahmen einer Imaginationsübung erreicht werden kann. Durch die **Imagination** erlebt der Patient die emotionsrelevante Situation so, als ob sie sich tatsächlich in diesem Augenblick ereignen würde. Die Aufgabe des Therapeuten hierbei ist es, den Patienten in ein szenisches Erleben einer emotionsauslösenden Situation zu bringen und innerhalb dieses Erlebens emotionsrelevante Prozesse zu steuern.

Damit der Patient sich im Rahmen der Imagination sicher genug fühlt, um sich auf die Aktivierung seiner Emotionen einzulassen, sollte der Therapeut zuvor Ängste bezüglich des Erlebens der Emotion beim Patienten thematisieren und abbauen. Hierzu gehören:

- die Psychoedukation des Patienten über Emotionen, wie in Kapitel 5 beschrieben (so befürchten Patienten z. B., dass aversive Emotionen in gleich bleibender Intensität über lange Zeit unverändert bestehen bleiben)
- die Betonung der sicheren und akzeptierenden Atmosphäre während der emotionalen Aktivierung, sodass der Patient sich nicht vor etwaigen Konsequenzen seines emotionalen Erlebens fürchten muss (Patienten haben häufig Angst, wegen ihrer Emotionen vom Therapeuten abgelehnt zu werden bzw. schämen sich für ihre Emotionen).
- das Herausstellen des reinen Erlebens einer Emotion, ohne dass diese in Handlungen mündet (so befürchten Patienten, dass sie beim Erleben von Ärger diesen auch dann in die Tat umsetzen müssen).
- Die Möglichkeit des Ausstiegs aus einer Imaginationssequenz, falls der Patient sich unwohl oder bedroht fühlen sollte.

Bei der Durchführung einer Imagination ist grundsätzlich ein langsames Sprechtempo des Therapeuten mit vielen Pausen hilfreich, damit der Patient sich seinem inneren Erleben zuwenden kann.

Durchführung einer Imagination

- den Patienten auffordern, seine Augen zu schließen und sich in die betreffende Situation hineinzuversetzen
- den Patienten auffordern, diese Situation so zu erleben, als ob diese im Hier und Jetzt stattfinden würde
- dem inneren Erleben des Patienten Raum geben, das heißt nur so viel wie nötig intervenieren oder nachfragen
- die sinnlich-situativen Aspekte einer Situation betonen
- das gegenwärtig-imaginative Erleben des Patienten zum Beispiel durch Wiederholungen unterstützen
- empathisch den Prozess des Erlebens begleiten
- den Patienten auf sein emotionales Erleben ansprechen
- fortlaufend für eine sichere Atmosphäre sorgen und diese betonen
- mit einer ruhigen, warmen und langsamen Stimme sprechen

Der Therapeut kann den Patienten in der Imagination danach fragen, was er sieht, hört, spürt, um ihn auf das innere sinnliche Erleben zu fokussieren. Hierzu ist es außerordentlich hilfreich, wenn der Patient seine Augen schließt. Das kann man dem Patienten aktiv anbieten, indem man ihn auf die Möglichkeit der Intensivierung des emotionalen Erlebens durch Schließen seiner Augen aufmerksam macht. Sollte der Patient sich noch unwohl bei dem Gedanken an geschlossene Augen fühlen, kann man die Imagination auch bei geöffneten Augen durchführen. Allerdings sollte hierbei der Augenkontakt zwischen Therapeut und Patient vermieden werden, da der Patient sonst zu sehr abgelenkt wäre. Wenn der Patient eine lebhafte Imagination hat, kann der Therapeut ihn weiterführend nach den begleitenden Emotionen (und natürlich auch Kognitionen) befragen.

Therapeut: „Ich würde Sie bitten, sich jetzt vorzustellen, dass Sie vor ihrem Chef sitzen und gerade von ihm gelobt werden. Versuchen Sie sich die Worte und das Gesicht von ihrem Chef vorzustellen, seine Mimik, den Tonfall seiner Stimme."

Pause

Patient: „Ja, ich sehe ihn deutlich vor mir und kann beinahe seine Stimme hören."

Pause

Therapeut: „Gut, bleiben Sie dabei. Versuchen Sie auf die lobenden Worte ihres Chefs zu achten. Was hören Sie jetzt?"

Pause

Patient: „Er sagt mir, wie sehr er mich schätzt und mit meiner Arbeit zufrieden ist."

Pause

Therapeut: „Hören Sie weiter auf seine Worte und versuchen Sie sich auf ihr Gefühl zu konzentrieren. Vielleicht spüren Sie auch etwas in Ihrem Körper."
Patient: „Uhh, das ist unangenehm! Mein Bauch zieht sich zusammen, und ich würde am liebsten weglaufen. Irgendwie habe ich ein Gefühl von Unsicherheit, so, als ob ich Lob nicht verdient hätte."

Benötigt der Patient weitere Unterstützung in der Imagination, dann sollte der Therapeut aktiv bestimmte Aspekte der Situation deutlich herausstellen. Er kann auch den Patienten auffordern, seine Aufmerksamkeit auf bestimmte Einzelheiten einer Situation zu lenken.

Therapeut: „Bitte schließen Sie Ihre Augen und stellen sich vor, Sie säßen vor Ihrem Chef. Ihr Chef setzt sich hinter den Schreibtisch, blättert in Ihren Unterlagen und schaut Sie an. Er lächelt freundlich und sagt Ihnen: ‚Ich muss sagen, dass Sie die Aufgabe wirklich exzellent gemeistert haben.' Sie schauen Ihren Chef an und bemerken jetzt, dass sie wieder unruhig werden. Vielleicht schauen Sie auch zu Boden, während Ihr Chef Ihnen genau erzählt, was er an Ihnen so schätzt. Ihren Fleiß, Ihre Genauigkeit, Ihre Zuverlässigkeit. Schauen Sie bitte Ihren Chef genau an … was für ein Gesicht er macht … den Klang seiner Stimme … seine lobenden Worte."

Es geht also zu diesem Zeitpunkt noch nicht darum, dass der Patient etwas in sich *erkennt*, sondern nur darum, dass er etwas *erlebt*. Daher sollte der Therapeut sich auch mit allen Fragen zurückhalten, die den Patienten von seinem emotionalen Erleben abhalten könnten bzw. ihn auf kausale und/oder erklärende Aspekte seines emotionalen Erlebens lenken würden.

Patient: „Ich muss daran denken, wie mich die anderen erleben."

Pause

Therapeut: „Hmmm, ... schauen Sie sich die anderen Mensch einmal in Ruhe an. Was für ein Gefühl entsteht da unmittelbar in Ihnen?"
(Falsch wäre z. B. ein Perspektivenwechsel: „Wenn Sie sich mal in die Köpfe der anderen hineindenken würde, was glauben Sie, geht dort vor sich?")

Pause

Patient: „Ich weiß nicht. Irgendwie unangenehm."

Pause

Therapeut: „Bleiben Sie bitte in diesem Gefühl des Unangenehmen drin. Lassen Sie dieses Gefühl einfach auf sich wirken, hier in dieser sicheren Umgebung, wo Ihnen nichts passieren kann."
(Falsch wäre es, den Fokus auf kognitive Aspekte zu lenken, z. B.: „Was ist daran unangenehm?")

Pause

Patient (seufzt): „Ich bin irgendwie angespannt und unruhig. Ja, meine Arme sind ganz unruhig."

Pause

Therapeut: „Bleiben Sie bei der Anspannung und Unruhe. Was kommt da noch?"
(Falsch wäre die Frage nach einem kausalen Zusammenhang, z. B.: „Warum sind Sie jetzt gerade angespannt?")

In einer gelungenen Imaginationssequenz erlebt der Patient die Situation auf eine sehr sinnliche und emotionale Art und Weise, das heißt, er empfindet wirkliche Emotionen und erhält Zugang zu lebhaften Eindrücken, Gedanken und Impulsen. Deshalb ist die Imagination eine der wichtigsten Methoden der erlebnisorientierten Therapie. Sie erlaubt es dem Patienten, ehemalige Situationen wiederzuerleben und deren emotionalen Gehalt neu zu erfahren.

Rollenspiel

Eine weitere Methode, um eine unmittelbare emotionale Aktivierung hervorzurufen, ist das Rollenspiel. Hierbei geht es um das möglichst konkrete und authentische Nachspielen eines emotionsauslösenden Erlebnisses, damit der Patient die entsprechenden Emotionen erleben kann. Vor einem Rollenspiel werden mit dem Patienten Sinn und Ziel der Sequenz genauestens besprochen und so die zu stimulierende Emotion, deren konkreter Auslöser, die genaue Art des Auslösers usw. genau erfasst. Hierzu gehört natürlich auch die Festlegung der Rollen, insbesondere des Therapeuten, das heißt, wen oder was er verkörpern wird. Während des Rollenspiels ist darauf zu achten, dass man an geeigneten Stellen das Spiel immer wieder kurz unterbricht und den Patienten dazu auffordert, sich auf die Wahrnehmung seiner Emotionen zu konzentrieren und hiervon zu bereichten. Einwände des Patienten, dass es sich nur um eine gespielte Situation handelt, sind meistens auf sein Peinlichkeits- oder Schamgefühl beim Spielen einer Situation oder auf die Angst vor der Aktivierung seiner belastenden Emotion zurückzuführen.

Therapeut: „Gut, beginnen wir mit dem Rollenspiel. Ich spiele, wie vereinbart, Ihren Vorgesetzten, und Sie reagieren so, wie Sie es von ihrer Arbeit her kennen. Ich fange jetzt an."

Pause

Therapeut (mit veränderter Stimme): „Herr X, so geht das nicht weiter mit Ihrer Arbeit!"
Patient: „Ich verstehe gar nicht, was Sie meinen!"
Therapeut: „Das ist doch nicht so schwer zu verstehen! Sie erledigen Ihre Aufgaben nicht genau genug!"
Patient: „Ich weiß aber nicht, was Sie von mir wollen."
Therapeut: „Nun stellen Sie sich doch nicht so an!"

Pause

Therapeut (mit natürlicher Stimme): „Lassen Sie das Gespräch noch einmal auf sich wirken. Was für ein Gefühl kommt bei Ihnen hoch?"
Patient: „Ich fühle mich einfach schuldig."

Durch Mimik, Ausdruck und Verhalten des Patienten im Rollenspiel kann der Therapeut auch einen wichtigen Eindruck von emotionalen Prozessen erhalten, die der Patient vielleicht direkt nicht erleben kann bzw. will. In einem solchen Fall wird der Therapeut den Patienten direkt auf die sichtbar gewordene Emotion ansprechen und somit dessen Wahrnehmung und Erlebnisfähigkeit hierfür steigern.

Eine andere Form des Rollenspiels besteht darin, dass der Therapeut gegenüber dem Patienten Sätze wiederholt, die in der Vergangenheit die belastende Emotion ausgelöst haben. Hierbei kann es sich um Äußerungen anderer Menschen oder um Selbstverbalisierungen des Patienten handeln. Der Therapeut wiederholt mehrfach den entsprechenden Satz, während der Patient sich unter dieser Stimulation auf sein emotionales Erleben konzentriert. Bei dieser Art von Rollenspiel antwortet der Patient nicht auf die Rolle des Therapeuten. Dies geschieht am besten auch bei geschlossenen Augen, um den Patienten auf das Wiedererleben der eigentlichen Situation zu lenken.

Therapeut: „Ich werde jetzt versuchen, wie Ihr Vorgesetzter zu Ihnen zu sprechen und würde Sie bitten, einfach nur auf Ihre Gefühle zu achten und diese wahrzunehmen. Sie müssen nichts tun, außer einfach die Sätze auf sich wirken zu lassen und Ihr Gefühl wahrzunehmen. Ich fange jetzt an."

Pause

Therapeut (mit strengem Tonfall): „Herr X, so geht das nicht mit Ihrer Arbeit. Wir haben uns deutlich mehr von Ihnen versprochen, und ich werde Ihre Nachlässigkeit nicht weiter dulden."

Pause

Therapeut wiederholt die letzten Sätze: „Herr X, so geht das nicht mit Ihrer Arbeit. Wir haben uns deutlich mehr von Ihnen versprochen, und ich werde Ihre Nachlässigkeit nicht weiter dulden."

Pause

Therapeut (mit natürlicher Stimme): „Lassen Sie die Sätze noch einmal auf sich wirken. Was haben Sie gerade empfunden?"
Patient: „Puh, ich habe dieses Gefühl von Ärger gehabt, eine unbändige Wut, aber auch so ein Gefühl von Hilflosigkeit und Schwäche."

1- bzw. 2-Stuhl-Technik

Die aus der Gestalttherapie stammende 1- bzw. 2-Stuhl-Technik dient dazu, den Patienten in ein Ein-Personen-Rollenspiel mit einem imaginierten Partner oder mit seinen Selbstanteilen zu bringen (Perls 2002). Diese Stuhl-Techniken führen zu einer Intensivierung des emotionalen Erlebens, da der Patient seinen inneren oder äußeren Konflikt unmittelbar im Ausdruck und im Erleben aktualisiert und in Interaktion mit einem Gegenüber tritt. Grundprinzip der Stuhl-Technik ist, dass der Patient einem leeren Stuhl gegenübersitzt und in einen Dialog mit einer imaginierten Person (1-Stuhl-Technik) oder einem personifizierten Selbstanteil tritt (2-Stuhl-Technik). Handelt es sich um einen Dialog mit einem personifizierten Selbstanteil, dann wechselt der Patient zwischen den zwei Stühlen, um seine verschiedenen Selbstanteile miteinander in einen Dialog zu bringen. Diese Technik wird im Abschnitt 7.9 unter der Überschrift „Restrukturierung des selbstabwertenden Schemas" ausführlich dargestellt (s. S. 210).

Die Stuhlarbeit hat wie das Rollenspiel den Vorteil, dass der Patient aktiv ist, handelt und nicht nur über ein Problem berichtet. Beispielsweise schafft das laute Ansprechen eines imaginierten Gegenübers bzw. eines Selbstanteils eine emotionale Stimulation, die beim reinen Berichten dieses Problems nicht erreicht werden kann.

Fokussierung auf Körperwahrnehmungen

Jede Emotion hat eine körperliche Seite, das heißt je nach Intensität mehr oder minder spürbare körperliche Empfindungen wie zum Beispiel Bauchgrummeln, Hitzegefühle, Muskelanspannung oder Kloßgefühle im Hals. Über die Fokussierung auf diese körperlichen Wahrnehmungen lässt sich ein konkretes Erleben von Emotionen gerade bei Patienten fördern, die in die Sackgasse des Intellektualisierens und/oder der Unterdrückung ihrer Emotionen geraten sind.

Dieser körperorientierte Ansatz zur Förderung und Klärung des emotionalen Erlebens wird insbesondere durch das so genannte **Focusing** nach Eugen Gendlin (1996) vertreten. Der Prozess des Focusings gliedert sich in die folgenden sechs Schritte der therapeutischen Intervention auf:

- **Raum schaffen:** „Wie geht es Ihnen? Was steht zwischen Ihnen und einem Wohlbefinden? Denken Sie nicht darüber nach, achten Sie auf Ihren Körper, und schauen Sie, was von dort als Antwort kommt. Heißen Sie alles, was automatisch kommt, willkommen und legen Sie es beiseite. Fragen Sie sich, ob sie, bis auf die aufgetauchten Probleme, mit Ihrem Leben zufrieden sind."
- **das innere Empfinden:** „Konzentrieren Sie sich auf ein Problem. Lenken Sie Ihre Aufmerksamkeit auf Ihre Körperempfindung, während Sie sich an das Problem erinnern. Schauen Sie, was von dort kommt. Wenn eine undeutliche, unklare und vage Empfindung aufkommt, dann konzentrieren Sie sich auf dieses innere Empfinden. Bleiben Sie bei dieser Empfindung."
- **einen Ansatzpunkt finden:** „Versuchen Sie, ein Wort, eine Redewendung oder ein Bild zu finden, womit Sie die Qualität des inneren Empfindens genau erfassen."
- **der Resonanz des Ansatzpunktes nachspüren:** „Gehen Sie hin und her zwischen dem inneren Empfinden und dem Wort, der Redewendung oder dem Bild, und fragen Sie sich, ob diese wirklich zueinander passen. Spüren Sie die kleine Erleichterung, die auftritt, wenn inneres Empfinden, Wort, Redewendung oder Bild zueinander passen."
- **Fragen stellen:** An diesem Punkt sollte der Patient sein inneres Empfinden danach befragen, was er ist bzw. auszudrücken versucht, beispielsweise: „Was ist an dieser Angelegenheit so .... (Wort, Redewendung oder Bild)?"; „Wenn Sie ganz tief in sich hineinschauen, fragen sie Ihren Körper, was wirklich los ist"; „Was würden Sie brauchen, damit Sie sich gut fühlen könnten?"
- **Empfangen:** „Heißen Sie jede Regung, jedes Wort, jede Idee, alles, was sie im Focusing empfangen haben, willkommen. Versuchen Sie, Ihre kritische Haltung und Ihre Fragen beiseite zu schieben und einfach das Erlebte wahrzunehmen. Können Sie Ihrem Erlebten eine Namen geben? Können Sie dies als eine Emotion empfinden?"

Dies ist natürlich nur ein kurzer Abriss der Schritte des Focusings. Er sollte aber ausreichen, um eine Vorstellung davon zu geben, wie man bei Patienten über die Fokussierung auf das körperliche Empfinden das Erleben von Emotionen verbessern kann. Am Ende einer Focusing-Sequenz ist es wichtig, die innere Empfindung als eine distinkte Emotion herauszustellen, damit im weiteren Verlauf der Therapie mit dieser Emotion gezielt gearbeitet werden kann.

Therapeut: „Was fühlen Sie gerade, während wir über die Trennung von Ihrer Frau sprechen?"
Patient: „Ich habe eigentlich gar kein Gefühl."
Therapeut: „Dann würde ich Sie bitten, nicht weiter hierüber nachzudenken, sondern sich auf die Wahrnehmung ihres Körpers zu konzentrieren. Was für Körperempfindungen haben Sie jetzt gerade, während wir über Ihre Trennung sprechen?"
Patient: „Puhh, weiß ich nicht so richtig. Vielleicht so eine Beklemmung in der Bauchgegend?"
Therapeut: „Eine Beklemmung in der Bauchgegend. Gut, bleiben Sie bitte dabei. Versuchen Sie, diese Beklemmung einfach wahrzunehmen. Lassen Sie dieser Körperempfindung Platz und nehmen Sie diese Beklemmung wahr."
Patient: „Also irgendwie steigt diese Beklemmung langsam zu meinem Hals hoch und fühlt sich irgendwie heiß an. Und ich merke ein Zittern in meinem Kopf."
Therapeut: „Gut, folgen Sie einfach dieser Wärme und dem Zittern. Lassen Sie diese Körperempfindungen da sein und konzentrieren Sie sich darauf. Was für ein Gefühl macht sich durch die Beklemmung, die Hitze und das Zittern bemerkbar?"
Patient (etwas abwesend): „Hmmm, ich weiß nicht. ... irgendwie ... so komisch, und ich kann es nicht fassen. Außerdem habe ich noch einen Kloß im Hals ..."
Therapeut: „Bleiben sie einfach bei diesen Körperempfindungen und nehmen sie diese wahr. Was sagen ihnen diese Empfindungen? Welche Gefühle drücken sich dadurch aus?"
Patient (irritiert): „Also, schöne Gefühle sind das nicht! Irgendwie fühle ich Ärger und gleichzeitig aber auch so eine Hemmung. Ich weiß nicht so recht, woher der Kloß in meinem Hals kommt."

– **Kommentar:** Der Patient spürte angesichts der Trennung von seiner Frau die zwei konkurrierenden primären Emotionen Ärger und Traurigkeit, die er trotz ihres jeweils adaptiven Charakters andauernd vermieden hatte. –

Ein direktes Ansprechen des Patienten auf sein körperliches Empfinden empfiehlt sich auch dann, wenn dem Therapeuten im Gespräch (bzw. bei der Imagination, im Rollenspiel, bei der Stuhl-Technik usw.) beim Patienten ein körperliches Zeichen einer Emotion auffällt. Häufig erleben Patienten in der Therapie relevante Emotionen, von denen sie jedoch nicht berichten bzw. welche sie nicht bewusst erleben. Nach außen sichtbar wird aber immer wieder das körperliche Korrelat der Emotion, das dann dem Therapeuten als Anhaltspunkt für ein emotionales Geschehen dienen kann.

Beispiele für Anhaltspunkte eines verborgenen emotionalen Erlebens

- feuchte Augen
- tiefes Luftholen
- Muskelanspannung
- Schultersenken
- schweres Schlucken
- Abwenden des Körpers
- Erröten
- unruhige Füße
- veränderte Mimik

Der Therapeut kann in diesem Fall den Patienten direkt auf sein emotionales Erleben ansprechen. Dies bedeutet, dass der Therapeut die Gestik, Mimik und Verhaltensweisen des Patienten in der Therapie sehr genau und sensibel wahrzunehmen versucht, damit er die entsprechenden Signale als Wegweiser für emotionale Prozesse in der Therapie nutzen kann.

Therapeut: „Versuchen Sie sich bitte noch in die Situation hineinzuversetzen, als Ihr Vater anlässlich Ihrer Examensfeier unerwartet nach all den Jahren der Abwesenheit zu Besuch kam."
Patient (zögert und schluckt schwer): „Ich war da vollkommen überrascht."
Therapeut: „Sie haben gerade gezögert und schlucken müssen. Was für ein Gefühl hatten Sie gerade?"
Patient: „Ich glaube, dass ich etwas traurig bin, wenn ich daran denke."

Arbeiten mit Teilen

Um eine emotionale Aktivierung zu erreichen, kann es sehr hilfreich sein, die erlebte Emotion einem Teil des Patienten zuzuordnen und diesen Teil der Person direkt anzusprechen. So kann Einsamkeit und Traurigkeit sich in der biographischen Arbeit als eine maladaptive primäre Emotion herausstellen, welche der Patient in seiner Kindheit häufig erlebt hat. Der Therapeut stellt diese Verknüpfung mit der Lerngeschichte deutlich heraus und spricht den Patienten dann mit seinem Vornamen an, um diese Emotion zu aktivieren.

Therapeut: „Da ist der kleine Peter, der sich alleine und verlassen fühlt, weil seine Eltern nie für ihn da sind. Wie geht es dem kleinen Peter, wenn er merkt, dass andere Menschen ihn nicht beachten, sich nicht mit ihm beschäftigen?"

Stimulation und Wahrnehmung von Emotionen im Alltag

Da viele Patienten eine emotionsvermeidende Haltung im Alltag aufweisen, versucht der Therapeut die Aufmerksamkeit des Patienten für seine emotionalen Prozesse im Alltag zu steigern. Hierzu identifiziert man zunächst die entsprechenden emotionsauslösenden Situationen und das diesbezügliche Vermeidungsverhalten des Patienten. Es gibt eine Reihe von typischen Verhaltensweisen, mit denen Patienten im Alltag ihre Emotionen vermeiden (siehe auch 7.6).

Beispiele für emotionales Vermeidungsverhalten

- die Situation verlassen
- sich vom emotionalen Stimulus ablenken
- nicht über emotionale Stimuli nachdenken
- intellektualisierendes Nachdenken über Stimuli
- aktives Sich-Verschließen gegenüber dem emotionalen Erleben
- Anspannung, Atem anhalten
- Grübeln
- Fressattacken
- Alkoholkonsum oder Drogen
- Viel reden oder schweigen
- nicht über Emotionen sprechen
- und, und, und

Aufgrund dieser Liste bestimmt man, welche Verhaltensänderungen (inkl. kognitive Veränderung) notwendig ist, damit der Patient seine Emotion häufiger und intensiver wahrnehmen kann.

Therapeut: „Was müssten Sie im Alltag tun, um häufiger ihr Gefühl von Angst zu spüren?"
Patient: „Wahrscheinlich dürfte ich mich nicht immer zurückziehen, wenn es mal etwas intensiver in der Diskussion wird."
Therapeut: „Was genau machen Sie dann?"
Patient: „Naja, ich verlasse in der Regel den Raum und gehe eine rauchen."
Therapeut: „Um Ihre Angst häufiger und intensiver zu erleben, müssten Sie also einfach in der Situation verbleiben."

Aus der Identifikation der Vermeidungsstrategien kann der Therapeut dann Verhaltensänderungen bestimmen, welche das Erleben der relevanten Emotionen des Patienten steigern.

Herr U. reagiert auf körperliche Nähe zu seiner Freundin mit Gereiztheit und Ärger (vermutlich sekundäre Emotion). Wegen der hierdurch bedingten Auseinandersetzungen mit seiner enttäuschten Freundin vermeidet er diese Situationen. In der Therapie kann er in den imaginativen Sequenzen keine primäre Emotion zu diesem Ärger erleben. Gemeinsam mit ihm wird daher die Aufgabe besprochen, bis zur nächsten Therapiestunde mehrere Male gezielt einen Körperkontakt zu seiner Freundin herzustellen und dabei auf seine Emotionen zu achten. In der nächsten Therapiestunde berichtet der Patient von einem deutlichen Peinlichkeitsgefühl und einer großen Befangenheit, als er die Nähe zu seiner Freundin zugelassen hatte.

Außerdem ist ein konstantes Training der Wahrnehmung von Emotionen im Alltag unerlässlich, damit der Patient seine Sensibilität in Bezug auf seine Emotionen steigern kann. Man kann hierzu dem Patienten vorschlagen, dass er ein so genanntes **Emotionstagebuch** führt (s. dazu Tab. 7-1 sowie Übungsblatt 4, S. 348). Dieses Emotionstagebuch dient in erster Linie dazu, dass der Patient im Alltag verstärkt auf sein emotionales Erlebens achtet und Anhaltspunkte für situative und kognitive Auslöser mit in die Therapie bringt. Motivierte Patienten kommen zu den Therapiestunden mit neuen Situationen, in denen sie wichtige emotionale Erfahrungen gemacht haben, und geben dadurch vielfältige neue Anregungen zur therapeutischen Arbeit. Außerdem wirkt es der emotionsphobischen Haltung des Patienten außerhalb der therapeutischen Sitzungen entgegen.

Als hilfreich hat sich auch die Arbeit mit einer Emotionsliste erwiesen, welche sich im Anhang des Buches befindet. Der Patient wird gebeten, sich diese Liste in einer spezifischen Problemsituation anzusehenund alle Emotionen anzustreichen, welche er glaubt, bei sich gefunden zu haben. Mit diesem Hilfsmittel können Patienten nicht nur Emotionen bei sich entdecken, sondern auch entgegen ihrer Neigung, immer wieder nur eine Emotion wahrzunehmen, eine sehr viel differenziertere Wahrnehmung von z. T. recht unterschiedlichen Emotionen erreichen.

Eine umfassendere Form der kognitiven Beschäftigung mit dem emotionalen Erleben ist die Erstellung von Emotionsanalysen (s. Kap. 8 und Übungsblatt 3,

Tab. 7-1 Beispiel für ein Emotionstagebuch

	Emotion	Situation	Gedanke
Montag	Ärger/Traurigkeit	Auseinandersetzung	Keiner respektiert mich.
Dienstag	Stolz	Sport gemacht	Ich habe mich überwunden.
Mittwoch	Enttäuschung	Therapeut verlegt Termin	Ich hätte ihn heute gebraucht.
Donnerstag	Ärger/Traurigkeit	Gespräch mit Mann	Er nimmt meinen Rat nie an.
Freitag	Freude	Wochenende	Ich fahre mit Freunden an die See.

S. 347). Die Emotionsanalyse steigert generell die Aufmerksamkeit sowie die Beschäftigung mit der betreffenden Emotion und hilft, einzelne Aspekte des Erlebens der Emotion detaillierter zu erheben. Hierzu gehören dann u. a. auch Handlungsimpulse, körperliche Wahrnehmung oder die Frage, ob es sich um eine primäre oder sekundäre Emotion handelt. Ausführliche und wiederholt durchgeführte Emotionsanalysen schärfen nicht nur die Wahrnehmung des Patienten für seine Emotionen, sondern liefern insbesondere wichtige Informationen über die kognitiven und behavioralen Aspekte der Emotion.

7.5 Einstieg in die erlebnisorientierte Therapie von Emotionen

Am Beginn der emotionsbezogenen Therapie steht die Erfassung der psychischen Problematik des Patienten, indem dieser zunächst gebeten wird, sein Anliegen bzw. seine Beschwerden so detailliert wie möglich darzustellen. Die Beschwerden des Patienten werden von Beginn an mithilfe realer Beispiele aus vergangenen Problemsituationen erfasst. So kann der Therapeut im späteren Verlauf der Therapie den emotionalen Konflikt anhand dieser Situationen beim Patienten aktualisieren. Zur Befunderhebung gehören wie üblicherweise Krankheitsanamnese, persönliche Anamnese und wichtige Lebensereignisse sowohl der Kindheit als auch der jüngeren Vergangenheit. Am Ende dieser Sequenz sollte der Therapeut nicht nur die aktuellen psychischen Beschwerden des Patienten kennen, sondern auch einen Eindruck und ein Gefühl für dessen Person und dessen Lebensgeschichte gewonnen haben.

Häufig berichtet der Patient bereits selbstständig von belastenden Emotionen wie Angst, Ärger, Traurigkeit, Deprimiertheit, Minderwertigkeit, Schuld. Hierbei handelt es sich eher um sekundäre Emotionen, die der Vermeidung einer primären Emotion dienen. Manchmal stehen aber auch die emotionsvermeidenden dysfunktionalen Verhaltensweisen und Kognitionen im Vordergrund, die für den Patienten belastend und problematisch sind (z. B. sozialer Rückzug, Schüchternheit, Perfektionismus, Auseinandersetzungen, Kontrollgedanken, Grübeln). Da diese Verhaltensweisen und Kognitionen in der Regel der Vermeidung oder Bekämpfung von primären, aber auch sekundären Emotionen dienen, sollten diese zugrunde liegenden Emotionen von Beginn der Therapie an identifiziert werden (wie z. B. Angst bei sozialem Rückzug, Minderwertigkeit bei Perfektionismus, Traurigkeit beim Grübeln). Von Anfang an richten sich die Fragen des Therapeuten daher immer wieder auf belastende, gefürchtete bzw. vermiedene Emotionen des Patienten:

Patient: „Ich kann es nicht ertragen, wenn ich eine Aufgabe nicht perfekt mache."
Therapeut: „Wenn Sie sich mal vorstellen, Sie würden eine Aufgabe unfertig abgeben, was für ein Gefühl würde dann in Ihnen entstehen?"
Patient: „Allein der Gedanke daran macht mir Angst." (sekundäre Emotion)

Die grundsätzlichen Fragen, die sich der Therapeut zu Beginn der Therapie stellen sollte, lauten:

- Was genau ist die psychische Symptomatik des Patienten?
- Welche belastende Emotion steht im Vordergrund des Erlebens?
- Mit welchen Verhaltensweisen und Kognitionen wird die belastende Emotion vermieden?
- Inwieweit stellt die im Vordergrund stehende belastende Emotion eine Vermeidungsreaktion für eine primäre Emotion dar?
- Welche primäre Emotion wird durch die sekundäre Emotion verdeckt?

Das folgende Fallbeispiel soll exemplarisch zeigen, wie die verschiedenen Emotionen, Kognitionen und Verhaltensweisen für die emotionsbezogene Therapie konzipiert werden können. Die Identifikation dieser Konfliktkonstellation stellt den Beginn der emotionsbezogenen Therapie dar.

Frau A. kommt wegen diffusen Ängsten und immer wieder auftretenden Suizidgedanken zur Therapie. Diese Beschwerden behindern sie zwar in ihrem Alltag, aber sie konnte bislang immer noch ihren Aufgaben als Hausfrau und Mutter von einem Kind nachgehen. Allerdings musste sie im letzten Jahr zum ersten Mal für drei Wochen in eine Reha-Klinik, weil sie so erschöpft gewesen sei. Wegen der Ängste vermeidet sie längere Bahnfahrten allein, und sie ist zunehmend abhängig von einer Begleitung, insbesondere durch ihren Mann, wenn sie sich zu unbekannten öffentlichen Plätzen begibt. Die im Vordergrund stehende Angst wird als potenziell sekundäre Emotion aufgefasst. Diese sekundäre Emotion wird von Frau A. durch ein Vermeidungsverhalten (vor allem das, nur in Begleitung fremde Orte aufzusuchen) sowie durch ein übertriebenes Harmoniebedürfnis und ein angepasstes Verhalten vermieden. Die Suizidgedanken scheinen eine Vermeidungsstrategie für eine noch unbekannte belastende Emotion zu sein.
Im weiteren Verlauf der emotionsbezogenen Therapie stellt sich heraus, dass Frau A. durch die sekundäre Emotion der Angst und durch Suizidgedanken sowie durch ihr angepasstes und harmoniebetontes Verhalten die adaptive primäre Emotion Traurigkeit vermieden hat. Der adaptive Charakter dieser Emotion zeigte sich dadurch, dass sich die Patientin in ihrer Beziehung vernachlässigt und einsam fühlte. Sie hatte jedoch nie gelernt, diese Traurigkeit in eine sinnvolle Handlung umzusetzen, da sie Angst vor der Reaktion ihres Mannes gehabt hatte.

Die vorläufige Zuordnung der vom Patienten geschilderten Symptomatik in dem in der Abbildung 7-1 dargestellten Schema dient der Orientierung des Therapeuten.

Es ist für die erlebnisorientierte Therapie entscheidend, dass bereits zu Beginn der Therapie eine Thematisierung und Aktivierung der belastenden Emotion angestrebt wird. Insofern bietet es sich an, die Emotionen einer Problemsituation mittels einer der in Abschnitt 7.4 genannten Techniken zu stimulieren, um die emotionale Konfliktsituation für den Patienten erlebbar zu machen.

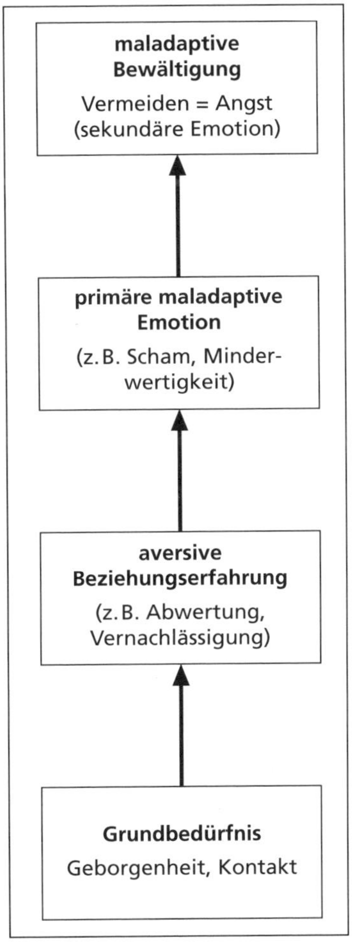

Abb. 7-1 Entwicklung von maladaptiven Emotionen und Bewältigungsschemata

Herr E. kommt zur Therapie, da er unter milden bis mittelgradigen depressiven Beschwerden leidet, die mit Erschöpfungen einhergehen. Diese Beschwerden treten häufig in Situationen auf, in denen er in seinem Beruf als Verwaltungsbeamter verstärkte Anforderungen bzw. Veränderungen erlebt. Gemeinsam mit dem Therapeuten identifiziert er Angst als eine zentrale Emotion in diesen Situationen, ohne dass zu diesem Zeitpunkt eine Einordnung der Angst in Form einer primären oder sekundären Emotion möglich ist. Er benennt eine Situation, in der er bei einer neuen Arbeitsaufgabe plötzlich Ängste spürte, und eine andere Situation, in der er sich im Zusammensein mit seinen Kollegen angespannt und ängstlich fühlte. Da der Patient diese beiden Situationen als typisch für seine Probleme ansieht, werden sie als Ausgangspunkte der erlebnisorientierten Therapie ausgewählt. Die erlebnisorientierten Sequenzen setzen in Form von Imaginationsübungen an, im Rahmen derer der Patient die Entstehung und Entwicklung seiner Ängste in solchen Situationen wiedererlebt. Außerdem werden Rollenspiele mit ihm durchgeführt, die sich auf eine Situation mit seinem Vorgesetzten beziehen, der ihm eine neue Aufgabe überträgt. Im Verlauf dieser emotionsfokussierenden Sequenzen erlebt der Patient immer wieder ein Gefühl von Scham und Minderwertigkeit. Es stellt sich heraus, dass die Angst eine sekundäre Emotion im Rahmen des vermeidenden Bewältigungsschemas des Patienten ist (sozialer Rückzug), welche die primären maladaptiven Emotionen Scham und Minderwertigkeit überdeckte.

Jedem Patienten wird schon von Beginn an die Grundannahme der emotionsbezogenen Therapie vermittelt, dass seine Beschwerden unter Umständen die Folge des dysfunktionalen Versuchs einer Bewältigung oder Bekämpfung einer belastenden Emotion sein können (s. auch Kap. 5, Abschnitt „Psychoedukation"). Natürlich kann der Therapeut zu Beginn nicht sicher sein, ob er mit der gewählten Problemsituation und den diesbezüglich aktivierten Emotionen den entscheidenden emotionalen Konflikt in der jeweiligen Problemsituation erfasst hat. Fokussiert der Therapeut jedoch in der erlebnisorientierten Therapie innerhalb der Problemsituationen konsequent auf das emotionale Erleben, dann wird sich der Patient in der Regel seinem emotionalen Konflikt, d. h. den vermiedenen primären Emotionen, automatisch annähern. Insofern kann man in der erlebnisorientierten Therapie an vielen verschiedenen Situationen, Emotionen, Erlebnissen, Gedanken und Verhaltensweisen ansetzen, die der Patient in und außerhalb der Therapie als belastend erlebt.

7.6 Bearbeitung der Bewältigungsschemata – die sekundären Emotionen

Die im Vordergrund des Erlebens stehende belastende Emotion des Patienten ist zumeist eine **sekundäre Emotion** als Folge eines **dysfunktionalen Bewältigungsschemas** für eine **primäre Emotion** (s. Kap. 4). Dies bedeutet, dass die sekundären Emotionen trotz ihres belastenden Charakters in der Regel dazu dienen, das Erleben einer primären Emotion zu überdecken bzw. zu vermeiden. Patienten kommen also zum Beispiel mit Ängsten in die Therapie, die Folge der Vermeidung von Ärger über eine Bezugsperson sind, oder sie kommen mit Schuldgefühlen, die der Bekämpfung von Verlustängsten dienen. In der Regel kommt ein Patient erst dann zum Therapeuten, wenn die sekundäre Emotion selbst problematisch geworden ist oder das Bewältigungsschema zu spürbaren psychosozialen Einbußen geführt hat. Die ausgeprägteste Form der sekundären Emotion findet man in Form von Ärger, Wut, (Selbst-)Hass oder extremer emotionaler Anspannung aufgrund eines emotionalen Chaos. Sekundäre Emotionen bzw. die kognitiven und behavioralen Bewältigungsstrategien im Rahmen eines Bewältigungsschemas können am Anfang der Problementwicklung noch hilfreich sein, werden mit der Zeit aber häufig zu einem eigenständigen Problem. So kann die sekundäre Emotion Ärger zur Vermeidung der primären Emotion Angst oder Unsicherheit zunächst sehr hilfreich sein, um die Angst nicht spüren zu müssen. Irgendwann gewinnt der Ärger jedoch ein eigene Problematik, indem es hierdurch etwa zu Beziehungsabbrüchen und Einsamkeit kommt.

Wegen dieser eigenständigen Problematik des dysfunktionalen Bewältigungsschemas sollte die emotionsbezogene therapeutische Arbeit mit dessen Identifikation und Korrektur beginnen. Erst wenn der Patient diesbezüglich ausreichend regulatorische Fähigkeiten entwickelt hat, kann man mit der erlebnisorientierten Arbeit an primären Emotionen fortfahren. Sollte das Bewältigungsschema des Patienten mit unterregulierten und sehr intensiven Emotionen wie Ärger, Wut (Selbst-) Hass und emotionaler Anspannung einhergehen, sollte der Patient also **instabil** sein, dann wird ein Vorgehen nach dem **Emotionsmanagement** angeraten. Das Emotionsmanagement konzentriert sich in erster Linie auf die korrigierende Arbeit an den dysfunktionalen Bewältigungsstrategien.

Ein Patient hat jahrelang seine Minderwertigkeitsgefühle (primäre Emotion) mit einem Vermeidungsverhalten hinsichtlich beruflicher Anforderungen sowie persönlichen Kontakten zu bewältigen versucht. Obgleich er immer wieder unter leichten Ängsten (sekundäre Emotion) litt, hatte er bisher keinen großen Leidensdruck. Dann wurde er jedoch an eine andere Arbeitsstelle mit einem gänzlich neuen Aufgabenprofil und neuen Mitarbeitern versetzt. Unter dieser zusätzlichen Belastung kam es zu einer drastischen Zunahme seiner Ängste, als Zeichen des Zusammenbruchs seines bislang erfolgreichen vermeidenden Bewältigungsschemas.

Deshalb stehen am Anfang der emotionsbezogenen Arbeit die Identifizierung der sekundären Emotion(en) und die des hiermit verknüpften Bewältigungsschemas für belastende primäre Emotionen. Der Therapeut versucht zu verstehen, ob und inwieweit die im Vordergrund stehenden Emotionen, Kognitionen und Verhaltensweisen des Patienten Ausdruck eines **emotionsphobischen Konflikts** sind.

Formen der Bewältigungsschemata

Im Wesentlichen setzen Patienten drei Bewältigungsschemata ein, um ihren belastenden primären Emotionen zu begegnen (s. Abb. 7-2 und Kap. 4):

- **Bekämpfen** (d. h. entgegen der primären Emotion handeln, Verleugnung, Verdrängung, Unterdrücken, kontraphobisches Verhalten, instrumentelle Emotionen)
- **Vermeiden** (d. h. Rückzug, Ablenkung, Vermeiden der Auslöser)
- **Ertragen** (d. h. Ruminieren, Hadern)

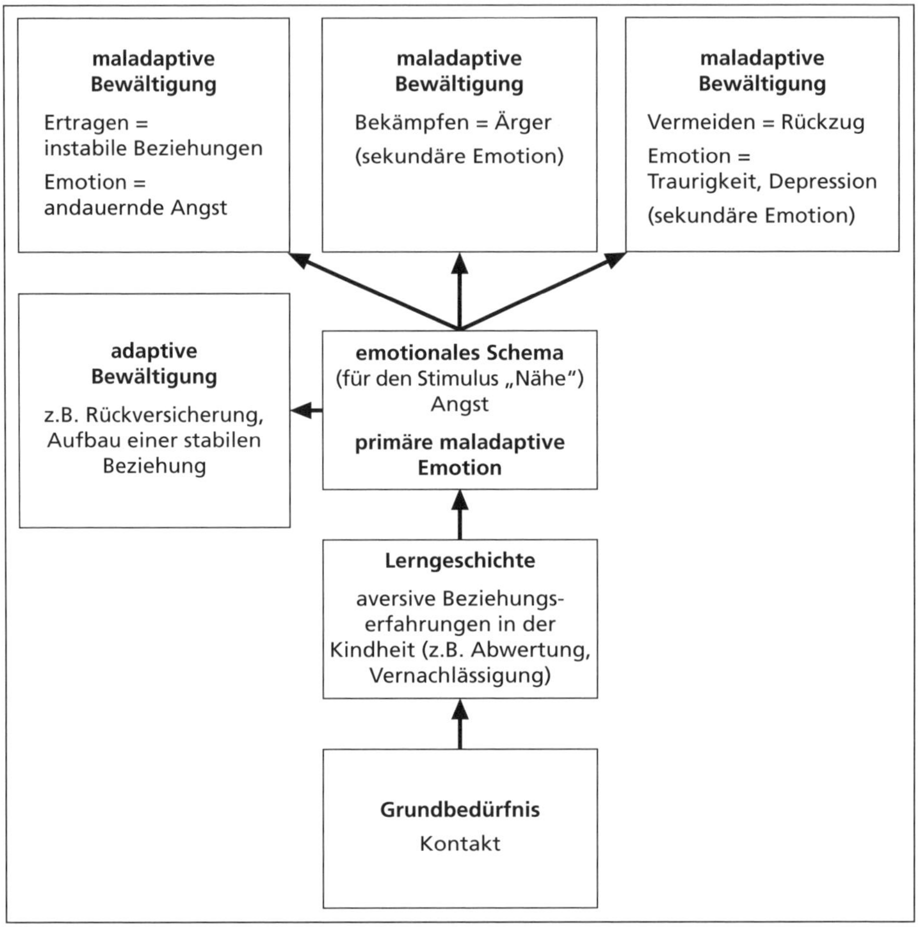

Abb. 7-2 Bewältigungsschemata bei belastenden primären Emotionen

Ein Bewältigungsschema im Sinne des Bekämpfens und des Vermeidens einer primären Emotion führt in der Regel zu einer sekundären Emotion, die im Vordergrund des psychischen Erlebens steht und das Erleben der primären Emotion verdeckt. Nur beim Bewältigungsschema „Ertragen“ steht die primäre Emotion weiterhin mehr oder weniger im Vordergrund des Erlebens, ohne dass der Patient jedoch eine Lösung, das heißt einen adaptiven Umgang für die Emotion findet.

Drei verschiedene Patienten erleben im Rahmen partnerschaftlicher Konflikte die adaptive primäre Emotion Ärger, die sie aber aus lebensgeschichtlichen Gründen als unerträglich bzw. problematisch empfinden. Zur Bewältigung des Erlebens von Ärger haben sie unterschiedliche Strategien entwickelt (s. Abb. 7-2):

Patient 1: Selbstabwertung mit Schuldgefühl als sekundäre Emotion (Bekämpfen)
Patient 2: sozialer Rückzug mit Traurigkeit als sekundäre Emotion (Vermeiden)
Patient 3: chronischer Ärger und Ambivalenzen in Bezug auf die Beziehung ohne Handlungskonsequenz (Ertragen)

Da die sekundäre Emotion selbst einen belastenden Charakter hat, reagiert ein Patient auf diese Emotion häufig ebenfalls mit einem Bewältigungsschema. Unter Umständen kann es somit zu einer **tertiären Emotion** kommen. So kann zum Beispiel ein Patient angesichts einer sozialen Zurückweisung die belastende primäre Emotion Angst empfinden, die durch ein Bewältigungsschema vom Bekämpfungstyp zur sekundären Emotion Ärger führt. Da dieser Ärger den Patienten aber immer wieder in soziale Konflikte gebracht hat, reagiert er hierauf mit einem Bewältigungsschema vom Vermeidungstyp (indem er sich etwa der Situation nicht mehr aussetzt). Am Ende steht die soziale Isolation des Patienten mit der tertiären Emotion Einsamkeit.

Patient: „Mein Problem ist, dass ich auf meiner Arbeit zunehmend Ängste bei neuen Aufgaben entwickelt habe." (sekundäre Emotion für die primäre maladaptive Emotion Minderwertigkeit)
„Überhaupt reagiere ich zunehmend auf Belastungen im Alltag mit Ängsten." (sekundäre Emotion)
„Ich habe mich deswegen schon seit einiger Zeit etwas zurückgezogen." (Hypothese: Bewältigungsschema im Sinne der Vermeidung in Bezug auf die sekundären Emotionen)
„Aber seitdem ich kaum noch Kontakt zu anderen Menschen habe, bin ich häufig traurig und mutlos." (tertiäre Emotion)

Diese Strukturierung des Zusammenhangs und der Funktionalität der belastenden Emotionen hat am Anfang der Therapie zwangsläufig einen vorläufigen Charakter, da die vermiedene Emotion für den Patienten häufig nicht sofort erlebbar ist. Auch hier muss der erlebnisorientierte Charakter der emotionsbezogenen Psychotherapie betont werden. Die wesentlichen Erkenntnisse und Veränderung ergeben sich beim Patienten erst durch das Erleben der Emotionen im Therapieverlauf.

Korrigierende Arbeit an dem Bewältigungsschema und sekundären Emotionen

Das Bewältigungsschema des Patienten hat trotz der hierdurch auftretenden Belastung im Sinne von psychischen Beschwerden einen hohen Stellenwert für seine psychische Stabilität. In der Regel muss der Patient seine Bewältigungsschema ausreichend verstanden haben und regulieren können, damit er sich auf das Erleben der bislang vermiedenen, primären Emotionen konzentrieren kann. Ausreichende **regulatorische Kompetenzen** verschaffen dem Patienten Sicherheit und Stabilität. Nur so kann er die notwendige Stabilität erreichen, um sich dem Erleben seiner primären Emotion zu nähern.

Patient 1: Ärger (sekundäre Emotion) als Bewältigungsschema „Bekämpfen" für Unsicherheit (primäre Emotion) – Vor der therapeutischen Arbeit an der Unsicherheit erlernt der Patient zunächst regulatorische Kompetenzen im Umgang mit seinem Ärger (z. B. kognitive Distanzierung, Entspannungstechniken, Abbau aggressiver Handlungen).
Patientin 2: Suizidphantasien bei Verzweiflung (sekundäre Emotion) als Bewältigungsschema „Bekämpfen" für Einsamkeit (primäre Emotion) – Die Patientin lernte zunächst die Identifikation der Suizidphantasien, die Einsicht in deren Funktion, aktive Schritte zur Distanzierung und hilfesuchendes Verhalten bei deren Auftreten.
Patient 3: Schuldgefühle (sekundäre Emotion) mit Rückzug als Bewältigungsschema „Vermeidung" für Angst (primäre Emotion) – Der Patient lernt zunächst eine korrigierende Einsicht in die Unangemessenheit seiner Schuldgefühle und soziale Kompetenzstrategien im Umgang hiermit.

Bei stabilen Patienten kann man zügig eine direkte Fokussierung auf die primären Emotionen versuchen. Kann ein Patient seine primären Emotionen erleben, ohne hierunter extrem angespannt, überfordert oder ängstlich zu werden, dann muss der Arbeit an seinem Bewältigungsschema kein allzu großer Platz eingeräumt werden. Reagiert der Patient auf die Fokussierung seiner primären Emotion mit einer deutlichen Anspannung, mit Verunsicherung, Gereiztheit bis hin zu Ärger oder einer Vermeidungshaltung, dann sollte der Arbeit an dem Bewältigungsschema mehr Raum gegeben werden. Ist die Reaktion des Patienten geprägt von extremer Anspannung, Wut, Selbsthass, Instabilität bis hin zu Suizidalität, dann sollten zunächst die therapeutischen Strategien des Emotionsmanagements angewendet werden (s. hierzu Kap. 8).

Algorithmus zur Arbeit am Bewältigungsschema

- Identifikation des Bewältigungsschemas
- Herausstellen der Dysfunktionalität des Bewältigungsschemas
- Restrukturierung des Bewältigungsschemas

Identifikation des Bewältigungsschemas

Patienten ist in der Regel nicht bewusst, dass die Emotionen, Kognitionen oder Verhaltensweisen, unter denen sie leiden, defensive Strategien zur Vermeidung der Aktivierung und des Erlebens einer belastenden primären Emotion. Patient und Therapeut explorieren daher die im Vordergrund stehenden psychischen Beschwerden und versuchen, deren potenzielle Funktion als Bewältigungsschema zu identifizieren. Sie sollten also gemeinsam erkennen, zu welchem Zweck ein Patient sich zum Beispiel zurückzieht, Wut oder Traurigkeit empfindet, sich selbst abwertet, versucht, perfekt zu sein usw.

Beispiele von Bewältigungsstrategien im Rahmen von Bewältigungsschemata für belastende Emotionen

- Vermeidung des Blickkontakts
- übertriebene Intellektualisierung
- Leugnen
- Schweigen
- lang andauerndes Reden
- Selbstabwertung
- Ärger und/oder Abwertung des Therapeuten
- übertriebenes Relativieren
- Aggressivität
- sekundäre Emotionen jeglicher Art
- u.v.a.

Der Patient wird immer wieder darauf hingewiesen, dass sekundäre Emotionen, Verhaltensweisen oder Gedanken die Funktion haben können, das Erleben unangenehmer primärer Emotionen zu vermeiden. Somit kann er zunehmend seine Aufmerksamkeit auf die Wahrnehmung der vermiedenen bzw. bekämpften primären Emotion richten. Die Reaktion des Patienten auf die Identifizierung seines Vermeidungsverhaltens kann hierbei sehr unterschiedlich sein und von schneller Einsicht bis hin zu deutlicher Ablehnung reichen:

Therapeut: „Bemerken Sie, dass Sie immer lachen, wenn Sie mir von Ihren Schwierigkeiten mit Ihrer Frau erzählen? Könnte es sein, dass Sie mit diesem Lachen versuchen, ein unangenehmes Gefühl zu unterdrücken?"
Patient 1: „Ja, wo Sie das sagen, manchmal fällt es mir selbst auf. Irgendwie ist es mir peinlich, von diesen Problemen zu erzählen." (Zustimmung)
Patient 2: „Ich lache nicht wegen eines unangenehmen Gefühls, sondern weil unsere Streits manchmal so absurd sind." (Ablehnung)
Patient 3: „Ich habe doch gar nicht gelacht!" (Verleugnung der Realität)
Patient 4: „Ja, irgendwie bin ich doch total bescheuert, dass ich da auch noch lachen muss!" (Selbstabwertung)
Patient 5: „Ja, Sie haben sicher Recht." (Ja-Sagen)
Patient 6: „Nein, ich lache nicht. Ich finde das auch etwas distanzlos, mir das einfach an den Kopf zu werfen!" (Aggressivität)

Wehrt ein Patient sich gegen die angestrebte Einsicht in sein Bewältigungsschema, dann sollte der Therapeut dies zunächst validierend akzeptieren, ohne zu konfrontativ zu sein. Da der Patient seine belastende primäre Emotion wahrscheinlich aus sehr gut nachvollziehbaren Gründen vermieden hat (Angst, Scham, Unsicherheit usw.), wird er zunächst die Sicherheit, Empathie und Akzeptanz des Therapeuten erfahren müssen, bevor er sein Bewältigungsschema thematisieren und problematisieren kann.

Frau F. hat immer wieder Ängste (sekundäre Emotion) vor Bahnhöfen und unbekannten Stadtteilen. „Ich kann auch nicht genau sagen, was mich da treibt, aber irgendwie habe ich Beklemmungen und würde am liebsten gleich wieder nach Hause laufen!" Die ersten Therapiestunden sind vonseiten der Patientin durch interaktionelle Bewältigungsstrategien geprägt (z. B. viel reden, häufiges gekünsteltes Lachen, Leugnung eigener Unzufriedenheit, Harmoniebestreben in Bezug auf den Therapeuten). Der Therapeut spricht das auffällige Verhalten der Patienten freundlich, aber offen an (z. B.: „Merken Sie, dass Sie meinen Fragen häufig ausweichen?" oder „Ich habe den Eindruck, dass Ihnen meine Fragen peinlich sind"), worauf sie jedoch eher ablehnend reagiert. Der Therapeut akzeptiert zunächst die ablehnende Haltung der Patientin, versucht aber zwei Stunden später erneut, sie auf ihre interaktionellen Bewältigungsstrategien anzusprechen. Langsam ergibt sich ein Gespräch darüber, dass die Patientin Angst davor hat, dass der Therapeut „zu tief bohren" würde. In diesem Fall würde sie nämlich auf einmal Traurigkeit und Einsamkeit empfinden (primäre Emotionen).

Das identifizierte Bewältigungsschema und die dazugehörige sekundäre Emotion kann der Patient auf dem Übungsblatt 2 eintragen (s. S. 346).

Herausstellen der Dysfunktionalität des Bewältigungsschemas

Um den Patienten zu einer Reduktion bzw. zum Aufgeben seines Bewältigungsschemas zu motivieren, stellt der Therapeut deutlich die **Dysfunktionalität**, also die **Nachteile** des jeweiligen Bewältigungsschemas und dessen individuellen Bewältigungsstrategien heraus. Auch wenn die belastenden Verhaltensweisen bereits als Bewältigungsschema erkannt wurden, fällt es Patienten manchmal schwer, die Strategie so weit zu problematisieren, dass sie zu dessen Aufgabe motiviert sind. Dies ist grundsätzlich nachvollziehbar, da das Bewältigungsschema über lange Zeiträume den Zweck der Vermeidung von unangenehmen primären Emotionen erfüllt hat und somit zum festen Verhaltensrepertoire des Patienten gehört. Patient und Therapeut sollten daher darin übereinstimmen können, dass das spezifische Bewältigungsschema grundsätzlich nicht (mehr) hilfreich ist.

Patient: „Ich habe dann versucht, alles perfekt zu machen." (vermeidendes Bewältigungsschema) „Dann konnte ich zumindest ohne Angst zur Arbeit gehen."
Therapeut: „Und das hat dann wozu geführt?"
Patient: „Eine Zeit lang ging das gut, aber dann habe ich bemerkt, dass meine Anspannung immer höher wurde und ich gar nicht so viel arbeiten konnte, um meine Ängste unter Kontrolle zuhalten."
Therapeut: „Ja, das kann ich mir gut vorstellen."
Patient: „Im Gegenteil, ich hatte den Eindruck, je mehr ich mich bemühe, alles perfekt hinzubekommen, desto angespannter wurde ich."
Therapeut: „Ihre Strategie zur Kontrolle Ihrer Ängste scheint nicht mehr zu funktionieren. Vielleicht wäre es an der Zeit, dass Sie hier etwas verändern."

Es wird dem Patienten vermittelt, dass ein aktives Beibehalten seines dysfunktionalen Bewältigungsschemas ein Anhalten seiner psychischen Beschwerden bedingt. Hierzu ist es zum Beispiel hilfreich, wenn der Therapeut mit dem Patienten eine imaginative Zeitreise macht und sie sich gemeinsam vorstellen, wie das Leben des Patienten aussehen wird, wenn er das gleiche Vermeidungsverhalten auch noch mehrere Jahre später hat.

Auf der anderen Seite sollte man die **Vorteile** einer Arbeit an den vermiedenen Emotionen deutlich herausstellen. Diese Ressourcenorientierung mit Schaffung von positiven Zielvorstellungen ist sehr wichtig. Eine Aufgabe des Bewältigungsschemas geht nämlich letztlich mit einem Erleben von neuen, hilfreichen Emotionen und einer besseren Befriedigung der Bedürfnisse des Patienten einher. Wenn ein Patient seine primäre Emotion Einsamkeit bislang durch eine andauernde Betriebsamkeit vermieden hat, kann er bei Aufgabe dieser vermeidenden Strategie sein Bedürfnis nach tieferen und stabileren Kontakten anhand seiner Traurigkeit empfinden und angemessener befriedigen.

An dieser Stelle muss der Therapeut den so genannten **sekundären Krankheitsgewinn** berücksichtigen, der aus dem Bewältigungsschema und insbesondere den sekundären Emotionen entsteht. Der sekundäre Krankheitsgewinn besteht zumeist in Form von Reaktionen der Umwelt, zum Beispiel Schonung, Zuwendung oder Mitleid usw., und stellt eine individuelle Überlebensstrategie dar. Die als angenehm empfundene Reaktion der Umwelt wird zumeist durch den instrumentellen Aspekt von Emotionen wie Angst, Traurigkeit oder Hilflosigkeit ausgelöst. Auch Ärger kann durch Einschüchterung und Kontrolle der Umwelt eine positive Wirkung für den Patienten haben.

Patient 1: „Zumindest kümmert sich meine Familie um mich, wenn ich traurig bin." (sekundäre bzw. instrumentelle Emotion) „Sonst wäre es ihnen egal, wie es mir geht, und die würden mich glatt links liegen lassen."
Patient 2: „Wenn ich richtig ärgerlich werde und schreie, dann sind die anderen still und machen, was ich will." (Ärger und Schreien = sekundäre bzw. instrumentelle Emotionen)

Vonseiten des Therapeuten ist hier häufig eine aktive und direktive Rolle gefragt, indem er den Patienten empathisch auch mit den Vorteilen seines Bewältigungsschemas konfrontiert. Diese Vorteile müssen dann zunehmend problematisiert werden.

Therapeut: „Ja, das kann ich nachvollziehen, dass Ihnen sehr viel an der Unterstützung Ihrer Familie liegt. Und natürlich kümmern sich die Familienmitglieder um Sie, wenn Sie wieder traurig sind. Auf der anderen Seite ist es aber wenig hilfreich, dass Sie ausschließlich Zuwendung und Unterstützung bekommen, wenn Sie traurig sind."

Bei der Arbeit am Bewältigungsschema sollte vom Therapeut immer wieder die Schuldlosigkeit des Patienten an der Entstehung seiner emotionalen Problematik und seiner Bewältigungsschema herausgestellt werden. Der Patient neigt häufig dazu, sich selbst Vorwürfe wegen seiner Problematik zu machen bzw. sich wegen Schuldgefühlen gegen die Problematisierung des Bewältigungsschemas zu wehren. Die Schuldlosigkeit sollte sich aus einer genauen Unterscheidung zwischen der Entstehung des Bewältigungsschemas in der Vergangenheit und dessen Aufrechterhaltung in der Gegenwart ergeben. Der Patient war nämlich in seiner früheren Entwicklung überwiegend abhängig von den Einflüssen der Umgebung und hatte keine ausreichenden Kompetenzen im Umgang mit diesen negativen Einflüssen (z. B. Vernachlässigung, Kritik, Ängste der Bezugspersonen, Beschimpfung, emotionale Kälte, Bestrafung, Missbrauch). Die belastende primäre Emotion und das diesbezügliche Bewältigungsschema waren zum damaligen Zeitpunkt adaptiv und sogar häufig überlebenswichtig (s. Kap. 4). Der erwachsene Patient hat aber die Verantwortung für sein gegenwärtiges Verhalten, welches einen destruktiven Einfluss auf sein Leben hat. Nur der Patient selbst kann letztlich an seinen psychischen Problemen korrigierend arbeiten.

Therapeut: „Ich glaube, dass jeder Mensch an Ihrer Stelle Angst gehabt hätte, wenn er mit drei Jahren von den Eltern in die Obhut der Großeltern gegeben worden wäre, ohne zu wissen, warum und wieso und wann er seine Eltern wiedersehen würde. Und dass Sie dann als Kind diese Angst und Hilflosigkeit (primäre adaptive Emotionen) dadurch bekämpft haben, dass Sie unbedingt unabhängig sein wollten und eher eine aggressive Art im Umgang mit Menschen entwickelt haben (Bewältigungsschema mit Ärger als sekundärer Emotion), war damals sicherlich für Sie überlebensnotwendig. Sie sind jetzt aber 36 Jahre alt, und diese aggressive und distanzierte Art führt bei Ihnen zunehmend zu Problemen in Ihrer Beziehung und Ihrem Beruf."

Ein häufiges Phänomen bei der Arbeit an den defensiven Strategien ist das Aufkommen von Trauer oder Traurigkeit angesichts der Schäden, welche das Vermeidungsverhalten über die Jahre hinweg angerichtet hat. Dies kann als positives Signal dafür interpretiert werden, dass der Patient sein Vermeidungsverhalten kritisch zu erleben beginnt und langsam dessen Sinnlosigkeit bzw. Dysfunktionalität empfindet. Diese Traurigkeit sollte vom Therapeut empathisch und bejahend aufgenommen werden.

Therapeut: „Wir haben jetzt herausgearbeitet, dass Sie früh ein Gefühl von Angst und Schuld (maladaptive primäre Emotion) durch die ängstliche und vorwurfsvolle Art ihrer Mutter entwickelt haben. Und diese Gefühle von Angst und Schuld haben Sie bis heute dadurch zu vermeiden versucht, dass sie einfach keine neuen Dinge im Leben anpacken und sich von anderen Menschen schnell zurückziehen (vermeidende Bewältigungsschema). Und mittlerweile leben Sie somit zurückgezogen und sind einsam und depressiv (sekundäre Emotionen)."
Patient (mit Tränen in den Augen): „Wenn ich mir vorstelle, dass ich all diese Jahre verschenkt habe! Und nur, weil mir nie jemand Mut gegeben hat, mein Leben in die eigene Hand zu nehmen."
Therapeut: „Ja, ich kann gut verstehen, dass Ihnen dies wehtut und Sie verzweifelt macht. Aber ich denke, dass Sie jetzt auch langsam die Möglichkeit begreifen, in Zukunft einen anderen Weg zu gehen."

Strategien zur Problematisierung und Aufgabe des Bewältigungsschemas

- bisherige Vorteile des Bewältigungsschemas würdigen (kritische Würdigung insbesondere in Bezug auf einen sekundären Krankheitsgewinn)
- Kosten des Bewältigungsschemas herausstellen
- Ursachen bzw. Entstehungsbedingungen des Bewältigungsschemas transparent machen
- Traurigkeit und Ärger des Patienten in Bezug auf die bisherigen Kosten des Bewältigungsschemas fördern
- Regulation von Angst und Scham des Patienten in Bezug auf die Aufgabe des Bewältigungsschemas
- empathisch-kritische Haltung des Therapeuten in Bezug auf das Bewältigungsschema

Restrukturierung des dysfunktionalen Bewältigungsschemas

An dieser Stelle steht die Korrektur des Bewältigungsschemas im Vordergrund, sodass der Patient nicht mehr unter dessen Folgen – insbesondere in Form von sekundären Emotionen – leiden muss. Außerdem sollte der Patient seine emotionsvermeidenden Kognitionen und Verhaltensweisen so regulieren können, dass er sich zunehmend dem Erleben seiner belastenden primären Emotionen zuwenden kann. Hat der Patient sein Bewältigungsschema und dessen Dysfunktionalität erkannt, dann ergibt sich hieraus häufig bereits eine ausreichende Motivation zu dessen Reduktion bzw. Aufgabe. Stabile und sehr introspektionsfähige Patienten können ihr Bewältigungsschema daraufhin schnell kompetent selbst regulieren.

Therapeut 1: „Wir haben jetzt festgestellt, dass Sie immer anfangen, viel zu reden (Bewältigungsschema), wenn Ihnen etwas unangenehm oder peinlich ist. Ich würde Sie bitten, in den nächsten Wochen darauf zu achten, in welchen Situationen Sie viel reden und dann bewusst Ihr Reden einzuschränken. Konzentrieren Sie sich bitte stattdessen mehr auf die Gefühle, die Sie bislang durch das Reden verdrängt haben."

Therapeut 2: „Nun scheinen abwertende Gedanken gegenüber anderen Menschen Ihre Art zu sein, die Wahrnehmung Ihrer Minderwertigkeitsgefühle auszublenden (Bewältigungsschema für primäre Emotion). Im Vordergrund steht dann bei Ihnen ein Gefühl von Ärger bzw. Verachtung (sekundäre Emotion). Ich würde vorschlagen, dass Sie in der nächsten Zeit vermehrt darauf achten, in welchen Situationen diese abwertenden Gedanken bzw. dieses Gefühl von Verachtung für andere Menschen bei Ihnen auftreten. Versuchen Sie dann bitte, diese Gedanken bewusst zu stoppen und sich zu fragen, welches Gefühl hinter den abwertenden Gedanken steht bzw. welches Gefühl durch diese Gedanken verdeckt werden soll."

Therapeut 3: „Da wir jetzt wissen, dass Ihr Rückzug (Bewältigungsschema) die Funktion hat, sich diesen unangenehmen Gefühlen zu entziehen, würde ich Sie bitten, demnächst verstärkt darauf zu achten, wann Sie sich zurückziehen oder einfach nur den Impuls haben, sich zurückzuziehen. Bleiben Sie dann bitte bewusst in der Situation und schauen Sie mal genau hin, was für ein Gefühl sich dann bei Ihnen entwickelt."

Hier sind einige Beispiele einer gesteigerten Kompetenz von Patienten im Umgang mit der Regulation ihrer Bewältigungsschemata:

- Der Patient kann länger in Situationen schweigen, in denen er vorher viel geredet hat.
- Anstatt angespannt und abwertend zu sein, kann der Patient seinen Ärger und zunehmend auch seine hierdurch bekämpften Minderwertigkeitsgefühle ohne entsprechende Handlung für sich erleben.
- Im Gegensatz zu früher zieht sich der Patient bei Streit nicht mehr zurück.
- Der Patient beschimpft sich nicht mehr selbst.

- Anstatt zu schweigen, spricht der Patient von seinem Problem.
- Der Patient lenkt sich nicht mehr innerlich ab.

Auf dem Übungsblatt 2 (s. S. 346) kann der Patient seine korrigierende Strategie im Umgang mit der sekundären Emotion eintragen. Durch die Bearbeitung bzw. Hemmung des Bewältigungsschemas und der sekundären Emotionen sollte der Patient zunehmend seine primären Emotionen empfinden können. Für eine detaillierte Darstellung der Arbeit am Bewältigungsschema und dessen sekundären Emotionen möchte ich den Leser auf das Kapitel 8 Emotionsmanagement verweisen.

Korrektur anhaltender Bewältigungsschemata

Bei einem anhaltenden Vermeidungs- oder Bekämpfungsverhalten in Bezug auf die primäre Emotion im Sinne der Bewältigungsschemata sowie fehlendem Fortschritt in der Wahrnehmung von belastenden primären Emotionen bzw. in der Fokussierung auf diese kann der Therapeut auf unterschiedliche Art und Weise reagieren:

- Respektieren und Regulation des Bewältigungsschemas
- Überprüfen der Stabilität und Vertrauenswürdigkeit der Therapeut-Patienten-Beziehung
- Einsatz von Strategien des Moduls „Emotionsmanagement" bei zunehmenden Zeichen der Instabilität

Respektieren und Regulation des Bewältigungsschemas

Die sekundäre Emotion hatte für Patienten als Bewältigungsschema über viele Jahre einen adaptiven Wert. Daher muss der Therapeut bei der Suche nach vermiedenen primären Emotionen mit dem Auftreten von Ängsten, Unwohlsein und Widerstand im Patienten rechnen. Beim Auftreten von deutlichen Zeichen der Überforderung bzw. zunehmender Instabilität unterstützt der Therapeut die emotionsregulatorischen Fähigkeiten des Patienten, damit dieser die Kontrolle über sich selbst behält. Diese Kontrolle bzw. Selbstregulation des Patienten in Bezug auf sein emotionales Erleben ist von großer Bedeutung, damit er sich nicht hilflos und seinen Emotionen ausgeliefert fühlt. Der Therapeut hat hierbei die Aufgabe, zu entscheiden, ob ein Patient seine vermiedenen Emotionen noch erleben bzw. ertragen kann (weitere Stimulation) oder ob er eine Distanzierung und Sicherheit diesbezüglich braucht (verstärkte Regulation).

Zu den stabilitätsfördernden emotionsregulierenden Interventionen gehören u. a.:

- ein Wechsel aus unmittelbarem Erleben zur kognitiven Reflexion und dem aktiven Berichten über die aktuellen Schwierigkeiten
  Therapeut: „Ich merke, dass Sie dies jetzt sehr belastet. Ich würde Sie bitten, sich das Gefühl, welches jetzt so stark ist, einfach anzuschauen und mir zu erzählen, was daran am schlimmsten ist."

- eine vorübergehende bewusste Ablenkung von der Wahrnehmung der Emotion
  Therapeut: „Ich merke, dass Ihnen jetzt alles zu viel wird. Ich würde Sie bitten, jetzt aus der Wahrnehmung Ihrer Gefühle herauszugehen und sich auf mich hier zu konzentrieren. Vielleicht versuchen Sie sich erst einmal abzulenken, und dann sehen wir weiter."
- ein Ansprechen möglicher schamhafter oder selbstabwertender Emotionen im Zusammenhang mit dem Aufbrechen der defensiven Strategie
  Therapeut: „Ich würde Sie bitten, einmal innerlich einen Schritt zurück zu machen und mir zu sagen, was Sie jetzt gerade empfinden, wenn wir versuchen, hinter Ihre vermeidenden Gefühle und Gedanken zu schauen. Kann es sein, dass Sie hierbei ganz unangenehme Gefühle haben, die Sie am liebsten sofort abschalten würden?"
- eine gezielte Verlangsamung des therapeutischen Prozesses und Akzeptanz der defensiven Strategien
  Therapeut: „Ich schätze natürlich Ihren Einsatz und Ihre Bereitschaft mitzuarbeiten, aber ich habe den Eindruck, dass wir zu schnell vorangegangen sind und ich Sie vielleicht dabei überfordert habe. Es ist im Moment vollkommen in Ordnung, dass sie Ihre Gefühle noch nicht stärker erleben können."
- psychoedukative Erläuterungen seitens des Therapeuten (z. B. unter Verwendung neurobiologischer Erklärungsmodelle im Sinne der Interaktion zwischen Amygdala und präfrontalem Kortex, s. Kap. 3)
  Therapeut: „Ich denke, dass Ihre emotionale Erregung jetzt so stark ist, dass Sie sich überfordert fühlen und dadurch Ihre Fähigkeit zur Konzentration und aktiven Mitarbeit leidet. Ich möchte Ihnen an dieser Stelle einmal erklären, warum es bei zunehmender emotionaler Erregung immer schwerer wird, sich zu konzentrieren und aktiv mitzuarbeiten. Und ich möchte Ihnen erläutern, warum gerade in einem solchen Moment ein Training der Fähigkeiten, die eigenen Gefühle zu regulieren, so ausgesprochen wichtig ist."

Es bleibt grundsätzlich der Einschätzung und dem Geschick des Therapeuten überlassen, zu entscheiden, ob er eher ein emotionales Erleben fördern oder eine emotionsregulierende Sequenz einfügen möchte **(Stimulation oder Regulation)**. Die **Stabilität** des Patienten steht hierbei immer im Vordergrund.

Therapeut: „Sie haben von diesem Unwohlsein gesprochen, wenn andere Menschen in ihrer Wohnung sind. Konzentrieren Sie sich bitte einfach noch einmal auf dieses Gefühl von Ärger, und schauen Sie, was für ein Gefühl da vielleicht noch entsteht." (Emotionsfokussierung)
Patient: „Ich weiß nicht, ich bin einfach angespannt."
Therapeut: „Gut, konzentrieren Sie sich auf diese Anspannung. Was schwingt da noch mit? Was steckt hinter dieser Anspannung?" (Emotionsfokussierung)

Patient: „Ich möchte einfach nur, dass die nichts anfassen und schnell wieder gehen." (Bewältigungsschema: Vermeidung)
Therapeut: „Ja, das ist unangenehm, und dann kommt wieder Ihr Wunsch, die Situation und das Gefühl zu vermeiden. Was ist das Schlimmste in der Situation für Sie?" (Emotionsregulation)
Patient: „Ich weiß es nicht. Ich will nur, dass die anderen Leute wieder gehen." (Bewältigungsschema: Vermeidung)
Therapeut: „Ja, das löst in Ihnen eine Reihe von unangenehmen Gefühlen aus, mit denen Sie noch nichts anzufangen wissen." (Emotionsregulation)
Patient: „Ja, das ist einfach unangenehm, und ich bin dann total angespannt."
Therapeut: „Ja, ich verstehe, dass Ihnen das schwer fällt. Wenn es für Sie in Ordnung ist, würde ich Sie gerne dennoch wieder auf diese unangenehmen Gefühle lenken, um diese besser zu verstehen bzw. zu schauen, welche Gefühle bei Ihnen noch in dieser Situation da sind. Könnten Sie sich noch einmal auf die Anspannung konzentrieren? Wo bemerken Sie diese zuerst? Was sagt Ihr Körper in dem Augenblick, wenn die Anspannung kommt?" (Übergang von der Emotionsregulation zur Emotionsfokussierung)

Überprüfen der Stabilität und Vertrauenswürdigkeit der Therapeut-Patienten-Beziehung

Gerade weil die erlebnisorientierte Arbeit mit belastenden Emotionen wie Scham, Ärger oder Angst einhergeht, muss der Kontakt des Therapeuten zum Patienten stabil und vertrauensvoll sein. Es sei noch einmal daran erinnert, dass Patienten bislang ihre eigene Emotion nicht wahrnehmen wollen bzw. können, da sie als zu belastend erlebt wird. Das Thematisieren dieser Emotion führt demnach zu einer Zunahme der Belastung aufseiten des Patienten. Häufig schämt sich ein Patient für seine primäre Emotion bzw. dafür, dass er diese durch ein Bewältigungsschema verbirgt.

Therapeut: „Ich merke, dass es Ihnen schwer fällt, an Ihren vermeidenden Strategien zu arbeiten bzw. mit mir darüber zu sprechen. Mich würde dabei interessieren, wie es sich für Sie anfühlt, wenn Sie mir solche Einblicke in Ihre Seele geben? Fällt Ihnen das schwer oder fühlen Sie sich eher wohl dabei?"
Patient: „Manchmal höre ich mich reden und denke, dass Sie mich für total bescheuert halten müssen, und dann kann ich mich selbst überhaupt nicht leiden und würde am liebsten gar nichts mehr sagen."

Vom Patienten thematisierte Störungen im Kontakt zum Therapeuten sollten dann ausreichend besprochen und ausgeräumt werden. Häufig glauben Therapeuten empathisch und validierend im Kontakt zu sein, merken jedoch bei der Betrachtung der eigenen Videoaufnahme, dass ihre sicherlich empfundene Empathie und ihr Verständnis für den Patienten nicht deutlich spürbar waren.

Ansonsten können noch einmal die in den Abschnitten „Formen der Bewältigungsschemata" und „Herausstellen der Dysfunktionalität des Bewältigungsschemas" beschriebenen Prozesse durchlaufen werden. Häufig zeigt sich dabei, an welchen Stellen der Patient die Funktion seines Bewältigungsschemas noch nicht eingesehen hat bzw. immer noch an die Notwendigkeit von dessen Einsatz glaubt.

Wechsel zum Modul „Emotionsmanagement"

Manchmal kommt es bei dem Versuch der Korrektur des Bewältigungsschemas und der zunehmenden Fokussierung auf das Erleben der primären Emotion zu einer Zunahme der Instabilität des Patienten (z. B. Ärger, Wut, Aggressivität, Suizidalität, Impulsivität, Alkoholeinnahme). Bei instabilen Patienten ist ein erlebnisorientiertes, emotionsstimulierendes Vorgehen jedoch **kontraindiziert**. An dieser Stelle sollte die erlebnisorientierte Therapie unterbrochen werden und die Therapie gemäß dem Algorithmus aus dem Therapiemodul „Emotionsmanagement" erfolgen. Dieses Vorgehen entspricht der Regel, dass **Regulation vor Stimulation** geht. Im Emotionsmanagement wird der Fokus der Therapie auf die kognitiv-verhaltenstherapeutische Beeinflussung der negativen, also selbst- und fremdschädigenden Aspekte der defensiven Strategien im Rahmen der Bewältigungsschemata gelegt. Die Aufgabe dieses Bewältigungsschemas zugunsten der Arbeit an einer primären Emotion, wie es in der erlebnisorientierten Therapie angestrebt wird, steht hier zunächst im Hintergrund. Außerdem erfolgt die Bearbeitung von primären Emotionen im Rahmen des Emotionsmanagements nicht erlebnisorientiert, sondern eher distanziert, kognitiv und einsichtsorientiert (s. Kap. 8).

7.7 Identifikation und Erleben von primären Emotionen

An diesem Punkt der Therapie sollten die Patienten ihr Bewältigungsschema und die hierzu gehörenden sekundären Emotionen erkannt haben und in der Lage sein, diese zu regulieren bzw. zu deaktivieren. Es geht nun im Verlauf darum, die vermiedene primäre Emotion und damit das belastende emotionale Schema zu aktivieren und zu identifizieren. Es ist letztlich die phobische Vermeidung dieser primären Emotion, welche die im Vordergrund stehende psychische Symptomatik verursacht. Nur über ein Erleben und Bearbeiten dieser primären Emotion und dem zugehörigen emotionalen Schema kann die erlebnisorientierte Sequenz eine Veränderung bewirken. Häufig zeigt sich die vermiedene primäre Emotion recht schnell in der Therapie und häufig kennen die Patienten auch diese Emotion gut und können diese benennen. Ob sie dies auf Nachfrage tun, hat viel mit dem Vertrauensverhältnis zum Therapeuten zu tun.

Therapeut: „Wenn ich einmal zusammenfasse, wie wir Ihr Problem bisher verstehen, dann haben Sie in Situationen, wenn Menschen in Ihre Wohnung kommen, ein Gefühl von Ärger wegen der Unordnung." (sekundäre Emotion im Rahmen eines Bewältigungsschemas der noch unbekannten primären Emotion)
„Dieser Ärger bewegt Sie einerseits dazu, eher keine Gäste zu empfangen bzw. die Gegenstände zu putzen, die die Gäste angefasst haben." (Bewältigungsschema für sekundäre Emotion)
„Was wir noch nicht wissen, ist, warum Sie sich ärgern, wenn andere Menschen in Ihrer Wohnung sind." (Suche nach der vermiedenen primären Emotion)

Aktivierung der primären Emotion

Der Patient soll im Rahmen der Therapie zunehmend die bislang vermiedene oder bekämpfte primäre Emotion erleben und wahrnehmen. Diese Aktivierung sollte aus mehreren Gründen weitgehend **erlebnisorientiert** erfolgen:

- Der Patient kennt seine primäre Emotion nicht ausreichend, da er ihr Erleben über lange Zeit vermieden hat. Daher ist die rein kognitive Suche nach den primären Emotionen in der Regel nicht zielführend, auch wenn es Patienten gibt, welche ihre vermiedene primäre Emotion auf Nachfrage benennen können. Bei vielen Patienten jedoch kann erst über eine Förderung des unmittelbaren emotionalen Erlebens ein Zugang zu den primären Emotionen gefunden werden.
- Erst durch das intensive emotionale Erleben werden implizite Gedächtnisinhalte aktiviert und erhält der Patient wieder Zugang zu Schlüsselerlebnissen seiner Entwicklung. Diese Schlüsselerlebnisse sind von zentraler Bedeutung für die Entstehung des vermiedenen emotionalen Schemas und damit wertvoll für die therapeutische Arbeit.
- Die therapeutische Arbeit an primären Emotionen zielt auf die Korrektur eines emotionalen Schemas ab. Durch ein erlebnisorientiertes Vorgehen kann der Patient eine korrigierende emotionale Neuerfahrung machen und das emotionale Schema hierdurch verändern. Eine eher kognitiv orientierte Arbeit kann auf diese emotionale Prozesse weniger Einfluss nehmen.

Zu den häufigsten primären Emotionen, die phobisch vermieden werden, gehören Traurigkeit, Einsamkeit, Ärger, Angst, Minderwertigkeit, Scham, aber auch positive Gefühle, wie zum Beispiel Stolz und Zufriedenheit (Greenberg 2002).

Bei der Suche nach der primären Emotion wird also einerseits das unmittelbare emotionale Erleben gefördert, andererseits ein Suchprozess nach der primären

Emotion initiiert und unterstützt. Ausgangspunkt dieser Suche ist eine typische Problemsituation der jüngeren Vergangenheit und die hierbei auftretende sekundäre Emotion, die in der Therapie erlebnisorientiert aktiviert wird. Hierzu verwendet der Therapeut die erlebnis- und emotionsaktivierenden Techniken, die im Abschnitt 7.4 dargestellt wurden.

Beispiel 1
Die Patientin berichtet von einem depressiven Gefühl (sekundäre Emotion), wenn sie alleine zu Hause sitzt. Der Therapeut lässt die Patientin in der Imagination diese Situation erleben und fokussiert sie auf das Erleben des depressiven Gefühls. Dabei richtet er die Aufmerksamkeit auf mögliche und andere Gefühle.

Beispiel 2
Der Patient reagiert auf Kritik regelmäßig mit Angst (sekundäre Emotion). Der Therapeut reinszeniert im Rollenspiel die letzte Situation, als der Patient von seiner Vorgesetzten kritisiert wurde, und fragt ihn immer wieder nach seinem emotionalen Erleben hierbei. Der Therapeut wiederholt immer wieder den kritischen Satz, den der Patient von seiner Vorgesetzten gehört hatte.

Beispiel 3
Die Patientin erlebt in Situationen, in denen sie die Wünsche anderer Menschen nicht erfüllen kann, ein Gefühl von Minderwertigkeit (sekundäre Emotion). Der Therapeut lässt die Patienten eine hierfür typische Situation in der Imagination erleben. Hierbei fragt er sie immer wieder nach ihrem Gefühl und lässt sie ihre Aufmerksamkeit auf die sinnlich-situativen Aspekte richten.

Ausgehend von diesen Situationen und der entsprechenden erlebnisorientierten emotionalen Aktivierung lässt der Therapeut den Patienten nun nach einer bislang unbekannten primären Emotion suchen. Da die primäre Emotion zeitlich direkt auf den relevanten Stimulus folgt, kann sich der Therapeut auf die unmittelbare emotionale Reaktion des Patienten und auf den situativen Stimulus vor Auftreten der Bewältigungsreaktion konzentrieren. Während des (Wieder-)Erlebens fragt der Therapeut deshalb danach, was für eine Emotion unmittelbar nach dem Stimulus aufgetreten ist bzw. vor der sekundären Emotion spürbar war. Auf der anderen Seite kann sich die primäre Emotion im Erleben des Patienten häufig dann bemerkbar machen, wenn er nur lange genug die Aktivierung seiner sekundären Emotion aushält.

Bei all den im Folgenden genannten Strategien bei der Suche nach der primären Emotion steht die wiederholte Frage nach dem unmittelbaren emotionalen Erleben bzw. den damit verbundenen Körperempfindungen und Gedanken im Vordergrund. Insofern beinhaltet jedes Gespräch der erlebnisorientierten Therapie immer wieder die Frage: **„Was fühlen Sie gerade?“**

Unter Verwendung dieser Frage fokussiert der Therapeut den Patienten auf relevante belastende Situationen, Erlebnisse, Gedanken usw. und untersucht diese auf deren emotionalen Gehalt hin. Es gibt eine Reihe von Fragen, die für die Suche nach einer verborgenen primären Emotion hilfreich sind.

Fragen nach der primären Emotion

- Was genau fühlen Sie, wenn Sie sich die (Problem-)Situation vorstellen?
- Was fühlen Sie jetzt gerade (im therapeutischen Kontakt)?
- Was ist Ihr allererstes Gefühl in der Situation?
- Welches andere Gefühl nehmen Sie noch wahr?
- Was für ein Gefühl haben Sie vor dem bekannten Gefühl (d. h. der sekundären Emotion)?
- Was ist Ihre allererste Körperempfindung in dem Augenblick?
- Was ist Ihr erster (automatischer) Gedanke in der Situation?
- Wenn Sie sich vorstellen, dass die Situation sich so und so weiterentwickeln würde, was für ein Gefühl würde dann entstehen?
- Könnte es sein, dass Sie vor dem Gefühl X (sekundäre Emotion) das Gefühl Y hatten (vom Therapeuten vermutete primäre Emotion)?

Diese Fragen kann der Therapeut also in der jeweiligen erlebnisorientierten Sequenz stellen, damit der Patient sich zunehmend auf das Erleben seiner primären Emotion fokussiert.

Beispiel 1 (depressives Gefühl bei Einsamkeit)
Therapeut: „Ich möchte Sie bitten, sich jetzt in die besprochene Situation hineinzuversetzen. Sie sitzen abends alleine zu Hause. Ihr Mann sagt Ihnen, dass er heute keine Zeit für Sie hat. Bitte stellen Sie sich diese Szene so lebhaft wie möglich vor. So, als ob sich alles jetzt gerade ereignen würde."
Patientin: „Hmm, ja, ich sehe ihn vor mir stehen und wie er mit dieser blöden Handbewegung in der Luft herumfuchtelt, von Stress erzählt, und dass er abends keine Zeit hat."
Therapeut: „Was fühlen Sie, wie er da so vor Ihnen steht und das sagt?"
Patientin: „Ich fühle mich irgendwie traurig, niedergeschlagen und einsam." (sekundäre Emotion)
Therapeut: „Gut, bleiben Sie bitte bei diesem Gefühl und schauen Sie, ob da noch ein anderes Gefühl ist."
Patientin: „Ich weiß nicht ... kann ich nicht sagen."
Therapeut: „Gehen Sie bitte nochmal in die Situation hinein und schauen Sie, was für ein Gefühl in dem Moment als erstes kommt, wenn Ihnen Ihr Mann sagt, dass er abends keine Zeit habe. Konzentrieren Sie sich dabei auch auf Ihren Körper. Vielleicht merken Sie, dass sich da etwas verändert."
Patientin: „Ja, zuerst habe ich so ein Brennen im Brustkorb. Das ist sehr unangenehm."

Therapeut: „Bleiben Sie bei diesem Brennen. Versuchen Sie, diesen Augenblick zu erleben. Stellen Sie sich vor, dass Ihr Mann Ihnen sagt, dass er heute Abend keine Zeit für Sie hat und Sie dann dieses Brennen in der Brust spüren."
(Therapeut lässt Patienten Zeit zum Erleben dieser Situation)
„Was für ein Gefühl ist das?"
Patientin: „Hmmm, ja, vielleicht ist da auch etwas Ärger. Einfach nur Ärger, dass er mich immer wieder so behandelt." (Ärger = primäre Emotion)

Beispiel 2 (Angst bei Kritik)
Therapeut: „Gut, ich werde jetzt Ihre Vorgesetzte spielen und Ihnen einige Mal den Vorwurf wiederholen, auf den Sie neulich mit Angst reagiert haben. Ich würde Sie bitten, dass Sie einfach nur auf Ihr Gefühl achten, insbesondere darauf, ob sie noch irgendein anderes Gefühl außer Angst erleben."
Patient: „Okay."
Therapeut (mit veränderter Stimme): „Sie haben die Aufgabe nicht vollständig erledigt. Das müssen Sie jetzt rasch zu Ende bringen!"

Pause

Therapeut (mit veränderter Stimme): „Sie haben die Aufgabe nicht vollständig erledigt. Das müssen Sie jetzt rasch zu Ende bringen!"

Pause

Therapeut (mit natürlicher Stimme): „Was für ein Gefühl erleben Sie jetzt gerade?"
Patient: „Ich bin angespannt und spüre diese Angst."
Therapeut: „Okay, versuchen Sie sich auf Ihr allererstes Gefühl zu konzentrieren, wenn Sie jetzt die Kritik hören. Was ist das Allererste, was Sie spüren?
Therapeut (mit veränderter Stimme): „Sie haben die Aufgabe nicht vollständig erledigt. Das müssen Sie jetzt rasch zu Ende bringen!"

Pause

Therapeut (mit veränderter Stimme): „Sie haben die Aufgabe nicht vollständig erledigt. Das müssen Sie jetzt rasch zu Ende bringen!"

Pause

Patient: „Hmmm, das ist irgendwie merkwürdig. Ich fühle irgendwie so eine Hilflosigkeit und Traurigkeit. Ich habe so einen Druck hinter den Augen."
Therapeut: „Gut, bleiben Sie bitten bei diesen Gefühlen und nehmen Sie den Druck hinter den Augen bitte wahr. Ich werde die kritischen Sätze jetzt noch mal wiederholen."
Therapeut (mit veränderter Stimme): „Sie haben die Aufgabe nicht vollständig erledigt. Das müssen Sie jetzt rasch zu Ende bringen!"

Pause

Therapeut (mit veränderter Stimme): „Sie haben die Aufgabe nicht vollständig erledigt. Das müssen Sie jetzt rasch zu Ende bringen!"

Pause

Patient: „Ja, ich fühle mich total hilflos, einsam und traurig. Ich verstehe aber nicht, woher diese Gefühle jetzt kommen." (Hilflosigkeit, Einsamkeit und Traurigkeit = primäre Emotionen)

Beispiel 3 (Minderwertigkeitsgefühl, wenn die Patientin einem anderen Menschen einen Wunsch nicht erfüllen kann)
Therapeut: „Ich würde Sie jetzt bitten, die Augen zu schließen und sich in die Situation zu begeben, als Ihre Freundin Sie um das Lehrbuch bittet, das Sie gerade durcharbeiten. Können Sie diese Situation sehen?"
Patientin: „Ja, ich bin in der Uni und stehe am schwarzen Brett."
Therapeut: „Genau. Bitte fangen Sie mit Ihrem Erleben der Situation dort an, als Ihre Freundin auf Sie zukommt. Wie fühlen Sie sich? Lassen Sie sich ruhig Zeit, bevor Sie antworten."

Pause

Patientin: „Hmm, ja … sie kommt auf mich zu, und ich merke schon, dass sie etwas von mir will."
Therapeut: „Gut. Jetzt bleiben Sie bitte weiter in der Situation und hören Sie zu, wie Ihre Freundin Sie nach dem Buch fragt."

Pause

Therapeut: „Was fühlen Sie jetzt gerade?"
Patientin: „Ich fühle mich schlecht, dass ich ihr das Buch nicht geben kann."
Therapeut: „Hören Sie bitte noch mal die Bitte Ihrer Freundin und achten Sie darauf, was Ihr allererstes Gefühl bei der Bitte ist. Gibt es irgendein anderes Gefühl in diesem Augenblick?"

Pause

Patientin: „Hmmm, irgendwie bin ich angespannt und unruhig."
Therapeut: „Gut, bleiben Sie bitte bei dieser Anspannung und Unruhe. Schauen Sie Ihre Freundin ganz genau an, während diese Sie nach dem Buch fragt. Was für ein Gefühl gehört zu dieser Anspannung und Unruhe?"
Patientin: „Ich glaube, dass ich auch etwas Angst habe. Sie sieht wirklich bedrohlich aus, wie sie da so steht und mich fragt." (Angst = primäre Emotion)

Strategien zur Förderung des Erlebens der primären Emotion

Primäre, bislang eher verdeckte Emotionen sind in der Regel schwach ausgeprägt, sodass der Therapeut dem Patienten helfen muss, diese mehr und mehr wahrzunehmen. Folgende weitere Techniken können bei der Suche nach der primären Emotion hilfreich sein:

Angemessene Verbalisierung des emotionalen Erlebens

Das fortlaufende Ansprechen und Benennen von Emotionen durch den Therapeuten fokussiert den Patienten auf sein emotionales Erleben und erleichtert es ihm, seine Vermeidungshaltung aufzuheben.

Therapeut: „Bleiben Sie bitte bei diesem Gefühl. Es ist wichtig, dass Sie einfach erleben, was sich da in Ihnen abspielt. Geben Sie Ihrem Gefühl bitte mehr Raum."

Handlungsimpulse beachten

Versteckte Emotionen lassen sich manchmal an den bewusst wahrgenommenen Handlungsimpulsen erkennen (z. B.: „Was würden Sie jetzt am liebsten tun?").

Therapeut: „Wenn Ihr Mann Ihnen sagt, dass er abends keine Zeit hat, dann überkommt Sie dieses bekannte Gefühl von Traurigkeit (sekundäre Emotion). Wenn Sie noch einmal in diese Situation hineingehen, gibt es irgendeinen Impuls, den Sie verspüren, irgendetwas, was Sie am liebsten tun würden?"
Patientin: „Hmm, ich weiß nicht."
Therapeut: „Bleiben Sie bitte in der Situation und hören Sie Ihrem Mann noch einmal den Satz sagen, dass er abends keine Zeit für Sie habe."

Pause

Therapeut: „Achten Sie bitte auf Ihren Körper, Ihren ersten Gedanken, was Sie automatisch jetzt tun würden."
Patientin: „Da ist so eine Spannung in mir."
Therapeut: „Nehmen Sie diese Spannung einfach wahr. Wohin würde diese Spannung Sie führen? Was würden Sie am liebsten in dieser Spannung tun?"
Patientin: „Eigentlich würde ich ihm in dem Augenblick am liebsten eine runterhauen, so, wie er da vor mir steht."
Therapeut: „Genau, da ist Ärger und Wut bei Ihnen auf Ihren Mann, nicht wahr?"
Patientin: „Ja, ich glaube schon. So wie er mich behandelt, ist das doch kein Wunder, oder?"

Beachtung von nonverbalen Äußerungen

Eine genaue Beobachtung der nonverbalen Aktivitäten des Patienten gibt dem Therapeuten die Möglichkeit, Zeichen eines emotionalen Erlebens beim Patienten zu entdecken und direkt anzusprechen. Patienten schenken gerade zu Beginn der Therapie ihren Emotionen keine Beachtung oder trauen sich nicht, über ihr emotionales Erleben zu berichten. Merkt der Therapeut also, dass der Patient etwa bei der Frage nach einem bestimmten Erlebnis, Problem oder einer bestimmten Situation o. Ä. zögert und tief Luft holt, dann sollte er ihn sofort auf sein unmittelbares Erleben ansprechen. Wahrscheinlich hat der Patient für einen kurzen Augenblick eine belastende (primäre) Emotion erlebt, diese aber sofort emotionsphobisch bekämpft. Dieses Ansprechen hilft dem Patienten, sich dieser Emotion zuzuwenden und sie deutlicher wahrzunehmen. Dieses Ansprechen auf nonverbale emotionale Zeichen ist natürlich auch in der Imagination wichtig. Übliche nonverbale Zeichen von emotionaler Anspannung sind u. a. tiefes Durchatmen, Muskelverkrampfung, Kopfabwenden, Schwitzen, Mimik, Schlucken, Erröten, Pupillenerweiterung, motorische Unruhe.

Therapeut: „Können Sie mir nochmal erzählen, was genau in Ihnen vorgegangen ist, als Sie abends alleine zu Hause saßen?"
Patient (holt tief Luft und schaut zu Boden): „Da muss ich erst einmal drüber nachdenken."
Therapeut: „Sie haben eben gerade tief Luft geholt und zu Boden geschaut. Was genau haben Sie gerade gespürt? Oder hatten Sie eben einen bestimmten Gedanken?"
Patient: „Hmmm, ich musste eben daran denken, dass das doch furchtbar wäre, wenn mich andere so alleine zu Hause sitzen sehen würden. Das wäre total unangenehm."
Therapeut: „Das klingt so, als ob Sie sich sogar etwas dafür schämen würden, dass Sie so einsam sind. Ist das so?"
Patient: „Ja, natürlich. Ich sitze dann abends stundenlang vor dem Fernseher und fühle mich einfach nur lächerlich und irgendwie total daneben."

Exploration von unmittelbar auftretenden Kognitionen

Das emotionale Erleben geht in der Regel unmittelbar mit Kognitionen einher. Deshalb kann man emotionale Prozesse bei Patienten mit einem ausgeprägten Vermeidungsverhalten in Bezug auf ihr emotionales Erleben manchmal nur anhand von entsprechenden Kognitionen erkennen. Die Frage nach situativ einschießenden Kognitionen (nicht bewussten Überlegungen!) kann also wichtige Hinweise auf die vermiedene Emotion geben. Es geht also um die Gedanken, die sich in einer Situation ganz automatisch ohne das bewusstes Zutun des Patienten ergeben. Diese Gedanken treten zumeist unmittelbar nach dem Stimulus auf und haben einen Charakter des Reflexhaften bzw. Einschießenden.

Therapeut 1: „Was war Ihr erster Gedanke, als Sie die Stimme von Ihrem Vater hörten?"
Therapeut 2: „Was schoss Ihnen gerade durch den Kopf, als ich Sie auf die Situation ansprach?"

Stimulation durch zentrale Sätze bzw. Gedanken

Wenn man emotionsauslösende Gedanken des Patienten oder erlebte Äußerungen anderer Personen identifiziert hat, kann man diese dem Patienten wiederholt präsentieren. Der Patient wird hierbei aufgefordert, nur auf seine emotionale Reaktion beim Hören dieser Sätze zu achten.

Therapeut: „Ich werde Ihnen jetzt einige Male die Äußerung Ihrer Mutter wiederholen und würde Sie bitten, hierbei nur auf Ihr Gefühl zu achten."
Patient: „Okay."
Therapeut (mit verstellter Stimme): „Hast du das schon wieder nicht geschafft?"

Pause

Therapeut (mit verstellter Stimme): „Hast du das schon wieder nicht geschafft?"
Patient: „Naja, irgendwie bin ich angespannt und ärgerlich." (sekundäre Emotion)
Therapeut: „Gut, ich werde Ihnen diesen Satz noch einige Male wiederholen, und Sie können nochmal darauf achten, ob sich noch irgendein anderes Gefühl bei Ihnen zeigt."
Therapeut (mit verstellter Stimme): „Hast du das schon wieder nicht geschafft?"

Pause

Therapeut (wieder die Stimme verstellend): „Hast du das schon wieder nicht geschafft?"

Pause

Patient: „Naja, irgendwie habe ich jetzt so eine Beklemmung und fühle mich irgendwie schuldig. Ich glaube, dass ich dieses Schuldgefühl schon immer bei meiner Mutter gehabt habe. Irgendwie bin ich nie gut genug." (Schuld = primäre Emotion)

Geleitetes Entdecken von verborgenen primären Emotionen

Der Therapeut kann den Patienten auf bestimmte Aspekte seines Erlebens fokussieren und hierbei dem Patienten vorsichtig mögliche primäre Emotionen vorschlagen. Ein solches aktives Lenken des Erlebnisprozesses sollte immer nur in Form eines Vorschlags oder einer Vermutung stattfinden, und eine ablehnende Reaktion des Patienten sollte zunächst respektiert werden. Hierbei muss der Therapeut ein großes Geschick im alternierenden Einsatz von Stimulation und Lenkung hin auf eine Emotion aufweisen, damit er den Patienten nur im Erleben unterstützt und nicht beeinflusst.

Therapeut: „Was empfinden Sie, wenn Sie Ihr Kollege in der Besprechung kritisiert?"
Patient (holt tief Luft, Augen weit aufgerissen): „Das löst in mir Ärger aus."
Therapeut: „Ich merke gerade, dass Sie tief Luft geholt haben und Ihre Augen ganz weit aufgingen. Was für ein unmittelbares Gefühl hatten Sie gerade?"
Patient: „Naja, irgendwie weiß ich ja nie, was der von mir will!"
Therapeut: „Genau, Sie sind da erst einmal irritiert. Ich könnte mir vorstellen, dass ganz kurz auch ein Gefühl von … hmm … vielleicht Schreck oder Angst hoch kommt."
Patient: „Vielleicht. Ich habe das noch nicht so wahrgenommen."
Therapeut: „Dann würde ich Sie bitten, die sichere Atmosphäre hier in der Therapie zu nutzen, um sich auf die Wahrnehmung Ihres unmittelbaren Gefühls zu konzentrieren. Stellen Sie sich noch mal vor, dass Ihr Kollege Sie gerade anschaut und etwas Kritisches sagt. Was genau spüren Sie als Erstes?"
Patient: „Dass jetzt etwas Fürchterliches passiert."
Therapeut: „Und das könnte vielleicht mit Angst zu tun haben."
Patienten: „Hmmm, vielleicht … auf jeden Fall etwas sehr Unangenehmes."

Blockade des emotionsvermeidenden Bewältigungsschemas

Primäre Emotionen werden für den Patienten intensiver erlebbar, wenn er sein diesbezügliches Bewältigungsschema aktiv unterbindet. Hierzu kann der Therapeut zum Beispiel einen Patienten dazu auffordern, sich in der Imagination aus einer bestimmten emotionsauslösenden Situation nicht zurückzuziehen, sondern in der Vorstellung in dieser Situation zu verbleiben. Bei einer Patientin mit der Vermeidungsstrategie Perfektionismus kann man zum Beispiel in der Imagination oder aber auch im Rollenspiel das Erleben der bislang angstvoll vermiedenen Situation aktivieren, indem sie mit einer unfertigen Arbeit zu ihrem Vorgesetzten geht. Ein anderes Beispiel:

Herr L., 58 Jahre alt, leidet unter einer leichten Depression mit Somatisierungsbeschwerden sowie chronischen Ängsten hinsichtlich Kritik in seinem beruflichen Alltag. Sämtliche Versuche, seine objektiv nicht nachvollziehbaren beruflichen Ängste (sekundäre Emotion) als Vermeidungsstrategie für eine primäre Emotion zu verstehen bzw. in der Therapie zu erleben, sind ohne Ergebnis. Der Therapeut bittet dann Herrn L., sich ein tatsächliches Scheitern in seinem Beruf vorzustellen (Imagination der vermiedenen Vorstellung der Konsequenz einer zunehmenden Kritik im Beruf). Hierauf reagiert der Patient mit Unsicherheit und der Angst, „in der Gosse zu landen". Als der Therapeut den Patienten dann auf seine elf Jahre ältere Ehefrau anspricht, die an einer schweren chronischen Erkrankung leidet, reagiert der Patient panisch und zeigt ein ausgeprägtes Vermeidungsverhalten in Bezug auf dieses Thema. Es stellt sich heraus, dass er in seiner Jugend als Flüchtling ohne Familie nach Deutschland gekommen war. Herr L. hatte damals eine schwierige Zeit durchlebt, da er vollkommen alleine und fast ohne Geld hatte überleben müssen. Seine vermiedene primäre Emotion ist eine existenzielle Angst vor Einsamkeit und Verlassensein.

Dieses Beispiel zeigt, dass man den Patienten nicht nur nach seinem emotionalen Erleben in einer konkreten Situation befragen sollte, sondern versuchen muss, das Bewältigungsschema zu erkennen und zu deaktivieren. Hierunter kommt es dann wesentlich häufiger zum Erleben der relevanten primären Emotion:

Der Patient hat eine Vermeidungsstrategie von Perfektionismus für die primäre Emotion von Minderwertigkeit; die Blockade der Vermeidungsstrategie besteht zum Beispiel in der Vorstellung eines Scheiterns im Examen.
Therapeut: „Was für ein Gefühl erleben Sie, wenn Sie sich noch einmal vorstellen, wie Sie neulich bei der Vorbereitung für Ihr Examen saßen?"
Therapeut: „Stellen Sie sich bitte vor, Sie seien durch das Examen gefallen. Was für ein Gefühl entsteht dabei in Ihnen?"

Kognitive Aspekte primärer Emotionen

Zur Arbeit an der primären Emotion gehört natürlich auch die Identifikation der emotionsbegleitenden kognitiven Prozesse. Hierbei geht es in erster Linie um die Kognition, die unmittelbarer Ausdruck des emotionalen Erlebens ist, also keine emotionsauslösende bewertende Kognition (wie es bei einer sekundären Emotion der Fall ist). Wenn also ein Patient beispielsweise den Gedanken „Das schaffe ich nicht!" hat, dann kann dies ein **Ausdruck** von Angst sein (primäre Emotion), die ein emotionales Schema darstellt (s. Tab. 7-2). Auf der anderen Seite kann der Gedanke „Das schaffe ich nicht!" die Ursache der Angst (sekundäre Emotion) sein (s. Tab. 7-3). Diese beiden Aspekte gilt es voneinander zu trennen, da sie zwei ganz unterschiedliche Teile des emotionalen Erlebens betreffen.

Tab. 7-2 Emotionales Schema

Stimulus für ein emotionales Schema	Primäre Emotion	Kognition
Anforderung	Angst	„Das schaffe ich nicht!"

Tab. 7-3 Kognitives Schema

Neutrale Situation	Kognition	Emotion
Arbeitsaufgabe	„Das schaffe ich nicht!"	Angst

Die Frage nach dem unmittelbaren Gedanken beim Erleben einer Problemsituation bezieht sich zunächst auf den kognitiven Ausdruck einer Emotion. Es fällt Patienten manchmal leichter, einen Gedanken einer vermiedenen primären Emotion zu identifizieren. Anhand dieses Gedankens suchen dann Therapeut und Patient fokussierter nach der primären Emotion.

Therapeut: „Wenn Ihnen in einem Gespräch jemand widerspricht, was ist dann Ihr unmittelbar erstes Gefühl?"
Patient: „Eigentlich spüre ich da sofort Ärger und dann auch Wut." (sekundäre Emotion)
Therapeut: „Ich würde Sie bitten, sich noch die letzte Problemsituation vorzustellen, als Ihre Freundin Sie kritisiert hat. Versuchen Sie, die Augen zu schließen und die Stimme Ihrer Freundin zu hören, wie sie ihren einen Einwand erhebt." (Imagination)
Patient: „Ja, ich höre ihre Stimme, und wie sie mich fragt, warum ich so und so denke."
Therapeut: „Hören Sie bitte auf die Stimme und versuchen Sie, Ihre unmittelbaren Gedanken wahrzunehmen. Was schießt Ihnen dabei durch den Kopf?"
Patient: „Komisch, irgendwie habe ich den Gedanken: Sie mag mich nicht." (kognitives Korrelat von Angst oder Minderwertigkeitsgefühlen)

Das Erleben des kognitiv-begrifflichen Umfelds der Emotion ist auch deshalb wichtig, da hierdurch wesentliche Ansatzpunkte zur Arbeit an der betreffenden Emotion gefunden werden.

Reduktion der emotionalen Empfindlichkeit

Die Fähigkeit des Patienten, unangenehme und belastende Emotionen erleben zu können, d. h. diese nicht mehr zu vermeiden oder zu bekämpfen, ist ein wichtiges Ziel der emotionsbezogenen Therapie. Allein die Fähigkeit, seine Aufmerksamkeit über einen längeren Zeitraum auf das Erleben der bislang vermiedenen Emotionen zu richten, führt zu einer Gewöhnung bzw. Habituation an diese Emotion und einer Senkung ihrer Intensität und damit Bedrohlichkeit. Man kann das Ergebnis dieser Habituation als **Emotionstoleranz** bezeichnen.

Daher versucht der Therapeut, den Patienten immer wieder über längere Zeiträume in der bewussten Wahrnehmung und Empfindung seiner problematischen primären Emotion zu halten, nachdem der Patient über das Ziel und die Notwendigkeit des intensiven Erlebens seiner primären Emotion aufgeklärt worden ist.

Die Strategie der Reduktion der emotionalen Empfindlichkeit durch eine anhaltende Aktivierung betrifft sowohl sekundäre als auch primäre Emotionen. Wegen des maladaptiven Charakters vieler sekundärer Emotionen und bei maladaptiven primären Emotionen führt deren alleinige Aktivierung jedoch nicht zu einer dauerhaften Besserung (Greenberg u. Johnson 1988; Foa et al. 1995). Bei diesen Emotionen zielen deren Aktivierung und die hierbei angestrebte Emotionstoleranz in erster Linie darauf, hierdurch eine weitere korrigierende Arbeit zu ermöglichen.

Die wesentliche Strategie zur Förderung der Emotionstoleranz ist die **Emotionsexposition** mit einer **Emotionsdesensitivierung**. Eine strukturierte Anleitung hierzu befindet sich in Kapitel 8. Je nach dem Grad der Ausprägung der Emotionsphobie entscheidet sich der Therapeut für ein mehr oder weniger strukturiertes Vorgehen der Emotionsexposition. Ausgesprochen emotionsphobische Patienten müssen sich gezielt und strukturiert mit der Konfrontation und dem bewussten Aushalten ihrer problematischen Emotion beschäftigen. Für weniger emotionsphobische Patienten kann der Therapeut die Emotionsexposition bereits mit der erlebnisorientierten und korrigierenden Arbeit an der primären Emotion verbinden. Solange der Patient seine primäre Emotion im Rahmen der Therapie wahrnimmt und bearbeitet, setzt er sich dem Erleben der Emotion aus und kann sich an sie gewöhnen. Schon deshalb ist es hilfreich und sinnvoll, den Patienten immer wieder zum Erleben seiner primären Emotion zu bringen.

Wenn der Patient seine bislang vermiedene oder bekämpfte primäre Emotion bewusst erleben kann und dabei nur noch eine geringe Belastung erlebt, dann ist das Ziel der Emotionsexposition im Sinne einer Emotionsdesensitivierung erreicht. Vorsicht ist bei instabilen Patienten geboten, bei denen eine Emotionsexposition häufig kontraindiziert sein kann bzw. nur unter besonderen Bedingungen durchgeführt werden darf (s. Kap. 8).

Unterscheidung von adaptiven und maladaptiven primären Emotionen

An diesem Punkt der Therapie hat man eine primäre Emotion beim Patienten entdeckt, die bislang nicht im Vordergrund des Erlebens stand. Jetzt muss man die Frage klären, ob diese primäre Emotion einen **adaptiven oder maladaptiven Charakter** hat.

Wie schon in Kapitel 4 beschrieben, lässt sich eine adaptive primäre Emotion anhand einiger Charakteristika erkennen.

Kriterien für den adaptiven Charakter einer (primären) Emotion

- Die Emotion ist hinsichtlich des Stimulus angemessen (z. B. würde man ein leichtes Schuldgefühl bei konstruktiver und berechtigter Kritik eher als angemessen betrachten)
- Der Patient kann die Emotion als authentisch und grundsätzlich bejahend erleben
- Die Emotion kann in ein sinnvolles und der Entwicklung dienliches Verhalten umgesetzt werden (z. B. Ärger, der zu einer lösungsorientierten Auseinandersetzung führt, oder Schuldgefühle, die eine Wiedergutmachungshandlung bewirken)
- Die Emotion hat einen aktivierenden Charakter

- Das Erleben und der Ausdruck der Emotion verbessert den Kontakt mit anderen Menschen
- Die Emotion hat einen wichtigen Informationsgehalt über die erlebte Situation

Der wichtigste Anhalt für den adaptiven Charakter einer Emotion ist die Möglichkeit der Umsetzung in eine sinnvolle und der positiven Entwicklung des Patienten förderliche Handlung bzw. eines entsprechenden Ausdrucks.

Im Gegensatz hierzu erkennt man den maladaptiven Charakter einer Emotion an ihrer Unangemessenheit und der fehlenden Möglichkeit der Umsetzung dieser Emotion in einen adaptiven Ausdruck oder eine adaptive Handlung.

Kriterien für den maladaptiven Charakter einer (primären) Emotion

- Die Emotion ist hinsichtlich des Stimulus nicht angemessen (z. B. würde man ein Schamgefühl bei konstruktiver und berechtigter Kritik eher als ungemessen betrachten)
- stereotyp, repetitiv und lang anhaltend auftretende Emotionen, die sich nicht verändern (z. B. intensive Traurigkeit, die immer wieder in der gleichen Form erlebt wird)
- vom Patienten nicht regulierbare Intensität der Emotion (er erlebt sie als überwältigend bzw. steht dem Erleben der Emotion hilflos gegenüber)
- generalisiert auftretende Emotionen (z. B. Angst als emotionale Reaktion auf verschiedenste Stimuli)
- fehlende Möglichkeit bzw. Fähigkeit, die Emotionen in eine adaptive Handlung umzusetzen und eine positive Veränderung zu bewirken (Schuldgefühle, die nicht in eine Wiedergutmachung münden können, oder Angst, die keine Verteidigung oder Klärung zur Folge haben kann, z. B. bestimmte Verlassenheitsängste)
- hemmender, lähmender Charakter der Emotion
- Emotionen, die interpersonell destruktiv und destabilisierend für die sozialen Kontakte sind

Die therapeutische Arbeit an einer adaptiven primären Emotion erfordert eine grundsätzlich andere Vorgehensweise als die Arbeit an einer maladaptiven primären Emotion. Eine primäre **adaptive** Emotion muss in der Akzeptanz, dem Erleben sowie in der Umsetzung in Ausdruck und Verhalten gefördert werden. Eine **maladaptive** Emotion sollte korrigierend d. h. verändernd bearbeitet werden und wenn möglich in ein positives emotionales Erleben umgewandelt werden. Der Therapeut versucht, den Patienten beim Erleben einer maladaptiven primären Emotion auf die Unangemessenheit und Destruktivität der empfundenen Emotion hinzuweisen und ihm diesbezügliche emotionsregulatorische Techniken beizubringen.

7.8 Therapeutische Arbeit an maladaptiven und adaptiven primären Emotionen

Um an einer belastenden primären Emotion arbeiten zu können, sollte der Patient zum jetzigen Zeitpunkt der Therapie

- sein Bewältigungsschema (sekundäre Emotionen, Kognitionen, Verhaltensweisen) bewusst wahrnehmen und regulieren können;
- seine primäre Emotion erleben können, ohne diese durch das Bewältigungsschema vermeiden zu müssen;
- seine primäre Emotion benennen können und nach ihrem adaptiven bzw. maladaptiven Charakter unterscheiden können.

Diese Schritte kann der Patient sich auf dem Übungsblatt 2 (s. S. 346) notieren, um für sich selbst eine Transparenz seines emotionsphobischen Konflikts zu erzielen.

Identifikation der Entstehung von belastenden adaptiven und maladaptiven primären Emotionen

Wie in Kapitel 4 ausführlich dargestellt, sind adaptive und maladaptive primäre Emotionen Ausdruck eines **emotionalen Schemas**, welches im Rahmen der Lerngeschichte des Individuums entstanden ist (Young 2003; Grawe 2004). Der Patient erlebt also angesichts bestimmter Auslöser (z. B. Streit mit dem Partner, Kritik, Nähe) immer wieder die gleiche belastende primäre Emotion als Ergebnis des aktivierten emotionalen Schemas. Bei der vermiedenen belastenden primären Emotion kann es sich sowohl um eine adaptive als auch um eine maladaptive Emotion handeln. Hat man im Verlauf der Therapie eine belastende primäre Emotion identifiziert, dann ist die Identifikation der lerngeschichtlich relevanten Situationen für die Entstehung des belastenden emotionalen Schemas von großer Bedeutung. Es handelt sich hierbei also zunächst um einen **klärungsorientierten Prozess** i. S. der biographischen Arbeit. Die gegenwärtig erlebte belastende primäre Emotion wird hierbei auf entscheidende Erfahrungen in der Kindheit und Jugend zurückgeführt.

Die maladaptive primäre Emotion Angst wurde bereits bei der Patientin identifiziert.
Therapeut: „Bitte schließen Sie Ihre Augen und stellen sich vor, wie Ihr Mann neulich zu spät nach Hause kam und Sie auf ihn gewartet hatten. Was für ein Gefühl empfinden Sie jetzt gerade?"
Patientin: „Ich bin irgendwie angespannt und ängstlich."

Therapeut: „Versuchen Sie bitte, diese Angst und Anspannung einmal hier deutlicher zu erleben. Wie genau fühlt sich das an?"
Patientin: „Ich habe irgendwie Angst, er würde nicht kommen. Es ist so ein Gefühl von Abhängigkeit und Angst."
Therapeut: „Bleiben Sie bitte bei diesem Gefühl von Angst und Abhängigkeit."

Pause

Therapeut: „Wenn Sie jetzt mal in Ihre Kindheit zurückgehen, kennen Sie dieses Gefühl aus dieser Zeit? Haben Sie das früher häufiger erlebt?"
Patientin: „Hmm, ja, irgendwie bin ich mit diesem Gefühl aufgewachsen. Ich erinnere mich daran, dass ich als Kind schon diese Art von Angst häufig gefühlt habe."
Therapeut: „Versuchen Sie Situationen Ihrer Kindheit zu finden, in denen dieses Gefühl deutlich für sie spürbar war."
Patientin: „Ich war als Kind viel allein, und ich erinnere mich, dass ich häufig Angst hatte, dass alles zusammenbrechen würde, meine Familie irgendwie untergehen würde."
Therapeut: „Hmm, das klingt so, als ob das für Sie damals sehr bedrohlich war und Sie sich schützen mussten. Versuchen Sie bitte, bei diesem Gefühl von Angst zu bleiben und diese drohende Gefahr eines Untergangs Ihrer Familie zu spüren. Was für eine Erinnerung oder welcher Eindruck ist da?"
Patientin: „Naja, ich bin in einer Flüchtlingsfamilie aufgewachsen. Mein Vater war Alkoholiker, meine Mutter war den ganzen Tag arbeiten, und wir hatten kaum Geld. Manchmal hatten wir nicht genug Geld, um uns Essen zu kaufen. Ich hatte damals ständig Angst, dass wir es nicht schaffen würden."

– **Kommentar:** Das Grundbedürfnis nach Kontrolle und Sicherheit wurde in der Kindheit massiv verletzt, sodass die Patientin in Situationen, in denen sie eine Abhängigkeit spürt, schematisch mit der primären Emotion Angst reagiert. Während diese Emotion im Kindesalter angemessen und adaptiv war, so ist sie jetzt im Erwachsenenalter jedoch maladaptiv, da keine aktuelle Bedrohung mehr besteht. –

Dieses Vorgehen der Identifikation lebensgeschichtlich relevanter Situationen kann natürlich auch mit einer sekundären Emotion erfolgen, deren primäre Emotion noch unbekannt ist. Gerade hier kann das Erleben der lerngeschichtlich entscheidenden Situationen zum Aufschluss über die vermiedene primäre Emotion führen.

Frau E. leidet an einer eher diffusen Ängstlichkeit (sekundäre Emotion). Sie hat ihr Leben auf die Bedürfnisse ihres Mannes ausgerichtet und zeichnet sich hier durch ein großes Harmoniebedürfnis aus. Im Kontakt mit anderen Menschen ist sie zurückhaltend und ebenfalls harmoniebedürftig. Bei der Suche nach relevanten Situationen in ihrer Kindheit, als diese Ängstlichkeit auftrat, erinnert sie sich an Szenen mit ihrer Mutter. Die habe ihren jüngeren Bruder bevorzugt und sie eher kühl und distanziert behandelt. Sie erinnert sich an eine

Szene, als sie selbst ihren jüngeren Bruder bei ihren Klassenkameradinnen als schlauer und geschickter darstellt. Bei der Fokussierung dieser Szenen spürt die Patientin eine zunehmende Traurigkeit (primäre Emotion) und erinnert sich plötzlich an Kindheitsszenen, als sie weinen musste, da ihre Mutter sich nicht um sie kümmerte.

Man fokussiert also den Patienten auf seine Entwicklungsgeschichte und sucht gemeinsam nach relevanten Situationen, in denen die belastende Emotion aufgetreten ist. Hierzu sind Fragen hilfreich, zum Beispiel:

- Wenn Sie das Gefühl einmal bis in die Vergangenheit zurückverfolgen, wo ist es zum ersten Mal aufgetreten?
- Mit welchen Erinnerungen verbinden Sie dieses Gefühl?
- Es hat vielleicht eine Situation in Ihrem Leben gegeben, als Sie dieses Gefühl hatten und darunter gelitten haben.
- Wenn Sie an das Gefühl denken bzw. dieses Gefühl empfinden, welche Erinnerungen haben Sie dabei?
- Wenn Sie zurück in Ihre Kindheit und Jugend gehen, in welchen Situationen kam dieses Gefühl schon einmal vor?
- Geben Sie dem Gefühl einfach Raum und schauen Sie, was für andere Bilder Eindrücke, Erinnerungen usw. auftreten.

Diese Technik stammt aus der Hypnotherapie und wird als **Affektbrücke** bezeichnet (Watkins 1971). Das Erleben der Emotion dient als Brücke zu den relevanten Erlebnissen in der Vergangenheit.

Diese Fragen, welche sich auf relevante Situationen in der Vergangenheit beziehen, sollten insbesondere unter einer Aktivierung der belastenden primären (bzw. sekundären) Emotion durchgeführt werden. Häufig sind die entscheidenden Erfahrungen nämlich nicht im expliziten, bewussten Gedächtnis abgespeichert, sondern im **impliziten, emotionalen Gedächtnis**. Erst durch eine emotionale Aktivierung werden diese impliziten, emotionalen Erinnerungen aktiviert, welche durch einen kognitiven Explorationsstil nicht erinnerbar gewesen wären. Diese Aktivierung von impliziten Erinnerungen unter Stimulation der relevanten Emotionen ist auch der Grund dafür, dass Patienten unter einer Exposition (z. B. bei einer verhaltenstherapeutischen Angsttherapie) auf einmal szenische Erinnerungen an bedeutsame Situationen in ihrer Vergangenheit haben können (Hoffmann u. Hofmann 2004).

Ein alternativer Weg besteht darin, den Patienten aufzufordern, wichtige, bedeutsame oder belastende Situationen in seiner Kindheit zu suchen.

- Versuchen Sie sich an Ihre Kindheit zu erinnern. Was für ein Bild entsteht in Ihnen, wenn Sie an Ihre Eltern denken?
- Gehen Sie bitte zurück in Ihre Kindheit und schauen Sie sich dort mal nach wichtigen Erlebnissen um. Was für ein Bild entsteht in Ihnen?
- Versuchen Sie sich bitte an die wichtigsten Erlebnisse in Ihrer Kindheit zu erinnern.

- Gab es eine Situation in Ihrer Kindheit, die Sie nie vergessen haben, weil diese so belastend war (Ihnen Angst gemacht hat, Sie lange darunter gelitten haben usw.)?

Dieses Wiedererleben relevanter Erlebnisse aus der Lerngeschichte ermöglicht dem Patienten ein volleres und bedeutsameres Erleben seiner emotionalen Problematik. Er kann sich selbst und seine emotionale Reaktion wesentlich besser verstehen, wodurch ihm auch eine eigenständige Beschäftigung mit seiner Problematik wesentlich leichter fällt. Diese biographische Arbeit befriedigt das Orientierungs- und Kontrollbedürfnis des Patienten, da er versteht, woher diese Emotionen kommen und welchen Sinn diese in seinem Leben haben. Diese Selbsterkenntnis kann bereits der Ausgangspunkt einer positiven Veränderung sein, da der Patient durch die Einsicht in die Entstehungsbedingungen seiner belastenden Emotionen eine höhere Stabilität und eine Veränderungstendenz aufbauen kann.

Therapeutische Arbeit an einer maladaptiven primären Emotion

Die therapeutische Arbeit an der bislang vermiedenen belastenden primären Emotion richtet sich danach, ob es sich bei der primären Emotion um eine adaptive Emotion oder eine maladaptive Emotion handelt. Zunächst wird die Arbeit an der maladaptiven primären Emotion dargestellt und im Anschluss die Arbeit an der adaptiven primären Emotion. Diese Reihenfolge der Darstellung ist insofern sinnvoll, als das Ergebnis der Arbeit an der maladaptiven Emotion die Identifikation bzw. das Erleben einer adaptiven Emotion sein sollte. Diese adaptive Emotion wird in der Therapie nunmehr in einer Art und Weise weiterverfolgt, wie es im Kapitel über die therapeutische Arbeit an adaptiven primären Emotionen geschildert wird (s. S. 195).

Bei der emotionsbezogenen Arbeit wird der Therapeut beim Patienten immer wieder die grundsätzlichen selbstabwertenden maladaptiven primären Emotionen Scham und Minderwertigkeit, Einsamkeit und Traurigkeit sowie Angst und Furcht feststellen können. Die Patienten empfinden sich selbst als grundsätzlich schlecht, minderwertig, verlassen, hilflos oder schwach. Diese Problematik der Selbstabwertung führt zu einer Unsicherheit bzw. Angst in Bezug auf das Erleben und den Ausdruck anderer, adaptiver Emotionen. Ein Mensch, der sich grundsätzlich als schwach und hilflos erlebt, wird sich angesichts seiner Emotion Ärger unsicher fühlen und diese Emotion eher zu vermeiden versuchen. Die meisten adaptiven Emotionen, die vom Patienten vermieden werden, wären für ihn also erlebbar, wenn er nicht schon seit seiner Kindheit bzw. Jugend unter einem solchen selbstabwertenden Schema leiden würde. Die korrigierende Arbeit an einem selbstabwertenden Schema gehört deshalb häufig zentral zur therapeutischen Arbeit an Emotionen.

Aktivierung und Explizierung

Zur Korrektur der maladaptiven primären Emotionen ist es zunächst erforderlich, in der Therapie das Schema der Selbstkritik bzw. Selbstabwertung zu aktivieren, es für den Patienten emotional erlebbar zu machen. Die relevanten Techniken (insbesondere Imagination und Rollenspiel) zur emotionalen Aktivierung von Schemata wurden bereits in Abschnitt 7.8 dieses Kapitels dargestellt. Somit kann man jede Problemsituation, die mit Emotionen von Scham, Minderwertigkeit, Angst oder Furcht bzw. Einsamkeit und Traurigkeit zu tun hat, erlebnisorientiert aktivieren.

Häufig werden die betreffenden Emotionen im Sinne eines selbstabwertenden Schemas bereits durch den aktuellen Kontakt mit dem Therapeuten aktiviert. Patienten empfinden diese Emotionen im therapeutischen Kontakt, berichten aber in der Regel nicht davon. Deshalb überprüft der Therapeut fortlaufend die Möglichkeit einer Aktivierung des selbstabwertenden Schemas durch direktes Nachfragen:

Beispiel 1

Therapeut: „Ich merke gerade, dass Sie angespannt sind und meinen Fragen ausweichen. Kann es sein, dass ich bzw. meine Art zu fragen bei Ihnen unangenehme Gefühle auslöst?"

Patient: „Hmmm, ja, Sie schauen mich dabei immer so prüfend an, als ob ich irgendetwas falsch machen würde oder irgendetwas mit mir nicht in Ordnung wäre." (Aktivierung eines selbstabwertenden Schemas)

Beispiel 2

Patient: „Wenn ich Ihnen hier in der Therapie gegenübersitze, dann fühle ich mich klein und minderwertig. Ich habe dann Gedanken wie: ‚Du bist einfach nicht gut genug' und ‚Er wird dich auch nicht mögen'."

Bei Aktivierung des selbstabwertenden Schemas und dessen Emotion wird nach den hierzu gehörigen selbstabwertenden bzw. selbstkritischen Grundannahmen, den dazugehörigen aktuellen Kognitionen und den relevanten Lebenserfahrungen gesucht. Diesen Schritt bezeichnet man als **Explizierung des selbstabwertenden Schemas**, das heißt die Bewusstmachung der bedingenden Faktoren des emotionalen Prozesses (Sachse 2004). Eine Selbstabwertung des Patienten spiegelt häufig direkt oder indirekt erfahrene äußere Bewertungen aus seiner Vergangenheit wider. So haben Patienten mit negativen Selbstschemata in ihrer Kindheit bzw. Jugend häufig emotionale Vernachlässigung, seelischen oder physischen Missbrauch oder instabile bzw. sie abwertende Beziehungserfahrungen gemacht. Deshalb strebt der Therapeut danach, dass der Patient lernt, nicht nur sein selbstabwertendes Schema und die dazugehörige maladaptive primäre Emotion wahrzunehmen, sondern dieses Schema auch auf seine negativen Lernerfahrungen zurückzuführen.

Patient: „Ich schäme mich einfach, dass ich auf meine Eltern ärgerlich bin."
Therapeut: „Hm, es ist so, als ob Sie sich selbst nicht das Recht gäben, ärgerlich zu sein."
Patient: „Ja, ich habe doch alles von ihnen bekommen, und dann bin ich trotzdem ärgerlich."
Therapeut: „Bleiben Sie mal bei diesem Gefühl von Ärger und Scham und versuchen Sie mal zu schauen, was für ein Satz, Gedanke oder welche Vorstellung Sie über sich selbst haben, dass Sie sich das Recht absprechen, ärgerlich zu sein."
Patient: „Ich weiß nicht. Vielleicht der Gedanke, dass ich dankbar sein sollte, dass man mich überhaupt akzeptiert oder mag."
Therapeut: „Also irgendwie die Vorstellung, dass sie dankbar dafür sein müssten, von den anderen Menschen und besonders von ihren Eltern akzeptiert zu werden. Was für eine Einschätzung von Ihnen selbst steckt hinter diesem Gedanken? Wie bewerten Sie sich selbst, dass Sie dankbar sein müssen, überhaupt akzeptiert zu werden?"
Patient: „Das ist sehr unangenehm, wo Sie danach fragen. Ich habe diese Vorstellung, dass ich eigentlich wertlos bin, irgendwie nicht das Recht habe, gemocht zu werden."
Therapeut: „Auch wenn es gerade sehr schwer fällt, dieses Gefühl auszuhalten, würde ich Sie bitten, dennoch dabei zu bleiben. Wenn Sie einmal in Ihre Vergangenheit zurückgehen, gibt es da eine Erinnerung, wann dieses Gefühl zum ersten Mal aufgetreten ist?"
Patient: „Naja, wenn Sie meine Eltern kennen würden, dann würde sich diese Frage erübrigen. Lob und Zuneigung sind für die immer Fremdworte gewesen."

Am Ende dieser Sequenz sollte der Patient seine generelle Selbstabwertung sowohl als primäre maladaptive Emotion empfinden können als auch eine konkrete negative Selbstverbalisierung bzw. negative Grundannahme hierzu benennen können.

Beispiel 1
Therapeut: „Was ist Ihr zentraler Gedanke, wenn Sie dieses Gefühl von Angst und Hilflosigkeit empfinden?"
Patient: „Eigentlich denke ich immer, dass ich klein und schwach bin."

Beispiel 2
Therapeut: „Was ist Ihr zentraler Gedanke, wenn Sie dieses Gefühl von Minderwertigkeit empfinden?"
Patientin: „Dass es besser wäre, wenn ich gar nicht da wäre!"

Therapeutische Arbeit

Die therapeutische Arbeit an den maladaptiven Emotionen besteht einerseits in einer Korrektur der selbstabwertenden Kognitionen und den entsprechenden Verhaltensweisen und andererseits in einer Aktivierung von adaptiven Emotionen in

Bezug auf das Selbst. Der Therapeut kann die notwendigen therapeutischen Schritte durch den **therapeutischen Kontakt** bzw. im **therapeutischen Gespräch** mit dem Patienten vornehmen (z. B. Reparenting, kognitive Umstrukturierung, Rollenspiel). Darüber hinaus kann er hierzu mit der **2-Stuhl-Technik** diesen Dialog zwischen dem verurteilenden und verurteilten Teil des Selbst des Patienten erarbeiten. Wichtig für eine erfolgreiche Arbeit ist auch hier, dass die entsprechenden Schritte unter einer hohen emotionalen Aktivierung erfolgen. Schließlich lernt der Patient, sich entgegengesetzt zum selbstabwertenden Schema zu verhalten und dadurch seine maladaptiven primären Emotionen zunehmend zu deaktiveren.

Veränderung durch den therapeutischen Kontakt

Die Aktivierung der negativen Selbstschemata geht mit den genannten belastenden Emotionen von Scham, Schuld, Angst, Furcht, Einsamkeit oder Traurigkeit einher. Regelhaft wird das negative Schema des Patienten durch den therapeutischen Kontakt ausgelöst, was dem Konzept der Übertragung und Gegenübertragung aus der Psychoanalyse entspricht. Der Patient erlebt im Kontakt mit dem Therapeuten seine belastende Emotion bzw. sein belastendes emotionales Schema der Selbstabwertung. Hierdurch hat der Therapeut die Gelegenheit, direkt unter emotionaler Aktivierung an diesem negativen Selbstschema des Patienten zu arbeiten. Die wichtigsten Eigenschaften und Techniken des Therapeuten finden sich in der Praxis der Gesprächspsychotherapie, insbesondere in Form der Empathie und Validierung (Biermann-Ratjen et al. 1997).

Der Therapeut übernimmt bei der Aktivierung dieser negativen Schemata den fehlenden oder zu schwach ausgeprägten gesunden Teil des Patienten bzw. im Rahmen des limitierten Ersatzes der Elternfunktion eine korrigierende Position (Reparenting). Diese Technik ist insbesondere bei imaginativen Sequenzen entscheidender Erfahrungen in der Kindheit von Bedeutung. Die Erfahrung einer positiven, validierenden Haltung des Therapeuten beim Nacherleben von entscheidenden Situationen der Kindheit ist für den Patienten eine wesentliche korrigierende Erfahrung. Der Therapeut vermittelt dem Patienten entgegen dessen eigener Selbstabwertung eine positive und akzeptierende Einstellung. Hierdurch ermöglicht der Therapeut dem Patienten eine entscheidende korrigierende emotionale Erfahrung. Unterbleibt diese verständnisvolle, akzeptierende und unterstützende Haltung, dann wird der Patient sich entweder vor dem Therapeuten schämen oder Angst haben.

Patient (mit gesenkten Augen und leiser Stimme): „Ich weiß auch nicht, warum ich dieses Gefühl von Ärger habe. Ich glaube, dass ich einfach nicht richtig ticke im Kopf oder sonst irgendwie anders bin."
Therapeut: „Ich habe den Eindruck, als ob Sie sich für Ihren Ärger schämen, kann das sein?"

Patient: „Ja, ich habe einfach das Gefühl, dass ich nicht das Recht habe, so zu empfinden, wo meine Eltern doch immer nur gut zu mir gewesen sind."
Therapeut: „Hmmm, es tut mir Leid, dass Sie sich gerade so fühlen. Und ich kann mir vorstellen, dass es Ihnen so schwer fällt, Ärger zu empfinden. Ich würde gerne gemeinsam mit Ihnen versuchen, herauszufinden, warum Sie sich selbst so kritisch und abwertend betrachten, dass Sie Ihren Ärger so unangenehm empfinden."

Die Selbstabwertung des Patienten zeigt sich nicht zuletzt in einer Vernachlässigung seiner eigener Probleme, Gefühle oder Bedürfnisse. Hier ist die fürsorgliche Seite des Therapeuten eine wesentliche korrigierende Erfahrung für den Patienten, die in eine größere Selbstfürsorge beim Patienten münden sollte. Der Therapeut versucht beim Nacherleben der entscheidenden Situationen aus der Lerngeschichte des Patienten dessen eigentliches Bedürfnis wahrzunehmen und dieses im therapeutischen Kontakt zu befriedigen (Reparenting). Er fördert den Selbstwert des Patienten durch die Akzeptanz und Bejahung dessen Bedürfnisse, also durch eine positive und akzeptierende Haltung, die der Selbstabwertung bzw. den in der Vergangenheit erfahrenen Abwertungen entgegensteht.

Therapeut: „Haben Sie bemerkt, dass Sie immer wieder sagen, es sei doch nicht so wichtig, wenn wir von Ihren Problemen sprechen?"
Patient: „Hm, kann sein."
Therapeut: „Ich habe an mir selbst bemerkt, dass Ihre Probleme mich viel mehr beschäftigen und ich, zumindest kommt es mir so vor, viel mehr Mitgefühl mit Ihnen habe als Sie selbst."
Patient: „Ja, ich merke, dass Sie immer wieder darauf zu sprechen kommen."
Therapeut: „Genau, denn ich kann mir nicht vorstellen, dass es gut wäre, einfach so darüber hinwegzugehen."
Patient: „Meinen Sie? Irgendwie ist mir das aber unangenehm, wenn man sich nur mit mir beschäftigt und Mitleid mit mir hat."
Therapeut: „Ja, das merke ich. Es ist Ihnen unangenehm, wenn sich jemand mit Ihnen beschäftigt. Sie haben das früher nie erfahren, dass jemand Ihnen wirklich zu helfen versucht."
Patient: „Nein, eher im Gegenteil. Es hieß bei uns immer nur, dass ich mich nicht so anstellen solle!"

Die Interventionen des Therapeuten sollten immer auf folgende Punkte zielen:

- angesichts selbstrelevanter Aspekte und Bedürfnisse des Patienten eine spürbar empathische, validierende und fürsorgliche Haltung einzunehmen
- selbstabwertende Einstellungen bzw. Handlungen zu bemerken und dem Patienten transparent zu machen

- selbstabwertenden Tendenzen des Patienten entgegenzuwirken und sie zu korrigieren
- adaptive selbstwertrelevante Emotionen zu fördern

Die nächste therapeutische Intervention in unserem Fallbeispiel wäre also:

Therapeut: „Ich bin der Meinung, dass Sie, wie jeder andere Mensch auch, Beachtung und Hilfe im Leben brauchen. Und ich würde es als ein wichtiges Ziel ansehen, dass Sie die Erfahrung machen, dass Beachtung bekommen und Hilfe annehmen angenehm und für Sie hilfreich sein kann."

Der Patient lernt in der therapeutischen Beziehung, anstelle der maladaptiven Emotionen der Selbstabwertung (Scham, Schuld, Angst, Einsamkeit u. a.) adaptive Emotionen wie Ärger, Stolz, Geborgenheit, Gelassenheit u. a. zu empfinden. In der therapeutischen Beziehung lernt der Patient natürlich die Grundlage für das Empfinden dieser adaptiven Emotionen lernt der Patient in der therapeutischen Beziehung immer auch am Modell des Therapeuten. Diese Modellfunktion ergibt sich aus der Haltung des Therapeuten und den Informationen, Einstellungen und Erlebnissen, die er aus seinem eigenen Leben preiszugeben bereit ist. Deshalb muss sich der Therapeut immer wieder die Frage stellen, was für eine Modellwirkung er in Bezug auf die generellen selbstabwertenden Schemata hat. So kann es angesichts des „schwachen" Selbst von Bedeutung sein, dass der Therapeut sich eben nicht zu sanft und behutsam gibt, da der Patient hierbei die implizite Information erhält, dass seine „schwache" Seite auch vom Therapeuten geteilt wird. Und auch die Art, wie der Therapeut mit seinen eigenen Fehlern umgeht, also mit seinem „schwachen" Selbst, hat für den Patienten eine entscheidende Modellfunktion. Der Therapeut sollte seine eigenen Fehler akzeptierend und ohne Selbstabwertung oder Anzeichen von Scham oder Minderwertigkeit erleben können. Ein perfekt, das heißt fehlerlos erscheinender Therapeut ist als Modell nicht gerade hilfreich für einen Patienten, der mit der Bewältigungsstrategie „Perfektionismus" seine primäre maladaptive Emotion von Minderwertigkeit zu vermeiden versucht:

Patient: „Aber alle anderen haben doch diese Probleme nicht! Die schaffen doch alles mit links."
Therapeut 1: „Das würde ich nicht so sagen. Jeder hat doch seine Schwierigkeiten und Niederlagen im Leben. Das gehört doch zum Leben dazu."
Therapeut 2: „Nein, auch ich habe meine Grenzen, an denen ich merke, dass ich nicht mehr leisten kann. Früher habe ich meine Kollegen immer beneidet, die mehr als ich geschafft haben, aber das hat mich nur deprimiert. Mittlerweile kenne ich meine Grenzen

und habe auch gemerkt, dass meine Kollegen nicht nur immer besser sind, sondern auch ihre Schwächen haben."
Therapeut 3: „Schön wäre es! Glauben Sie wirklich, dass ich alles mit links mache und bei mir alles immer klappt?"

Die Aufgabe in diesem Abschnitt der Therapie ist es, für die maladaptive primäre Emotion eine adaptive primäre Emotion zu finden, die im Erleben zunehmend an die Stelle der maladaptiven Emotion treten kann. Eine adaptive Emotion zeichnet sich im Gegensatz zu einer maladaptiven Emotion dadurch aus, dass sie eine angemessene Reaktion auf die bedürfnisrelevante Situation darstellt und eine Handlung stimuliert, die zu einer Befriedigung des Bedürfnisses führen kann. Wo zum Beispiel ein Patient in Bezug auf sein Bindungsbedürfnis (Geborgenheit, Umsorgtsein usw.) wegen massiven Zurückweisungen in der Kindheit bislang mit der maladaptiven Emotion Traurigkeit reagiert hat, soll er zunehmend die adaptive Emotion Sehnsucht oder vielleicht auch Ärger bei Zurückweisung empfinden können.

Der maladaptive Charakter einer Emotion kann aber auch in ihrer Intensität und nicht in ihrer Qualität zu suchen sein. Eine panische Trennungsangst bei einem alltäglichen Streit ist sicherlich eine maladaptive Emotion, während eine leichte Ängstlichkeit bzw. Besorgtheit bei diesem Streit adaptiv sein kann. Das gilt auch für die adaptive Emotion einer leichten Verärgerung, wenn man ungerechtfertigterweise kritisiert wird, die jedoch bei einer großen Intensität (z. B. als massiver Ärger) eher maladaptiv ist.

Die Suche nach einer adaptiven primären Emotion, die an die Stelle einer maladaptiven primären Emotion treten sollte, kann auf zwei komplementären Wegen erfolgen. Der eine Weg konzentriert sich auf die **erlebnisorientierte Suche** nach einer adaptiven Emotion. Die maladaptive Emotion wird hierbei wie oben beschrieben aktiviert, und der Patient versucht mithilfe des Therapeuten eine alternative adaptive Emotion zu erleben, die an die Stelle der maladaptiven Emotion treten kann. Der andere Weg besteht in der **bewusst-reflexiven Suche** nach angemessenen Kognitionen und Verhaltensweisen für die betreffende Situation, für die dann die entsprechende Emotion gesucht wird. Dieser Weg wird eingeschlagen, wenn der Patient keine adaptive Emotion aktivieren kann, da er in eine solche Emotion durch fehlende Erlebnisse in seiner Entwicklung nicht als Ressource hat. Die adaptive Emotion wird dann im Rückschluss ausgehend von den gefundenen Kognitionen und Verhaltensweisen ermittelt und dann trainiert. Beide Abschnitte der therapeutischen Arbeit überlappen einander und gehen zum Teil untrennbar miteinander einher.

Erlebnisorientierte Arbeit an maladaptiven primären Emotionen

Ausgangspunkt für die im Folgenden erläuterten Strategien ist die erfolgreiche erlebnisorientierte Aktivierung der maladaptiven primären Emotion. Das heißt, dass ein Patient z. B. im Rahmen einer Imaginationssequenz seine tiefe Traurigkeit bei einer Kritik spüren kann, oder ein anderer Patient im Rollenspiel seine Angst beim Alleinesein spüren kann. Ausgehend hiervon können dann die folgenden Strategien zur Entdeckung von alternativen adaptiven Emotionen angewendet werden:

- Verschieben der Aufmerksamkeit auf eine Hintergrundemotion
- Suche nach dem Bedürfnis des Patienten
- Reaktivierung der Ursprungssituation
- Erinnerungen an Situationen, in der eine adaptive Emotion erlebt wurde

Diese praktischen Techniken werden im Folgenden dargestellt.

Verschieben der Aufmerksamkeit auf eine Hintergrundemotion

Unter einer **Hintergrundemotion** versteht man eine adaptive Emotion, die zusammen mit der im Vordergrund stehenden maladaptiven primären Emotion aktiviert, aber vom Patienten häufig nicht wahrgenommen wird. Diese Emotion kann der Patient nur dann spüren, wenn er seine Aufmerksamkeit weg von der im Vordergrund stehenden maladaptiven primären Emotion orientiert. Es handelt sich bei der Hintergrundemotion in der Regel um eine adaptive Emotion, die jedoch früh im Leben von den maladaptiven Emotionen verdrängt wurde. Um diese Hintergrundemotion zu identifizieren, richtet der Patient dann unter dem Erleben der maladaptiven primären Emotion seine Aufmerksamkeit auf emotionale Prozesse, die deutlich von der maladaptiven primären Emotion abweichen. Die Frage des Therapeuten richtet sich deshalb auf andere Emotionen, die der Patient schwächer, aber gleichzeitig unter der Emotionsstimulation erlebt. Die Aufmerksamkeit des Patienten kann sich hierbei natürlich auch auf Körperempfindungen, Handlungsimpulse und Kognitionen richten. Bei den Kognitionen achtet der Therapeut aber darauf, dass es sich nicht um reflexive kognitive Prozesse handelt, sondern um einschießende, automatisch auftretende Kognitionen. Es geht nämlich nicht darum, bewusste, bewertende Prozesse wahrzunehmen, sondern bislang verdrängte emotionale Impulse, die sich in Form von vereinzelt einschießenden Gedanken bemerkbar machen können.

Bei der erlebnisorientierten Suche nach der adaptiven primären Emotion kann der Patient häufig zunächst keine entsprechende Emotion erleben. Dies kann natürlich auch daran liegen, dass er keine alternative adaptive Emotion in seinem Erleben verfügbar hat, also nie eine adaptive primäre Emotion im Zusammenhang mit seinem Bedürfnis und der Reaktion der Umwelt erlebt hat. Ein Patient, der immer nur von seinen Eltern kritisiert und abgelehnt wurde, hat möglicherweise nie die Emotion Stolz oder ein Protestgefühl kennen gelernt. Dies ist jedoch eher selten der Fall; häufiger ist es, dass die Aktivierung und/oder die Wahrnehmung einer adaptiven Emotion gehemmt ist, sodass der Patient vom Therapeuten eine Hilfestellung benötigt. Diese Hilfestellung kann auf folgenden Interventionen beruhen:

- Ermutigung des Patienten zu einem länger andauernden erlebnisorientierten Suchprozess (Häufig reagieren Patienten frustriert und entmutigt darauf, dass sie beim ersten Hinschauen keine alternative adaptive Emotion finden.)

- genaue Beobachtung der Körpersprache des Patienten bzw. Fokussierung des Patienten auf seine Körperempfindungen und Versuch der Verbalisierung dieser Körperempfindungen als Emotion
- vorsichtige Vorschläge des Therapeuten hinsichtlich möglicher adaptiver emotionaler Reaktionen, die auf der generellen und individuellen patientenbezogenen Erfahrung des Therapeuten beruhen
- Unterstützen und Belohnen des Patienten für die kleinsten Anzeichen des Erlebens einer adaptiven Emotion

Der Patient kommt zur Therapie, weil er angesichts einer beruflich schwierigen Situation starke Zukunftsängste und eine große Unsicherheit in Bezug auf seinen weiteren Lebensweg entwickelt hat. Er beschreibt sich schon immer als einen eher unsicheren, ängstlichen Menschen, der diese Emotionen aber durch eine hohe Leistungsbereitschaft immer gut im Griff gehabt habe. Nach eingehender Thematisierung seiner sekundären Emotionen Angst und Unsicherheit und des Bewältigungsschemas „Perfektionismus" wird die maladaptive primäre Emotion Minderwertigkeit in der Therapie zunehmend aktiviert.
Therapeut: „Stellen Sie sich bitte Ihre derzeitige schwierige berufliche Situation vor. Versuchen Sie ganz bewusst dies Gefühl von lähmender Minderwertigkeit zu erleben (mal-adaptive primäre Emotion). Und während Sie dies tun, würde ich Sie bitten, sich mal in Ihrem Erleben umzuschauen, ob Sie noch ein anderes Gefühl spüren. Gibt es irgendein anderes Gefühl, spüren Sie irgendetwas anderes in Ihrem Körper in diesem Augenblick?"
Patient: „Naja, irgendwie brodelt es in mir, und ich bin angespannt."
Therapeut: „Dann bleiben Sie bitte mal bei diesem Brodeln und der Anspannung, und versuchen Sie mal wahrzunehmen, was für ein Gefühl sich da bemerkbar macht."
Patient: „Ich weiß nicht, wie ich das Gefühl benennen soll. Ich weiß nur, dass es irgendwie in mir brodelt."
Therapeut: „Gut, da ist also noch etwas ganz anderes in Ihnen als das lähmende Gefühl von Minderwertigkeit. Bleiben Sie bitte bei diesem Brodeln und schauen Sie sich nochmal um. Was würden Sie am liebsten in diesem Augenblick tun?"
Patient: „Ah, das Brodeln, diese Anspannung würde sich entladen. Irgendwie herausbrechen, so wie eine Energie sich auf einmal entlädt."
Therapeut: „Sehr gut, das klingt wie ein ganz wichtiges Gefühl, was sich dort bemerkbar macht. Folgen Sie einfach mal diesem Gefühl. Was würde genau passieren, wenn dieses Gefühl sich Platz verschafft, sich entlädt?"
Patient (mit ärgerlicher Stimme): „Oh, ich glaube, ich würde einfach mal den Mut haben, einen neuen Weg zu gehen. Wirklich mal etwas Neues zu machen und nicht immer nur zu warten, dass sich in der Firma etwas ändert." (Neugier und Ärger als alternative adaptive primäre Emotionen)

Häufig ist die erlebnisorientierte Suche nach einer adaptiven Emotion auch eine Frage der Dauer der emotionsfokussierenden Sequenz. Je länger man einen Patienten im Erleben seiner maladaptiven Emotion hält, desto wahrscheinlicher wird es, dass er zunehmend eine adaptive Emotion erleben kann. Hierzu bedarf es zum einen der empathisch-validierenden Begleitung des Patienten, damit das Erleben seiner maladaptiven Emotion nicht zu aversiv wird, und zum anderen der gleichzeitigen erlebnisorientierten Suche nach einer adaptiven Emotion.

Der Patient hat eine maladaptive primäre Emotion von Schuld, die u. a. leicht durch Vorwürfe anderer Menschen ausgelöst wird.
Therapeut: „Schließen Sie bitte die Augen und stellen Sie sich die Situation vor, wie Ihr Sohn Ihnen den Vorwurf macht, Sie würden ihn nicht ausreichend unterstützen. Was fühlen Sie jetzt gerade?"

Pause

Therapeut: „Was für ein Gefühl entsteht bei Ihnen, wenn Sie seine Vorwürfe hören?"
Patient: „Jetzt kommt wieder mein Schuldgefühl hoch. Am liebsten würde ich ihm sofort etwas Geld geben, damit er mir keine Vorwürfe mehr macht."
Therapeut: „Bleiben Sie bitte bei diesem Schuldgefühl. Was empfinden Sie noch?"
Patient: „Ich weiß nicht … ich fühle nur diesen Druck in meinem Kopf und … hmm … ja, Schuld."
Therapeut: „Versuchen Sie bitte, diese Schuld weiter zu erleben, auch wenn es sicherlich für Sie belastend ist. Was erleben Sie noch? Bitte schauen Sie weiter Ihren Sohn an und hören Sie seine Vorwürfe."
Patient: „Hmmm …"
Therapeut: „Bleiben Sie bitte weiter in der Situation und nehmen Sie Ihre Gefühle, Ihre Körperempfindungen und Ihre Gedanken wahr. Was gibt es da noch bei Ihnen?"

Längere Pausen mit ähnlichen Aufforderungen des Therapeuten.

Patient: „Hmmm, ich merke jetzt auf einmal eine Art Energie. Als ob ich etwas tun wollte, aber ich weiß nicht, was."
Therapeut: „Genau, bleiben Sie bitte mal bei dieser Energie. Wie fühlt sich die an? Was würden Sie am liebsten indem Augenblick tun?"
Patient: „Vielleicht meinem Sohn mal sagen, dass es so auch nicht geht."
Therapeut: „Genau, bleiben Sie bei diesem Gefühl. Was kommt da noch ihn Ihnen hoch?"
Patient: „Irgendwie eine Menge Ärger und Enttäuschung." (adaptive primäre Emotionen) – Im weiteren Verlauf kann der Patient zunehmend die adaptiven primären Emotionen Ärger und Enttäuschung erleben. Da der Patient in seiner Kindheit immer Vorwürfe bekommen hat, wenn er sich mal gewehrt oder ärgerlich reagiert hat, hat er die maladaptive Emotion Schuld gelernt. Somit hat er nie die adaptiven Emotionen von Ärger und Enttäuschung erlebt und äußern dürfen. Diese Emotionen traten im Laufe der Jahre zunehmend in den Hintergrund seines Erlebens. Seitdem er gegenüber seinem Sohn auch mal ärgerlich

sein kann und ihm Vorwürfe wegen dessen Passivität machen kann, fühlt sich der Patient wesentlich stärker und selbstbewusster. Außerdem hat sein Sohn überraschend positiv auf diese Veränderung seines Vaters reagiert. –

Suche nach dem Bedürfnis des Patienten

Unter der Annahme, dass eine Emotion immer Ausdruck der Befriedigung oder Frustration eines Bedürfnisses ist, sollten sich die Fragen des Therapeuten auch wiederholt auf das eigentliche Bedürfnis des Patienten in der belastenden Situation richten. Man sollte sich hierbei darüber im Klaren sein, dass die maladaptive Emotion Ausdruck eines emotionalen Schemas ist, das aus der Frustration eines wichtigen Bedürfnisses des Patienten entstanden ist (z. B. Bindung, Schutz oder Anerkennung). Hat man das Bedürfnis des Patienten für die belastende Situation gefunden, lässt sich in der Regel auch eine hierfür adaptive primäre Emotion identifizieren. So empfindet z. B. jemand die maladaptive primäre Emotion Minderwertigkeit in einer Situation, in der er einen Alltagsfehler begangen hat und dafür kritisiert wurde. Das Gefühl von Minderwertigkeit ist darauf zurückzuführen, dass das grundsätzliche Bedürfnis nach einer Bindung an andere Menschen durch heftige Abwertung in der Kindheit frustriert wurde. Gefragt nach dem eigentlichen Bedürfnis in einer Situation, gibt der Patient das Bedürfnis nach Verständnis und Nachsicht an. Um dieses Bedürfnis zu schützen und zunehmend auch zu befriedigen, könnte in der Situation zum Beispiel ein Protestgefühl, vielleicht sogar eine milde Form von Ärger hilfreich sein, da hierdurch der Kritiker zurechtgewiesen werden kann.

Man lässt den Patient also zunächst die belastende Situation und die maladaptive primäre Emotion (zum Beispiel im Rahmen der Imagination) erleben. Dann sollte er seine Aufmerksamkeit immer wieder auf sein eigentliches Bedürfnis in dieser Situation lenken, damit er seinen eigentlichen, angemessenen Wunsch im Umgang mit der Situation erkennen kann. Die sich wiederholende Frage des Therapeuten ist demnach: **„Was brauchen Sie in dieser Situation wirklich? Was fehlt Ihnen?“**

Therapeut: „Stellen Sie sich bitte weiterhin vor, wie Ihre Frau Sie dafür kritisiert, dass Sie beruflich erfolglos seien, und versuchen Sie ganz bewusst, dieses Gefühl von Minderwertigkeit zu erleben (maladaptive primäre Emotion). Und während Sie dies tun, würde ich Sie bitten, sich einmal die Frage zu stellen, was Sie eigentlich in dieser Situation bräuchten? Was fehlt Ihnen oder was würden Sie gerne haben?"
Patient: „Ich möchte gerne einfach mal dafür geschätzt werden, was ich jeden Tag mache, und dass sie aufhört, mich immer so frontal anzugreifen, anstatt die Dinge ruhig mit mir zu besprechen."

Therapeut: „Ja, das kann ich gut nachvollziehen, dass Sie bei Ihren ganzen Anstrengungen endlich einmal auch etwas Lob und Zuwendung haben wollen. Und wenn es denn etwas zu kritisieren gäbe, dann würden Sie es sich wünschen, dass Ihre Frau dies freundschaftlich und fair mit Ihnen bespricht."
Patient: „Genau! Ich bin doch kein schlechter Mensch oder jemand, der sich nicht anzustrengen versucht!"
Therapeut: „Bitte bleiben Sie bei diesem wichtigen Wunsch. Was für ein Gefühl entsteht in Ihnen, wenn Sie Ihren Wunsch nach Lob und Anerkennung anschauen?"
Patient: „Wenn ich mir die Reaktion meiner Frau vorstelle, dann merke ich ein Gefühl von Verletztsein (adaptive primäre Emotion) und Ärger (alternative adaptive primäre Emotion)."

Reaktivierung der Ursprungssituation

Häufig haben die Patienten in ihrer Lerngeschichte vor der Entwicklung der maladaptiven Emotion ursprünglich eine adaptive Emotion empfinden können. Diese wurde jedoch unter den damaligen Lebensumständen nach und nach durch eine maladaptive Emotion ersetzt. So konnte ein Kind vielleicht entsprechend seinen Bedürfnissen auf Kritik und Abwertung mit Ärger und Protest reagieren. Bei anhaltender Kritik und Abwertung durch seine Eltern kann der reale oder phantasierte Bindungsverlust aber so bedrohlich sein, dass die adaptive Emotion von Ärger und Protest zugunsten der Emotion Angst zurücktritt. Zum damaligen Zeitpunkt des Lebens waren die Angst und der damit verbundene Rückzug angemessen und adaptiv. Erst im weiteren Verlauf des Lebens wurde diese Emotion dann unter veränderten Umweltbedingungen maladaptiv. Doch im Verlauf der Entwicklung hatte es der Patient nie mehr gelernt, seinen nunmehr adaptiven Ärger deutlicher zu erleben und zu äußern. Übrig blieb alleine die maladaptive Emotion Angst.

Man nimmt also an, dass der Patient zum damaligen Zeitpunkt bzw. zur damaligen Zeit eine adaptive primäre Emotion nicht anhaltend erleben konnte. Der Therapeut leitet den Patienten nun in Form einer Imagination zum Erleben damaliger Schlüsselsituationen an und versucht, den Patienten auf die Wahrnehmung der damals noch vorhandenen adaptiven Emotion zu fokussieren.

Patient: „Mein Vater steht vor mir und lässt kein gutes Haar an mir. Ich sei ein Versager, und überhaupt, mein Bruder sei jünger und viel gescheiter als ich. Ich fühle mich einfach minderwertig und schlecht." (maladaptive primäre Emotion)
Therapeut: „Hmmm ..., da schimpft Ihr Vater, und Sie haben dieses Gefühl von Minderwertigkeit. Bleiben Sie bitte in dieser Situation drin. Schauen Sie Ihren Vater an, wie er Sie beschimpft. Was fühlen Sie jetzt noch? Empfinden Sie noch irgendein Gefühl, das aber durch die Bedrohung durch Ihren Vater schwer für Sie zu erleben ist?"

Patient: „Ich weiß nicht. Ich fühle mich einfach nur schwach und hilflos."
Therapeut: „Ja, das verstehe ich. Als Kind waren Sie wehrlos und hatten wahrscheinlich auch Angst davor, sich gegen Ihren Vater aufzulehnen. Aber vielleicht horchen Sie nochmal in sich hinein. Was für ein Gefühl hätte da noch sein können? Was für eine Reaktion wäre eigentlich angemessen gewesen?"
Patient: „Naja, ich habe mich manchmal schon geärgert und war wütend auf ihn (adaptive primäre Emotion). Ich war noch so klein, und anstatt mir zu helfen, hat er immer nur auf mir herumgetrampelt."
Therapeut: „Ja, genau, das klingt wirklich ganz berechtigt! Ich habe auch gemerkt, wie ich bei Ihrem Bericht langsam auf Ihren Vater ärgerlich wurde. Was war denn damals Ihr Bedürfnis in Bezug auf Ihren Vater? Was hätten Sie denn von ihm als Kind gebraucht?"
Patient: „Ich glaube, ich hätte Unterstützung und Hilfe gebraucht. Außerdem habe ich doch auch viele Dinge gut hinbekommen, und da hätte mir etwas Lob auch mal gut getan!"

– **Kommentar:** Hat man über die Reaktivierung einer relevanten Situation aus dem Leben des Patienten die ursprünglich adaptive primäre Emotion identifiziert, dann sollte diese Emotion sofort validiert und verstärkt werden. Dies kann durch zustimmende und bejahende Äußerungen des Therapeuten geschehen und durch die Technik des so genannten limitierten Ersatzes der elterlichen Funktion (Reparenting). –

Therapeut: „Ja, ich denke, dass diese Wut auf Ihren Vater vollkommen berechtigt war. Wenn man von seinem Vater so ungerecht behandelt wird und gar keine Chance hat, etwas richtig zu machen, dann wäre doch jeder Mensch erst einmal wütend. Und das wäre auch für Sie so hilfreich gewesen, diesen Ärger und diese Wut zu spüren. Ihr Vater hat Ihnen aber damals auch hier keine Chance gelassen, denn er hat Sie ja auch für Ihr Aufbegehren bestraft. Dabei wäre es wichtig gewesen, einmal etwas Anerkennung und Unterstützung von Ihrem Vater zu bekommen! Und es wäre auch seine Aufgabe gewesen, Ihnen mehr Bestätigung und Aufmerksamkeit zu geben."

Kognitiv-behaviorale Arbeit an einer maladaptiven Emotion

Arbeit mit kognitiver Umstrukturierung

Je intensiver die Selbstabwertung und die hiermit einhergehende Instabilität des Patienten sind, desto mehr sollte die kognitive Bearbeitung der Selbstabwertung Vorrang haben. Diese Art der therapeutischen Arbeit kommt aus der Kognitiven Verhaltenstherapie und besteht in einer kritischen Betrachtung der Selbstabwertungen und einer **kognitiven Umstrukturierung**. Der Therapeut arbeitet hierbei mit dem Patienten die Unangemessenheit und Dysfunktionalität seiner Grundannahmen heraus. Der Patient soll eine zunehmend Distanz zu seinen selbstabwertenden Gedanken und vor allem zu seinen maladaptiven primären Emotionen bekommen. Diese kognitive Arbeit sollte natürlich unter einer fortwährenden Aktivierung der belastenden Emotion erfolgen. Dies kann zum Beispiel so umgesetzt werden, dass der Patient im Rollenspiel seine Emotion aktiviert und dann unmittelbar mit dem Therapeuten diese Emotion und deren kognitiven Aspekte und Grundannahmen kritisch betrachtet. Oder ein Patient erlebt in der Imagination sein emotionales selbstabwertendes Schema und beginnt dann mit dem Therapeuten, diese Emotion bzw. die diesbezüglichen Kognitionen zu bearbeiten. Die wesentlichen Strategien der kognitiven Umstrukturierung werden in Abschnitt 8.5 thematisiert.

Therapeut: „Bitte versetzen Sie sich noch einmal in die Situation von letzter Woche, als Sie von Ihrem geschiedenen Mann den Vorwurf bekommen haben, die Kinder nicht richtig zu erziehen."
Patientin: „Ja, ich spüre wieder diese Hilflosigkeit."
Therapeut: „Und dazu gehört der Gedanke: ‚Ich bin zu schwach, um mich zu wehren'. Was heißt es für Sie, zu schwach zu sein?"
Patientin: „Ich habe einfach das Gefühl, ich würde mich nicht wehren können."
Therapeut: „Was genau würde Sie daran hindern?"
Patientin: „Mein Mann würde ärgerlich werden und mich vielleicht anschreien."
Therapeut: „Welcher Gedanke macht Sie denn so schwach, dass Sie glauben, einen solchen Streit nicht aushalten zu können?"
Patientin: „Hmm, ich habe in der Vergangenheit immer wieder gedacht, dass er auch Recht haben könnte mit seinen Vorwürfen."
Therapeut: „Was für ein Gefühl haben Sie, wenn Sie daran denken, dass Ihr Mann Recht haben könnte?"
Patientin: „Dann fühle ich mich ängstlich und hilflos."
Therapeut: „Das heißt, Sie haben Angst vor einer Auseinandersetzung, weil Sie sich zu schwach dafür halten?"
Patientin: „Ja."
Therapeut: „Was heißt es ganz genau für Sie, schwach zu sein? Was gibt es, außer Ihrem Gefühl, für Gründe zu sagen, Sie seien zu schwach?"

Eine primäre maladaptive Emotion in Bezug auf das Selbst (z. B. Minderwertigkeit, Angst) muss als unangemessen und unberechtigt identifiziert werden. Hilfreich ist bei diesem Vorgehen die Einsicht, dass diese maladaptive primäre Emotion durch erfahrene Abwertungen, Verunsicherung u. Ä. in der Lerngeschichte entstanden ist. Der Patient erfährt somit die Adaptivität der Emotion zum Zeitpunkt ihrer Entstehung in der Vergangenheit und die Unangemessenheit dieser Emotion unter den veränderten Lebensbedingungen der Gegenwart. Eine kritische Diskussion der mit der primären Emotion verbundenen dysfunktionalen Grundannahme ist an dieser

Stelle außerordentlich hilfreich. Man nimmt hierdurch der Emotion ihren Charakter der unmittelbaren Realität, das heißt ihrer Berechtigung. Patienten sollen ihre Emotion und die Grundannahmen als unangemessen und (leider) erlernt erfahren können.

Therapeut: „Sie sagten, dass Sie ein Schamgefühl spüren, wenn Sie an die Situation denken, als Sie die Rechnung falsch zusammengestellt haben. Ist es Ihrer Meinung nach angebracht, sich für einen solchen Alltagsfehler zu schämen?"
Patient: „Ich weiß nicht. Ich habe ja schließlich einen Fehler gemacht."
Therapeut: „Aber ist Scham nicht ein sehr starkes Gefühl, nur weil sie einen Fehler gemacht haben?"
Patient: „Ich weiß auch nicht, warum ich dieses Gefühl immer habe. Ich kann aber irgendwie nichts dagegen tun."
Therapeut: „Ich frage mich, ob nicht die Abwertung und Vernachlässigung durch ihre Eltern hier eine wichtige Rolle spielt."
Patient: „Naja, sicherlich. Ich habe mich früher als Kind immer klein und dumm gefühlt."
Therapeut: „Könnten Sie sich vorstellen, dass Sie diese Vergangenheit langsam hinter sich lassen, in der Gegenwart ankommen und lernen, sich selbst angemessen zu beurteilen? Dass Sie sich langsam von dem Urteil Ihrer Eltern lösen lernen?"

Wenn man eine Distanz zu der maladaptiven Emotion aufgebaut hat, dann zielt die weitere Arbeit auf die Korrektur der selbstabwertenden Sätze ab.

Patient: „Vielleicht, aber was wäre denn angemessen?"
Therapeut: „Wenn wir uns Ihren Gedanken mal anschauen, der Ihr Schamgefühl begleitet, dann sagen Sie sich immer wieder: ‚Ich bin einfach zu blöd und wertlos'. Wie könnte denn ein angemessener Satz lauten?"
Patient: „Hmm, vielleicht: ‚Ich habe einen kleinen Fehler gemacht, und das ist normal"?
Therapeut: „Ja, das wäre sicherlich ein angemessener Satz. Was für ein Gefühl würde zu diesem Satz gehören?"
Patient: „Hmm, das weiß ich gar nicht."
Therapeut: „Sagen Sie sich einige Male den Satz: ‚Ich habe einen kleinen Fehler gemacht, und das ist normal'. Was für ein Gefühl tritt dabei auf?"
Patient: „Ich spüre eine Erleichterung dabei und vielleicht auch ein Gefühl von Protest."

Hat man die auslösenden Ereignisse bzw. die grundsätzlichen Erfahrungen für die Vermeidung der adaptiven oder maladaptiven primären Emotion in der Vergangenheit identifiziert, dann sollte der verinnerlichte Mechanismus der Vermeidung identifiziert werden. Hierbei handelt es sich in der Regel um eine innere selbstabwertende Haltung, die sich in Form von negativen Selbstverbalisierungen und/oder negativen Selbstinstruktionen konkretisieren lässt. Häufig haben Patienten die konkreten abwertenden Äußerungen der Bezugspersonen in den lerngeschichtlich relevanten Situationen als innere Stimme der Selbstabwertung verinnerlicht. Das heißt, dass beispielsweise der wiederholte Kommentar oder die deutliche Haltung des Vaters im Sinne von „Du taugst nichts" zu der Selbstabwertung „Ich bin ein Versager" führt. Im Laufe des Lebens wird dieser Prozess der inneren Haltung in Form von dysfunktionalen Grundannahmen so weit automatisiert, dass er dem Patienten nicht mehr bewusst ist (d. h. in Form von automatischen Gedanken abläuft) und deshalb in der Therapie in der Regel expliziert werden muss.

Beispiele für negative Selbstverbalisierungen in Bezug auf adaptive primäre Emotionen

- Ich bin schwach und hilflos, wenn ich meine Angst zeige.
- Ich bin es nicht wert, dass man mich mag (z. B. bei Liebe und Zuneigung).
- Als Mann darf ich nicht zeigen, dass ich traurig bin.
- Ich werde verlassen, wenn ich meinen Ärger zeige.

Beispiele für negative Selbstverbalisierungen in Bezug auf maladaptive primäre Emotionen

- Ich bin wirklich ein Versager! (maladaptive primäre Emotion: Minderwertigkeit)
- Ich bin zu schwach! (maladaptive primäre Emotion: Furcht)
- Ich bin ein schlechter Mensch! (maladaptive primäre Emotion: Scham)
- Keiner kümmert sich um mich! (maladaptive primäre Emotion: Traurigkeit)

Viele Patienten haben Schwierigkeiten, sich diese Selbstverbalisierung und Selbstinstruktion bewusst zu machen. Hier kann dann der Therapeut jene Situation(en) der Vergangenheit thematisieren, in denen diese Emotion auftrat, da sich in diesen Situationen am ehesten die belastende Haltung in Bezug auf diese Emotion zeigt. So vermeidet ein Patient seine Angst, seitdem er in der Kindheit, immer wenn er Angst zeigte, von seinem Vater abgewertet wurde. Und so vermeidet eine Patientin ihren Ärger, seitdem sie deswegen immer wieder von ihrer Mutter gerügt wurde. Ein anderer Patient vermeidet seine Unsicherheit, seitdem er in seiner Pubertät von seinen Freunden hierfür gehänselt wurde.

Die Identifikation dieser Grundannahmen und Kognitionen gelingt am ehesten, wenn der Patient seine primären Emotionen aktiviert, also erlebt, und dann seine innere Haltung bzw. unmittelbare Reaktion in Form von automatischen Gedanken auf diese Emotionen überprüft. Die Grundannahmen bzw. Kognitionen, die mit der primären Emotion verbunden sind, haben in der Regel einen selbstabwertenden Inhalt, der entweder in Form einer inneren Stimme existiert oder im Rahmen der Therapie als innere Stimme expliziert werden kann.

Die Identifikation von destruktiven, dysfunktionalen, selbstabwertenden und ähnlichen Grundannahmen und Kognitionen, die mit der betreffenden primären oder vermeidenden sekundären Emotion einhergehen, ist deshalb so wichtig, da sie einen wesentlichen Ansatzpunkt zur Korrektur dieser Emotionen darstellen.

Die andere Methode zur Identifikation der unbewussten Selbstverbalisierung bzw. Selbstinstruktion besteht in der Suche nach automatischen Gedanken, also den Gedanken, die in einer Situation unmittelbar, reflexartig so schnell auftreten, dass sie in der Regel unbewusst bleiben. Um diese automatischen Gedanken zu identifizieren, muss man den Patienten in die emotionsauslösende Situation hineinversetzen und minutiös die kognitiven Prozesse unmittelbar beim Auftreten der Emotion explorieren.

Emotionen sind so sehr Teil unserer Identität, dass es jedem Menschen schwer fällt, eine kritische Distanz zu seinem emotionalen Erleben aufzubauen. Diese Schwierigkeit ist besonders beim Erleben einer maladaptiven primären Emotion bedeutsam, da der Patient diese unangemessene Emotion als Realität nimmt. Der Patient glaubt, etwas falsch gemacht zu haben, weil er sich schuldig fühlt, oder er meint, dass er in Gefahr sei, weil er Angst spürt. Aus der Kognitiven Verhaltenstherapie kommt hierfür der passende Ausdruck der **Emotionalen Beweisführung**.

Die Einnahme einer distanzierten und kritischen Haltung zur maladaptiven Emotion kann umso wichtiger sein, je belastender und intensiver diese Emotion ist. So kann die primäre maladaptive Emotion Scham so intensiv und unerträglich sein, dass der Patient diese Emotion nicht erlebnisorientiert bearbeiten kann. Vielmehr ist hier eine distanzierte und unmittelbar korrigierende Haltung des Patienten anzustreben, weil er nur so seine maladaptive primäre Emotion ertragen und regulieren kann. Um eine sehr intensive und bedrohliche Emotion zu regulieren, bedarf es eines Umgangs mit der Emotion, welcher klar strukturiert ist und vom Patienten erlernt werden muss. Auch wenn dieser Ablauf ausführlich in Kapitel 8 beschrieben wird, soll an dieser Stelle eine kurze Darstellung erfolgen.

Schritt 1: Wahrnehmen der Emotion

Zunächst muss der Patient lernen, das Auftreten der Emotion so früh wie möglich wahrzunehmen, damit er bewusst reagieren kann.
Beispiel: Ich schäme mich gerade.

Schritt 2: Bewusste Entspannung

Alleine durch die Intensität der Emotion sind die Patienten überfordert und nehmen instinktiv Zuflucht zu ihren bekannten dysfunktionalen Bewältigungsstrategien, Dies tun sie umso mehr, als durch die Intensität der Emotion die präfrontal kortikale Funktionsfähigkeit eingeschränkt ist (siehe Kapitel 3). Aus diesem Grund müssen Patienten lernen, sich beim unmittelbaren Erleben der problematischen Emotion deren Intensität sofort durch Entspannung herunter zu regulieren (z. B. PMR, Atemmeditation, äußere Achtsamkeit oder positive Selbstverbalisierung; siehe Kapitel 5.3). Diese Entspannung kann durchaus längere Zeit in Anspruch nehmen, bis der Patient eine deutliche Abnahme der Emotionsintensität erlebt. Dabei dient die Entspannung nicht zur Emotionsvermeidung. Vielmehr steht der Patient die ganze Zeit in Kontakt mit seiner Emotion.

Beispiel: Ich bleibe bei dem Gefühl der Scham und mache fortlaufend meine Entspannungsübung.

Schritt 3: (Radikale) Akzeptanz der Emotion

Nach erfolgreicher Entspannung muss der Patient die Existenz der Emotion annehmen, d. h., er muss sich der Arbeit an dieser Emotion öffnen und damit verhindern, dass er eine ablehnende und wiederum emotionsvermeidende Haltung einnimmt.

Beispiel: Ich habe gerade ein Gefühl von Scham und ich werde mich mit diesem Gefühl auseinandersetzen.

Schritt 4: Emotionsanalyse

In diesem Schritt beschäftigt sich der Patient eingehend mit der Qualität, den Entstehungsbedingungen und der Bedeutung der Emotion. Er wird sich z. B. darüber klar, welcher Stimulus die Emotion ausgelöst hat, welches Bedürfnis durch die Emotion ausgedrückt wird, mit welchen Gedanken er diese Emotion beeinflusst hat und ob es sich um eine adaptive oder maladaptive Emotion handelt (für Einzelheiten zur Emotionsanalyse siehe Kapitel 8.5).

Beispiel: Mein Schamgefühl kommt daher, dass ich gestern Abend bei der Party laut und angeberisch gewesen bin. Das lag daran, dass ich zu viel Alkohol getrunken habe. Ich hatte den Gedanken, dass doch eh alles egal ist und wollte meine Aggressionen einfach mal rauslassen und wollte gerne auch mal im Mittelpunkt stehen. Außerdem haben die anderen sich wohl durch mich gut unterhalten gefühlt. Meine Freundin hat mir heute Morgen gesagt, dass ich wohl etwas zu laut gewesen sei, aber dass es nicht peinlich gewesen sei.

Schritt 5: Emotionsregulation durch kognitive und behaviorale Prozesse

Zum Schluss folgt ein vor dem Hintergrund der Emotionsanalyse erarbeiteter korrigierender Umgang mit der Emotion. Hier geht es um die Frage, mit welchen Kognitionen und welchen Verhaltensweisen der Patient die maladaptive Emotion korrigieren kann bzw. eine andere Emotion stimulieren kann. So kann eine Neubewertung der Emotion stattfinden, welche eine kritische Haltung zu deren Realitätsgehalt zum Ausdruck bringt, und in Folge dazu führt, dass der Patient sich entgegen der Emotion verhält.

Beispiel: Mein Verhalten gestern Abend war irgendwie doof. Es war nicht weniger als doof, aber auch nicht mehr als doof. Es besteht kein Grund, mich zu schämen. Ich werde mich heute nicht zurückziehen, sondern ein bis zwei Freunde anrufen, die gestern Abend auch anwesend waren.

Arbeit mit der 2-Stuhl-Technik

Eine wichtige Technik zur Aktivierung, Explizierung und therapeutischen Veränderung eines selbstabwertenden Schemas ist die 2-Stuhl-Technik aus der Gestalttherapie. Die 2-Stuhl-Technik soll dem Patienten ermöglichen, die eigene Selbstabwertung als Teilung seines Selbst bewusst und vor allem mit einer hohen emotionalen Beteiligung zu erleben. Während die Kognitive Verhaltenstherapie die Selbstabwertung des Patienten in Form von Grundannahmen und selbstabwertenden Gedanken im therapeutischen Dialog erarbeitet, wird der Konflikt bei der 2-Stuhl-Technik für den Patienten als sein eigenes Handeln im Selbstdialog unmittelbar erlebbar gemacht. Elliott et al. (2004) sprechen in diesem Zusammenhang von einer selbstkritischen Teilung der Person („self-evaluative split“ bzw. „self-critical split“), die sich in Form der negativen Beurteilung des eigenen Selbst durch den Patienten darstellt. Der Therapeut versucht mithilfe der 2-Stuhl-Technik den Patienten dazu zu bewegen, sich selbst die selbstabwertenden Sätze zu sagen, um damit die belastende Emotion entweder von Scham und Schuld (Selbstbewertung, ein schlechter Mensch zu sein) oder von Angst und Furcht (Selbstbewertung, ein schwacher Mensch zu sein) zu provozieren.

Bei der 2-Stuhl-Technik nutzt man zwei sich gegenüberstehende Stühle für die beiden Seiten der Person des Patienten, die **aktiv kritisierende** und die **passiv erleidende Seite**. Wenn man in der Therapie an dem Punkt angekommen ist, wo beim Patienten zum Beispiel die Emotion Minderwertigkeit oder die Emotion Scham im Rahmen eines grundsätzlich selbstabwertenden Schemas aktiviert ist, bittet man ihn, sich in einen gegenüber befindlichen leeren Stuhl zu setzen, den verlassenen Stuhl anzuschauen und sich vorzustellen, dass er in diesem leeren Stuhl sitzen würde. Hierbei wird die Betonung darauf gelegt, dass im anderen Stuhl der „wahre“ Herr X oder die „wahre“ Frau Y sitzen würde, also der Teil der Person, der die belastenden Emotionen empfindet. Dann wird der Patient aufgefordert, in der zweiten Person dem anderen Teil des Selbst die selbstabwertenden Sätze zu sagen, welche die Emotionen Scham, Minderwertigkeit, Angst oder Furcht auslösen. Der Patient nimmt also die Rolle des selbstkritischen Teils seiner Person ein und versucht, dem anderen Teil des Selbst die entsprechenden abwertenden und kritischen Sätze zu sagen, damit diese Person z. B. die Emotion Minderwertigkeit bzw. die Emotion Scham empfindet.

Patient (in Richtung des leeren Stuhls): „Du bist ein Nichts! Du hast nie etwas Besonderes geleistet und wirst auch nie etwas Besonderes hinbekommen! Du hast es gar nicht verdient, dass andere Menschen dich beachten oder gar mögen! Am besten wäre es, wenn du verschwinden würdest!“

Die Aufgabe des Therapeuten ist es hierbei, der selbstkritischen Stimme des Selbst zunächst Gehör zu verschaffen, indem er den Patient zur konkreten und lautstarken Äußerung dieser Selbstkritik ermutigt. Es ist das Ziel dieser Technik, dass der Patient deutlich merkt, dass die eigene selbstabwertende Haltung seine belastenden Emotionen auslöst, also etwa Scham, Minderwertigkeit oder Angst und Furcht. Um dieses emotionale Erleben herzustellen, wird der Patient dann gebeten, sich auf den zuvor leeren Stuhl zu setzen. Dort lässt er die eben gehörten Abwertungen auf sich wirken. Hierbei sollte er dann die belastenden Emotionen erleben:

Patient: „Du bist wirklich ein Nichts. Du hast nie etwas Besonderes geleistet und wirst es auch nie zu etwas bringen."
Therapeut: „Okay. Ich würde Sie bitten, sich jetzt auf den anderen Stuhl zu setzen und diese Sätze auf sich wirken zu lassen."
Patient setzt sich auf den anderen Stuhl.
Therapeut: „Was fühlen Sie jetzt?"
Patient: „Ich merke, wie mich diese Sätze herunterziehen und ich am liebsten im Stuhl versinken würde. Es ist so frustrierend und aussichtslos, etwas dagegen zu sagen. Ich fühle mich klein und minderwertig."

Am Ende dieser Sequenz der 2-Stuhl-Technik sollte der selbstabwertende Prozess des Patienten emotional aktiviert worden sein, indem der verurteilende Teil der Person, der innere Kritiker, mit dem verurteilten Teil der Person in einen konkreten Kontakt gebracht worden ist. Der Patient erfährt sein Schamgefühl oder seine Angst durch die Darstellung des inneren Aktivierungsprozess. Es kommt hierbei regelmäßig vor, dass die Stimme des Kritikers die des Vaters, der Mutter oder einer anderen Person aus der Vergangenheit ist, die den Patienten missbraucht, abgewertet, geängstigt, beschämt oder vernachlässigt haben. Im weiteren Verlauf des Dialogs zwischen den beiden Teilen der Person geht es um eine Veränderung der beiden Teile.

Ziele der 2-Stuhl-Technik bei der Korrektur eines selbstabwertenden Schemas

Die zwei wesentlichen Ziele beim Einsatz der 2-Stuhl-Technik bei der Korrektur eines selbstabwertenden Schemas stellen sich in Form der Veränderung der beiden Personenanteile des Patienten, des **Kritikers** und des **Verurteilten**, dar. Hierbei soll einerseits der **Kritiker** seine harsche Kritik abbauen, das heißt seine unbegründete und vernichtende Kritik korrigieren lernen. Auf der anderen Seite lernt der **Verurteile** sich gegen die Kritik zu wehren, also einen angemessenen und hilfreichen Standpunkt der Stärke und des Selbstbewusstseins einzunehmen:

Therapeut: „Wenn Sie diese Sätze hören, die Sie als wertlos und nicht beachtenswert beschimpfen, was würden Sie denn am liebsten antworten?"
Patient: „Dass ich durchaus ein akzeptabler Mensch bin und ich anderen Menschen etwas zu bieten habe." (Stärkung des Verurteilten)

Therapeut: „Ich würde Sie bitten, sich auf den anderen Stuhl zu konzentrieren und ihrem inneren Kritiker dies noch einmal direkt ins Gesicht zu sagen."
Patient wechselt den Stuhl.
Patient (schaut den leeren Stuhl gegenüber an): „Du hast nicht das Recht, mich so zu verurteilen! Ich habe gute, akzeptable Seiten und habe anderen Menschen durchaus etwas zu bieten!"
Therapeut: „Genau, machen Sie einfach weiter so! Sagen sie Ihrem kritischen Teil, was Sie von seiner Kritik halten!"
Patient: „Wie kannst du es überhaupt wagen, mich so zu verurteilen? Wer hat dir überhaupt das Recht gegeben, mich so schlecht zu machen? Ich lasse mich nicht länger von dir so aburteilen!"

Der Therapeut sollte dann den Patienten geschickt von einer Stuhlposition in die andere leiten, um eine konstruktive Diskussion und Veränderung der beiden Teile der Person zu bewirken. Der innere Kritiker soll mit dem kritisierten Teil der Person in einen konstruktiven Dialog treten, der letztlich in einer Stärkung des Selbstwertgefühls mündet. Hierzu muss der Kritiker seine harsche, ungerechte und zerstörende Kritik relativieren bzw. zurücknehmen:

Therapeut: „Ich würde Sie bitten, sich auf den anderen Stuhl zu setzen und auf diese Aussagen zu antworten. Schauen Sie auf den anderen Stuhl und versuchen Sie sich selbst direkt zu antworten."
Patient wechselt auf den Stuhl des Kritikers.
Patient: „Hm, vielleicht bin ich etwas ungerecht gewesen. Aber du machst es einem auch wirklich sehr leicht, dich zu kritisieren, denn ich habe noch nie Protest von dir gehört." (Aufweichung der kritischen Position)
Therapeut: „Okay, bitte kommen Sie auf den anderen Stuhl und versuchen Sie, darauf zu antworten."
Patient wechselt auf den Stuhl des verurteilten Teils des Selbst.
Patient: „Dann muss ich dir das in Zukunft viel deutlicher sagen! Es ist einfach zu viel für mich, immer von dir zu hören, ich sei nichts wert. Lass mich endlich in Frieden! Wenn ich wirklich mal etwas falsch gemacht haben sollte, dann kannst du ja mich in angemessener Art und Weise kritisieren."
Therapeut: „Okay, bitte kommen Sie auf den Kritikerstuhl und versuchen Sie, darauf angemessen zu antworten. Versuchen Sie, auf die Argumente einmal einzugehen."
Patient wechselt auf den Kritikerstuhl (verurteilender Teil des Selbst).
Patient: „Ja ... hm ... naja, vielleicht kann ich das wirklich mal machen. Ich muss sagen, dass das gar nicht so einfach für mich ist. Dich zu beschimpfen ist irgendwie leichter."

Im Rahmen dieser Diskussion sollte also die Haltung des verurteilten Teils des Selbst gestarkt werden und der kritisierende Teil des Selbst nach und nach dahingehend verändert werden, dass er einen konstruktiven und hilfreichen Umgang mit dem anderen Teil des Selbst erreicht. Häufig neigt der verurteilte Teil dazu, dem Kritikerteil in seiner harschen, abwertenden Haltung allzu bereitwillig Recht zu geben bzw. zu kapitulieren. Der Therapeut sollte dann einerseits die selbstbewusste Haltung fördern (z. B. den Patienten auffordern, sich zu wehren, seine Rechte zu vertreten) und andererseits adaptive Emotionen (zumeist Ärger, Widerwille, Selbstwertgefühl, Stolz, Protestgefühl) zu aktivieren, um den Patienten aus seiner Passivität zu holen.

Der kritisierende Teil des Selbst kann sich im Verlauf des therapeutischen Prozesses auch dadurch verändern, das heißt aufweichen, dass bei ihm eine Unsicherheit, Ängstlichkeit, Befürchtung o. Ä. identifiziert werden kann. Dies bedeutet, dass die Kritik eine Form der Abwehr von Emotionen ist, die erkannt und verändert werden muss. So kann beispielsweise eine ständige Verunsicherung durch eine innere kritische Stimme („Das schaffst du nie!" und „Du bist zu schwach, um das hinzubekommen!") dadurch bedingt sein, dass eine große Angst vor den Konsequenzen eines Scheiterns besteht. Ein Beispiel:

Patient (auf dem Stuhl des kritisierten Selbst): „Warum musst du mich immer herunterziehen, immer schlecht machen?"
Therapeut: „Jetzt kommen Sie bitte auf den anderen Stuhl und versuchen Sie, auf diese Frage zu antworten."
Patient wechselt auf den Stuhl des Kritikers.
Patient: „Ich habe Angst, du könntest scheitern, dich lächerlich machen."

Im weiteren Therapieprozess können dann beide Teile des Selbst einen neuen Umgang mit dieser Befürchtung untereinander aushandeln, zum Beispiel, indem das kritisierte Selbst mehr Selbstbewusstsein und Kompetenz an den Tag legt und somit den Befürchtungen eines Scheiterns entgegenwirkt.

Häufig treten im Verlauf dieser Arbeit Erinnerungen an Bezugspersonen auf, von denen der Patient die abwertende Haltung in früheren Zeiten konkret erfahren hat. Die Selbstabwertung stellt demnach die verinnerlichte Stimme dieser kritischen Bezugsperson dar. In diesem Fall kann man die 2-Stuhl-Technik auch mit der imaginierten Bezugsperson durchführen und den Patienten hierbei bitten, in die Kritikerrolle dieser Bezugsperson zu gehen, um mögliche Hintergründe für die harsche und abwertende Kritik in der Vergangenheit zu finden. Die Aufweichung der Kritikerposition findet also durch eine retrospektive Einsicht in die damaligen Beweggründe der Kritik statt.

Patient (den gegenüberstehenden Stuhl anschauend): „Wie konntest du mich damals immer so aburteilen? Ich war doch noch so klein, und anstatt mir zu helfen, warst du immer ungeduldig mit mir und hast mich immer nur lächerlich gemacht!"
Therapeut: „Okay, bitte kommen Sie jetzt auf den anderen Stuhl und versuchen Sie mal aus der Sicht ihres Vaters zu erklären, warum er sich so verhalten hat."
Patient wechselt auf den Kritikerstuhl.
Patient: „Hmm, es tut mir wirklich Leid, dass ich so ein Vater war. Damals hatte ich wirklich eine schwierige Zeit und war einfach mit der Rolle als Familienvater überfordert. Ich habe schon gemerkt, wie schlecht ich dich häufig behandelt habe, aber ich hatte einfach keine Geduld und hatte ständig Sorgen, ob meine Ehe wirklich gut war."

Patienten können über diese Technik häufig zum ersten Mal Einsicht in die Beweggründe ihres ehemaligen Kritikers oder sogar Peinigers erhalten und somit nicht zuletzt zu einer Versöhnung mit sich selbst kommen. Insofern ist die Stuhl-Technik auch sehr hilfreich, um wichtige Prozesse mit nicht anwesenden oder verstorbenen Menschen erleben zu können, die eine zentrale Rolle als ehemalige Kritiker im selbstabwertenden Schema spielen („unfinished business"). So kann sich ein Patient mit dem längst verstorbenen Vater auseinandersetzen, indem er ihm bei der 2-Stuhl-Technik gegenübersitzt und endlich ihm gegenüber Stärke und Selbstbewusstsein zeigen kann.

Grundlegend bei dem gesamten Vorgehen der 2-Stuhl-Technik ist die Aktivierung der entsprechenden Emotionen des Patienten, da nur hierüber eine wirkliche Veränderung erreicht werden kann. Daher ist es immer wieder die Aufgabe des Therapeuten, den Patienten auf sein emotionales Erleben zu fokussieren bzw. das emotionale Erleben durch eine möglichst realistische und konkrete Haltung des Patienten zu fördern.

Die 2-Stuhl-Technik kann in diesem Rahmen nur stark verkürzt und vereinfacht vorgestellt werden. Für den interessierten Leser finden sich u. a. in den Büchern von Perls (2002) und Elliot et al. (2004) eine weiterführende Darstellung dieser Technik aus der Gestalttherapie.
Eine detaillierte Darstellung von kognitiven-behavioralen Strategien im Umgang mit maladaptiven Emotionen findet sich in Abschnitt 8.5.

Therapeutische Arbeit an adaptiven primären Emotionen

An dieser Stelle der Therapie hat man eine adaptive primäre Emotion identifiziert, die nun weiterbearbeitet werden muss. Diese adaptive primäre Emotion kann auf zwei verschiedenen Wegen gefunden worden sein:

- Im Rahmen der erlebnisorientierten Sequenzen konnte eine adaptive primäre Emotion gefunden werden, die bislang durch ein Bewältigungsschema vermieden oder bekämpft und durch eine sekundäre Emotion überdeckt wurde.

- Im Rahmen der korrigierenden Arbeit an einer maladaptiven primären Emotion wurde eine alternative adaptive primäre Emotion gefunden, die an die Stelle der maladaptiven primären Emotion treten soll.

Hat man nun also eine adaptive primäre Emotion gefunden, die bislang vermieden wurde bzw. die sinnvollerweise an die Stelle der maladaptiven Emotion treten sollte, dann geht es nunmehr darum, diese Emotion samt ihren angemessenen motivationalen, kognitiven und behavioralen Komponenten im Leben und Erleben des Patienten zu verankern. Dieser Punkt der Therapie ist nicht zuletzt deshalb von so fundamentaler Bedeutung, da die adaptive primäre Emotion für den Patienten ungewohnt und verunsichernd ist. Er verfügt in der Regel über keine ausreichenden Erfahrungen mit dieser Emotion und deren Ausdruck. Daher ist die Gefahr eines Rückfalls in die alte maladaptive primäre Emotion oder die erneute Vermeidung der adaptiven Emotion durch eine sekundäre Emotion sehr hoch.

Zu den wichtigsten Techniken zur Förderung einer adaptiven primären Emotion gehören:

- die Förderung des Verständnisses und der Akzeptanz für die adaptive primäre Emotion
- die Stimulation und das Erleben der adaptiven Emotion
- das Erlernen eines angemessenen Ausdrucks und einer adaptiven Handlung in Bezug auf diese Emotion

Verständnis und Akzeptanz für die adaptive primäre Emotion

Emotionen sind wesentlicher Bestandteil von Bedürfnissen, Motivationen und Zielen. Insofern sind adaptive Emotionen eine wichtige Informationsquelle für den Menschen in Bezug auf das, was er eigentlich bräuchte bzw. anstrebt. In diesem Abschnitt der emotionsbezogenen Therapie lernt der Patient, nicht länger Angst vor seinen adaptiven Emotionen zu haben, sondern sie zu akzeptieren, sie erleben zu können und einen angemessenen Umgang mit ihnen zu erlernen. Der Patient kann seine Emotionen aber nur dann akzeptieren und in angemessene Handlungen umsetzen, wenn er sie verstehen lernt und als sinnvoll und berechtigt erleben kann. Dann sollte der Patient eine genaue Vorstellung von der Möglichkeit der Integration der Emotion in sein aktives Leben entwickeln.

Folgende Fragen sind in diesem Zusammenhang von Bedeutung:

- Was ist das Bedürfnis, das sich durch die Emotion ausdrückt?
- Was für eine Information gibt mir die Emotion über meine Motivation und Ziele?
- Welche positive Konsequenz hat für mich die Umsetzung der Emotion in eine Handlung?

Im Umgang mit adaptiven primären Emotionen ist es für den Therapeuten von Bedeutung, dem Patienten immer wieder den hilfreichen und sinnvollen Charakter der adaptiven Emotion zu vergegenwärtigen. Emotionen sind immer Hinweise auf die Bedürfnisse des Menschen, die mit konkreten Handlungen zur Erfüllung bzw. zum Schutz dieser Bedürfnisse verbunden sind (s. Kap. 2 und 4). Wenn man eine Emotion richtig versteht bzw. interpretieren kann, dann ergeben sich viele Möglichkeiten, sich seinem Bedürfnis entsprechend angemessen zu verhalten.

Patient 1 hat hinter seiner Wut (sekundäre Emotion) eine Angst (primäre adaptive Emotion) entdeckt. Diese Angst signalisiert ihm die Gefahr, dass seine Freundin ihn verlassen könnte (Bindungsbedürfnis). Hieraus ergibt sich die Notwendigkeit, sich mehr um seine Freundin zu kümmern und Probleme in der Beziehung konstruktiver anzugehen.
Patient 2 hat hinter seiner Angst (sekundäre Emotion) bei beruflicher Überlastung (Dekompensation des Bewältigungsschemas „Perfektionismus") die primäre adaptive Emotion Einsamkeit entdeckt. Die Emotion Einsamkeit ist ein Signal für das Bedürfnis nach Geborgenheit und Zuwendung, das der Patient dann zunehmend befriedigen kann.
Patient 3 hat hinter seinem Schuldgefühl (sekundäre Emotion) die primäre adaptive Emotion Ärger entdeckt. Dieser Ärger ist die Reaktion auf ein Bedürfnis nach Selbstwert, das durch Kritik immer wieder frustriert wurde. Er lernte in der Folge, seinen Ärger vermehrt zu erleben und ihm einen angemessenen Ausdruck zu verleihen, damit er mehr Achtung und Respekt von anderen Menschen bekommt.

Ist man in der Therapie bei einer adaptiven primären Emotion angekommen, dann stellt sich also die Frage nach dem Bedürfnis des Patienten in dieser Situation. Die Fragen des Therapeuten sind demnach immer wieder:
- Was bräuchten Sie in dieser Situation?
- Was würden Sie sich wünschen?
- Was vermissen Sie?
- Was würde Ihnen jetzt helfen?

Der Therapeut erarbeitet mit dem Patienten dessen spezifisches Bedürfnis für die adaptive Emotion, damit der Patient die Emotion nicht nur intellektuell, sondern auch von der praktischen Umsetzung her sinnvoll in sein Leben und seine Handlungen integrieren kann.

Die Patientin P. hat im Rahmen der Therapie ihr vermeidendes Bewältigungsschema mit der sekundären Emotion Angst kennen gelernt. Diese Angst tritt in Situationen auf, in denen sie sich von ihrem Mann vernachlässigt fühlt. In Imaginationssequenzen kommt neben der Angst immer mehr ein Gefühl von Traurigkeit hervor. Durch die Angst scheint die Patientin die Wahrnehmung der adaptiven primären Emotion Traurigkeit zu vermeiden. Nach einer erlebnisorientierten Fokussierung auf die Traurigkeit stellt der Therapeut die Frage, was für ein Bedürfnis die Patientin hinter dieser Traurigkeit spürte. Es stellt sich heraus, dass die Traurigkeit das frustrierte Bedürfnis nach mehr Zuwendung seitens ihres Mannes ausdrückt.

Vor dem Hintergrund der lebensgeschichtlichen Entstehung der Vermeidung einer an sich adaptiven primären Emotion sollte sowohl das vergangene als auch das jetzige Erleben der Emotion validiert und als normale emotionale Reaktion herausgearbeitet werden. Der Patient soll in dieser Therapiephase erfahren, dass seine bislang vermiedene primäre Emotion für ihn eigentlich „richtig" ist, das heißt ein gesundes Bedürfnis ausdrückt oder schützt. Diese Intervention des Therapeuten kann man als **Normalisierung der adaptiven Emotion** bezeichnen.

Erlebt der Patient in der Therapie seine adaptive Emotion oder berichtet er von ihr, dann begleitet der Therapeut dies mit validierenden Bemerkungen wie:
- Natürlich haben Sie dieses Gefühl.
- Dies ist ein vollkommen angemessenes Gefühl.
- Viele Menschen würden genauso wie Sie fühlen.
- Dieses Gefühl kann ich wirklich nachvollziehen.

Die Emotion, die bislang als unpassend, schwierig oder gar gefährlich galt, wird jetzt zunehmend als angemessen und hilfreich betrachtet und dementsprechend erlebt. An dieser Stelle ist es auch wichtig, wenn der Patient seine neue adaptive Emotion am Modell des Therapeuten erleben und lernen kann. So kann der Therapeut von eigenen Ängsten, von Ärger, Traurigkeit oder Schuldgefühlen erzählen, solange dies für den Patienten hilfreich ist und der Therapeut diese Selbstenthüllung für sich als akzeptabel empfindet. Natürlich sollte der Therapeut für die von ihm offenbarten Emotionen einen angemessenen und adaptiven Umgang für sich gefunden haben, damit der Patient von dem Modell des Therapeuten auch lernen kann. Die Modellwirkung des Therapeuten in Bezug auf die Akzeptanz und den Umgang mit Emotionen ist kaum zu überschätzen.

Therapeut: „Natürlich kann ich Ihr Gefühl von Einsamkeit gut verstehen. Ich kenne dieses Gefühl von mir, als ich über eine lange Zeit auch keine Partnerin hatte. Aber ich habe damals für mich gelernt, dieses Gefühl wirklich ernst zu nehmen und mir darüber Gedanken zu machen, warum ich immer noch alleine bin. Letztlich war mein Gefühl von Einsamkeit sehr wichtig für mich, da ich hierdurch gelernt habe, mich anderen Menschen mehr zu öffnen."

Erfolgt diese empathische und validierende Haltung des Therapeuten in Bezug auf die Bedürfnisse des Patienten im Rahmen einer imaginativen Sequenz vergangener Situationen, dann kann man auch von einem limitierten Ersatz der Elternfunktion, dem bereits mehrfach erwähnten **Reparenting** sprechen. Beispielsweise erlebt ein Patient in der Imagination eine typische Situation, als er von seinem Vater abgewertet und kritisiert wurde, weil seine Leistung angeblich nicht gut genug war. Die adaptive Emotion Stolz konnte der Patient damals und jetzt in der Imagination nur schwach spüren und verspürte eher die sekundäre Emotion Schuld. Jetzt bekommt er aber durch den Therapeuten in der Imaginationssitzung eine lobende Anerkennung und Zuwendung für seine Leistung und Verständnis für seine Frustration mit seinem Vater, sodass er die adaptive Emotion Stolz erleben kann. Der Patient erlebt also mit dem Therapeuten eine positive Beziehungserfahrung für eine Emotion bzw. ein Bedürfnis, infolge dessen er in seiner Kindheit insbesondere durch seine Eltern eine negative Beziehungserfahrung gemacht hat. Wurde der Patient in seiner Kindheit für seine Bedürfnisse und Emotionen kritisiert, bestraft, frustriert oder einfach nicht beachtet, so erhält er jetzt vom Therapeuten hierfür eine empathische und validierende Zuwendung. Der Patient kann sich, seine Emotion und sein Bedürfnis durch diese neue Beziehungserfahrung mit dem Therapeuten als angemessen und berechtigt erleben. Außerdem versucht der Therapeut im Rahmen des Reparenting dieses Bedürfnis des Patienten innerhalb der Therapie sowohl in der Imagination als auch im sonstigen therapeutischen Kontext zu befriedigen.

Die Patientin F. erlebt als primäre adaptive Emotion Traurigkeit in Situationen, in denen sie sich in ihrer Partnerschaft vernachlässigt fühlt. Bislang konnte sie in diesen Situationen diese Traurigkeit nicht spüren, sondern hatte Angst (sekundäre Emotion). Ihre Eltern haben in ihrer Kindheit häufig eher ablehnend und unwillig auf ihre Suche nach Nähe reagiert, was wiederum durch ihren Ehemann fortgesetzt wurde. In der Therapie bekommt die Patientin viel Verständnis und Unterstützung für die Berechtigung der Traurigkeit sowie für das dahinter stehende Bedürfnis nach mehr Nähe. Außerdem achtet der Therapeut auf dieses Bedürfnis nach Nähe und Geborgenheit in der Therapie und versucht, möglichst positiv darauf zu reagieren. Hierzu gehört u. a., dass der Therapeut in einem vertretbaren Maß auch private Fragen der Patienten zulässt oder sich häufiger danach erkundigt, wie es der Patientin in ihrem Privatleben zurzeit ergeht.

Ebenso ist die Integration der adaptiven Emotion in das eigene Weltbild und Erleben von Bedeutung. Das ist für den Patienten häufig problematisch, da er sein Leben um die sekundäre Emotion herum aufgebaut hat und die adaptive Emotion im alltäglichen Erlebniskontext bis zu diesem Zeitpunkt wenig erleben konnte. Hier kann auch eine Psychoedukation in Bezug auf Emotionen sehr hilfreich sein, wie sie in Kapitel 5 dargestellt wurde. Der Patient hat möglicherweise eine sehr distanzierte oder sogar ablehnende Haltung gegenüber seinen Bedürfnissen und den damit verbundenen Emotionen.

Frau P. hat in emotionsfokussierenden Sequenzen häufig die primäre adaptive Emotion Ärger in Situationen erlebt, in denen sie bis dahin eher die sekundäre Emotion Angst erlebt hatte. Allerdings fiel es ihr zu Beginn sehr schwer, ihren eigenen Ärger zu akzeptieren. Ärger und Aggressivität sind für sie Charakterfehler bzw. Zeichen dafür, dass man ein Problem nicht habe vernünftig lösen können. Im Rahmen psychoedukativer Therapiesequenzen konnte Frau P. eine angemessene und realistische Einstellung zur Emotion Ärger vermittelt werden, die im Wesentlichen aus einer Anerkennung ihrer notwendigen Existenz und sinnvollen Funktion im Leben von Menschen besteht.

Stimulation und Erleben der adaptiven Emotion

Viele Patienten haben anfänglich Schwierigkeiten, ihre adaptive Emotion in der Therapie und im Alltag zu erleben, sie reagieren also weiterhin emotionsphobisch auf die Aktivierung ihrer adaptiven primären Emotion. Bei diesen Patienten steht immer wieder die maladaptive primäre Emotion oder die verdeckende sekundäre Emotion im Vordergrund ihres Erlebens. Daher ist das Erleben der adaptiven Emotion im therapeutischen Kontext von zentraler Bedeutung für den Erfolg der emotionsbezogenen Therapie. Dieses Vorgehen haben wir bereits kennen gelernt und als **Emotionsexposition** beschrieben – es soll zu einer **Desensitivierung** bzw. **Emotionstoleranz** führen. Wesentliche Techniken der Emotionsexposition werden in Abschnitt 8.5 besprochen werden. Letztlich soll der Patient seine Emotion unter einer Abnahme von Anspannung und seinem Bewältigungsschema, insbesondere unter einer Abnahme seiner sekundären Emotion erleben können.

Der Therapeut versucht im Rahmen von emotionsstimulierenden Sequenzen (Imagination, Rollenspiel usw.) immer wieder, die adaptive Emotion beim Patienten zu stimulieren und ihn diese bewusst erleben zu lassen. Der Therapeut fordert den Patienten hierbei wiederholt zum vertieften Erleben seiner adaptiven Emotion auf, zum Beispiel mit folgenden Aufforderungen bzw. Bemerkungen:

- Bleiben Sie bitte bei diesem Gefühl!
- Geben Sie diesem Gefühl bitte mehr Raum!
- Es ist okay, so zu fühlen!
- Nehmen Sie dieses Gefühl ganz genau wahr!
- Folgen Sie bitte diesem Gefühl!

Dieses Erleben wird begleitet durch eine normalisierende, validierende und bejahende Haltung des Therapeuten. Letztlich ist es die Aufgabe des Therapeuten, das Erleben der adaptiven Emotion so positiv zu gestalten, dass der Patient eine vollkommen neue Erfahrung im Erleben mit dieser Emotion haben kann. Dieses erlebnisorientierte Vorgehen ist natürlich mit der oben geschilderten Akzeptanz und Normalisierung des durch die Emotion ausgedrückten Bedürfnisses verknüpft.

> Die Patientin S. kam mit soziophoben Ängsten zur Therapie. Insbesondere in Situationen, in denen sie gelobt wird, hat sie schnell die sekundäre Emotion Angst, worauf sie mit der tertiären Emotion Minderwertigkeit und einem sozialen Rückzug reagiert. In erlebnisorientierten Sequenzen der Therapie in Bezug auf Situationen, in denen die Patientin gelobt wird, erfährt sie ein Gefühl von Stolz. Hierauf reagiert sie aber schnell mit einer Angst, die sich auf eine befürchtete Ablehnung bezieht. In der Kindheit hatte sie immer wieder von ihren Eltern gesagt bekommen, dass sie sich nicht immer so wichtig machen solle und dass sie nichts Besseres sei als die anderen. Dieser Angst wirkt die Patientin schnell mit einem bekämpfenden Bewältigungsschema entgegen (z. B.: „Andere haben das auch geschafft" oder „So toll war ich auch nicht"), sodass sie am Ende eine Minderwertigkeit empfindet.

Der Therapeut versucht, die Patienten die Emotion Stolz in der Therapie erleben zu lassen, sodass sie sich an diese Emotion gewöhnen kann und nicht mehr vermeidend auf diese reagiert.
Therapeut: „Ich werde Ihnen jetzt im Rollenspiel immer wieder die lobenden Sätze sagen und Sie bitten, sich auf Ihr Gefühl von Stolz und Selbstbewusstsein zu konzentrieren."
Patientin: „Puhh, das wird sicherlich anstrengend!"
Therapeut: „Ja, ich weiß. Aber das ist genau Ihr Problem, dass Sie nämlich dieses wichtige Gefühl nicht erleben können, ohne sich intuitiv dagegen zu wehren. Deswegen ist es jetzt Ihre Aufgabe, dieses Gefühl zu erleben und sich möglichst nicht dagegen zu wehren."
Patientin: „Gut, ich versuche mein Bestes!"

Pause

Therapeut (mit veränderter Stimmte): „Herzlichen Glückwunsch, Sie haben Ihre Aufgabe wirklich exzellent gemeistert!"
Patientin: „Ich merke, wie mein Herz schneller schlägt und ich irgendwie mehr Energie spüre."
Therapeut: „Gut, bleiben Sie bitte dabei. Nehmen Sie dieses Gefühl ganz genau wahr. Sagen Sie sich ruhig, dass Sie stolz sind und etwas gut hinbekommen haben."
Patientin: „Hmm, ja."
Therapeut: (**mit veränderter Stimmte**) „Herzlichen Glückwunsch, Sie haben Ihre Aufgabe wirklich exzellent gemeistert!"
Patientin: „Ich habe richtig das Gefühl, als ob ich mich aufrichten würde!"
Therapeut: „Genau, richten Sie Ihren Oberkörper ruhig auf und lassen Sie dieses Gefühl von Stolz und vielleicht auch Zufriedenheit zu. Sie haben etwas richtig gut hinbekommen und allen Grund dazu, stolz zu sein."

Pause

Therapeut: „Gehen Sie in dieses Gefühl richtig rein und lassen Sie es zu."
Patientin (lächelnd): „Ja, das ist irgendwie sogar richtig angenehm!"

Transfer in den Alltag

Kann der Patient in der Therapie seine adaptive Emotionen immer häufiger und anhaltender erleben, sollte der Transfer dieses Erlebens in den Alltag des Patienten erfolgen. Hierzu lernt er zunächst, das Auftreten seiner maladaptiven Emotion bzw. sein Bewältigungsschema für seine adaptive primäre Emotion zu bemerken und bewusst zu stoppen, damit er immer seine adaptive Emotion aktivieren kann. Nur wenn in der entsprechenden Situation die vermeidenden Reaktionen (sekundäre Emotion, Kognitionen, Verhaltensweisen) und die maladaptive primäre Emotion gehemmt werden und der Patient sich immer wieder auf seine adaptive Emotion konzentriert, kann sich diese langsam im Leben des Patienten etablieren.

Der Einsatz von Emotionstagebüchern ist sinnvoll, da der Patient auch im Alltag auf die Wahrnehmung seiner Emotionen gelenkt werden sollte (s. Übungsblatt 3 bzw. 4, S. 347 und 348). Hierdurch kann er sowohl die Wahrnehmung der ersten Anzeichen seines emotionalen Erlebens als auch die der damit einhergehenden dysfunktionalen Kognitionen und Selbstverbalisierungen steigern. Der Patient wird vom Therapeuten insbesondere auf typisch auslösende Situationsreize der belastenden Emotion, charakteristische körperliche Korrelate der Emotion und automatische Kognitionen hingewiesen, auf die er verstärkt zu achten hat.

Erlernen eines angemessenen Ausdrucks und einer adäquaten Handlung für die adaptive primäre Emotion

Häufig ist der Patient im Umgang mit der bislang vermiedenen adaptiven primären Emotion durch das jahrelange Vermeidungsverhalten unerfahren. Er hat weder einen angemessenen Ausdruck noch entsprechende Verhaltensweisen für diese Emotion gelernt. Bis zum jetzigen Zeitpunkt der Therapie hat der Therapeut eine adaptive primäre Emotion entdeckt, der Patient hat diese Emotion sowohl verstanden als auch akzeptiert, und er kann diese Emotion erleben, ohne mit seinem Bewältigungsschema hierauf zu reagieren. Im weiteren Verlauf geht es um die Arbeit an den entsprechenden Kompetenzen im Ausdruck und im Verhalten. Diese erfolgreiche Umsetzung der Emotion wird eine wesentliche Quelle der positiven Verstärkung des emotionalen Erlebens sein und zu einer Verfestigung dieser Emotion beim Patienten beitragen.

Durch einen angemessenen Ausdruck und ein angemessenes Verhalten wird der Patient zunehmend erleben können, dass die Empfindung und der Ausdruck seiner adaptiven Emotion zu einer Befriedigung seines Bedürfnisses führen. So drückt die adaptive Emotion Ärger das Bedürfnis nach Distanz bzw. Zurückweisung eines Menschen aus, und erst der Ausdruck von Ärger stellt diese Distanz letztlich her. Die adaptive Emotion Schuld zeigt das Bedürfnis nach Entschuldigung durch den Geschädigten an, und erst die Wiedergutmachung bzw. das Eingeständnis von Schuld stellt den ersehnten Kontakt zu der anderen Person wieder her. Deshalb gehört untrennbar zu der Entdeckung und Aktivierung einer adaptiven Emotion das intensive Training der alltäglichen Umsetzung der Emotion in einen angemessenen Ausdruck und in eine adäquate Handlung. Dieses Training ist auch deshalb so wichtig, weil viele Patienten irrtümlicherweise glauben, dass alleine der unmittelbare, unbearbeitete Ausdruck von Emotionen eine positive kathartische Wirkung hat. Diese Annahme ist jedoch nachweislich falsch! Eine emotionsbezogene Therapie ohne eine Verhaltensänderung kann nicht dauerhaft erfolgreich sein.

Außerdem haben Patienten zum Teil irrige Annahmen darüber, in welcher Form und Intensität ihre adaptiven Emotionen umzusetzen wären. Da die Patienten ihre adaptiven Emotionen über lange Zeit hinweg nicht erlebt und ausgedrückt haben, fehlen ihnen wesentliche Erfahrungen mit diesen Emotionen. Dies bedeutet, dass sie ihre adaptiven Emotionen in maladaptive Handlungen umsetzen, was natürlich wenig hilfreich ist. Diese irrigen Annahmen zu entdecken und zu korrigieren ist an diesem Punkt entscheidend.

Beispiele typischer Fehlannahmen und deren Korrektur in Bezug auf Ausdruck und Verhalten von Emotionen

- Ärger muss mit Aggressionen einhergehen. – Korrektur: Ärger kann sich auch in angemessenen Vorwürfen und Diskussionen äußern.
- Schuldgefühle äußern sich in Unterwerfung. – Korrektur: Schuld kann sich zum Beispiel durch den selbstbewussten Wunsch nach Vergebung äußern.
- Traurigkeit führt zu hemmungslosem Weinen. – Korrektur: Traurigkeit kann sich auch durch die Suche nach Schutz und Verständnis äußern.
- Angst äußert sich in Hilflosigkeit. – Korrektur: Angst kann beispielsweise mit der Suche nach Lösungsmöglichkeiten oder auch mit der Suche nach Unterstützung einhergehen.
- Stolz geht mit Prahlerei einher. – Korrektur: Stolz kann sich durch stille oder angemessene öffentliche Freude äußern.

Die unkontrollierte Umsetzung von Emotionen führt zu einer Zunahme interaktioneller Schwierigkeiten, die wiederum zu einem Rückfall in ein Vermeidungsverhalten bezüglich der primären Emotion führen.

Patient: „Natürlich spüre ich jetzt meinen Ärger viel deutlicher, aber meine Frau ist frustriert, weil ich angeblich so aggressiv geworden bin." (Ärger = primäre adaptive Emotion, Aggression = möglicherweise unangemessener Ausdruck für den Ärger)

Daher ist es im Rahmen der emotionsbezogenen Therapie wichtig, dass man die kommunikative Seite einer Emotion nicht vergisst, sondern diesem Aspekt einen ausreichenden Platz einräumt.

Patient: „Ich kann meinen Ärger meiner Frau jetzt so zeigen, dass wir darüber reden und zusammen unsere Konflikte besser lösen können."

Es ist daher die Aufgabe des Therapeuten, die Einstellung und Kompetenzen des Patienten im Umgang mit der entdeckten adaptiven primären Emotion zu überprüfen. Entdeckt er hierbei unangemessene Einstellungen oder Schwierigkeiten im Umgang mit der Emotion, sollte er korrigierend einwirken. Die Vielfalt der angemessenen Ausdrucks- und Verhaltensmöglichkeiten in Bezug auf das entsprechende emotionsbezogene Bedürfnis soll hier exemplarisch an der Emotion Ärger dargestellt werden:

- Ärger, weil das Bedürfnis nach Zuwendung und Geborgenheit seit langer Zeit unbefriedigt ist – Ausdruck/Handlung: zum Beispiel Ansprechen der Frustration
- Ärger, weil durch starke Kritik das Bedürfnis nach Selbstwert verletzt wurde – Ausdruck/Handlung: zum Beispiel ärgerliches Verhalten
- Ärger, weil das Bedürfnis nach Sicherheit durch einen Angriff verletzt wurde – Ausdruck/Handlung: zum Beispiel sich massiv wehren
- Ärger, weil durch Nichtbeachtung das Bedürfnis nach Selbstwert verletzt wurde. – Ausdruck/Handlung: zum Beispiel durch Protest auf sich aufmerksam machen

Diese Beispielsituationen zeigen, dass es wichtig ist, sich die Vielfalt der Umsetzungen von Emotionen in Ausdruck und Verhalten deutlich zu machen und die individuellen Unterschiede der verschiedenen Strategien hinsichtlich der Persönlichkeit, der Motivation bzw. dem Bedürfnis, den Zielen und dem sozialen Kontext des Patienten zu beachten. Äußert beispielsweise eine Patientin ihre Angst vor Beziehungsverlust, die sie bislang durch Aggressivität (sekundäre Emotion) verborgen hatte, durch anhängliches Verhalten und Thematisieren der Angst, dann provoziert sie vielleicht eine ablehnende Reaktion beim Partner. In diesem Fall wäre es vermutlich besser, wenn sie zunächst nur ihrer besten Freundin gegenüber offen von ihrer Angst spricht, weil sie dort hierfür vielleicht eher Verständnis und Akzeptanz findet. Dann könnte sie die erleichternde Erfahrung machen, dass es vollkommen in Ordnung ist, Ängste vor Beziehungsverlust zu haben, und dass dies kein Zeichen von Schwäche ist. Bei einer anderen Patientin mit der gleichen Angst kann das Zeigen eines anhänglichen Verhaltens beim Partner eine positive Reaktion hervorrufen, und sie sollte dann lernen, offener mit dieser Emotion umzugehen.

Dieser Teil der Therapie erfordert also ein andauerndes, sich immer wiederholendes und verfeinerndes Training entsprechender Verhaltensweisen im realen sozialen Kontakt. Man kann daher auch von einem **Emotionalen Kompetenztraining** sprechen. Das emotionale Verhalten sollte immer wieder in Kontakt mit wichtigen Bezugspersonen aktiviert werden, damit es in den realen Lebensbezug integriert werden kann. In der Regel ist es sehr hilfreich, wenn der Patient zunächst im Kontakt mit dem Therapeuten lernt, diesem gegenüber sein emotionales Verhalten zu zeigen, da das Vertrauensverhältnis und die empathische und bejahende Grundhaltung des Therapeuten den sichersten Boden für ein neues Verhalten geben. Während einige Patienten eigenständig und ohne größere Schwierigkeiten diese Übungsphase in Angriff nehmen, brauchen viele Patienten hier eine ausgiebige Unterstützung und Anleitung zum Üben.

Die basalste Übung des Emotionsausdrucks sollte für den Patienten darin bestehen, seine Emotionen im Alltag gegenüber anderen Menschen bewusst zu verbalisieren. Die Fähigkeit, ihren Emotionen einen angemessenen verbalen Ausdruck zu verleihen, ist bei vielen Patienten nämlich gering ausgeprägt. Dies hat u. a. zur Folge, dass sie entweder ihr emotionales Erleben weiterhin vermeiden bzw. ihre Emotionen undifferenziert und womöglich durch unangemessene Handlungen äußern (z. B. jemanden anschreien bei Ärger oder in Tränen ausbrechen bei Traurigkeit). In der Therapiestunde übt daher der Patient einen angemessenen verbalen Ausdruck für seine adaptive Emotion.

Therapeut: „Wie möchten Sie in Zukunft Ihr Gefühl von Traurigkeit ausdrücken, wenn Ihr Vater Sie abwertet?"
Patient: „Vielleicht könnte ich sagen: ‚So wie du mit mir redest, werde ich wirklich traurig und mutlos.'"

Im Grunde wird dem Patienten beim Training des Ausdrucks und des Verhaltens vermittelt, wie er vor dem Hintergrund seines Lebenskontextes, seiner weltanschaulichen Einstellungen und Erfahrungen sowie seiner individuellen und interaktionellen Ziele seine bislang vermiedenen Emotionen angemessen zum Ausdruck bringen kann. Hierzu gehört etwa die Erfahrung, dass spezifische primäre Emotionen nicht in ihrer Reinform ausgedrückt werden, sondern in einer individuellen Mischung aus verschiedenen Emotionen und Verhaltensweisen erst sinnvoll zum Ausdruck gebracht werden können. So kann es bedeutsam sein, Angst und Ärger miteinander zu verbinden und dies zum Ausdruck zu bringen.

Patient: „Früher habe ich mich einfach nur unsicher gefühlt (sekundäre Emotion) und mich zurückgezogen. Jetzt versuche ich nicht nur, meine Traurigkeit zu zeigen (adaptive primäre Emotion), sondern auch, dagegen zu protestieren (Ärger als konkurrierende adaptive primäre Emotion), dass man mich nicht beachtet hat."

Das Training angemessener Verhaltensweisen in Bezug auf Emotionen ist u. a. auch Gegenstand von behavioralen Techniken wie dem sozialen Kompetenztraining, dem Selbstbehauptungstraining und kognitiven Strategien der Bewertung von Emotionen (Stavemann 2003; Hinsch u. Wittmann 2003). An dieser Stelle kann man deutlich sehen, dass der erlebnisorientierte Ansatz notwendigerweise in bestehende Therapiekonzepte integriert werden kann bzw. Konzepte anderer Therapieformen mit einschließt. (Im Abschnitt 8.5 werden therapeutische Ansätze zur Arbeit an Verhaltensweisen eingehender dargestellt.)

Ein Sonderfall der Arbeit am Ausdruck und Verhalten adaptiver Emotionen ist es, wenn sich diese Emotion auf eine nicht anwesende oder gar verstorbene Person bezieht. Wie soll der Patient ein adaptives Schuldgefühl gegenüber seiner verstorbenen Frau zum Ausdruck bringen? Wie soll eine Patientin ihren Ärger ihrem geschiedenen Mann zeigen können, zu dem sie keinen Kontakt mehr hat? Dieses Problem kann man mithilfe der Imagination und/oder der 1-Stuhl-Technik lösen. Bei beiden Verfahren wird die Umsetzung der betreffenden Emotion in der Gegenwart vollzogen, ohne dass die entsprechende Person anwesend ist. In beiden Fällen tritt der Patient aber in einen Kontakt mit diesem Gegenüber und setzt seine Emotion in entsprechende Handlungen um. Hierzu werden mit dem Patienten zuvor sein Ziel und die angestrebten Verhaltensweisen in der Therapiesequenz besprochen.

Der 34-jährige Herr S. kommt wegen einer seit nunmehr zwei Jahren bestehenden Trauerreaktion nach dem tödlichen Verkehrsunfall seiner Frau zur Therapie. Er lebt mittlerweile zurückgezogen, da viele seiner Freunde sein häufiges Weinen und seine traurige Stimmung (sekundäre Emotion) nicht mehr teilen konnten oder wollten. Auch in der Therapie weint er die meiste Zeit und berichtet davon, dass er diesen Verlust nie wird bewältigen können. Als der Therapeut in der dritten Therapiesitzung auf die Traurigkeit des Patienten fokussiert und das Erleben dieser Traurigkeit mit der Frage nach anderen Emotionen begleitet, erlebt der Patient zunehmend starke Schuldgefühle (ursprünglich adaptive primäre Emotion). Diese Schuldgefühle ließen sich auf eine Auseinandersetzung von Herrn S. mit seiner Frau drei Tage vor ihrem Verkehrsunfall zurückführen. Das Ehepaar hatte sich gestritten, und der Patient muss immer wieder an einige „hässliche Worte" denken, die er seiner Frau an den Kopf geschmissen hatte. Offensichtlich ist die lange Trauer zu einer sekundären Emotion geworden, welche die quälende primäre Emotion der Schuld überdeckte. Da die Emotion Schuld jedoch angemessen, das heißt adaptiv erscheint, tritt der Patient in einer Imaginationssequenz in ein Gespräch mit seiner Frau. In der Imagination erklärt er seiner Frau, dass er ihr damals gar nicht richtig böse gewesen sei und ihm der Streit sehr Leid tue. Als der Therapeut die Aufmerksamkeit des Patienten auf eine mögliche Antwort seiner Frau lenkt, erlebt der Patient in der Imagination, wie diese ihn beruhigt und erzählt, dass sie das gewusst habe und ihm nie böse gewesen sei. Am Ende der Imagination lässt der Therapeut dem Patienten noch Zeit, damit er diesen Dialog mit seiner Frau alleine zu Ende führen kann. Die Tränen, die der Patient während dieser Imagination zeigt, wirken viel echter, und der Patient ist betroffen, aber erleichtert. In den nächsten Therapiestunden werden dann diese Imagination wiederholt und das Schuldgefühl auch im therapeutischen Gespräch thematisiert.

7.9 Therapeutische Arbeit an selbstabwertenden Schemata

Selbstwertgefühl und Emotion

Das Selbstwertgefühl des Menschen ist Ausdruck einer Selbstbewertung, es ist das subjektive Empfinden des eigenen Wertes, welches eine große Auswirkung auf das Erleben und den Umgang mit den eigenen Emotionen hat (Schütz 2005). Ein hohes Selbstwertgefühl beruht auf der Annahme, dass man sich als zum Beispiel liebenswert, attraktiv, kompetent und integer bewertet. Wenn das Real-Selbst, also die Sichtweise der eigenen Person („So bin ich"), stark vom Ideal-Selbst, dem Wunschbild der eigenen Person („So möchte ich sein"), abweicht, dann sinkt das eigene Selbstwertgefühl. Das Gefühl, von anderen geschätzt zu werden, ist hierbei zentral für die Einschätzung der eigenen Person und damit das eigene Selbstwertgefühl (Baumeister u. Leary 1995).

Generell kann man ein grundsätzliches, zeitlich **stabiles Selbstwertgefühl**, das so genannte „trait self-esteem" von dem alltäglichen, zeitlich **instabilen** und damit **variablen Selbstwertgefühl**, dem so genannten „state self-esteem" unterscheiden (Forsman u. Johnson 1996). Bei dem stabilen Selbstwertgefühl handelt es sich um eine umfassende Einschätzung der eigenen Person, die sich als emotionales Schema aus entsprechenden Erfahrungen in der Kindheit und Jugend entwickelt hat.

Die Verbesserung des Selbstwertes ist ein Zielkriterium der Psychotherapie und wird von Patienten und Therapeuten aller Schulen als bedeutsam erachtet (Kanning 2000). Ein positives stabiles Selbstwertgefühls wirkt als Puffer bei aktuellen negativen Selbstbewertungen, zum Beispiel bei einem Misserfolg oder einer Kritik. Aktuelle Einbrüche im täglichen Selbstwertgefühl können durch ein positives stabiles Selbstwertgefühl abgemildert werden (ebd.). Deshalb ist es nicht verwunderlich, dass ein positiver Selbstbezug ein konsistentes Korrelat eines positiven Therapie-Outcomes ist (Orlinksy u. Howard 1986). Patienten mit einem positiven Selbstbezug können ihre Emotionen und Empfindungen besonders gut wahrnehmen, das heißt, sie sind offen für ihre persönlichen emotionalen Erfahrungen. Das Erleben von Emotionen ist also abhängig von der Höhe des Selbstwertgefühls. Menschen mit einer starken Selbstabwertung und einem niedrigen Selbstwertgefühl reagieren auf ihre Emotionen ängstlicher und vermeidender als Menschen mit einem hohen Selbstwertgefühl. Viele Forschungsergebnisse weisen diesen Zusammenhang zwischen Selbstwert und emotionalen Begleiterscheinungen, wie zum Beispiel subjektives Wohlempfinden, Lebenszufriedenheit, (soziale) Ängste, Aggressionen oder Depressionen, nach (Kanning 2000). Menschen mit einem geringen Selbstwertgefühl weisen häufiger negative Emotionen, eine stärkere Fluktuation von Emotionen und eine höhere emotionale Labilität auf als Menschen mit einem hohen Selbstwertgefuhl (Campbell et al. 1991). Außerdem neigen sie im Gegensatz zu Menschen mit einem normalen Selbstwertgefühl zu einem schnelleren Aufgeben angesichts von Schwierigkeiten beim Verfolgen eines Ziels.

Die seelische Gesundheit des Menschen hängt also nicht zuletzt von einem positiven und akzeptierenden Selbstbild ab, das mit einem positiven Selbstwertgefühl und einer angemessenen Selbstfürsorge einhergeht. Es besteht ein Zusammenhang zwischen der Höhe des Selbstwertgefühls und der Fähigkeit der Emotionsregulation, sodass Menschen mit einem niedrigen Selbstwertgefühl häufiger emotionalen Schwankungen und negativen Emotionen ausgesetzt sind. Menschen, die eine grundsätzlich positive Selbstakzeptanz und ein stabiles positives Selbstwertgefühl haben, sind eher in der Lage, ihre eigenen Emotionen wahrzunehmen, ihnen eine Berechtigung zuzusprechen und ihre Bedürfnisse in ihrem Leben umzusetzen. Wenn diese Menschen schwierige und belastende Situationen erleben, dann haben sie durch ihr positives Selbstwertgefühl einen Puffer zwischen ihrem Selbst und den Umwelteinflüssen, und sie entwickeln nicht so rasch negative Emotionen.

Wissenschaftliche Untersuchungen haben allerdings gezeigt, dass der gezielte Aufbau von Selbstwertgefühl nicht in dem Maße mit unmittelbar greifbaren positiven Konsequenzen einhergeht, wie man lange Zeit gehofft hatte (Baumeister et al. 2005). Ein zu hohes Maß an Selbstwertgefühl geht häufig sogar mit inakzeptablen Verhaltensweisen wie Aggressivität, Arroganz oder Narzissmus einher. Die betreffenden Individuen sind selbstzentriert, eingebildet und zeigen geringe soziale Kompetenzen und adaptive Verhaltensweisen (Colvin et al. 1995). Außerdem zeigen Menschen mit einem sehr hohen Selbstwertgefühl angesichts von Kritik und Scheitern beim Verfolgen persönlicher Ziele schneller intensive negative Emotionen wie Ärger und Wut, werden irrational und halten an zu hohen Zielen fest, was zu deutlichen Einbußen für sie führen kann (Baumeister et al. 1993). Diese Problematik ist wesentlicher Teil einer narzisstischen Persönlichkeitsakzentuierung oder gar einer entsprechenden Persönlichkeitsstörung.

Man kann hieraus den Schluss ziehen, dass ein niedriges Selbstwertgefühl einen negativen Einfluss auf die Emotionen, das Erleben und Verhalten des Menschen hat und daher korrigiert werden sollte. Eine alleinige Arbeit an einer weiteren Erhöhung des Selbstwertgefühls scheint demgegenüber aber keine greifbaren positiven Konsequenzen zu haben. Ein stabiles normales Selbstwertgefühl ist mehr eine Grundlage für konkrete Bemühungen zur Verbesserung der persönlichen Situation, als dass es alleine bereits ausreicht, um Wohlbefinden und Zufriedenheit zu garantieren. In dieser Hinsicht ist das Selbstwertgefühl nur eine Wahrnehmung der eigenen Realität, aber repräsentiert nicht die realen Fähigkeiten des Individuums. Solange das Selbstwertgefühl – verglichen mit den tatsächlichen Fähigkeiten – unrealistisch niedrig ist, stellt es eine starke Behinderung des Menschen dar, weil er seine Fähigkeiten nicht zum Einsatz bringt und seine adaptiven Emotionen nicht angemessen erleben kann. Ist das Selbstwertgefühl im Vergleich zu den tatsächlichen Fähigkeiten übertrieben hoch, hat der Mensch zwar eine gute Meinung über sich selbst, aber nicht die entsprechenden Fähigkeiten, um im realen Leben auch reale Erfolge zu erzielen. Dies mündet häufig in Ärger, Wut und aggressivem Verhalten.

Selbstabwertende Schemata

Menschen, die in einer so genannten invalidierenden Umgebung aufgewachsen sind, wurden in ihrer Kindheit emotional vernachlässigt, physisch und psychisch missbraucht oder nicht ausreichend akzeptierend und positiv wahrgenommen. Somit erlebten diese Menschen in ihrer Kindheit sehr häufig negative Emotionen von Scham, Minderwertigkeit, Angst oder Furcht. Diese negativen Emotionen weiten sich als emotionales Schema auf das Erleben der gesamten eigenen Person aus, das heißt, es handelt sich um ein **generelles selbstabwertendes Schema**. Diese Menschen bilden also eher ein niedriges generelles Selbstwertgefühl heraus, sodass sie die täglichen Ereignisse und ihre alltäglichen Emotionen immer vor diesem Hintergrund erleben.

Diese **negative Selbstverbalisierung** findet vor dem Hintergrund einer generellen Selbstabwertung statt und nicht im Rahmen einer situativen Selbstwertproblematik, die auch gesunde Menschen erleben. Es scheint drei grundsätzliche negative Selbstschemata bei Patienten zu geben, die mit typischen Emotionen und negativen Grundannahmen einhergehen:

- **Schema 1: das schlechte Selbst**
  - maladadaptive Emotion: Scham, Minderwertigkeit und Schuld
  - Grundannahme über das Selbst: ich bin nicht liebenswert, ich bin fehlerhaft, ich bin nicht gut genug bzw. schlecht
- **Schema 2: das schwache Selbst**
  - maladaptive Emotion: Angst und Furcht
  - Grundannahme über das Selbst: ich bin schwach, verletzbar und wehrlos und alleine nicht überlebensfähig
- **Schema 3: das verlassene Selbst**
  - maladaptive Emotion: Einsamkeit und Traurigkeit
  - Grundannahme über das Selbst: ich bin verlassen, schutzlos und nicht geborgen

Definitorisch kann man diese negativen Grundschemata als stabile maladaptive primäre Emotionen in Bezug auf das Selbst des Patienten bezeichnen (Greenberg 2002). Die Patienten haben in ihrer Entwicklung grundlegende negative, frustrierende oder gar bedrohliche Erfahrungen in Bezug auf ihr Selbst gemacht. Sie haben diese Erfahrungen im Sinne eines negativen Selbstschemas und der entsprechenden maladaptiven primären Emotion „gespeichert". Aus diesen negativen Emotionen in Bezug auf das Selbst leiten sich dann die individuellen negativen Grundannahmen des Patienten ab. Die negativen Grundannahmen sind demnach Ausdruck selbstabwertender maladaptiver primärer Emotionen (Scham, Furcht usw.).

Diese stabilen Schemata der Selbstabwertung sind wesentliche Bedingungsfaktoren dafür, dass Patienten ihre anderen adaptiven primären Emotionen als unerträglich oder bedrohlich empfinden und daher vermeiden oder bekämpfen. Dies erklart sich aus dem **Konsistenzprinzip**, wonach Menschen nach einer inneren

Konsistenz ihrer Wahrnehmungen und Empfindungen streben. Somit werden diskrepante Informationen zu ihrem Selbstwertgefühl bzw. ihrem Selbstkonzept (wie beim Prinzip der kognitiven Dissonanz) als unwahr oder unangenehm empfunden, selbst wenn diese diskrepanten Informationen zum Beispiel in Form von Lob, Zuwendung oder einer positiven Emotion auftreten (Grawe 2004).

Demnach werden Patienten mit einem selbstabwertenden Schema viel häufiger negative Emotionen empfinden bzw. die negative Emotion ihres Schemas (insbesondere Minderwertigkeit, Scham, Angst) auch situativ sehr häufig empfinden. Das niedrige Selbstwertgefühl wirkt wie eine Art Filter, der die positiven Inhalte von Wahrnehmungen ausschließt und negative selbstwertrelevante Informationen bzw. Glaubenssätze verstärkt. Wenn beispielsweise ein Patient mit dem selbstabwertenden Schema „Ich bin ein schlechter Mensch" kritisiert wird, dann ist es eher wahrscheinlich, dass er die maladaptive primäre Emotion Minderwertigkeit empfindet, als dass er ein ärgerliches Gefühl entwickeln würde.

Dem Konsistenzprinzip zufolge werden darüber hinaus auch positive adaptive Emotionen als problematisch erlebt, da diese im Widerspruch zu dem selbstabwertenden Schema stehen. Wenn man zum Beispiel eine Patientin mit einem „schlechten Selbst" (z. B. eine Borderline-Patientin) lobt, dann wird sie häufig dieses Lob aktiv zurückweisen („Man kann mich nicht meinen mit dem Lob", „Der meint das Lob gar nicht ernst"), da ein Lob bzw. die Emotion Stolz dissonant mit ihrer Selbstabwertung und ihren Schamgefühlen ist. Die negative Grundannahme des „schwachen Menschen" kann auf der anderen Seite bei einem Patienten dazu führen, dass ein adaptives Gefühl von Ärger unterdrückt wird, da der Patient sich den Ärger nicht zugesteht bzw. Angst vor dessen Folgen hat.

Solange ein Patient ein generelles selbstabwertendes Schema hat, wird dies also mit einer hohen Wahrscheinlichkeit zu einem verstärkten Erleben von negativen Emotionen bzw. einer reduzierten Akzeptanz und Erlebnisfähigkeit von positiven Emotionen führen. Häufig ist der emotionsphobische Konflikt eng mit einer grundsätzlichen selbstabwertenden Haltung des Patienten verbunden. Das kann dazu führen, dass die alleinige Arbeit der Suche nach einer adaptiven primären Emotion und deren Förderung im Erleben und Ausdruck für einen anhaltenden Therapieerfolg nicht ausreichend ist.

Deshalb sollte ein selbstabwertendes Schema zusätzlich im Rahmen der erlebnisorientierten Therapie bearbeitet werden. Ziel ist also ein gesteigertes Selbstwertgefühl mit positiven selbstbewertenden primären Emotion und den entsprechenden positiven Grundannahmen.

Restrukturierung des selbstabwertenden Schemas

Widerstand gegen die Korrektur eines selbstabwertenden Schemas

Häufig ist man bei der Korrektur selbstabwertender Schemata damit konfrontiert, dass der Patient die positive Bewertung seines Selbst im Rahmen des therapeutischen Prozesses ablehnt bzw. ihr kritisch gegenübersteht. Dieses Unbehagen des Patienten bei dem Versuch einer positiven Korrektur seiner Selbstabwertung ist Folge des oben bereits erwähnten **Konsistenzprinzips** (Grawe 2004). Diese Abwehr einer positiven Veränderung zeigt die Notwendigkeit einer Bearbeitung der diesbezüglich relevanten dysfunktionalen Kognitionen und Verhaltensweisen.

Therapeut 1: „Was ist für Sie so unangenehm daran, wenn Sie von anderen Menschen gelobt werden? Was macht es so schwer, auch einmal stolz auf sich zu sein?"
Therapeut 2: „Was genau fällt Ihnen so schwer daran, es sich gut gehen zu lassen?"
Therapeut 3: „Wenn Sie erzählen, dass sich noch nie jemand um Sie gekümmert hat, dann lassen Sie immer ihre ältere Schwester außer Acht, die in Ihrer Kindheit ganz viel für Sie getan hat. Warum fällt es Ihnen so schwer, dies anzuerkennen?"

Die Angst des Patienten vor positiven Einflüssen oder Einstellungen seiner Person gegenüber kann mehrere Gründe haben, die alle Ausgangspunkt für therapeutische Interventionen sein können.

Zunächst haben viele Patienten nie gelernt, selbstbewusst und stolz auf sich zu sein oder sich um sich selbst zu kümmern. Sie verbinden automatisch mit diesen Emotionen bzw. mit dieser Selbstwahrnehmung den Gedanken, egoistisch oder arrogant zu sein. Diese Gedanken an ein selbstbewusstes und selbstfürsorgliches Verhalten sind demnach häufig mit Ängsten verbunden, von anderen Menschen kritisiert oder verlassen zu werden. Viele Patienten haben nämlich genau dies in ihrer Kindheit erleben müssen, und diese Katastrophengedanken hinsichtlich der Reaktion anderer Menschen sollten kognitiv korrigiert werden. Das Ziel hierbei ist es, dass der Patient Selbstbewusstsein und Selbstfürsorge als eine wichtige Fähigkeit und Tätigkeit des Menschen anerkennt, deren aktive Gestaltung nicht nur wichtig und normal ist, sondern auch interpersonelle Kontakte verbessert und bereichert.

Für einige Patienten ist es schwer, eine positive Veränderung ihres Selbstbildes zu akzeptieren, da sie als schmerzvoll erlebt wird und mit Traurigkeit einhergehen kann. Dieser Schmerz und diese Traurigkeit des Patienten resultieren häufig daraus, dass ein radikaler Wechsel der Selbstbetrachtung, auch wenn er positiv ausfällt, zunächst verletzbarer und unsicherer macht. Wo früher eine harte Selbstabwertung bzw. sogar Selbstverachtung war, treten jetzt Bedürfnisse, Wünsche und Sehnsüchte zu Tage. Diese Veränderung macht den Patienten natürlich auch insofern verletzbarer, als dass er hierdurch viel direkter in einen Kontakt mit seiner Umwelt tritt. Bislang musste er keine Angst vor Abwertung durch andere haben, da er sich selbst bereits abgewertet hatte („Ich bin ein schlechter Mensch"). Bislang musste er auch keine Angst vor Anforderungen durch andere Menschen und einem möglichen Scheitern haben, da er mithilfe der Selbstabwertung viele Aktivitäten vermieden hatte („Ich bin ein schwacher Mensch und schaffe das eh nicht!"). Außerdem kann beim Patienten eine tiefe Traurigkeit darüber auftreten, was er alles in seinem Leben an Freude, Zuneigung und Erfüllung durch sein selbstabwertendes Schema verloren hat.

Die Traurigkeit bezüglich der vielen Jahre der Selbstabwertung sollte durch den Therapeuten empathisch validiert werden, und ihr sollte er einen ausreichenden Raum in der Therapie zur Verfügung stellen. Angesichts der Situation handelt es sich bei der Traurigkeit um eine adaptive primäre Emotion, deren Erleben durchaus bedeutsam ist. Im Anschluss daran sollten dann aber zunehmend die konkreten positiven Veränderungen unter einer selbstbewussteren und selbstfürsorglicheren Haltung betont werden, damit der Patient zur Veränderung auch motiviert ist.

Ein tiefgreifenderes Problem, das die Aufgabe von selbstabwertenden Schemata für den Patienten erschwert, ist der hierdurch schmerzlich empfundene Verlust an Identität. Die Identität des Patienten war zum Teil jahrzehntelang von der Selbstabwertung geprägt, was sich auch in den entsprechenden Verhaltensweisen und interaktionellen Mustern zeigt (z. B. Schüchternheit, dependentes Verhalten, sozialer Rückzug, Vermeidungsverhalten). Versucht man diese selbstabwertende innere und äußere Haltung des Patienten zu schnell zu verändern, dann wird dies von dem Patienten häufig so empfunden, als ob man ihm sein „Ich" bzw. seine „Persönlichkeit" nähme. Häufig berichten Patienten von einem bedrohlichen schwarzen Loch, einem Nichts, das sich in ihnen breit mache, wenn der Therapeut ihr selbstabwertendes Schema infrage stellt. Deshalb sollte die Veränderung dieses Schemas nur schrittweise erfolgen und sich an der Unsicherheit und Instabilität des Patienten orientieren. Der Therapeut sollte den Patienten hierbei aktiv in seinem schwierigen und anstrengenden Kampf gegen seine Selbstabwertung unterstützen und ihm immer wieder Mut zur Arbeit an der Veränderung machen. Ebenso ist die Erarbeitung von konkreten Zielvorstellungen wesentlich. Der Patient entwickelt in Zusammenarbeit mit dem Therapeuten eine genaue Vorstellung davon, wie sein zukünftiges Selbstbild aussehen sollte. Hierzu gehören auch die entsprechenden Verhaltensweisen, die in der Therapie eingeübt werden sollten.

Umsetzung positiver selbstbezogener Grundannahmen in Verhaltensweisen

Die bislang erwähnten therapeutischen Interventionen zielen allesamt auf die Korrektur des kognitiven und emotionalen Teils der Selbstabwertung. Eine dauerhafte Veränderung im Sinne eines gesteigerten Selbstwertgefühls muss aber mit einer entsprechenden Verhaltensänderung einhergehen. Diese besteht zum einen in der Aufgabe von selbstwertschädigendem Verhalten, zum anderen im Aufbau von selbstwertdienlichem Verhalten. Solange sich der Patient bei Auseinandersetzungen zurückzieht, in Problemsituationen hilflos verhält, seine Leistungen und Fähigkeiten nicht nach außen darstellt oder sich neuen Aufgaben nicht widmet, wird er immer wieder sein selbstabwertendes Schema aktivieren. Andersherum kann der Patient nur durch ein selbstbewussteres Auftreten korrigierende Erfahrungen in Bezug auf sein selbstabwertendes Schema machen, indem er positive Emotionen wie Stolz und Zufriedenheit häufiger erlebt. Nur hierüber wird sich auch dauerhaft

die Korrektur seiner Selbstabwertung verfestigen. Denn diese korrigierenden, dem selbstabwertenden Schema widersprechenden Erfahrungen führen zu einer dauerhaften Steigerung seines Selbstwertgefühls, indem sie ihm zu einer aktiven positiven Selbstwertschätzung verhelfen.
Deshalb thematisiert der Therapeut mit dem Patienten Situationen bzw. Bereiche seines Alltags, in denen er bislang seiner Selbstabwertung entsprechende Verhaltensweisen gezeigt hat. Dies können Situationen in der Partnerschaft sein, in denen der Patient seine eigenen Wünsche nicht geäußert hat. Oder um berufliche Situationen, im Rahmen derer er sich entgegen seiner Überzeugung von einem Kollegen zu dessen Vorstellung einer Vorgehensweise überreden ließ. Wichtig ist bei der Auswahl der Situationen deren Relevanz für die spezifische Selbstabwertung des Patienten. Er soll lernen, entgegen seiner bisherigen Überzeugung und entsprechend seiner positiv veränderten Selbstsicht zu handeln.

Patient 1: Grundsätzlich hält er sich in Gesprächen zurück, da er glaubt, er sei nicht intelligent und attraktiv (Schema des minderwertigen Selbst). Mit dem Therapeuten arbeitet er an einem aktiveren interaktionellen Verhalten – unter der Vorstellung, dass er etwas zu sagen habe.
Patient 2: Er traut sich nie, andere Menschen um etwas zu bitten, da er glaubt, abgelehnt zu werden und dann den Ärger und schließlich das Verlassenwerden durch die anderen Menschen zu provozieren (Schema des schwachen und hilflosen Selbst). Er lernt, Forderungen an andere Menschen zu stellen – unter der Vorstellung, dass er stark genug sein wird, mit einer Ablehnung umzugehen.
Patient 3: Auf Kritik reagiert er immer aggressiv, da er das Gefühl, einen Fehler gemacht zu haben, nicht ertragen kann (Schema des schlechten und minderwertigen Selbst). In der Therapie wird ein akzeptierendes und angemessenes Verhalten im Umgang mit normaler Kritik erarbeitet – unter der Vorstellung, dass er kein grundsätzlich schlechter Mensch ist und auch Fehler haben darf.

Die behaviorale Veränderung ist also Ausdruck und Verfestigung eines neuen Schemas der Selbstakzeptanz als Resultat der emotionalen und kognitiven Veränderung sein. Darüber hinaus ist diese Veränderung auch Teil der Korrektur des selbstabwertenden Schemas, indem der Patient lernt, sich entgegen seinem alten Schema zu verhalten. Daher sollte die Verhaltensänderung vom Patienten bewusst mit seinem Schema verknüpft werden. Er sollte sich also klar machen, dass er sich entgegen seinem selbstabwertenden Schema verhält. Und er sollte lernen, die positiven Emotionen, die seiner Verhaltensänderung entspringen, aktiv seiner Selbstabwertung entgegenzuhalten. Dort, wo früher Emotionen wie Minderwertigkeit, Scham oder Angst und Hilflosigkeit waren, sind jetzt zunehmend Emotionen wie Stolz, Stärke, Zufriedenheit und Freude. Hierbei erarbeitet der Therapeut gemeinsam mit dem Patienten entsprechende positive Selbstverbalisierungen, die dem selbstabwertenden Schema entgegenstehen:

Therapeut: „Sie haben sich in der vergangenen Woche entgegen Ihrer früheren Gewohnheit in Ihrer Arbeit zweimal freiwillig für eine Aufgabe gemeldet und beide Male diese Aufgabe gut bewältigen können. Was für ein Gefühl hatten Sie im Anschluss?"
Patient: „Naja, schon irgendwie Stolz und Zufriedenheit."
Therapeut: „Das freut mich wirklich sehr zu hören! Wenn Sie jetzt mal diese beiden Gefühle von Stolz und Zufriedenheit versuchen, in Worte zu fassen, was würden Sie sich dann selbst sagen?"
Patient: „Vielleicht könnte ich mir sagen: ‚Ich habe etwas echt gut hinbekommen!'"
Therapeut: „Genau! Könnten Sie jetzt noch versuchen, diesen Satz direkter in Bezug auf Ihren selbstabwertenden Satz: ‚Ich werde nie etwas hinbekommen, weil ich zu schwach bin' formulieren?"
Patient: „Hm, das ist nicht einfach."
Therapeut: „Dann würde ich vorschlagen, dass Sie mal den Stuhl wechseln und versuchen, gegen den Teil Ihres Selbst zu argumentieren, der Sie weiterhin abwertet und schwach macht."
Patient wechselt den Stuhl.
Therapeut: „Schauen Sie bitte den anderen Stuhl an und hören Sie sich noch mal ganz bewusst den Satz an: ‚Du wirst nie etwas hinbekommen, weil du zu schwach bist.'"

Pause

Therapeut: „Und jetzt versuchen Sie, darauf zu antworten, mit der Erfahrung der letzten Woche."
Patient (auf den leeren Stuhl schauend): „Wie kannst du das jetzt noch sagen? Ich habe mich letzte Woche wirklich gut geschlagen. Ich bin nicht schwach! Ich bin zumindest so stark, dass ich die Aufgaben alleine bewältigt habe. Und ich habe mich freiwillig dafür gemeldet!"

Diese konkrete positive Selbstverbalisierung sollte in Verbindung mit selbstbewusstem Verhalten im Alltag fortlaufend ausgebaut und verfestigt werden. Der Einsatz von Hilfsmitteln wie das Beisichführen von Karteikarten mit den positiven Selbstverbalisierungen, von farbigen Zetteln mit selbstaufwertenden Kommentaren oder auch der Einsatz von Symbolen fördern ein positives Selbstwertgefühl.

Das Erreichen dieser Ziele stimuliert nicht nur das direkte Erleben von positiven Emotionen wie Stolz, Zufriedenheit, Geborgenheit oder Interesse. Sie erlauben dem Patienten auch die angstfreie Wahrnehmung von negativen Emotionen wie zum Beispiel Ärger, Traurigkeit, Angst oder Schuld bzw. von positiven Emotionen wie Zuneigung und Sehnsucht nach Akzeptanz und Geborgenheit. Ein selbstbewusster und sich selbst akzeptierender Mensch braucht seine unangenehmen Emotionen nicht mehr zu vermeiden, sondern kann sie angemessen in sein Leben integrieren.

Zusammengefasst besteht das Ziel der therapeutischen Arbeit am Selbstwert in der Stärkung der vier Säulen des Selbstwertes (s. Potreck-Rose u. Jacob 2003):

- Selbstakzeptanz: positive Einstellung zu sich selbst als Person
- Selbstvertrauen: positive Einstellung zu den eigenen Fähigkeiten und Leistungen
- soziale Kompetenz: Erleben von Kontaktfähigkeit und positiver Lebensgestaltung
- soziales Netz: Eingebundensein in positive soziale Beziehungen

7.10 Checkliste für den adaptiven Umgang mit Emotionen

Der Therapeut versucht immer wieder, durch genaues Nachfragen in der Therapie und Bezugnahme auf alltägliche Situationen die Kompetenz seines Patienten im Umgang mit seinen Emotionen zu erfassen. Hierbei wird er Wert auf das Erleben und die Wahrnehmung von Emotionen, den Ausdruck und den Umgang auch mit der Emotionalität anderer Menschen und auf defensive Strategien (z. B. Angst, Schuld, Scham, Vermeidungsverhalten) legen. Eine Antwort auf die folgenden Fragen sollten Therapeut und Patient helfen, den Stand der Therapie angemessen beurteilen zu können.

- **Gibt es bei dem Patienten noch ein dysfunktionales Bewältigungsschema, das mit einer sekundären Emotion einhergeht?** (Therapeut: „Erleben Sie noch Augenblicke, in denen Sie extrem wütend sind, wenn Ihre Frau Sie kritisiert, oder können Sie Ihr zeigen, wie verletzt Sie sind?“ Oder: „Können Sie sich Hilfe holen, wenn Sie unsicher sind, oder ziehen Sie sich in solchen Augenblicken noch zurück?“)
- **Hat der Patient noch einen Krankheitsgewinn aus seiner sekundären Emotion?** (Therapeut: „Bekommen Sie noch Zuwendung von Ihrer Frau, wenn Sie schmollen?“ Oder: „Haben Ihre Mitarbeiter immer noch Respekt vor Ihnen, wenn Sie wieder einen Wutausbruch haben?“)
- **Kann der Patient seine maladaptien Emotionen wahrnehmen und korrigierend auf sie einwirken und/oder eine alternative adaptive Emotion entwickeln?** (Therapeut: „Wenn Sie sich minderwertig fühlen, können Sie sich dann selbst bewusst machen, dass dieses Gefühl eigentlich unangemessen ist?“ Oder: „Können Sie sich zunehmend bei Kritik ärgern und nicht mehr Angst empfinden?“)
- **Kann der Patient seine adaptiven Emotionen wahrnehmen?** (Therapeut: „Als Sie auf dem Ausflug waren, haben Sie da Ihr unsicheres Gefühl wahrnehmen können?“ Oder: „Neulich Abend, als Sie bei Ihrer Freundin waren, konnten Sie da Ihr Gefühl von Angst spüren?“)

- **Kann der Patient die Bedürfnisse erkennen, die durch seine adaptiven Emotionen ausgedrückt werden?** (Therapeut: „Wenn Sie traurig sind, was fehlt Ihnen in diesem Augenblick?" Oder: „Was war Ihr eigentliches Bedürfnis, als Sie neulich so wütend waren?")
- **Ist der Patient in der Lage, seine adaptiven Emotionen angemessen auszudrücken?** (Therapeut: „Als Sie traurig waren, weil Ihre Freundin für zwei Wochen wegfuhr, konnten Sie ihr das sagen?" Oder: „Haben Sie Ihrem Vorgesetzten Ihren Ärger zeigen können, als er Ihnen für das Wochenende Arbeit aufgab?")
- **Verhält sich der Patient angemessen bezüglich der Emotionen anderer Menschen?** (Therapeut: „Als Ihre Mutter Sie neulich geärgert hat, wie haben Sie darauf reagiert?" Oder: „Als Ihr Mann geweint hat, konnten Sie ihn trösten?")

8 Emotionsmanagement – emotionsbezogene Therapie von instabilen Patienten

Fallbeispiel für das Emotionsmanagement

Die 25-jährige Frau P. kommt wegen ihrer häufigen aggressiven Durchbrüche und immer wieder auftretenden kurzen depressiven Einbrüche zur Therapie. In der Therapie fallen bei der Patientin eine angespannte Grundstimmung, eine eher impulsive und schnelle Reaktionsbereitschaft auf Reize und eine schnelle Gereiztheit im Kontakt mit dem Therapeuten auf. Sie wird im Gespräch schnell genervt und aggressiv, was aber dann häufig in eine Selbstabwertung ihrer eigenen Person umschlägt. In ihrem Alltag kommt es immer wieder zu „Ausrastern", im Rahmen derer sie Mitmenschen beschimpft und in massiver Art und Weise abwertet. Aufgrund ihrer hohen Grundanspannung reicht häufig bereits ein zufälliges Anrempeln im Bus aus, dass sie einen ihr fremden Menschen beschimpft. Mittlerweile ist sie sozial isoliert, da es kaum noch Menschen mit ihr aushalten. Außerdem hat sie ihren Arbeitsplatz nicht halten können, da sie auch dort immer wieder Konflikte mit ihren Mitarbeitern hatte. In der Therapie werden zunächst ihr Ärger und ihre Wut als zu verändernde Emotionen identifiziert. Der positive Aspekt der Wut und der Aggressivität in Form von Machtgefühlen und Kontrolle ihrer Umgebung wird gegenüber den vielfältigen negativen Folgen abgewogen und Letztere als überwiegend identifiziert. Um ihre hohe Grundanspannung zu senken, beginnt die Patientin ein Entspannungstraining in Form der Progressiven Muskelrelaxation nach Jacobson. Für ihre „Ausraster" erlernt sie individuelle Notfallstrategien (Reizkontrolle, Selbstberuhigung, kontrolliertes Abreagieren). Im Laufe der Therapie kann sie diese Notfallstrategien in verschiedenen emotional angespannten Situationen anwenden und verfeinern. Zur besseren Kontrolle ihres Ärgers und ihrer Wut lernt sie ihre auslösenden Faktoren durch vielfache Emotionsanalysen kennen. Diese bestehen in einer ausgeprägten negativen Selbstverbalisierung, mangelnden sozialen Kompetenzen und Vermeidung adaptiver primärer Emotionen (insbesondere in Form von Angst und Unsicherheit). Diese ärgerauslösenden Faktoren werden in der Therapie bearbeitet. Die Patienten lernt u. a., anstelle der negativen Selbstverbalisierung („Ich kriege doch eh nichts auf die Reihe" und „Keiner wird mich jemals mögen") sich selbst positive Sätze zu sagen („Auch ich kann das schaffen" und „Ich habe viele gute Eigenschaften"). Sie lernt neue Strategien (soziale Kompetenz) für schwierige zwischenmenschliche Situationen, in denen sie sich früher hilflos gefühlt und in Folge mit Ärger und Aggressivität reagiert hat. Außerdem durchläuft die Patienten eine gestufte Ärgerexposition unter gleichzeitiger Anwendung ihrer

Entspannungsübung und Achtsamkeitstechniken. Die Fokussierung auf ihre eigentlich adaptiven primären Emotionen hilft der Patientin, diese wichtigen Emotionen zu akzeptieren und auch zunehmend in hilfreiche Handlungen umzusetzen. So kann sie ihre Unsicherheit im Kontakt mit anderen Menschen frühzeitig bemerken, akzeptieren und so äußern, dass sie Unterstützung und Hilfe erfährt.

8.1 Das Problem unterregulierter Emotionen

Dieses Kapitel beschäftigt sich mit der Psychotherapie von Patienten mit intensiven problematischen Emotionen, die in der Regel in Form von Ärger, Wut, (Selbst-) Hass, Zorn, Verzweiflung oder einer hohen emotionalen Anspannung einhergehen. Man kann bei diesen Emotionen auch von unterregulierten intensiven Emotionen sprechen, da der Patient die Kontrolle über sein emotionales Erleben und seine entsprechenden Verhaltensweisen verloren hat. Die Patienten haben eine hohe Grundanspannung und ein häufiges Erleben von Stress, kombiniert mit emotionalen Ausbrüchen, etwa in Form von Wutausbrüchen, Zerstören von Gegenständen, Selbstverletzungen oder gar Suizidalität. Weil die hiervon betroffenen Patienten ihre Emotionen nicht angemessen regulieren können, kann man von **instabilen Patienten** sprechen. Instabile Patienten geraten durch ihre intensiven und unterregulierten Emotionen immer wieder in Notlagen, die durch eine emotionale Überflutung und die geschilderten selbst- oder fremdschädigenden Verhaltensweisen gekennzeichnet sind.

Ausgangspunkt dieser unterregulierten intensiven Emotionen ist die Emotion Ärger, die in der Folge häufig in Wut, (Selbst-)Hass, Zorn oder in eine extrem hohe emotionale Grundanspannung übergeht. Die mangelnden Kompetenzen des Patienten im Umgang mit Ärger bzw. die Entstehung der sekundären Emotion Ärger aus der Schwierigkeit des Patienten, mit unangenehmen und problematischen primären Emotionen angemessen umzugehen, sind Gegenstand dieses Kapitels.

Ärger, Wut, (Selbst-)Hass und Zorn

Grundsätzlich ist Ärger eine sinnvolle und hilfreiche Emotion, die eine Bedrohung für wichtige Bedürfnisse des Menschen wie Selbstwert, Kontrolle oder Bindung zum Ausdruck bringt. Ärger wird bei einem gesunden Menschen typischerweise durch Provokationen in Form von Kritik, Beleidigung oder unfairer Behandlung ausgelöst. Bei diesen Stimuli zeigt der Ärger an, dass etwas „Ungerechtes“ bzw. „Falsches“ mit einem passiert ist und man sich dagegen wehren muss. Ärger stimuliert sinnvollerweise Verhaltensweisen wie Aggressivität, welche der Abwehr beispielsweise eines Angriffs, einer Kritik oder einer Ungerechtigkeit dienlich sein können. Positive Aspekte von Ärger sind grundsätzlich ein Spannungsabbau sowie ein Macht- bzw. Dominanzgefühl beim Erleben und Ausleben von Ärger. Diese positiven Konsequenzen machen auch das Erleben von sehr intensivem und pathologischem Ärger mit aggressiven Durchbrüchen veränderungsresistent. Menschen jedoch, die Ärger nicht spüren bzw. Ärger nicht in angemessene Handlungen umsetzen können, fehlt etwas Wesentliches in ihrem Erleben, um ihre Bedürfnisse zu befriedigen. Sie werden sich im Alltag nicht gegen Übergriffe zu Wehr setzen können, eher ängstlich und mit Schuldgefühlen reagieren, wenn sie angegriffen oder kritisiert werden, und dadurch deutliche psychosoziale Einbußen hinnehmen müssen.

Der Ärger eines Menschen kann jedoch eine Intensität annehmen, die unangemessen intensiv ist und schnell in Wut, Hass, Zorn oder auch Verzweiflung oder eine unerträgliche emotionale Anspannung umschlägt. Ein zu häufiges und zu intensives Erleben von Ärger kann auch mit gravierenden negativen Folgen für den betreffenden Menschen einhergehen. Zunächst kann chronischer Ärger gesundheitliche Probleme provozieren, zum Beispiel in Form von koronaren Herzerkrankungen (Williams et al. 2000). Ärger hat aber häufig auch Aggressivität, Wutausbrüche, Verzweiflung, Drogenkonsum bis hin zu selbst- oder fremdgefährdendem Verhalten und kriminellen Verhaltensweisen zur Folge (Taylor u. Novaco 2005).

Menschen, welche keinen angemessenen Umgang mit ihrem Ärger haben, leiden in der Regel deutlich an dessen psychosozialen Konsequenzen, die sie jedoch häufig gar nicht in Verbindung mit ihrem Ärger bringen.

Hohe emotionale Anspannung

Eine hohe emotionale Anspannung kommt am häufigsten bei Patienten mit einer Borderline-Persönlichkeitsstörung vor. Die Patienten erleben eine unerträgliche innere Anspannung, die jedoch keiner einzelnen emotionalen Qualität entspricht (Bohus 2002). Diese emotionale Anspannung ist in der Regel Folge von chaotischen, widersprüchlichen und problematischen emotionalen Prozessen, insbesondere von Scham, Schuld und Angst, die über Ärger, Wut, Selbsthass und Verzweiflung in eine undefinierbare und schier unerträgliche emotionale Anspannung münden. Häufig steht am Anfang dieser chaotischen Emotionen eine primäre adaptive Emotion, die der Patient aber nicht ertragen kann und somit vermeidet, weshalb in der Folge eine Vielzahl von sekundären und tertiären Emotionen entsteht. Die undifferenzierte hohe emotionale Anspannung wird dann häufig durch eine Selbstverletzung oder einen dissoziativen Zustand beendet.

Frau G. hat eine Borderline-Störung und kennt leidvoll hohe emotionale Anspannungszustände. Eine für sie typische Situation, die in einer solchen Anspannung mündet, beginnt mit einem Missverständnis in Bezug auf eine Verabredung mit einer Freundin. Als die Freundin nicht zum Treffen kommt, ist Frau G. zunächst unsicher und enttäuscht (adaptive primäre Emotionen). Schnell jedoch kommen ihr nicht zuletzt durch ihr grundsätzliches selbstabwertendes Schema Zweifel, ob ihre Freundin nicht weggeblieben ist, weil sie Frau G. nicht mehr mag. Diese Befürchtung löst bei Frau G. eine Verlassenheitsangst aus, die mit Schamgefühlen einhergeht (sekundäre Emotionen). Zu diesen belastenden Emotionen kommt schließlich noch Ärger, Wut und Selbsthass (tertiäre Emotionen), sodass Frau G. zum Schluss nur noch eine unerträgliche Anspannung spürt.

Auch wenn Ärger, Wut und Hass sich also von einer hohen emotionalen Anspannung qualitativ unterscheiden, so stellen sie in der Regel den Vorläufer der Anspannung dar, und die in diesem Kapitel erläuterten therapeutischen Strategien lassen sich somit auf beide Problembereiche anwenden.

Bedingungsfaktoren

Grundsätzlich scheint es beim Menschen Persönlichkeits- bzw. Temperamentsfaktoren zu geben, welche die Neigung zu emotionaler Instabilität und Aggressivität begünstigen. So wurde in der deutschen Psychiatrie eine reizbare, explosible oder aggressive Persönlichkeit(sstörung) beschrieben, die sich durch die Neigung zu aggressivem Impulskontrollverlust auszeichnet (Saß 1987). In der modernen Terminologie würde man am ehesten von Menschen mit einer Narzisstischen Persönlichkeitsstörung oder einer Borderline-Persönlichkeitsstörung bzw. einer entsprechenden Persönlichkeitsakzentuierung oder einer gemischten Persönlichkeitsstörung sprechen (Herpertz u. Saß 2003). Die Entstehung von Ärger auf dem Boden von Persönlichkeits- bzw. Temperamentsfaktoren spiegelt sich auch in der Tatsache wider, dass eine hohe Anspannung das Erleben von Ärger und Aggressivität begünstigt. Menschen, die eine hohe Grundanspannung aufweisen bzw. chronisch gereizt und nervös sind, erleben häufiger Ärger und Wutausbrüche als ruhige und entspannte Menschen (Zillmann u. Bryant 1974).

Ärger wird in der unmittelbaren Situation durch verschiedene Stimuli hervorgerufen, deren Kombination einen intensiven und schwer zur regulierenden Ärger auslösen (Deffenbacher 1999). In erster Linie tritt Ärger durch externe bedrohliche bzw. als bedrohlich erlebte Stimuli auf, zum Beispiel Kritik, Angriff, Abwertung, Zurückweisung. Menschen mit einem häufigen Erleben von Ärger fokussieren ihre Aufmerksamkeit vermehrt auf diesbezüglich relevante Stimuli in ihrer Umgebung. Eine Aufmerksamkeitslenkung auf diese Stimuli ist von früheren negativen Erfahrungen bzw. emotionalen Schemata abhängig (s. Kap. 7). Außerdem zeigen Menschen mit intensivem Ärger häufig aggressive oder sozial inkompetente Verhaltensweisen, die wiederum deutlich negative Reaktionen der Umwelt hervorrufen, sodass sie häufiger Abwertung und Ablehnung erleben. Diese Erfahrungen lösen natürlich wiederum Ärger aus, sodass ein Circulus vitiosus entsteht. Deshalb ist bei diesen Patienten ein soziales Kompetenztraining auch von so großem Stellenwert innerhalb der Therapie ihrer unterregulierten Emotionen.

Ärger tritt häufig auch durch innere Stimuli in Form von Kognitionen auf, zum Beispiel, wenn man an eine Niederlage in der Vergangenheit denkt. Die **kognitiven Bewertungsprozesse** sind maßgeblich für die Wahrnehmung von Situationen und schaffen häufig erst die Empfindung einer Bedrohung, Kränkung oder eines anderen aversiv empfundenen Aspektes des Erlebens. Die Bewertung des Wahrgenommenen fällt aber unmittelbar mit der Wahrnehmung zusammen, sodass man nicht von einer kognitiven Bewertung nach einer Wahrnehmung sprechen kann. Diese Unterscheidung ist deshalb so wichtig, weil Patienten durch Achtsamkeit, Emotionsanalysen oder alternative Bewertungen usw. zunächst mühsam lernen müssen, ein Ereignis zunächst ohne eine sofortige Interpretation bzw. mit der Vorstellung verschiedener Interpretationsmöglichkeiten wahrzunehmen. So ist eine vom Patient als missgünstig wahrgenommene Haltung eines anderen Menschen einer der häufigsten Auslöser für Ärger und aggressive Verhaltensweisen. Lernt man aber, die Handlungen des anderen Menschen zum Beispiel auf dessen Unsicherheit, auf Müdigkeit oder eine individuelle Eigenart zurückzuführen, dann führt dies zu einer Senkung des Ärgers und der Aggressivität.

Ärger wird aber häufig auch durch andere Emotionen ausgelöst bzw. ist Teil eines **Bewältigungsschemas** für andere unangenehme, problematische Emotionen. Der Ärger ist dann eine Reaktion auf die Wahrnehmung von Emotionen anderer Qualität, zum Beispiel Scham, Schuld, Angst oder Traurigkeit. Insofern ist Ärger (wie auch Wut, Hass und Zorn) eine **sekundäre Emotion**, die als Bewältigungsstrategie für eine **primäre Emotion** anzusehen ist. Dies ist dadurch zu erklären, dass die Patienten diese primären Emotionen im Rahmen **selbstabwertender Schemata** (s. Kap. 7) als unerträglich empfinden bzw. keine Kompetenzen im Umgang mit diesen Emotionen haben. Sie unterdrücken ihre primären Emotionen, meiden deren spezifische Auslöser oder schwächen durch ausgeprägte kognitive Bearbeitung das emotionale Erleben ab. Da diese Bewältigungsschemata entweder mit einer andauernden emotionalen Anspannung oder einem Erleben von Hilflosigkeit und Unvermögen einhergehen, entsteht als sekundäre Emotion Ärger, der durch weitere entsprechende Prozesse dann in Wut und (Selbst-)Hass übergehen kann. Insofern haben instabile Patienten in der Regel eine zweifache emotionale Problematik. Zum einen vermeiden sie die Wahrnehmung und den Umgang mit belastenden primären Emotionen, und zum anderen entstehen hieraus intensive, schwer zu regulierende sekundäre Emotionen wie Ärger, Wut und (Selbst-)Hass.

Therapeut: „Ich möchte, dass Sie sich noch einmal in die Situation versetzen, als Ihr Kollege auf Sie zukommt und ärgerlich aussieht. Was genau geht Ihnen durch den Kopf, als Sie ihn auf sich zukommen sehen?"
Patient: „Ich merke, dass ich ängstlich bin."
Therapeut: „Genau, das ist Ihr unmittelbares Gefühl in der Situation. Was geht Ihnen da unmittelbar durch den Kopf, als Sie die eigene Angst spüren?"
Patient: „Ich merke, wie ich plötzlich wütend werde."
Therapeut: „Ich würde Sie bitten, sich auf den Augenblick zu konzentrieren, als Sie die Angst spüren, aber noch nicht wütend sind. Was für ein Gedanke ist in diesem Augenblick da?"
Patient: „Da kommt mir der Gedanke, dass er mich überhaupt nicht respektiert. Dass er mich fertig machen will."

Die Auftrittswahrscheinlichkeit und Intensität von Ärger werden wesentlich durch die momentane Verfassung des Patienten mitbestimmt. Eine leichte Form von Ärger stimuliert intensive Formen von Ärger, auch wenn ein vollkommen neuer Stimulus auftritt (etwa wenn ein Patient angespannt und ärgerlich von der Arbeit nach Hause kommt und dann wegen herumliegender Spielsachen im Wohnzimmer einen Wutausbruch erlebt). Außerdem entsteht Ärger leichter auf dem Boden einer angespannten und gereizten Stimmungslage. Hieraus ergibt sich für den Patienten die Notwendigkeit, bereits die kleinsten Anzeichen von Ärger sowie Stress und andere unangenehme physische Zustände, z. B. Hunger oder Müdigkeit bewusst wahrzunehmen und sich hiermit aktiv auseinanderzusetzen (Berkowitz 1990). Deren Regulation im Sinne einer allgemeinen Reduktion des Stress- und Anspannungsniveaus und eine gesunde Lebensführung sollten wichtige Bestandteil des Emotionsmanagements sein (s. auch den Abschnitt „Patientenedukation" in Kap. 5).

Grundsätzlich kann man sagen, dass Ärger am häufigsten dann auftritt, wenn ein Mensch etwas erlebt, was er nicht erleben möchte, wofür er keine oder unzureichende Lösungs- und Bewältigungsstrategien hat und von dem er glaubt bzw. die Erfahrung gemacht hat, es nur mit Ärger kontrollieren zu können.

Im Gegensatz zu dem in Kapitel 7 geschilderten Problem der dysfunktionalen, aber regulierbaren Emotionen haben Patienten mit intensiven Emotionen deutlich reduzierte emotionsregulatorische Kompetenzen. Wegen dieser fehlenden Regulationsmöglichkeiten werden intensive Emotionen vom Patienten als überwältigend sowie schwer kontrollierbar erlebt, weswegen sie in der Regel von einem Gefühl der Hilflosigkeit begleitet werden. Eine scheinbar paradoxe Regulationsstrategie kann für einzelne Patienten im Versuch der vollständigen Vermeidung seines emotionalen Erlebens bestehen (Überregulation des emotionalen Erlebens, s. Abschnitt 8.6).

Intensive Emotionen von Ärger, Wut, (Selbst-)Hass und emotionaler Anspannung ergeben somit eine Reihe von schwerwiegenden Problemen für den Patienten, die seine Instabilität bewirken:

- hochfrequente, intensive Emotionen, die destabilisierend wirken
- Kontrollverlust/Hilflosigkeit
- negative Konsequenzen in Form von Selbst- oder Fremdschädigung (z. B. Zerstörung von Gegenständen, Verletzung anderer Personen, Selbstverletzungen)
- negative Reaktion der Umwelt auf die emotionale Reaktion mit beeinträchtigenden psychosozialen Folgen
- Aufbau von Vermeidungsverhalten mit negativen Konsequenzen (z. B. soziale Isolation, Kontaktstörungen, berufliche Probleme)
- Sensibilisierung in Bezug auf problematische Emotionen
- chronische Suizidalität als dysfunktionale Problemlösestrategie

Diese dysfunktionalen Bewältigungsstrategien für intensive Emotionen führen über die negativen Konsequenzen (z. B. interaktionelle Probleme, Vereinsamung, Schamgefühle, Hilflosigkeit) zu einer zunehmenden Instabilisierung des Patienten, welche wiederum die Vulnerabilität für die Entwicklung von problematischen Emotionen erhöht.

Bei der Therapie von Ärger ist für den Therapeuten von grundsätzlicher Bedeutung, zu wissen, dass die alleinige Förderung des Ausdrucks von Ärger in Form einer Katharsis nicht zu einer Reduktion der Intensität und der Häufigkeit dieser Emotion führt! Im Gegenteil: Viele Studien haben deutlich gezeigt, dass das alleinige Erleben und Ausdrücken von Ärger mit Wut eher zu dessen Zunahme führt (Bohart 1980; Bushman et al. 1999). Dies ist wahrscheinlich einerseits durch die positive Konsequenz der Ventilfunktion zurückzuführen und andererseits auf die anhaltend fehlende Kompetenz der eigentlich erforderlichen Konfliktlösung.

8.2 Indikation, Therapieziele und Interventionen des Emotionsmanagements

Indikation für das Modul „Emotionsmanagement"

Bei der therapeutischen Arbeit an belastenden Emotionen muss man zwischen der Indikation für das Modul „Erlebnisorientierte Emotionsarbeit" und das des „Emotionsmanagements" klar unterscheiden. Im Modul „Erlebnisorientierte Emotionsarbeit" werden belastenden, unangenehme oder anderweitig problematische Emotionen thematisiert, die vom Patienten jedoch zu jedem Zeitpunkt so weit reguliert werden können, dass seine unmittelbare Stabilität gegeben ist. Hierzu kann auch die Emotion Ärger gehören, wenn der Patient seine ärgerbezogenen Verhaltensweisen gut regulieren kann und der Ärger nicht in Wut und Hass umschlägt. Im Modul „Emotionsmanagement“ werden hingegen unterregulierte, intensive und impulsive Emotionen wie Ärger, Wut, (Selbst-)Hass und eine hohe emotionale Anspannung therapeutisch bearbeitet, denen der Patient hilflos gegenübersteht und die zu massiven Einbußen in seinem Leben führen. Diese intensiven Emotionen münden deshalb regelmäßig in impulsiven und aggressiven Verhaltensweisen, die sich nachteilig für den Patienten auswirken. Zu diesen dysfunktionalen Verhaltensweisen gehören Wutausbrüche, Sachbeschädigungen, Selbstverletzungen, Beziehungsabbrüche, Drogeneinnahme bis hin zu Straftaten.

Indikationen für das Modul „Emotionsmanagement"

- unkontrollierte emotionale Ausbrüche von Ärger, Wut und (Selbst-)Hass
- Zustände extrem hoher emotionaler Anspannung
- Selbst- oder Fremdschädigung, wie zum Beispiel Selbstverletzungen, Zerstören von Gegenständen oder fremdaggressives Verhalten
- Suizidalität
- hohe Impulsivität
- häufige dissoziative Zustände
- therapieschädigendes Verhalten
- sehr schwieriger Aufbau einer stabilen therapeutischen Beziehung

All diese Symptome sind Ausdruck der mangelnden Stabilität, das heißt der reduzierten regulatorischen Kompetenz des Patienten in Bezug auf seine Emotionen. Aufgrund dieser Instabilität ist eine direkte klärungs- bzw. erlebnisorientierte Auseinandersetzung mit dem eigenen emotionalen Erleben, wie es im Modul „Erlebnisorientierte Emotionsarbeit“ erfolgt (s. Kap. 7), nicht möglich – bei diesen Patienten ist hiervon zunächst abzuraten. Patienten mit intensiven, unterregulierten Emotionen leiden ja an dem mangelnden Vermögen, ihre Emotionen zu steuern, das heißt deren Intensität, Dauer und Handlungskonsequenzen zu regulieren. Solange die Patienten also keine ausreichende Sicherheit im regulatorischen Umgang mit den eigenen intensiven Emotionen haben, laufen sie bei der erlebnisorientierten Arbeit Gefahr, verstärkt instabile Verhaltensweisen mit den entsprechenden gefährlichen Konsequenzen zu zeigen.

Typische Patienten mit unterregulierten Emotionen

- Patienten mit einer Persönlichkeitsstörung aus dem so genannten B-Cluster (Borderline-Persönlichkeitsstörung, Narzisstische, Histrionische und Dissoziale Persönlichkeitsstörung) bzw. einer subsyndromalen Ausprägung dieser Persönlichkeitsstörung mit den entsprechenden Persönlichkeitszügen bzw. -akzentuierungen
- Patienten mit einer Substanzabhängigkeit
- Patienten mit einer PTBS

- Patienten mit einem Aufmerksamkeitsdefizit-/Hyperaktivitätssysndrom
- Patienten mit einer Intelligenzminderung
- Patienten mit einer hirnorganischen Schädigung

Obwohl die unterregulierten Emotionen zu starken Beeinträchtigungen bis hin zu Suizidversuchen führen, kommen die Patienten häufig nicht aus eigenem Antrieb zum Therapeuten, sondern auf Anraten ihrer Umgebung. Diese eher geringe Eigenmotivation zur Arbeit an dem eigenen emotionalen Problem sollte am Anfang der Therapie unbedingt aufgegriffen und korrigiert werden.

Herr F., ein 56-jähriger ehemaliger Verwaltungsangestellter, kommt zur Therapie, da er immer wieder emotionale Durchbrüche in Form von Wutanfällen hat, im Rahmen derer er scheinbar grundlos seine Partnerin oder seine Kinder anschreit oder Gegenstände zerstört. Außerdem regt er sich bei jeder Kleinigkeit sofort auf und fährt aus der Haut. So bekommt Herr F. einen Wutanfall, wenn die Nachbarn ihr Fahrrad im Treppenhaus abstellen oder wenn ihm in einer Diskussion jemand widerspricht. In der Therapie schwankt er zwischen Resignation, Selbstabwertung einerseits und emotionaler Anspannung, die sich auch in Form von deutlichem Ärger gegenüber dem Therapeuten äußert, andererseits. Manchmal hält er es bei intensiven Gefühlen von Ärger kaum auf seinem Stuhl aus, schreit den Therapeuten an oder läuft aus dem Zimmer. In resignativen Momenten gibt er eine totale Hoffnungslosigkeit und einen Selbsthass an. Mittels eines standardisierten klinischen Interviews (SKID-II) wird die Diagnose „Narzisstischen Persönlichkeitsstörung und rezidivierende Depressionen" gestellt. Herr F. wurde mit 52 Jahren vor dem Hintergrund seiner Depressionen frühberentet, wobei die Entwicklung der Depressionen im Zusammenhang mit zunehmenden beruflichen Schwierigkeiten durch seine schnelle Kränkbarkeit stand.

Die 23-jährige Frau B. leidet an einer Borderline-Störung mit den typischen Symptomen von emotionaler Instabilität, Wutausbrüchen, Spannungszuständen mit Selbstverletzungen und chronischer Suizidalität. Insbesondere in sozialen Kontaktsituationen kommt es immer wieder zu einer emotionalen Instabilität mit Selbsthass, Wutausbrüchen und Selbstverletzungen. Häufig macht Frau B. einen zurückgezogenen, emotionslosen Eindruck, doch auf Befragen gibt sie an, dass sie innerlich extrem angespannt sei und Angst vor ihren eigenen Emotionsausbrüchen habe. Wenn man Frau B. auf ihr emotionales Erleben anspricht, dann berichtet sie von einem totalen Chaos mit widersprüchlichen und extrem aggressiven Gefühlen. Auffallend ist auch, dass sie in vielen Situationen sofort in eine Selbstabwertung und in Selbst- oder Fremdhassgefühle gleitet, ohne dass sie einen genauen Grund dafür angeben könnte. Selbstverletzungen sind häufig die letzte Möglichkeit, Zustände von extremer Wut, Aggressivität und Anspannung zu beenden.

Die **Therapieziele des Emotionsmanagements** sind:

- Beendigung von fremd- oder selbstgefährdendem Verhalten bei emotionalen Ausbrüchen und Beendigung bzw. Kontrolle emotionaler Ausbrüche
- Vermittlung von Techniken zur Intensitätsminderung der Emotionen (Steigerung der Emotionstoleranz)
- Reduktion der Häufigkeit des Auftretens intensiver Emotionen
- Beendigung dissoziativer Zustände
- Abbau des Vermeidungsverhaltens in Bezug auf das Erleben von Emotionen
- eine differenzierte und einsichtsvolle Wahrnehmung der Qualität und Entstehung intensiver Emotionen
- Fokussierung der Aufmerksamkeit auf emotionale Prozesse auch während des Erlebens dieser intensiven Emotionen, um sich von diesen Emotionen distanzieren zu können

Strategien und Techniken des Emotionsmanagements sind:

- Psychoedukation über Emotionen, Ärger, Stress und Aggressivität
- Umgang mit emotionalen Krisen
- Förderung der Selbstwahrnehmung von belastenden Emotion mit Identifikation der Auslöser, Verhaltensweisen und Folgen (Kontingenzen)
- Achtsamkeit und Radikale Akzeptanz
- anspannungsreduzierende Techniken
- Erstellung einer Hierarchie der Ärgerprovokation und Training entsprechender adaptiver Interventionen
- kognitive Umstrukturierung mit einer Veränderung von Aufmerksamkeitsprozessen, Erwartungsmodifikation, adaptiven Bewertungsprozessen und Selbstinstruktionen
- Training von sozial kompetenten und adaptiven Verhaltens- und Ausdrucksweisen für problematische Emotionen
- Erleben von und angemessener Umgang mit primären Emotionen

Das grundsätzliche Ziel des Emotionsmanagements an unterregulierten, intensiven Emotionen besteht für den Patienten also im Erlernen von emotionsregulatorischen Kompetenzen für seine intensiven Emotionen. Hierbei ist die therapeutische Bearbeitung der Vermeidungshaltung des Patienten zugunsten der Wahrnehmung und Beschäftigung mit seinen Emotionen zentral für alle Ziele und Techniken des Emotionsmanagements. Solange der Patient sich nicht direkt mit seinen Emotionen auseinandersetzen kann bzw. will, kann er sie auch nicht korrigierend bearbeiten. Daher ist es bei der emotionsbezogenen Therapie an diesen intensiven Emotionen für den Therapieerfolg unerlässlich, dass der Patient die Emotionen während der Therapie in Verbindung mit den korrigierenden Techniken erlebt. Erst wenn der Patient in der Therapie seinen Ärger, seine Wut oder andere intensive Emotionen aktiviert und gleichzeitig korrigierend bearbeitet, kann er von den therapeutischen Strategien und Techniken profitieren (Mayne u. Ambrose 1999).

Viele Patienten mit intensiven, unterregulierten Emotionen vermeiden die Wahrnehmung und Auseinandersetzung mit problematischen **primären Emotionen**. Deshalb stellt deren Bearbeitung im Emotionsmanagement auch ein zentrales Anliegen dar. Wenn beispielsweise der Ärger und die Wut eines Patienten darauf zurückzuführen sind, dass er in Beziehungen mit anderen Menschen die primären Emotionen Angst und Hilflosigkeit empfindet, dann sollten diese primären Emotionen auch Thema des Emotionsmanagements sein.

Im Rahmen der Pionierarbeit von Marsha Linehan bei der Entwicklung der Dialektisch-behavioralen Therapie (DBT) zur Behandlung von Patientinnen mit einer Borderline-Persönlichkeitsstörung (Linehan 1996a; 1996b) hat die Autorin eine Reihe von therapeutischen Techniken zusammengestellt und weiterentwickelt, die sich mit der bewussten Regulation von intensiven Emotionen beschäftigen. Diese Techniken der DBT beziehen sich zwar primär auf die Therapie von Borderline-Patienten. Beim genaueren Hinsehen kann man aber erkennen, dass sich diese Techniken auch auf Patienten mit anderen Störungsbildern anwenden lassen, solange deren Problematik in einem emotionalen Erleben mit sehr hoher Intensität und Impulsivität besteht. Des Weiteren haben sich eine Reihe von Autoren mit der Entwicklung von spezifischen Programmen zur Therapie von Ärger und Wut beschäftigt, die in Bestandteilen auch Eingang in dieses Buch gefunden haben. Hierzu gehören insbesondere die Arbeiten von Taylor und Novaco (2005), Kassinove und Tafrate (2002) sowie von Deffenbacher et al. (2000).

Interventionen des Emotionsmanagements

An dieser Stelle soll zur Orientierung des Lesers eine kurze Übersicht der einzelnen Schritte des Emotionsmanagements stehen, wie sie in den folgenden Abschnitten ausführlich dargestellt werden.

Problematisierung und Motivation

Da nur die Patienten selbst an ihren Emotionen arbeiten können und diese Arbeit gerade zu Beginn als fremdartig und schwierig empfunden wird, sollte zu Beginn eine Fokussierung auf die Eigenmotivation sowie die Förderung der Übernahme von Eigenverantwortung im Vordergrund stehen. Die Motivation des Patienten misst sich nicht zuletzt daran, ob er seine Emotionen (und nicht primär seine Umwelt) als dysfunktional wahrnehmen kann. Die individuellen Ziele im Umgang mit Emotionen sollten verbindlich definiert werden. Außerdem ist eine angemessene Psychoedukation in Bezug auf Emotionen von Bedeutung.

Notfallstrategien: Umgang mit emotionalen Krisen und Dissoziation

Hierbei werden praktische Notfallstrategien für den Umgang mit akut auftretenden intensiven Emotionen vermittelt. Diese Fertigkeiten für den Notfall dienen dazu, intensive Emotionen von Ärger, Wut und Hass sowie eine hohe emotionale Anspannung ohne selbst- oder fremdschädigende Verhaltensweisen zu überstehen. Da dissoziative Zustände bei intensiven Emotionen häufig als Vermeidungsverhalten auftreten, werden diesbezüglich spezifische Interventionen vermittelt.

Emotionsregulation

Veränderung der Reizexposition

Durch eine Kontrolle über die emotionsauslösenden Reize, der so genannten Stimuluskontrolle, kann man auch das eigene emotionale Erleben regulieren.

Emotionsexposition und Desensitivierung

Patienten sollen lernen, ihre eigenen Emotionen wahrzunehmen und auszuhalten. Dadurch wird eine Habituation an diese Emotionen und eine Senkung deren Intensität erreicht. Hierzu bedarf es insbesondere auch der Anwendung von Entspannungstechniken zur Senkung der Intensität der Emotion.

Emotionsanalyse

Patienten lernen durch die Emotionsanalyse, die eigenen belastenden Emotionen wahrzunehmen und ihre auslösenden Bedingungen (z. B. Kognitionen) zu verstehen. Durch die Emotionsanalyse wird darüber hinaus die komplexe Unterscheidung zwischen primären und sekundären Emotionen getroffen, welche die sekundären Emotionen von Ärger, Wut und (Selbst-)Hass als Vermeidungs- bzw. Folgereaktion in Bezug auf zugrunde liegende problematische primäre Emotionen auffasst. Außerdem stellt die praktische Durchführung einer Emotionsanalyse gleichzeitig eine Distanzierungs- und Regulationstechnik für intensive Emotionen dar.

Kognitiv-behaviorale Techniken der Emotionsregulation

Die Patienten lernen, die kognitiven Auslöser und Bedingungsfaktoren (Bewertungen, Interpretationen) ihrer Emotionen zu verändern. Sie entwickeln adaptive Kognitionen und lernen, diese in relevanten Situationen zu aktivieren. Die dysfunktionalen Verhaltensweisen der Patienten, insbesondere in der sozialen Interaktion, tragen wesentlich zur Entwicklung der belastenden Emotionen bei. Eine Korrektur dieser Verhaltensweisen durch ein soziales Kompetenztraining und ein Problemlösetraining in Bezug auf die emotionsauslösende Situation sind für die Therapie unabdingbar.

Therapeutisches Vorgehen bei einer Überregulation intensiver Emotionen

Hierbei handelt es sich um einen besonderen Therapie-Algorithmus bei Patienten, deren Angst vor dem Erleben intensiver Emotionen zu einer fast vollständigen Vermeidung des emotionalen Erlebens und emotionalen Ausdruckes geführt hat.

8.3 Problematisierung und Motivation

Zu Beginn des Emotionsmanagements stehen die Identifikation der problematischen intensiven Emotionen bzw. der hierdurch bedingten symptomatischen Verhaltensweisen (vgl. Übungsblatt 5, S. 349). Der Therapeut konzentriert sich also auf konkrete Situationen, in denen der Patient zum Beispiel Wutanfälle hat, verzweifelt ist oder Selbsthass verspürt. Oder er identifiziert diesbezügliche problematische (selbst- oder fremdgefährdende) Verhaltensweisen des Patienten. Hierzu gehören Situationen, in denen der Patient sich diesen Emotionen entsprechend verhält, indem er beispielsweise andere Menschen anschreit, Gegenstände zerstört, Suizidgedanken hat oder sich selbst verletzt. Auch dysfunktionale Verhaltensweisen im Rahmen von Bewältigungsschemata, mit denen der Patient belastende primäre und sekundäre Emotionen zu vermeiden oder zu bekämpfen versucht, gehören dazu. Für die dysfunktionalen Verhaltensweisen werden dann die entsprechenden intensiven Emotionen identifiziert.

Die intensiven Emotionen und die diesbezüglichen dysfunktionalen Verhaltensweisen sollten auf dem Übungsblatt 5 notiert werden, wo auch die negativen Auswirkungen der intensiven Emotionen und die positiven Ziele für die Therapie notiert werden.

Zu Beginn einer Therapie ist generell eine genaue Motivations-, Problem- und Zielerfassung erforderlich, um die Inhalte und Strategien des Emotionsmanagements für den Patienten transparent zu machen und ihn dabei zu unterstützen, eine ausreichende Motivation aufzubauen. Therapeuten, die Patienten mit den genannten emotionalen Problemen behandeln, sollten sich über spezielle Schwierigkeiten in der Eingangsphase der Therapie im Klaren sein. Die Psychotherapie an intensiven unterregulierten Emotionen hängt nämlich in besonderem Maße von der Motivation und Mitarbeit des Patienten ab. Diese Anforderung steht jedoch häufig im Widerspruch zu der geringen Therapiemotivation des Patienten. Deshalb sollte man die möglichen motivationalen Probleme von Patienten, etwa von solchen mit der Emotion Ärger, identifizieren und korrigieren (Howells u. Day 2003). Zu den wichtigsten **Hindernissen der Therapiemotivation** gehören folgende Punkte:

- Das emotionale Erleben hat für den Menschen den größtmöglichen Charakter von Identität, das heißt, die eigenen Emotionen werden vom Menschen als unbedingt zutreffend und zur eigenen Person gehörig empfunden. So zeigen beispielsweise Patienten mit intensivem Ärger trotz der beobachtbaren und ernsten Konsequenzen ihrer unterregulierten Emotion wenig Veränderungsmotivation (Kassinove u. Tafrate 2002). Es fällt den meisten Menschen wesentlich leichter, sich von ihren Gedanken oder (noch mehr) von ihrem Verhalten zu distanzieren als von ihrem emotionalen Erleben. Die Wahrnehmung der eigenen Emotionen als etwas Problematisches und damit zu Veränderndes stellt einen radikalen Sichtwechsel dar, der häufig viele Therapiestunden in Anspruch nimmt. Kann der Patient die Intensität und/oder Qualität seiner Emotion als problematisch begreifen, dann ist damit auch der erste Schritt zu einer inneren Distanzierung getan. Auch die Vorstellung, dass eine Korrektur der Intensität von Ärger durch entsprechende therapeutische Strategien möglich ist, muss dem Patienten zu Beginn der Therapie vermittelt werden. Viele Patienten glauben nämlich, dass sie an ihren Emotionen nichts ändern können, da diese „Emotionen so sind, wie sie sind".

- Häufig werden von Patienten äußere Umstände als ursächlich für ihre Probleme angesehen. So beklagen sie sich zum Beispiel über die Schwierigkeiten im Kontakt mit anderen Menschen, die einen „nie verstehen" oder „von denen man enttäuscht wird". Erst im weiteren Gespräch stellt sich dann heraus, dass der betreffende Patient in diesen Problemsituationen regelmäßig Wutanfälle bekommt, sodass ein normaler Kontakt gar nicht möglich ist bzw. sich die anderen Menschen zunehmend wegen seines Verhaltens vom Patienten zurückgezogen haben. Die negativen Reaktionen von Mitmenschen erfolgen nicht unmittelbar nach dem Wutanfall des Patienten – im Gegenteil, viele Menschen geben der Wut erstmal nach und fügen sich den Wünschen des Patienten – sondern erst in einem gewissen zeitlich Abstand zum eigentlich Wutausbruch. Deswegen ist dem Patienten sein Anteil an den sozialen Problemen, welche er beklagt, nicht bewusst. Solange der Patient jedoch kein Bewusstsein für die Verursachung seiner Probleme durch seine unterregulierten intensiven Emotionen hat, wird er an diesen auch keine Veränderung hervorrufen wollen. Für den Patienten sollte daher von Anfang an klar sein, dass seine intensiven Emotionen im Mittelpunkt der Therapie stehen.
- Eine weitere Schwierigkeit bei der Förderung der Motivation des Patienten, an seinen intensiven Emotionen zu arbeiten, liegt an der Tatsache, dass das Ausleben seiner aggressiven Emotionen häufig einen unmittelbar belohnenden Charakter hat. Für viele Patienten geht das Anschreien von Mitmenschen oder das Zerstören eines Gegenstandes mit einer wohltuenden Spannungsreduktion und einem Machterleben einher. Diese positive Konsequenz ist ein starker aufrechterhaltender Faktor für Wutausbrüche. Hingegen ist die kritische Auseinandersetzung mit der Wut, die Vorstufe der Wut in Form von Ärger auszuhalten bzw. die aggressiven Verhaltensweisen zu beenden deutlich schwieriger und geht mit einem Verzicht auf die bisherig positiven Konsequenzen einher. Dieser kurzfristig positive Effekt des Spannungsabbaus und das Machtgefühl durch das Ausleben der Emotion stehen jedoch in krassem Widerspruch zu den langfristig negativen Effekten. Das wiederholte Ausleben von Ärger und Wut führt eher zu einer Zunahme dieser problematischen Emotionen (Bohart 1980; Bushman et al. 1999). Insofern sollte der Therapeut den Unterschied zwischen einem kurzfristig positiven und einem langfristig negativen Effekt des Erlebens und Auslebens von Ärger und Wut verdeutlichen.
- Der typische Patient mit unterregulierten Emotionen kommt eher mit einer extrinsischen Motivation zur Therapie (z. B. Gefahr des Arbeitsplatzverlustes,

Androhung von Trennung durch Partner bzw. Partnerin). Auch wenn diese extrinsische Motivation hilfreich dabei ist, dass der Patient sich überhaupt in eine Therapie begibt, sollte doch von Anfang an Wert auf die Arbeit an einer intrinsischen Motivation gelegt werden. Zur intrinsischen Motivation gehört wesentlich das Bedürfnis nach Kompetenz (Orientierung und Kontrolle), Autonomie und Beziehung zu anderen Menschen (Deci u. Ryan 2000). Diese Bedürfnisse sind jedoch bei diesen Patienten deutlich frustriert, auch wenn es ihnen oftmals schwer fällt, dies zuzugeben. Diese Defizite beim Patienten herauszuarbeiten und eine Aussicht auf eine Besserung in der Therapie herauszustellen ist Aufgabe des Therapeuten zu Beginn der emotionsbezogenen Arbeit.

Eine akzeptierende, empathische und wertschätzende Haltung des Therapeuten ist von zentraler Bedeutung für die Förderung der Therapiemotivation beim Patienten (s. Kap. 7). Häufig haben die Patienten wegen ihrer aggressiven Verhaltensweisen außerhalb der Therapie unerträglich viel Ablehnung und andere negative Reaktionen erfahren, sodass sie für die unerwartete zugewandte, empathische und validierende Haltung des Therapeuten trotz eines anfänglichen Misstrauens extrem empfänglich sind. Außerdem hilft dem Patienten eine klare und gut strukturierte Identifikation und Hierarchisierung der angestrebten Ziele, um das notwendige Gefühl von Sicherheit und Kontrolle in der Zusammenarbeit mit dem Therapeuten zu haben.

Grundsätzlich wird dem Patienten der Widerspruch zwischen dem häufig unmittelbar positiven Erleben von Ärger, Wut und Aggressivität und den langfristig negativen Konsequenzen verdeutlicht. Der Therapeut kann mit dem Patienten u. a. folgende Interventionen durchführen:

- Kosten-Nutzen-Rechnung für die unterregulierte Emotion (Herausstellen der Einbußen bei anhaltender Intensität der Emotionen)
- Zeitreise in die zukünftige Entwicklung bei anhaltender unterregulierter Emotion (Herausstellen des destruktiven Einflusses der Emotionen)
- Vergleich des eigenen emotionalen Erlebens mit dem Erleben anderer Menschen (Herausstellen der pathologischen Intensität und Folgen der Emotionen)

Hierzu kann das Übungsblatt 5 aus dem Anhang verwendet werden, damit der Patient sich seine problematischen Emotionen und den Nachteil des Erlebens dieser Emotionen verdeutlichen kann. Außerdem kann anhand dieses Übungsblattes in den ersten Therapiestunden der Sinn und Nutzen einer Psychotherapie für das Problem des Patienten diskutiert werden.

Beispiele für Probleme durch anhaltende intensive Emotionen

- eine Fortsetzung und Intensivierung der Emotionen
- eine Zunahme der Hilflosigkeit, da der Patient nicht lernt, die zugrunde liegenden Probleme zu lösen
- Schuld- und Schamgefühle bei dem Patienten
- negative Konsequenzen durch Reaktionen der Umwelt (z. B. Ablehnung, Arbeitsplatzverlust, partnerschaftliche Probleme)
- finanzielle Einbußen beim Zerstören von Gegenständen
- entstellende Narben durch Selbstverletzungen
- die Gefahr der Generalisierung der emotionalen Reaktion
- Bekämpfung der Emotionen durch Suchtmittel
- Aufenthalte in psychiatrischen Kliniken, u. a. wegen Suizidalität

Ansätze zur Problematisierung von Ärger, Wut und Aggressivität sind:

- Intensive Emotion (z. B. Ärger und Wut) geht mit vielen interpersonellen Problemen einher. Ärger und Wut machen einen bestehenden Konflikt schlimmer und schaffen neue Konflikte. – Frage: „*Was für Erfahrungen haben Sie mit Ihrem Ärger und Ihrer Wut in Konfliktsituationen/Streitigkeiten gemacht?*“
- Intensive Emotionen schränken vernünftige kognitive Prozesse ein, wodurch erhebliche Schwierigkeiten entstehen können. – Frage: „*Haben Sie schon einmal erlebt, dass Ihr Ärger und Ihre Wut Sie zu Entscheidungen geführt haben, die Sie im Nachhinein bereut haben?*“
- Intensive Emotionen führen häufig zu negativer Einschätzung durch andere Menschen (d. h., der Patient wird nicht gemocht bzw. abgelehnt), was zu einer Reihe von beruflichen und privaten Schwierigkeiten (z. B. Einsamkeit) führt. – Frage: „*Wie reagieren andere Menschen auf Ihren Ärger und Ihre Wut?*“
- Das Ausleben von intensiven Emotionen kann zu Konflikten mit dem Gesetz führen. – Frage: „Sind Sie schon einmal durch Ihren Ärger und Ihre Wut in Konflikt mit dem Gesetz gekommen (z. B. Prügelei oder aggressives Fahren im Straßenverkehr)?“
- Alkohol und andere Drogen dienen häufig zur kurzfristigen Reduktion von intensiven Emotionen, bewirken jedoch langfristig eine Verschlimmerung der Problematik. – Frage: „*Setzen Sie Alkohol oder andere Substanzen ein, um Erleichterung von Ihren Gefühlen zu erreichen?*“
- Das Ausleben von Ärger und Wut führt nicht zu einem Abbau dieser Emotionen (falsche Idee der Katharsis), sondern zu deren Sensitivierung (insbesondere durch die geschilderten negativen Konsequenzen) – Frage: „*Haben sich Ihre Wut und Ihr Ärger in den letzten Jahren dadurch reduziert, dass Sie diese Gefühle ausgelebt haben?*“

Eine weitere therapeutische Intervention zur Steigerung der Therapiemotivation besteht in der Identifikation und Korrektur von so genannten Katastrophengedanken des Patienten, die sich auf den Verlust seines Ärgers und seiner aggressiven Verhaltensweisen beziehen. Häufig sind Ärger und Aggressivität die einzigen Reaktionen, die der Patient bei Konfliktsituationen kennt und in seinen Augen auch erfolgreich eingesetzt hat. Die Vorstellung eines Verzichts hierauf kann bei ihm Angst und Befürchtungen von Schwäche, Unterlegenheit und Verletzbarkeit auslösen. Eine genaue Information des Patienten über die neuen Strategien und deren positive Effekte, insbesondere in Konfliktsituationen, ist daher notwendig.

Patient: „Wenn ich nicht mehr meinen Ärger zeigen kann, dann kann ich mich auch nicht mehr wehren! Und dann können die anderen mit mir machen, was sie wollen!"
Therapeut: „Natürlich sollen Sie sich wehren können und ungerechte Behandlungen oder ungerechtfertigte Vorwürfe nicht auf sich sitzen lassen. Die Frage ist nur, ob Sie dies durch Aggressivität und Wut tun oder eher durch vernünftiges Argumentieren und klare Ansagen!"
Patient: „Naja, ich weiß nicht, ob das funktioniert! Immer nur nett und lieb zu sein ..."
Therapeut: „Ich merke, dass Sie die Vorstellung haben, ich würde Sie jetzt gewissermaßen ‚weichspülen'. Ist das so?"
Patient: „Na klar! Ich soll mich nicht mehr wehren und nicht mehr meine Meinung sagen!"
Therapeut: „Okay, jetzt kann ich verstehen, dass Sie Zweifel haben. Nein, ich möchte Ihnen nicht die Möglichkeit von Selbstbehauptung und Durchsetzungskraft nehmen. Ich möchte mit Ihnen gemeinsam aber eine Art und Weise finden, wie Sie Ihre Anliegen und Meinungen vertreten können, ohne durch eine zu große Aggressivität andere Menschen zu verprellen bzw. von anderen Menschen abgelehnt oder wiederum aggressiv angegangen zu werden."

Man sollte bei der Kosten-Nutzen-Abwägung von Ärger, Wut und Aggressivität nicht vergessen, dass viele der betroffenen Patienten in einer sozialen Umgebung leben, in der diese problematischen Emotionen und Verhaltensweisen durchaus einen adaptiven Wert haben (z. B. in Kontakt mit aggressiven Mitmenschen oder einem Leben in einem sozialen Brennpunkt mit einer entsprechend aggressiven Interaktionskultur). Eine Würdigung dieser zum Teil schwierigen Lebensumstände in Verbindung mit den Therapiezielen ist daher häufig notwendig.

Zur Einschätzung der Motivation des Patienten ist das Stadienmodell der Verhaltensänderung nach Prochaska und DiClemente (1992) sinnvoll einsetzbar. Es unterscheidet die verschiedenen Stadien der Motivation in der Therapie und ordnet diesen unterschiedliche therapeutische Interventionen zu (s. Tab. 8-1).

Hat der Therapeut die Probleme durch die intensiven Emotionen ausreichend besprochen, sollte er die positiven Konsequenzen einer verbesserten Emotionsregulation mit dem Patienten erarbeiten. Diese positive Zielvorstellung sollte so konkret und positiv erlebbar wie möglich gestaltet werden. So kann der Therapeut den Patienten bitten, sich für den Fall der Kontrolle von Wut die positiven Konsequenzen vorzustellen:

Therapeut: „Ich möchte mir nochmal mit Ihnen gemeinsam die Folgen Ihrer Wut und Ihrer aggressiven Ausbrüche anschauen, damit wir uns noch einmal die Notwendigkeit einer Veränderung deutlich machen können."
Patient: „Ich weiß nicht, ob ich mich hier verändern muss. So wie die Menschen heutzutage drauf sind, bleibt einem doch fast nichts anderes übrig."
Therapeut: „Sicherlich wird es Situationen geben, in denen die anderen Sie ungerecht behandeln. Ich denke aber, dass wir hier die Frage klären sollten, ob die Intensität Ihrer Gefühle und Ihre Reaktionen der Situation angemessen und für Sie sinnvoll bzw. hilfreich sind."
Patient: „Das kann ich nicht sagen. Ich merke nur, dass zum Beispiel meine Freundin mich einfach nicht in Ruhe lässt und immer wieder auf mir herumhackt."
Therapeut: „Gut, das ist sicherlich sehr anstrengend für Sie. Ich denke aber, dass es einen Unterschied gibt, ob Sie sich mit ihrer Freundin so auseinandersetzen, dass Ihre Beziehung stabil bleiben kann oder Ihrer Wut und Aggression so freien Lauf lassen, dass Ihre Freundin Angst vor Ihnen hat."
Patient: „Naja, wenn Sie das so sagen, ich reagiere schon ziemlich heftig. Vielleicht wirklich zu heftig. Ich möchte ja eigentlich auch nicht, dass wir uns trennen."
Therapeut: „Genau darum geht es hier. Dass Sie von Ihrer Freundin mal genervt sind, ist nicht das Problem. Das ist völlig normal. Dass Sie aber bei Streitigkeiten mit ihr extrem aggressiv und wütend werden, das ist tatsächlich ein Problem, weil Sie dadurch Ihre Beziehung gefährden."

Die positiven Ziele des Emotionsmanagements sollte sich der Patient auch auf dem Übungsblatt 5 notieren.

Die korrigierende Arbeit an den eigenen intensiven Emotionen ist oftmals erst bei anstrengenden und fortgesetzten Übungen erfolgreich. Diese Übungen erfordern daher ein großes Maß an Selbstdisziplin und Überwindung. Der **Übungs- bzw. Trainingscharakter** im Modul „Emotionsmanagement" ist deshalb gegenüber dem Patienten immer wieder zu betonen. Natürlich erwähnt der Therapeut auch die häufigen anfänglichen Schwierigkeiten bei der Durchführung der vermit-

Tab. 8-1 Stadienmodell der Verhaltensänderung (mod. nach Prochaska u. DiClemente 1992)

Stadien der Verhaltensänderung	Interventionen
Sorglosigkeit	Information, kritische (Selbst-)Reflexion
Bewusstwerden	Motivierung, Anleitung zur Verhaltensänderung
Vorbereitung	Motivierung, Begleitung, Beratung
Handlung	Beratung, Begleitung, Behandlung
Aufrechterhaltung	Beratung, Begleitung, Behandlung

telten Techniken – dies umso mehr, als dass eine unmittelbare therapeutische Unterstützung des Patienten in den emotionalen Problemsituationen häufig nicht möglich ist, da das intensive emotionale Erleben zumeist außerhalb der Therapie stattfindet. Insofern ist die Motivation des Patienten zur regulatorischen Arbeit an seinen Emotionen wesentlich für den Erfolg der Therapie. An einer fehlenden Motivation zur praktisch-übenden Arbeit an den eigenen Emotionen scheitern häufig entsprechende therapeutische Versuche des Emotionsmanagements.

8.4 Notfallstrategien: Umgang mit emotionalen Krisen und Dissoziation

Instabile Patienten geraten häufig in emotionale Krisen, die durch extrem intensive Emotionen (am häufigsten Wut, Hass bzw. Selbsthass und Verzweiflung), gekennzeichnet sind. Eine Variante der emotionalen Krisensituation ist die hochgradige emotionale Anspannung, die keiner spezifischen Emotion mehr entspricht und Folge der gleichzeitigen Aktivierung verschiedener widersprüchlicher Emotionen ist (z. B. Angst, Wut, Selbsthass, Traurigkeit), für welche der Patient kein Ordnungsprinzip und keinen angemessenen Umgang hat. Somit schaukeln sich diese Emotionen gegenseitig hoch, bis sie in einer emotionalen Anspannung münden. Emotionale Krisensituationen sind dadurch gekennzeichnet, dass der Patient keinen ausreichenden regulatorischen Einfluss auf seine intensiven Emotionen mehr hat und hierdurch seinen Emotionen entweder hilflos gegenübersteht oder nur durch impulsive und selbst- oder fremdschädigende Verhaltensweisen beenden kann. Dies ist durch die fortschreitenden Funktionseinbußen des präfrontalen Kortex unter einer hohen Amygdalaaktivierung zu erklären (siehe Kapitel 3).

Beispiele für dysfunktionale Verhaltensweisen infolge intensiver Emotionen

- aggressive Durchbrüche
- beleidigendes Verhalten
- Zerstören von Sachgegenständen
- Beziehungsabbrüche
- Selbstverletzung
- Suizidgedanken
- Dissoziation

Der Therapeut sollte zu Beginn der Therapie die immense Belastung des Patienten durch die intensiven Emotionen empathisch anerkennen und die Entlastung durch die dysfunktionalen Verhaltensweisen (s. o.) validieren, das heißt deren Sinnhaftigkeit vor dem Hintergrund des Leidens des Patienten verstehen. Keine dieser Verhaltensweisen führt aber zu einer dauerhaften Veränderung oder gar Verbesserung ihrer emotionalen Probleme. Im Gegenteil, die Patienten werden mit der Zeit immer hilfloser, ihre Strategien engen sich immer mehr auf die genannten dysfunktionalen Reaktionen ein, und ihre emotionalen Krisen nehmen an Heftigkeit und Frequenz zu.

Deshalb sollten zu Beginn der Therapie eine Hierarchisierung der emotionalen Probleme und die Vermittlung von individuellen **Notfallstrategien** stehen. Diese Notfallstrategien geben dem Patienten bei seinen intensiven Emotionen wie zum Beispiel Ärger bzw. Wut, Aggressivität und hohe emotionale Anspannung emotionsregulierende Kompetenzen. Mithilfe dieser Notfallstrategien ist der Patient diesen Emotionen nicht mehr hilflos ausgesetzt und muss daher nicht mehr selbst- oder fremdschädigend handeln. Ebenso helfen die Notfallstrategien ihm dabei, sich in emotionalen Notsituationen von dem emotionalen Erleben und den entsprechenden Handlungen zu distanzieren und sich über die Zeit zu retten, bis die Intensität der Emotion reduziert ist.

Ziele des hilfreichen Umgangs mit emotionalen Krisen

- so früh wie möglich den Beginn einer krisenhaften Zuspitzung einer Emotion zu bemerken, um sich einen möglichst langen Zeitraum für gegenregulierende Verhaltensweisen zu schaffen (Die Problematik von unterregulierten Emotionen besteht u. a. nämlich in der Abnahme der Reaktions- und Reflexionszeit bei zunehmender Intensität der Emotion [Scherer 1994].)
- sich von dem emotionsauslösenden Stimulus distanzieren zu können (räumlich, mental)
- die Intensität der Emotionen durch Entspannung oder positive Selbstverbalisierung herunter zu regulieren
- die emotionale Krise ohne selbst- oder fremdschädigende Verhaltensweisen zu überstehen

Die emotionale Notfallsituation kann sich innerhalb weniger Sekunden entwickeln, zum Beispiel, wenn der Patient sich angegriffen oder gekränkt fühlt. Auf der anderen Seite kann sie sich über einen längeren Zeitraum anbahnen, etwa, wenn ein Patient durch Vermeidung von primären Emotionen zusammen mit katastrophisierenden Kognitionen zunehmend sekundäre Emotionen wie Ärger und Wut entwickelt.

Der Therapeut steht hierbei vor dem Problem, dass er den Patienten je nach Intensität des emotionalen Erlebens zu zwei grundsätzlich verschiedenen Haltungen bzw. Strategien anleiten muss:

- Bis zu einem **mittleren Intensitätsbereich** des emotionalen Erlebens soll der Patient seine emotionsphobische Haltung aufgeben, seine problematischen Emotionen bewusst wahrnehmen und eine direkte Arbeit mit und an diesen

Emotionen lernen. Durch einen direkten Umgang mit primären und sekundären Emotionen gewinnt der Patient also Kontrolle über die Entstehungsbedingungen seines Ärgers.
- Ab einem **hohen Intensitätsbereich** des emotionalen Erlebens (emotionale Krise) soll der Patient lernen, sich nicht weiter mit seinen Emotionen direkt zu beschäftigen. Stattdessen soll der Patient sich von seinen Emotionen distanzieren, ablenken und dysfunktionale Bewältigungsstrategien bewusst unterlassen.

Diese Unterscheidung der Strategien im Umgang mit Emotionen beruht auf der neurobiologisch nachvollziehbaren Tatsache, dass die Amygdala (emotionales Zentrum) ab einem gewissen Grad der emotionalen Intensität die Leistungen des präfrontalen Kortex (kognitives Zentrum) beeinträchtigt (s. Kap. 3). Dies bedeutet, dass ein Patient bei einer hohen Intensität seiner Emotionen nicht mehr zu einer bewussten, kognitiv gesteuerten Regulation seiner Emotionen fähig ist. Die direkte Wahrnehmung und der Versuch der Beschäftigung mit der problematischen Emotion würden eher zu einer weiteren Zunahme ihrer Intensität und damit zu der Gefahr von aggressiven Durchbrüchen oder anderen dysfunktionalen Verhaltensweisen führen. Diese zunehmenden kognitiven Defizite der Emotionsregulation bei intensiven Emotionen bergen also die Gefahr von unkontrollierbaren dysfunktionalen Verhaltensweisen.

Auf der anderen Seite kann der präfrontale Kortex durch kognitive Prozesse bei einer niedrigen bis mittelgradigen emotionalen Intensität über seine Verbindung zu der Amygdala auf problematische Emotionen korrigierend wirken (Emotionsregulation). Dies bedeutet für die therapeutische Arbeit an intensiven Emotionen, dass sich die Patienten bei einer niedrigen bis mittleren emotionalen Intensität (im Gegensatz zu der Notfallsituation bei einer hohen emotionalen Intensität) aktiv ihren Emotionen zuwenden und lernen sollten, sich mit diesen Emotionen auseinanderzusetzen. Eine ständige Vermeidung der Wahrnehmung und eine direkte Auseinandersetzung mit Emotionen führt nämlich dazu, dass diese an Intensität und Bedrohlichkeit zunehmen und sich dann in Form von emotionalen Krisen bemerkbar machen. Der Patient lernt also, in den verschiedenen Intensitätsgraden eine grundsätzlich unterschiedliche Strategie im Umgang mit seinen Emotionen einzuschlagen.
- **niedrige bis hohe Intensität:** Der Patient wendet sich seinen belastenden Emotionen zu, versucht diese genauer und differenzierter zu erleben und diese Emotionen zu regulieren.
- **sehr hohe bis extreme Intensität:** Der Patient versucht sich von seinem emotionalen Erleben abzuwenden, das heißt die Wahrnehmung und das Erleben seiner Emotion aktiv zu vermeiden und sich mit Ablenkung über die Zeit der hohen Intensität der Emotion bis zu deren Abnahme hinweg zu retten.

Frühwarnsystem für emotionale Krisen

Es gibt Patienten, bei denen sich innerhalb weniger Sekunden emotionale Ausbrüche von einer derartigen Intensität entwickeln, sodass der Patient alleine von der Plötzlichkeit dieser Emotion überwältigt ist. Ihm bleibt daher kaum der zeitliche Spielraum, um seine Emotion angemessen zu regulieren. Bei anderen Patienten steigt die Intensität der Emotion über einen längeren Zeitraum stetig an, und ihnen bleibt ausreichend Zeit, sich mit ihnen auseinanderzusetzen. Kommen die emotionalen Krisen unerwartet und sehr schnell, dann ist die Erkennung von Frühwarnzeichen des beginnenden emotionalen Ausbruchs extrem wichtig, da nur bei Erkennung der allerersten Anzeichen eines emotionalen Ausbruchs gegensteuernde Maßnahmen noch möglich sind (Notfalltechniken).

Beispiele für Frühwarnzeichen emotionaler Krisen

- aufsteigende Hitze
- Muskelanspannung
- Pulsbeschleunigung
- Gedankenchaos
- leerer Kopf
- Zittern
- verändertes Hautgefühl
- Rauschen in den Ohren

Mithilfe des Übungsblatts 7 (s. S. 351) erfasst der Patient zum einen die typischen Situationen für seine emotionalen Durchbrüche und zum anderen die diesbezüglichen Frühwarnzeichen.

Im Gegensatz zu Patienten, deren Ärger sich langsam aufbaut, müssen Patienten mit einem sich sehr rasch und plötzlich entwickelnden Ärger lernen, sich unmittelbar beim Frühwarnzeichen des Ärgers dem Stimulus ihrer Emotion zu distanzieren.

Beispiele für Techniken der Distanzierung und Zeitverzögerung

- sich umdrehen und weggehen
- korrigierende Selbstinstruktionen (z. B. „Halt, Stopp!" oder „Geh nicht weiter darauf ein!")
- positive Selbstverbalisierung (z.B. „Ich bin stark und kontrolliert.")
- bis 100 zählen
- bewusstes konzentriertes Atmen
- Gedankenstopp

Im Anschluss an diese Distanzierung und Zeitverzögerung der Reaktion wendet der Patient Notfallstrategien an, wie sie weiter unten ausführlich dargestellt werden.

Herrn P. überkommen in Diskussionen mit Kollegen plötzlich intensivste Gefühle von Wut und Hass. Früher führten diese unkontrollierbaren Wutausbrüche regelmäßig zu schweren Zerwürfnissen mit seinen Mitmenschen. Im Rahmen der Therapie hat er gelernt, u. a. Situationen, in denen sein fachliches Wissen infrage gestellt wird, als potenzielle Auslöser dieser Wutanfälle zu identifizieren. In solchen Situationen achtet er jetzt besonders auf die ersten Anzeichen eines Wutausbruchs in Form von Kribbelgefühlen in den Händen und einem Wärmegefühl im Bauch. Bei diesen ersten Anzeichen hat Herr P. gelernt, die Situation sofort zu verlassen und sich alleine erst einmal durch einen kurzen Spaziergang und bewusstes Atmen zu beruhigen.

Notfallstrategien

Der Patient lernt die Intensität seiner Emotionen zu erfassen, damit er entscheiden kann, ab welchem Punkt der Intensität er sich vom Erleben und direkten Bearbeiten seiner Emotion abwenden sowie sich mit ablenkenden, kompensatorischen Bewältigungsstrategien beschäftigen muss. Marsha Linehan (1996b) hat hierfür eine Skalierung der Anspannung vorgeschlagen, im Rahmen derer der Patient die Intensitäts- bzw. Anspannungsmarke von 70% definiert. Diese Anspannungsmarke kann er später nutzen, wenn es zu einer krisenhaften Zuspitzung seiner Emotionen kommt. Hierzu muss man gemeinsam mit dem Patienten einen möglichst objektiven Indikator für den Beginn des emotionalen Ausnahmezustands, also des Überschreitens der 70%-Marke, auf der Intensitätsskala definieren. Die 70%-Marke ist natürlich individuell und äußert sich bei verschiedenen Patienten in unterschiedlicher Art und Weise. Ein individueller, subjektiver Indikator für die 70%-Marke kann

- ein Körpergefühl sein („Wenn meine Beine zittern"),
- ein Sinneseindruck sein („Wenn ich ein Rauschen in den Ohren bekomme"),
- ein kognitiver Vorgang sein („Wenn meine Gedanken durcheinandergehen", „Ich werde dann ganz verwirrt und kann mich nicht mehr konzentrieren"),
- eine Handlung sein („Wenn ich vollkommen unkontrolliert durch die Gegend renne")

Mit dem Übungsblatt 6 (S. 350) kann der Patient eine Übersicht seiner emotionalen Intensitäten in Form eines **Emotionsthermometers** gewinnen. Zu dieser Skalierung gehört auch die Eintragung der Techniken, die der Patient bei den unterschiedlichen Anspannungsgraden einsetzen sollte.

Therapeut: „Ich möchte jetzt mit Ihnen herausfinden, woran Sie merken können, dass Ihre Emotionen die 70%-Marke überschreiten. Können Sie mir mal beschreiben, was nach und nach bei Ihnen passiert, wenn Sie in diese emotionalen Ausnahmezustände kommen?"
Patient: „Also am Anfang bin ich eher unsicher und weiß nicht, was ich tun soll. Dann ärgere ich mich über mich selbst, und ich merke, dass mein Herz schneller schlägt. Dann werde ich langsam richtig wütend, meine Muskeln spannen sich an und ich kann dann an nichts anderes mehr denken als an die Wut. Irgendwie habe ich da immer so ein Kribbeln auf der Haut, und vom Bauch steigt eine Hitze auf. Kurz danach fange ich an, zu schreien oder etwas kaputt zu machen."
Therapeut: „Ich habe den Eindruck, dass die Anspannung Ihrer Muskeln und diese Einengung Ihrer Gedanken auf Ihre Wut den Wendepunkt, also die 70%-Marke darstellen. Was denken Sie?"

Hat man die 70%-Marke identifiziert, sucht man nach individuellen Notfallstrategien. Mit diesen Strategien versucht der Patient den Intensitätsbereich über 70% so zu gestalten, dass er keine dysfunktionalen Bewältigungsstrategien (Aggressionen, Selbstverletzungen, Dissoziation usw.) mehr einsetzen muss. Diese Notfallstrategien dienen also *nicht* der unmittelbaren Beeinflussung der augenblicklichen intensiven Emotionen. Der Patient sollte also bei einer Ärgerintensität von zum Beispiel 80% nicht versuchen, seinen Ärger zu verstehen, sich seinen Ärger genauer anzuschauen, sich mit den Ursachen seines Ärgers beschäftigen oder seinen Ärger zum Ausdruck zu bringen. Im Gegenteil, die Notfallstrategien dienen dazu, diese intensiven Emotionen möglichst zu vermeiden, das heißt sich von ihnen abzulenken und sich über die Zeit zu retten, bis die Intensität nachgelassen hat. In solchen Krisensituationen geht es um das Überstehen von Emotionen, ohne sie durch dysfunktionale Bewätigungsstrategien (z. B. Selbstverletzung oder aggressive Durchbrüche) abzubauen, nicht um deren Veränderung.

Da diese Notfallstrategien unter einer hohen Anspannung eingesetzt werden müssen, sollten sie einfach strukturiert und ohne Nachdenken durchzuführen sein. Nur so hat der Patient eine Chance auf eine erfolgreiche Nutzung dieser Strategien. Je komplizierter die Strategie ist, desto schwieriger ist deren Umsetzung in einer emotionalen Krise. Grundsätzlich sind Notfallstrategien individueller Natur, das heißt, es gibt keine allgemein gültige Liste an Techniken, die von jedem Patienten erfolgreich angewendet werden können. Dies hat damit zu tun, dass Menschen sowohl aufgrund ihrer biologischen Anlagen als auch aufgrund ihrer lebensgeschichtlichen Erfahrungen unterschiedlich im Hinblick auf die Ansprechbarkeit auf verschiedene Reize sind und somit eine Vereinheitlichung nicht sinnvoll ist. Grundsätzlich kann man die Notfallstrategien nach verschiedenen potenziellen Zugangskanälen unterscheiden, deren individuelle Konstellation vor Beginn der Suche nach den einzelnen Techniken bestimmt werden sollte.

Es gibt folgende Techniken:

- handlungsbezogene (behaviorale) Techniken
- gedankenbezogene (kognitive) Techniken
- sinnesbezogene (sensorische) Techniken
- körperbezogene (physiologische) Techniken

So kann der eine Patient bei einer hohen Anspannung und/oder intensivem Ärger, Wut oder (Selbst-)Hass zwar nicht mehr denken und empfinden, ist aber dennoch handlungsfähig, das heißt, er kann handlungsbezogene Techniken noch durchführen. Hingegen ist ein anderer Patient bei der gleichen emotionalen Intensität zwar wie erstarrt und handlungsunfähig, kann aber gedanklich noch arbeiten, also gedankenbezogene Techniken einsetzen. Es gilt daher zunächst, für den einzelnen Patienten herauszufinden, welcher Zugangskanal bei hoher Anspannung bzw. hoher emotionaler Intensität noch so weit aktivierbar ist, dass hierüber regulierende Techniken angewendet werden können. Häufig ist es hilfreich, wenn man den Patienten nach vergangenen Erfahrungen in diesen Anspannungssituationen befragt, da die meisten Menschen intuitiv bestimmte Techniken in der Vergangenheit ohne therapeutische Anleitung schon erfolgreich angewendet haben. Sie haben jedoch diese erfolgreichen Strategien nicht als spezifische Techniken „abgespeichert" und können sie daher auch nicht gezielt einsetzen.

Grundsätzlich kann man fünf verschiedene **Notfallstrategien nach Linehan** (1996a) unterscheiden, deren Anwendung bei intensiven Emotionen über 70% zur Anwendung kommen sollten.

- **Ablenkung:** Hierbei geht es um die Reduktion des gedanklichen oder behavioralen Kontaktes mit dem auslösenden Stimulus durch andere Aktivitäten bzw. Einflüsse.
  - sich mit etwas anderem beschäftigen (z. B. Fernsehen, Sport machen, Putzen, Malen usw.)
  - körperliche Reize schaffen (z. B. Hautkontakt mit Eis, Ammoniak riechen, kalt und warm duschen, laute Musik hören, mit Gummiband am Arm schnippen, ein scharfes Gewürz essen usw.)
- **5-Sinne-Achtsamkeit:** Mithilfe der fünf Sinne soll sich der Patient von der intensiven Emotion ablenken und sich dadurch beruhigen. Dies sollte in Form der 5-Sinne-Achtsamkeit erfolgen, wie sie in Kapitel 6 beschrieben wurde.
- **Entspannungsverfahren/Selbstberuhigung:** Der Patient setzt der intensiven Emotion ein Entspannungsverfahren oder selbstberuhigende Sätze entgegen, das bzw. die er zuvor in der Therapie gelernt hat.
- **Abwägen von Pro und Contra:** Für den Patienten kann es extrem hilfreich sein, wenn er in Gedanken oder schriftlich eine Pro-und-Contra-Liste in Bezug auf destruktive Verhaltensweisen anfertigt, die normalerweise im Rahmen seiner hohen emotionalen Anspannung auftreten würden. Was für Gründe sprächen zum Beispiel dafür oder dagegen, auszurasten und den Gegenüber anzuschreien?

Was wären die kurzfristigen und die langfristigen Folgen des unkontrollierten Auslebens der intensiven Emotion?

- **Radikale Akzeptanz:** Der Patient soll seine intensiven Emotionen nicht mehr dadurch verschlimmern, dass er deren gegenwärtige Existenz bekämpft bzw. ablehnt (s. Kap. 6).

Es ist für den Patienten hilfreich, wenn er eine angemessene Auswahl von Notfallstrategien lernt, die er in emotionalen Krisensituationen abgestuft einsetzen kann. Er fängt also mit einer Technik an, mit der er eine extrem hohe Anspannung (80 bis 100%) bearbeiten kann. Darauf folgen dann 2 bis 3 weitere Techniken, die bei einer niedrigeren Anspannung (70 bis 80%) wirksam sind. Eine solche Interventionskette könnte zum Beispiel wie folgt aussehen: 90% = Hometrainer oder Joggen für 30 Minuten, dann 80% = Ablenken durch Musik hören, dann 70% = sich selbst beruhigen durch Selbstzuwendung (z. B.: „Ich schaffe das schon. Ich bin stark genug, das auszuhalten.").

Frau G. gerät immer wieder in Zustände intensiver Emotionen von Wut und Hass, die in eine allgemeine und unerträgliche Anspannung münden. Um diese Anspannung zu beenden, haut sie entweder mit dem Kopf an die Wand, bis er blutig ist, oder sie nimmt in parasuizidaler Absicht impulsiv Schlaftabletten und Alkohol. Im Rahmen der Therapie hat Frau G. gelernt, die 70%-Marke an ihrer starken Muskelanspannung in den Händen und Armen sowie ihrem Gedankenchaos festzumachen. In solchen Augenblicken lenkt sie sich dann bewusst von ihren Emotionen dadurch ab, dass sie zunächst ihre Wut und Aggressionen mit körperlicher Betätigung abbaut (Hometrainer und Walken). Dann versucht sie sich durch die Ausrichtung der Aufmerksamkeit auf ihre Umgebung abzulenken (u. a. durch die 5-Sinne-Aufmerksamkeit). Hierbei zählt sie zum Teil die Menschen um sie herum, konzentriert sich auf bestimmte Farben u. Ä. Ganz zum Schluss beruhigt sie sich selbst durch den Satz: „Ich werde das schaffen", den sie sich immer wieder aufsagt.

In Situationen der hohen emotionalen Erregung, also zum Beispiel bei einer ängstlichen Anspannung vor einer Prüfung, greifen viele gesunde Menschen auf korrigierende, beruhigende Sätze zurück (z. B.: „Ganz ruhig, das schaffst du schon" oder „Das ist nicht so schlimm"). Eine solche positive Selbstverbalisierung kann auch bei intensivem Ärger außerordentlich hilfreich sein. Sie ersetzt nämlich die üblichen katastrophisierenden Sätze (z. B.: „Oh Gott, das schaffe ich nie" oder „Alle werden sehen, wie dumm ich bin"), welche dann Ärger, Wut und Aggressivität auslösen würden. Hilfreiche, stressreduzierende Kognitionen sollten individuell (auch sprachlich!) als Selbstinstruktionen formuliert werden, damit der Patient diese in den spezifischen Situationen aktiv einsetzen kann. Diese Selbstinstruktionen bestehen beispielsweise in Sätzen wie:

- Es ist okay, einen Fehler zu machen.
- Ich bin ein akzeptabler Mensch.

- Kopf hoch, das schaff ich schon!
- Prüf doch erst mal deine Meinung!
- Ich bleibe ruhig und kontrolliert!

Häufig ist das Notieren der neuen Kognitionen in Form einer positiven Selbstverbalisierung auf einem Papier sehr hilfreich (s. Übungsblatt 8, S. 352). Im Falle von intensiven emotionalen Prozessen ist die Erinnerung bzw. komplexe kognitive Arbeit für Patienten häufig unmöglich, sodass vorbereitete und ablesbare Kognitionen entscheidend zur Korrektur des emotionalen Erlebens im Rahmen der Notfallsituation beitragen.

Durch die erfolgreiche Ausübung der Notfallstrategien lernt der Patient seine intensiven Emotionen bzw. emotionalen Krisen zu überstehen, ohne diese Emotionen durch selbst- oder fremdschädigende Verhaltensweisen zu beenden. Der Patient erreicht eine größere Stabilität durch:

- ausbleibende negative Konsequenzen dieser Zustände (So muss der Patient nicht mehr Schuld- oder Schamgefühle nach Selbstverletzungen erleben, oder er kann stabilere Beziehungen durch Ausbleiben von verbalen Entgleisungen erleben.)
- reduzierte Erwartungsangst angesichts antizipierter emotionaler Krisen
- zunehmende Kompetenz im Umgang mit den Krisen
- Reduktion der Intensität und Frequenz der emotionalen Krisen

In der Folge lernt der Patient dann im Rahmen von graduierten Expositionsstrategien (s. Abschnitt 8.5), sich den emotionsauslösenden Stimuli auszusetzen und durch entsprechende Entspannungsstrategien die Entwicklung von Ärger, Wut und (Selbst-)Hass sowie die entsprechenden Verhaltensweisen abzubauen. Um dies erfolgreich durchzuführen, muss der Patient jedoch zuvor durch seine Notfallstrategien die Sicherheit haben, jederzeit ein intensives emotionales Erleben (über 70%) unbeschadet zu überstehen.

Folgende Probleme können bei der Anwendung der Notfallstrategien auftreten und sollten entsprechend thematisiert werden:

- Das Er- und Ausleben von Ärger, Wut und Aggression wird als belohnend erlebt, weshalb der Patient zum Einsatz seiner Notfallstrategien nicht ausreichend motivitiert ist.
- Der Patient glaubt nicht an die Sinnhaftigkeit bzw. den möglichen Erfolg seiner Strategien und wendet sie daher nur pro forma und lustlos an, sodass diese Strategien nicht wirken können.
- Die individuellen Techniken werden über eine zu kurze Zeit angewendet und können deshalb nicht helfen.
- Die Zeichen der steigenden emotionalen Anspannung werden nicht wahrgenommen, sodass der Patient von seiner hohen emotionalen Intensität überrascht wird.

- Der Patient wendet die Strategien zwar erfolgreich an, bemerkt aber, dass die Anspannung bei Beendigung der Anwendung der Strategie wieder ansteigt, da er keine sich anschließenden Strategien zur Verfügung hat.
- Die Strategien führen zu keiner Spannungsreduktion, da sie individuell nicht passend sind (bei einem Patienten führt lautes Musikhören zu einer deutlichen Reduktion der Aggressivität, während sie beim anderen Patienten die Aggressivität erhöht).
- Der Patient wendet die emotionsvermeidenden Strategien auch in einem mittleren Anspannungsbereich unter 70% an. Hier sollte er sich aber im Gegenteil mit der direkten Wahrnehmung seiner Emotionen und deren regulatorischen Beeinflussung beschäftigen!

Die individuellen Notfallstrategien sollten vom Patienten „trocken“ geübt werden, damit sie im Ernstfall automatisiert ablaufen können und keine kognitive Leistungen, insbesondere in Form komplexer Entscheidungsprozesse, erfordern. Auf dem Übungsblatt 8 können Patienten die Anwendung ihrer Notfallstrategien notieren. Hierdurch erhalten sie und der Therapeut einen guten Überblick des Erfolgs der Notfallstrategien.

Das Ziel der Notfallstrategien ist das Verhindern von selbst- oder fremdschädigenden Verhaltensweisen im Rahmen von sehr intensiven Emotionen bzw. emotionaler Anspannung sowie die Reduktion der Emotionsintensität.

Umgang mit Dissoziation

Dissoziative Prozesse treten zumeist im Rahmen sehr intensiver emotionaler Belastung oder bei starkem Stress auf und bestehen aus einem Verlust der psychischen Integretation des Erlebens und Handelns. Man kann den dissoziativen Zustand der **Depersonalisation** bzw. **Derealisation** auch als *Denken ohne zu fühlen* bezeichnen. Man trennt also in dem Augenblick der Dissoziation die eigenen psychischen Prozesse von den emotionalen, körperlichen Vorgängen ab. Die Dissoziation bewirkt hierüber eine unmittelbare Reduktion der Intensität des emotionalen Erlebens, weshalb sie im Rahmen von emotionalen Belastungszuständen eine der effektivsten Bewältigungsstrategien ist, um extreme Emotionen bzw. Anspannungen schlagartig zu beenden (Schweiger et al. 2004).

Dissoziation in Form der Depersonalisation bzw. Derealisation äußert sich beim Patienten u. a. folgendermaßen:

- Der Patient hat eine deutlich reduzierte emotionale Empfindungsfähigkeit
- Der Patient empfindet sich als verändert, fremd und unwirklich
- Das eigene Tun erscheint abgespalten und automatenhaft („wie ferngelenkt“, „innerlich hohl“)

- Alle Sinneseindrücke werden als weit entfernt und fremd empfunden („wie durch eine unsichtbare Mauer hindurch", „wie durch Watte", „als ob ich unter einer Käseglocke sitzen würde").

Man findet diesen emotionsregulatorischen Mechanismus der Depersonalisation bzw. Derealisation vor allem bei Patienten, die in der Vergangenheit Missbrauchserlebnissen ausgesetzt waren, insbesondere bei Patienten mit einer Borderline-Persönlichkeitsstörung (Eckhardt-Henn u. Hoffmann 2004). Die Dissoziation war zum damaligen Zeitpunkt der realen Bedrohung (Misshandlung, Missbrauch) die einzige Form der inneren Distanzierung von dem überwältigenden Geschehen gewesen. Der emotionsregulatorische Mechanismus der Dissoziation generalisiert jedoch bei den Patienten im weiteren Verlauf einer Erkrankung. Während die Dissoziation zunächst nur bei sehr starken, bedrohlichen Emotionen auftrat, wird dieser Mechanismus zur Vermeidung negativer Emotionen im weiteren Verlauf auch bei geringfügigerer emotionaler Intensität aktiviert. Durch diesen erlernten Vermeidungsmechanismus reagieren die Patienten im Laufe der Zeit immer empfindlicher auf die verschiedensten Stressoren und dissoziieren schließlich schon bei geringen Anlässen.

Die Dissoziation als emotionsregulatorischer Mechanismus führt also zu einem unmittelbaren Abfall der Intensität des emotionalen Erlebens (z. B. Angst, Traurigkeit, Wut, Anspannung), welcher von dem Patienten zunächst als sehr angenehm erlebt wird. Jedoch wird die ursprünglich angenehme Dissoziation nach kurzer Zeit als unangenehm und sogar bedrohlich im Sinne einer quälenden inneren Leere und eines Kontrollverlusts erlebt. Aus diesem Grund beenden Borderline-Patienten dissoziative Zustände häufig durch Selbstverletzungen, etwa durch einen intensiven Schmerzreiz des Rasierklingenschnittes.

Im Rahmen des Emotionsmanagements ist es das Ziel, dass der Patient dissoziative Prozesse nicht mehr als Vermeidungsmechanismus eines intensiven emotionalen Erlebens aktiviert, sondern die emotionale Belastung ohne Dissoziation auszuhalten bzw. regulieren lernt (Fiedler 2002; Schweiger et al. 2004).

Da Dissoziation eine dysfunktionale Regulationsstrategie für problematische und intensive Emotionen ist, sind sämtliche Teile des Emotionsmanagements antidissoziativ wirksam. Der Patient lernt also zum einen, antidissoziative Strategien der Stressreduktion bei einer hohen emotionalen Anspannung (> 70%) einzusetzen. Zum anderen lernt er, sich bei einer niedrigeren emotionalen Intensität (< 70%) mit den problematischen Emotionen regulierend und korrigierend auseinanderzusetzen.

Die Unterbrechung eines dissoziativen Zustands erfolgt in der Regel durch einen starken Sinnesreiz oder eine anderweitige Irritation der Wahrnehmung. Was immer den Patienten sinnlich-perzeptuell stimuliert, ist potenziell antidissoziativ wirksam. Viele Notfallstrategien lassen sich daher auch als antidissoziative Techniken einsetzen.

Beispiele für kurzfristige antidissoziative Strategien (zur Unterbrechung der Dissoziation)

- Chilischote kauen
- Ammoniak riechen
- sich kneifen
- Augen rollen
- unbequeme Körperhaltung einnehmen
- sich bewegen
- Kältereiz (z. B. Coldpack)
- duschen
- Igelball kneten
- sich selbst laut anreden
- laut Musik hören

Zu Dissoziation neigende Patienten sollten immer ihr Werkzeug zur Beendigung der Dissoziation mit sich führen (z. B. Ammoniak oder Chilischoten) bzw. auf einer Karte ihre Verhaltensfertigkeiten notiert haben und bei sich tragen.

Frau B. gerät selbst unter geringen Belastungen regelmäßig in dissoziative Zustände. Während sie zu Beginn nicht erklären konnte, wie sie in diese geriet, konnte sie nach mehreren eingehenden Verhaltensanalysen die Entwicklung nachvollziehen, die sie regelmäßig in die Dissoziationen führt. Folgendes Beispiel war exemplarisch für die Entwicklung ihrer dissoziativen Zustände:
Morgens wacht Frau B. auf und fühlt sich irgendwie „schlecht drauf". Sie beginnt etwas mürrisch und verschlossen den Tag. Beim Frühstück gerät sie in eine kleine Auseinandersetzung mit ihrer Freundin und zieht sich daraufhin zurück. Sie fängt an, ihren Blick nach innen zu wenden und sich mit ihrem Leben zu beschäftigen. Immer mehr konzentriert sie sich auf ihre Einsamkeit und wird immer trauriger. Sie spürt irgendwann dann auch den ihr bekannten Selbsthass. Irgendwann legt sie sich auf ihr Bett und starrt die Wand an. Sie bekommt immer mehr einen Röhrenblick und spürt, wie sie dann in den dissoziativen Zustand gleitet. Mittlerweile hat sie gelernt, in solchen Augenblicken sich einen Coldpack in den Nacken zu legen, um so aus diesen dissoziativen Zuständen herauszukommen (s. weiter unten die präventiven Strategien bei dieser Patientin).

Hat der Patient gelernt, seine akuten dissoziativen Zustände alleine zu beenden, geht es in der Folge darum, mittels einer genauen Verhaltens- und Emotionsanalyse die Entstehung der dissoziativen Zustände zu verstehen und therapeutisch zu beeinflussen. Wenn man dissoziative Prozesse als dysfunktionale Lösungsversuche für intensive Emotionen begreift, dann ist es evident, dass sämtliche emotionsregulatorische Strategien aus dem Emotionsmanagement die besten therapeutischen Interventionen zur Prävention von dissoziativen Zuständen darstellen.

Aus einer genauen Untersuchung der individuellen Entstehungsbedingungen der Dissoziation lässt sich eine Vielzahl von antidissoziativen behavioralen, kognitiven und emotionalen therapeutischen Strategien ableiten.

Langfristige antidissoziative Strategien (Prävention)

- gezieltes Ersetzen von dissoziationsfördernden Kognitionen durch hilfreiche Kognitionen (So sollte die Kognition „Ich kann das nicht aushalten!" schrittweise durch eine andere Kognition ersetzt werden, z. B.: „Es ist extrem anstrengend, aber ich werde das schon schaffen!")
- Stimuluskontrolle (Gerade zu Beginn der Therapie sollten dissoziationsauslösende Stimuli identifiziert und gezielt vermieden werden. Erst bei fortschreitenden Fertigkeiten im Umgang mit intensiven Emotionen sollte eine direkte Auseinandersetzung mit diesen Stimuli erfolgen.)
- soziale Kompetenzstrategien zur Reduktion zwischenmenschlicher Probleme erlernen (z. B. die Fertigkeit lernen, Nein zu sagen)
- Verhaltensänderungen (z. B. sich bei emotionaler Belastung von monotonen Tätigkeiten fernzuhalten)
- emotionale Kompetenz durch Erkennen von primären Emotionen und Emotionsexposition (z. B. zu erkennen, dass primäre Einsamkeitsgefühle häufig zu dissoziationsauslösenden sekundären Selbsthassgefühlen führen, und zu lernen, Einsamkeitsgefühle auszuhalten)
- Anwendung emotionsregulatorischer Techniken und Strategien (siehe auch Kapitel 7), insbesondere Erkennen von eigenen Bedürfnissen und Erlernen eines angemessenen Umganges hiermit.

Wenn der Patient gelernt hat, mithilfe dieser und anderer Techniken seine Emotionen zu regulieren, wird er nicht mehr darauf angewiesen sein, mittels der Dissoziation seine starken Emotionen zu regulieren.

Um das Wiederauftreten von dissoziativen Zuständen zu verhindern, wurden mit der Patientin aus obigem Beispiel folgende Veränderungen besprochen:
Bei einer schlechten Grundstimmung sollte sie vermehrt darauf achten, diese zu erkennen und nicht vorschnell in Handlungen umzusetzen bzw. sich nicht dieser Stimmung gemäß zu verhalten.
Sie sollte unmittelbar eine Emotionsanalyse anfertigen, um durch die Beschäftigung mit den möglichen Ursachen der schlechten Stimmung deren Entwicklung hin zu einer intensiven Emotion zu verhindern.
Insbesondere bei Beziehungskonflikten sollte sie vermehrt soziale Kompetenz anwenden, damit die Konflikte nicht eskalieren.

Bei angespannter Stimmung sollte sie sich nicht mehr zurückziehen, sondern einer Aktivität nachgehen bzw. Kontakt zu anderen Menschen suchen.
Aufkommende negative Emotionen sollte sie zeitnah emotionsregulatorisch verändern, beispielsweise durch kognitive Bearbeitung oder Achtsamkeit.
Negative Gedanken sollte sie umgehend kognitiv bearbeiten.
Das Liegen im Bett und die Fixierung der Wand sollten vermieden werden.

8.5 Emotionsregulation

In Kapitel 2.5 wurden bereits die Grundzüge der Emotionsregulation dargestellt. An dieser Stelle sollen nun die praktischen Techniken und Strategien der Emotionsregulation dargestellt werden, welche dem Patienten eine zunehmende Einsicht und Kontrolle in Bezug auf seine problematischen Emotionen vermitteln.

Emotionsanalyse

Wenn man den Patienten nach den Ursachen und Begleitumständen beispielsweise seines Ärgers bzw. seiner hohen emotionalen Anspannung befragt, dann wird man in der Regel feststellen können, dass der Patient seinen Ärger auf äußere Ursachen bzw. Umstände attribuiert. Er hat also keine hinreichende Kenntnis der Verursachung bzw. Beeinflussung seines Ärgers durch zum Beispiel seine bewertenden und interpretierenden Kognitionen oder seine unangemessenen Verhaltensweisen. Daher identifizieren Patient und Therapeut als Erstes gemeinsam die bedingenden Faktoren der intensiven Emotionen. Hierzu werden die Situationen genau analysiert, in denen der Patient Ärger, Wut oder Aggressivität erlebt. Dieses zentrale Ziel des Emotionsmanagements erfolgt mittels einer so genannten **Emotionsanalyse**. Sie dient der Einsicht in die Qualität, die Entstehungsbedingungen, die Funktion und die behavioralen Komponenten der Emotion samt ihrer Folgen (Kontingenzen). Die Emotionsanalyse ähnelt bezüglich ihres Aufbaus und ihrer Funktion der typischen Verhaltensanalyse aus der Kognitiven Verhaltenstherapie. Sie gibt nicht zuletzt dem Therapeuten die wesentlichen Ansatzpunkte zur Veränderung der Intensität und Qualität des problematischen emotionalen Erlebens seines Patienten.

Bestandteile der Emotionsanalyse

- die auslösende Situation (z. B. spezifische Umweltbedingung, etwa der verständnislose Partner oder eigene Verhaltensweisen)
- der Intensitätsgrad der Emotion
- die kognitive Bewertung bzw. Interpretation einer Situation
- die Konsequenzen des Auftretens dieser spezifischen Emotion, das heißt deren Funktionalität bzw. der sekundäre Krankheitsgewinn der Emotion
- die physiologischen bzw. körperlichen Korrelate der Emotion
- der adaptive bzw. maladaptive Charakter der Emotion
- die emotionalen Verhaltensweisen
- die sprachliche Differenzierung der Emotion in Abgrenzung zu anderen Emotionen
- die Identifikation einer eventuell vermiedenen primären Emotion
- das Bedürfnis, welches sich hinter der Emotion verbirgt

Das Resultat einer präzisen Emotionsanalyse ist die notwendige Grundlage für spezifische therapeutische Interventionen. Hat man zum Beispiel mithilfe der Emotionsanalyse festgestellt, dass der Gedanke „Ich bin ein Versager“ die Emotion Selbsthass bedingt, dann kann man an dieser dysfunktionalen Kognition korrigierend arbeiten. Wenn man den fehlenden Ausdruck einer adaptiven primären Emotion analysiert hat, kann man in der Folge an einem angemessenen Ausdruck für diese Emotion arbeiten.

Bereits die Fähigkeit des Patienten, sich mithilfe der Emotionsanalyse mit seiner problematischen Emotion auseinander zu setzen, hat eine hohe emotionsregulatorische Bedeutung. Der Patient wendet sich durch die Emotionsanalyse seinem emotionalen Erleben zu, das heißt, er stoppt seine emotionsphobische Vermeidungshaltung und beschäftigt sich kognitiv mit seiner Emotion. Mit dieser Strategie kann der präfrontale Kortex einen regulierenden und hemmenden Einfluss auf emotionale Zentren wie die Amygdala nehmen (s. Kap. 3).

Um eine präzise Analyse einer Emotion zu gewährleisten und den Patienten die Möglichkeit einer Emotionsanalyse außerhalb der therapeutischen Sitzung im Selbstmanagement zu ermöglichen, sollte eine standardisierte Emotionsanalyse zur Anwendung kommen.

Emotionsanalyse

1. Intensität des Gefühls (0–100)
2. Auslösendes Ereignis für mein Gefühl (wer, was, wann, wo?)
3. Mit welchen Gedanken habe ich das Gefühl hervorgerufen bzw. beeinflusst?
4. Körperwahrnehmung und körperliche Veränderung?
5. Was habe ich in der Situation getan bzw. was für einen Handlungsimpuls hatte ich?
6. Was für ein Bedürfnis drückt sich durch die Emotion aus?
7. Handelt es sich um eine primäre, sekundäre oder eine instrumentelle Emotion?
8. Was wäre ein angemessener Umgang mit dieser Emotion?

Die Emotionsanalyse sollte dem Patienten als Vorlage mitgegeben werden (Übungsblatt 3, s. S. 347), damit er auftretende problematische Emotionen eigenständig analysieren kann. Im Folgenden werden die einzelnen Teile der Emotionsanalyse und deren Bedeutung für das Emotionsmanagement näher vorgestellt.

Name des Gefühls

Die begriffliche Bezeichnung einer Emotion stellt zunächst eine Erweiterung der kognitiven Kontrollmöglichkeiten dar. Viele Patienten, die ihre Gefühle zu Beginn der Therapie ausschweifend und ungenau beschreiben (z. B.: „So eine Art von ... naja ... irgendwie ein Gefühl von ... also ... ja, wie soll ich sagen ... so eine Art Anspannung ..., aber irgendwie auch Ärger ..., aber das ist es auch nicht genau ..., irgendwie fühlte sich das schlecht an ...“), lernen im Verlauf der Therapie, eine genaue Bezeichnung für ihre Emotion zu finden. Dies spiegelt sich auch in einem differenzierteren sprachlichen Ausdruck wider (z. B. für das obige Beispiel: „Ich glaube, ich war frustriert und wusste nicht, was ich tun sollte“). Diese sprachliche Differenzierung stellt zum einen eine kognitive Kontrolle auf einer ganz basalen Ebene dar, da sich der Patient seinen Emotionen zuwendet und die hiermit verbundenen Sensationen und Impulse kognitiv bearbeitet (Verbindung präfrontaler Kortex/Amygdala, s. Kap. 3) – schon allein die Verbesserung des sprachlichen Ausdrucks für Emotionen ist bereits emotionsregulatorisch wirksam. Zum anderen verschafft die sprachliche Differenzierung dem Patienten eine größere Klarheit über die Art seines emotionalen Erlebens. Viele Patienten kennen nur zwei oder drei verschiedene Emotionen, auf deren Erleben sie mehr oder weniger stereotyp reagieren. Eine Differenzierung des emotionalen Erlebens schafft neue Erlebens-, Interpretations- und Handlungsansätze. So ist es beispielsweise ein Unterschied, ob man genervt, ärgerlich oder wütend ist. Sollte ein Patient zu Beginn Schwierigkeiten bei der begrifflichen Fassung von Emotionen haben, dann ist die Arbeit mit der Emotionsliste sinnvoll (s. Übungsblatt 1, S. 345). Mithilfe dieser Liste kann er seine Emotion mit einer Vielzahl von möglichen Emotionen vergleichen. Häufig lässt sich mit dieser Hilfe eine unbestimmte Emotion näher eingrenzen bzw. eine bestimmte Emotion differenzieren.

Sehr häufig kann der Patient feststellen, dass er nicht nur eine einzige Emotion erlebt hat, sondern verschiedene, zum Teil widersprüchliche Emotionen. So kann Wut mit Angst, Traurigkeit und Gekränktheit einhergehen. Dieses emotionale Chaos ist sehr häufig ausschlaggebend für eine hohe emotionale Anspannung, und im Rahmen der Emotionsanalyse kann man versuchen, diese verschiedenen Emotionen und deren Zusammenhang detailliert wahrzunehmen. Hierzu dienen insbesondere die Kettenanalyse (s. S. 276) und die Emotionsliste (Übungsblatt 1).

In der Emotionsanalyse der Emotion Wut stellt ein Patient plötzlich fest, dass er neben der Wut auch noch Traurigkeit und Hilflosigkeit erlebt hat. In einer genauen Kettenanalyse dieser Emotionen lässt sich dann ermitteln, dass der Patient auf den Anruf seiner Freundin, die ein abendliches Treffen abgesagt hatte, zunächst mit der primären Emotion Traurigkeit reagiert hat. Da der Patient keinen angemessenen Umgang mit Traurigkeit kennt und dieser Emotion auch ablehnend gegenübersteht, entwickelt er die Emotion Hilflosigkeit. Hilflosigkeit ist für ihn wiederum eine unangenehme und bedrohliche Emotion, auf die der Patient mit Wut reagiert.

Die genaue begriffliche Erfassung der Emotionen erleichtert im späteren Verlauf der Therapie auch die Analyse des zugrunde liegenden Bedürfnisses und den angemessenen Ausdruck mit hilfreichem Verhalten für diese Emotion.

Intensität des Gefühls

Generell dient die Bestimmung der Intensität der Emotion dazu, die therapeutisch angestrebte Reduktion der Emotionsintensität einzuschätzen. Diese Einschätzung ist auch für die differenzierte Wahrnehmung der Emotion bedeutungsvoll, da Patienten ihr emotionales Erleben entweder vermeiden oder aber als extrem intensiv einschätzen. Eine zu hohe Einschätzung der Intensität führt dazu, dass der Patient sich sofort hilflos und überfordert fühlt und sich deshalb nicht mit der Emotion auseinandersetzt.

Eine realistische Abschätzung bzw. Abwägung der Emotionsintensität ist per se ein korrektives Moment, da die Patienten lernen, Handlungsspielräume eröffnende Abstufungen wahrzunehmen. Außerdem ist die Skalierung der Intensität auch für den Therapeuten von Bedeutung, da Patienten dazu neigen, mit übertriebenen Intensitätsangaben den Therapeuten ebenfalls hilflos zu machen. Hier ist die gemeinsame Diskussion der Skalierung hilfreich, um den Patienten aus einer automatisierten Einschätzung („Es war unerträglich, wie immer“) herauszuhelfen und Unterschiede sowie entscheidende Veränderungen in der Intensität von Emotionen wahrzunehmen.

Therapeut: „Wie hoch würden Sie die Intensität dieses Gefühls einschätzen?"
Patient: „Über 100, auf jeden Fall!"
Therapeut: „Wenn sie dieses Gefühl mal mit dem Gefühl von vor zwei Wochen vergleichen, als sie auch 100 angegeben haben, gibt es da nicht doch einen Unterschied?"
Patient: „Naja, wenn ich das vergleiche, vielleicht wäre dann das gestrige Gefühl 80 oder 90."

Darüber hinaus leiten sich aus der Intensität der Emotion (über oder unter 70%) auch unterschiedliche therapeutische Strategien ab (s. o.).

Was war die auslösende Situation für dieses Gefühl?

Es gilt an diesem Punkt, die Auslöser, zum Beispiel eine Situation, so objektiv wie möglich zu beschreiben und nicht schon auf dieser Ebene die Wahrnehmung durch Interpretationen bzw. Bewertungen zu verzerren. Nur bei einer möglichst präzisen, objektiven Beschreibung des Auslösers ist es möglich, bei Punkt B der Emotionsanalyse den entscheidenden bewertenden Gedanken als Ursache für das zu analysierende Gefühl zu bestimmen. Spezifische Situationen in Verbindung mit bewertenden und interpretierenden Gedanken sind die wesentlichen Bedingungsfaktoren für die Entstehung von Emotionen. Dies kann sowohl auf einer bewussten Ebene der kognitiven Bearbeitung von Informationen stattfinden als auch auf einer unbewussten Ebene der automatischen Gedanken.

Bei den situativen Auslösern vergisst man häufig, dass die problematische Emotion (z. B. Ärger) häufig eine sekundäre emotionale Reaktion auf eine primäre Emotion ist. Diese Vorstellung ist der erste Schritt in die Richtung einer möglichen Differenzierung in primäre und sekundäre Emotionen, wie wir sie Kapitel 7 näher kennen gelernt haben. Man versucht also festzustellen, ob es eine bestimmte primäre Emotion gibt, auf die der Patient infolge einer gedanklichen Bearbeitung mit einer sekundären Emotion reagiert, welche die Wahrnehmung der eigentlichen primären Emotion verschleiert. So kann zum Beispiel die Wahrnehmung des eigenen maladaptiven primären Minderwertigkeitsgefühls so aversiv sein, dass eine emotionale Reaktion in Form von Wut (sekundäre Emotion) hierauf die Wahrnehmung des Minderwertigkeitsgefühls verhindert.

Mit welchen Gedanken habe ich das Gefühl hervorgerufen bzw. beeinflusst?

Die Identifikation der dysfunktionalen bewertenden Kognitionen als Ursache für eine Emotion ist zentraler Bestandteil der Emotionsanalyse. Sie basiert auf der kognitiven Appraisal-Theorie der Emotion (s. Kap. 2), welche in der Kognitiven Verhaltenstherapie als ABC-Schema der Emotion Eingang gefunden hat (Ellis 1962). Die Grundannahme hierbei ist, dass bewertende Kognitionen wesentliche Ursache von Emotionen und somit einer der wichtigsten Angriffspunkte für eine therapeutische Beeinflussung der intensiven Emotion sind. Die situative Erfassung der individuellen Kognitionen sollte präzise und realitätsgetreu in Form der typischen Gedanken und Sätze des Patienten erfolgen. Da die relevanten Kognitionen häufig in Form von automatischen Gedanken ablaufen, kann die Suche nach diesen entscheidenden Gedanken schwierig sein. Grundsätzlich sollten die emotionsrelevanten Kognitionen anhand einer konkreten Situation analysiert werden.

Therapeut: „Was haben Sie gedacht, als Ihr Kollege Sie in der Konferenz abgewürgt hat?"
Patient: „Hm, kann ich gar nicht sagen. Wahrscheinlich habe ich gar nichts gedacht."
Therapeut: „Stellen Sie sich bitte mal genau vor, wie Ihr Kollege diese abfällige Handbewegung macht, als Sie sich zu Wort meldeten. Versuchen Sie, sich ihn ganz genau vorzustellen, wie er am anderen Ende des Tisches sitzt und Sie sich gerade zu Wort melden. Was genau geht Ihnen durch den Kopf, wenn Sie diese Handbewegung sehen?"
Patient: „Komisch, irgendwie erinnere ich mich schwach daran, dass ich in dem Moment dachte: ‚Dem bist du nicht gewachsen.'"

Wenn man einen spezifischen Gedanken gefunden hat, kann man die Gegenprobe machen, indem man den Patienten bittet, sich diesen Satz mehrfach selbst zu sagen und darauf zu achten, mit welchem Gefühl er auf diesen Satz reagiert. In der Regel kann der Patient das zu analysierende Gefühl mit dem gefundenen Satz in abgeschwächter Form gezielt hervorrufen.

Die Tatsache, dass die individuelle Bewertung und nicht die objektive Situation für das emotionale Empfinden entscheidend ist, können viele Patienten zu Beginn nicht einfach akzeptieren. Der Widerstand gegen dieses kognitive Modell kann nicht zuletzt durch eine Vermeidungshaltung des Patienten erklärt werden.

Gründe des Widerstands gegen das kognitive Modell

- Der Patient hat die Vorstellung bzw. das Empfinden, dass die Emotionen eine Widerspiegelung realer Geschehnisse sind.
- Die Ablehnung der kognitiven Komponente befreit den Patienten von der eigenen Verantwortlichkeit für seine Emotion.
- Der Patient verlangt eine Veränderung von der Umwelt, um die aufwändige und schwierige Arbeit an sich selbst zu vermeiden.
- Der Patient schützt sich vor einer selbstreflexiven und anstrengenden Arbeit an sich selbst.
- Der Patient schämt sich für seine Gedanken.

Häufig sind interpretierende und bewertende Gedanken nicht nur Auslöser für spezifische Emotionen. Durch gedankliche Prozesse werden bestehende primäre und sekundäre Emotionen auch qualitativ und quantitativ beeinflusst. Deshalb ist es auf der einen Seite sinnvoll, die kognitiven Mechanismen zu identifizieren, mit denen ein Patient eine bestehende Emotion in ihrer Intensität verstärkt (dass z. B. aus Ärger Wut wird oder aus Traurigkeit Verzweiflung entsteht). Auf der anderen Seite kann durch die Analyse der bewertenden Gedanken einer Emotion der Prozess der Umwandlung einer primären in eine sekundäre Emotion identifiziert werden (sodass z. B. aus Unsicherheit Hass wird oder aus Traurigkeit Wut entsteht). Dieser Mechanismus ist entscheidend für die so genannte Kettenanalyse (s. S. 276), die eine Aneinanderreihung und daraus resultierende Intensitätssteigerung verschiedener Emotionen u. a. durch kognitive Prozesse untersucht.

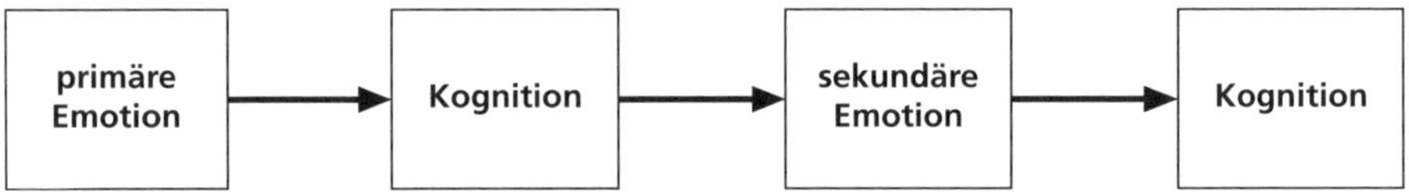

Die Vermittlung und Förderung der Einsicht, dass Menschen ihre Emotionen wesentlich selbst beeinflussen können, gehört zu den zentralen Aufgaben einer kognitiven Therapie der Emotionen und ist der Grundstein für später erfolgende veränderungsorientierte Schritte. Durch die Identifikation der kognitiven Mechanismen erreicht man zunächst eine höhere Transparenz für die Entstehung von intensiven bzw. belastenden Emotionen. Viele Patienten erleben bereits diese Einsicht allein als erleichternd, da sie sich nicht mehr so hilflos dem Erleben ihrer Emotionen ausgesetzt fühlen.

In Abschnitt „Kognitiv-behaviorale Techniken der Emotionsregulation" dieses Kapitels werden die Analyse und Arbeit an emotionsbedingenden kognitiven Strukturen thematisiert, die sich an diesen Abschnitt der Emotionsanalyse anschließen sollte.

Körperwahrnehmung und körperliche Veränderung?

Häufig entstehen extreme Emotionen nach einer längeren Zeit der Vermeidung, sodass am Ende eine Art emotionaler Explosion stattfindet. Die Wahrnehmung von körperlichen Vorgängen, welche mit bestimmten Emotionen einhergehen, ist von entscheidender Bedeutung, da sie häufig erste Anzeichen der Entwicklung einer intensiven Emotion sind. Die Wahrnehmung der Körpervorgänge dient somit als Frühwarnsystem einer sich entwickelnden Emotion. Diese Wahrnehmung der körperlichen Empfindungen dient dem Patienten dazu, eine sich entwickelnde Emotion rechtzeitig zu bemerken. Dann kann er nämlich frühzeitig emotionsregulatorische Techniken einsetzen, also zu einem Zeitpunkt, wo eine Regulation der Emotion noch möglich ist.

Ein anderer wichtiger Grund für das bewusste Erleben von körperlichen Empfindungen ist die reduzierte emotionale Wahrnehmungsfähigkeit von Patienten, die lange Zeit eine emotionsphobische Haltung hatten. Hier hilft die genauere Wahrnehmung von körperlichen Korrelaten emotionaler Prozesse zur Verbesserung der Emotionswahrnehmung (s. auch Abschnitt 7.4).

Was habe ich in der Situation getan bzw. was für einen Handlungsimpuls hatte ich?

Die Handlung des Patienten in der Situation ist entscheidend für die negativen Konsequenzen, welche Emotionen für ihn haben können, und ein entscheidender Punkt der Veränderung im weiteren Prozess der Therapie. Insofern dient diese Frage auch dazu, dem Patienten seine Handlung bewusst zu machen, mit der er auf die Problememotion reagiert hat. Die Frage nach dem Handlungsimpuls im Augenblick des emotionalen Erlebens ist meist auch deswegen hilfreich, da der Handlungsimpuls Aufschluss über die erlebte Emotion gibt (z. B., wenn ein Patient seine Emotion nicht benennen kann, aber den Handlungsimpuls der Flucht bemerkt; hieraus könnte man auf die Emotion Angst schließen). Dem Patienten ist häufig gar nicht bewusst, dass er einen bestimmten Handlungsimpuls hat, sodass hiernach gezielt gefragt werden muss. Außerdem ist die Frage nach dem Handlungsimpuls zielführend für die spätere Frage, welche Handlung eigentlich hilfreich und angemessen sein könnte.

Was für ein Bedürfnis drückt sich durch die Emotion aus?

Jede Emotion ist Ausdruck eines Bedürfnisses (s. Kap. 2). Der Patient lernt mithilfe der Emotionsanalyse, seine Bedürfnisse besser zu verstehen und sich ihnen entsprechend zu verhalten. Hierzu stellt sich der Patient bei jeder zu analysierenden Emotion die Frage, welches erfüllte, frustrierte oder bedrohte Bedürfnis durch diese Emotion zum Ausdruck kommt. Auf der Grundlage dieser Einsicht können Patient und Therapeut therapeutische Ziele definieren, die der Patient aktiv verfolgen kann. Hat ein Patient zum Beispiel erkannt, dass seine Traurigkeit das frustrierte Bedürfnis nach Kontakt zu einem bestimmten Menschen ausdrückt, dann hat diese Einsicht Einfluss auf sein zukünftiges Verhalten (u. a. verstärkte Bemühung um Kontakt zu diesem Menschen oder Einstellen entsprechender Bemühungen bei Aussichtslosigkeit der Erfüllung dieses Bedürfnisses). Die Bedeutung des Bedürfnisses, das durch eine Emotion ausgedrückt wird, zeigt sich auch darin, dass in emotionsaktivierenden Sequenzen der Therapie der Therapeut dem Patienten wiederholt die Frage stellt, welches Bedürfnis hinter der betreffenden Emotion steht (s. Abschnitt 7.8).

Primäre, sekundäre oder instrumentelle Emotion

Im Rahmen einer erfolgreichen Emotionsanalyse sollte die wichtige Differenzierung zwischen einer primären und einer sekundären Emotion stattfinden. Da dieses Konzept in Kapitel 4 ausführlich erklärt wurde, sollen hier nur einige Erläuterungen folgen, damit der Stellenwert dieser Unterscheidung für extreme Emotionen deutlich wird.

Grundsätzlich basiert das Konzept von primären versus sekundären Emotionen auf der Annahme, dass situativ zeitlich zuerst auftretende primäre Emotionen, die einen aversiven Charakter haben (Unsicherheit, Angst, Traurigkeit usw.), durch zeitlich spätere, reaktive, sekundäre Emotionen überdeckt werden. Das heißt, dass ein Patient beispielsweise mit der sekundären Emotion Ärger auf die primäre Emotion Angst reagiert, da ihn die Angst verunsichert oder ihm als bedrohlich erscheint und deshalb nicht von ihm toleriert werden kann. Die vermiedenen primären Emotionen repräsentieren häufig Selbstschemata bzw. Grundannahmen, deren Verletzung Wut und Ärger provoziert (Deffenbacher 1999).

Es geht zunächst um die akribische Aufarbeitung der zeitlichen Entwicklung der sekundären Emotion, um Anzeichen einer ihr vorgelagerten primären Emotion zu entdecken. Viele Patienten haben zu Beginn der Emotionsanalyse große Schwierigkeiten, hinter ihrer sekundären Emotion eine primäre zu entdecken. Dennoch lassen sich diese bei geduldiger und häufig auch mühevoller Kleinarbeit in der Regel finden. Die Frage dreht sich hierbei immer um das einer sekundären Emotion vorgelagerte emotionale Erleben bzw. um die unmittelbar nach dem Stimulus auftretende Emotion (also eine primäre Emotion).

Eine weitere Abklärung erfolgt in Hinsicht auf den möglichen instrumentellen Charakter der Emotion (Greenberg 2002). Der instrumentelle Charakter der Emotion ergibt sich aus ihrer unmittelbaren Signalwirkung auf andere Menschen. Mittels unserer Emotionen regulieren wir unser Zusammenleben mit anderen Menschen, geben anderen Menschen Aufschluss über unsere Befindlichkeit, unsere Bedürfnisse sowie Motivationen und beeinflussen das Verhalten anderer Menschen uns gegenüber. Die meisten Menschen haben eine sehr gute Wahrnehmung bzw. ein gutes Empfinden für das emotionale Erleben ihres Gegenübers und werden in ihrem eigenen emotionalen Erleben hierdurch stark beeinflusst. Spüren wir Aggressivität beim Gegenüber, dann schrecken wir entweder intuitiv zurück oder rüsten uns für die erwartete Auseinandersetzung. Erleben wir beim anderen Menschen Angst, dann sehen wir uns nach der vermeintlichen Gefahrenquelle um und versuchen, uns schützend zu verhalten. Diese kommunikative Seite der Emotionen kann bewusst oder unbewusst zur Beeinflussung anderer Menschen eingesetzt werden, sodass man von einem instrumentellen Charakter einer Emotion sprechen kann. Das sichtbare Erleben einer Emotion soll also andere Menschen zu Handlungen stimulieren, die für den jeweiligen Menschen von Vorteil sind.

Menschen bzw. Patienten sind sich des instrumentellen Charakters häufig nicht bewusst. Dennoch wird bei den instrumentellen Emotionen nicht selten die Grenze zur bewussten Manipulation überschritten, zum Beispiel, wenn ein Vorgesetzter durch Darstellung von Aggressivität systematisch Untergebene einschüchtert, ohne dass er ein entsprechendes Gefühl von Ärger in der Situation hat. Er hat lediglich gelernt, dass ihm die Zur-Schau-Stellung von Aggressivität langwierige Überzeugungsprozesse oder eigene Mühen zumindest situativ erspart und seine primäre, für ihn problematische Emotion Unsicherheit oder Angst verdeckt. In dieser Hinsicht kann man instrumentelle Emotionen auch als **manipulative Emotionen** bezeichnen, und Sachse (2004) spricht in diesem Zusammenhang zurecht von einer „Spielebene" der Kommunikation, die wenig mit der eigentlichen Motivation des Patienten, sondern vielmehr mit deren Verdeckung und der bewussten bzw. unbewussten manipulativen Beeinflussung anderer Menschen zu tun hat.

Kennzeichen einer instrumentellen Emotion

- Der darstellerische Charakter der Emotion ist deutlich erkennbar.
- Die Emotion gibt dem anderen Menschen den Eindruck, beeinflusst bzw. manipuliert zu werden.
- Die Emotion kann auf äußere Reize hin von dem Individuum leicht reguliert werden. So kann eine instrumentelle Traurigkeit, die einen anderen Menschen (z. B. den Therapeuten!) dazu bewegen soll, mit seinen unangenehmen Fragen aufzuhören, durch einen Themawechsel beendet werden. Außerdem können die instrumentellen Emotionen nach Aufforderung wesentlich besser reguliert werden, als es bei den primären und sekundären Emotionen der Fall ist (z. B. bei Verdacht auf die instrumentelle Emotion Traurigkeit mit Tränen die Aufforderung, dass der Patient mit dem Weinen aufhören möge, damit die Therapie fortgesetzt werden kann).

Was wäre ein angemessener Umgang mit dieser Emotion?

Jede Emotion geht mit einer Handlungsdisposition einher (s. o.), die einen hohen adaptiven Wert hat bzw. haben kann (s. Kap. 2). Daher sollte in der Therapie immer der adäquate Ausdruck bzw. die angemessene Handlung für eine adaptive Emotion identifiziert und trainiert werden. Dies ist insbesondere von Bedeutung, wenn ein Patient durch unangemessene Reaktionen auf seine problematische Emotion (d. h. übertriebene oder vermeidende Verhaltensweisen) deren Problematik noch weiter verstärkt.

Frau F. leidet an einer Borderline-Persönlichkeitsstörung und kommt insbesondere zur besseren Bewältigung ihrer Wutausbrüche zur Therapie. Ziel der Emotionsanalyse ist es, dass die Patientin ihre Wutausbrüche besser verstehen und differenziert betrachten lernt.

Emotionsanalyse

- Gefühl: „Wut", Intensität (0–100)?
  - „Circa 60 bis 70".
- Auslösendes Ereignis für dieses Gefühl?
  - „Diskussion mit meinem Mann"
- Mit welchen bewertenden bzw. interpretierenden Gedanken habe ich das Gefühl hervorgerufen?
  - „Er nimmt mich nicht ernst!" und „Er will mich klein machen!"
- Körperwahrnehmung
  - „Brennen im Brustkorb, Anspannung in Armen und Händen."
- Handlung bzw. Handlungsimpuls
  - „Am liebsten wäre ich weggelaufen. Ich habe ihn angeschrieen."

- Was für ein Bedürfnis drückt sich durch die Emotion aus?
  - Das Bedürfnis nach Selbstwert bzw. Anerkennung.
- War dies Gefühl eine primäre oder sekundäre bzw. instrumentelle Emotion?
  - „Wahrscheinlich eine sekundäre Emotion. Am Anfang der Diskussion war ich eher ängstlich (primäre Emotion). Durch die Wut bringe ich meinen Mann zum Schweigen (instrumenteller Charakter der Emotion)"
- Was wäre ein angemessener Umgang mit der Emotion?
  - „Ich sollte lernen, ruhig zu bleiben und ihm ein vernünftiges Kontra geben."
  - „Außerdem sollte ich an meiner Angst (maladaptive primäre Emotion) arbeiten."

Patienten sollten eine Vorlage der Emotionsanalyse stets bei sich führen (Übungsblatt 3, S. 347), um sich im Falle einer sich entwickelnden problematischen Emotion bzw. unmittelbar im Anschluss sofort mit dieser Emotion und ihren Entstehungsbedingungen auseinandersetzen zu können. Somit lenken sie sich nicht mehr, wie üblich, vom Erleben der Emotion ab und können die auslösenden Faktoren der Emotion sofort analysieren. Außerdem bringen sie damit wichtige Informationen zur nächsten Therapiesitzung mit.

Im Verlauf der Therapie ist es außerdem zunehmend wichtig, den Patienten zu motivieren, Emotionsanalysen sofort beim Auftreten der ersten Anzeichen von Ärger oder lediglich Gereiztheit bis einschließlich zum Punkt C auszufüllen. Dies bedeutet, dass der Patient sich bereits beim Auftreten seiner Emotion mit deren auslösenden Bedingungen beschäftigt und alleine schon durch diese kognitive Beschäftigung einen regulatorischen Einfluss auf seine Emotion wie zum Beispiel Ärger ausübt. Die praktische Nützlichkeit dieser Funktion der Emotionsanalyse sollte daher nicht unterschätzt werden! Für viele Patienten ist das Ausfüllen der Emotionsanalyse eine zentrale Verhaltensfertigkeit, um ihre beginnenden intensiven Emotionen zu verstehen, eine Steigerung dieser Emotion bis hin zu Wut, Hass und Zorn usw. zu verhindern und somit selbst- oder fremdschädigende Verhaltensweisen zu unterbinden:

Immer wenn die Patientin P. merkt, dass sie in einer Situation anfängt, ärgerlich zu werden, zieht sie sich aus der Situation zurück und füllt ihre Emotionsanalyse aus. In der Regel ist bereits diese Beschäftigung mit den Fragen nach der auslösenden Situation, den wichtigen Gedanken, der Frage nach der primären oder sekundären Natur des Ärgers mit einer Reduktion der Gefühlsintensität verbunden. Schon beim Ausfüllen macht sie sich Gedanken darüber, ob ihr Ärger eigentlich angemessen ist, ob nicht ihre Bewertung der Situation übertrieben ist und ob ein aggressives Verhalten wirklich für sie nützlich sein könnte. Immer häufiger kommt sie am Ende des Ausfüllens der Emotionsanalyse zu dem Schluss, dass sie die auslösende Situation übertrieben bedrohlich bewertet bzw. sich unnötig angegriffen gefühlt hat. Oder sie kann erkennen, dass der Ärger eine sekundäre Emotion und Unsicherheit oder Enttäuschung die primäre Emotion war. Somit gelingt es ihr, sich diesen primären

Emotionen vermehrt zuwenden. Häufig erkennt sie, dass ein Wutausbruch oder ein extrem aggressives Verhalten eigentlich nur dazu führt, dass es ihr im Anschluss daran schlechter geht, weil hierdurch zu negative Konsequenzen für sie entstehen.

Veränderung der Reizexposition

Das oberste Ziel der therapeutischen Arbeit an intensiven unterregulierten Emotionen wie Ärger und Wut ist die Aufhebung der emotionsvermeidenden Haltung. Der Patient lernt, seine problematische Emotion zu erleben und gleichzeitig korrigierend zu bearbeiten. Dennoch kann eine gezielte Veränderung der ärgerauslösenden Situation sinnvoll und hilfreich sein. Es ist ja die wesentliche Kompetenz des emotionalen Selbstmanagements, auf die emotionsauslösenden Situationen einen aktiven, gestaltenden Einfluss zu nehmen und sich diesen nicht passiv auszusetzen. Für Patienten, die glauben, dass sie sich jeder schwierigen Situation stellen müssen, alles ertragen zu müssen, ungeachtet ihres sich hieraus ergebenden Ärgers, kann insbesondere zu Beginn der Therapie eine Vermeidung bzw. Unterbrechung dieser Situationen bzw. der Reizkonfrontation sehr hilfreich sein.

Vermeidung emotionsauslösender Stimuli

Hierbei geht es darum, die potenziell ärgerauslösenden Situationen des Patienten zu definieren und hierfür eine hilfreiche Vermeidungsstrategie zu finden – insbesondere wenn zum aktuellen Zeitpunkt keine Aussicht auf eine Regulation des Ärgers innerhalb der Situation möglich ist. So kann es zum Beispiel bei einem extrem cholerischen und beleidigenden Chef für den Patienten unmöglich und sinnlos sein, seine eigenen Emotionen (Ärger und Wut) angemessen zu regulieren. Das Vermeiden von Kontakten zu diesem Chef ist sicherlich zu Beginn der Therapie ratsam. Oder man denke an ein in Trennung lebendes Ehepaar, bei dem die Streitigkeiten über die Modalitäten der Trennung mit Ärger- und Wutausbrüchen einhergehen, die beide nicht kontrollieren können bzw. sogar nicht kontrollieren wollen. Hier sollte man eine Lösung dieser Angelegenheit wohl besser in die Hände von Anwälten legen.

Frau B. erlebt wiederholt intensive Emotionen von Selbsthass und Verzweiflung, wenn sie am Wochenende zu ihren Eltern fährt. Insgeheim hofft sie bei jedem Besuch auf Zeichen der Liebe und Zuwendung seitens ihrer Eltern, die jedoch ausbleiben. Dieses Ausbleiben an Liebe und Zuwendung löst bei ihr über die Vermeidung primärer Emotionen wie Einsamkeit und Minderwertigkeit die sekundären Emotionen Ärger, Wut und Selbsthass aus, die regelmäßig in eine Selbstverletzung münden.

In der Therapie wird mit Frau B. besprochen, dass sie zunächst diese frustranen Besuche bei ihren Eltern einstellt, da sie unweigerlich immer wieder die gleichen Erfahrungen mache. Diese Vermeidung des emotionsauslösenden Stimulus gibt Frau B. erstmals den Freiraum, ihr emotionales Schema mithilfe von Emotionsanalysen zu verstehen. Sie kann hierdurch die abwertende Haltung ihrer Eltern aus sicherer Distanz kritisch beurteilen. Außerdem lernt sie über die Technik der Radikalen Akzeptanz die traurige Tatsache zu akzeptieren, dass sie nie die ersehnte Art von Liebe und Zuwendung von ihren Eltern bekommen würde. Nachdem sie außerdem soziale Kompetenzstrategien und realistische Ziele im Umgang mit ihren Eltern entwickelte, kann sie langsam beginnen, ihre Eltern ohne erneute emotionale Krisen in größeren zeitlichen Abständen zu besuchen.

Kontrolle des emotionsauslösenden Stimulus

Wenn der Patient angesichts eines emotionsauslösenden Stimulus plötzlich eine Zunahme der Anspannung, des Ärgers oder der Wut wahrnimmt, dann kann über die Unterbrechung der Exposition mit dem emotionsauslösenden Stimulus unmittelbar die Intensität des emotionalen Erlebens reduziert werden und der Patient sich mit der Regulation seiner Emotion beschäftigen (s. Abschnitt 8.4). Patienten können diese Unterbrechung als Auszeit ansehen (Time out). Beispielsweise sollte ein Patient, der im Straßenverkehr Wutanfälle erlebt, lernen, sein Auto ganz bewusst zur Seite zu lenken und sich für einige Minuten vom Straßenverkehr zu erholen.

Patienten, deren intensive Emotionen, zum Beispiel Wut, sich innerhalb kürzester Zeit, das heißt innerhalb weniger Sekunden, entwickeln, sollten eine Art Frühwarnsystem für ihren emotionalen Ausbruch entwickeln. Diese Patienten sollten mit der Kontrolle des Stimulus, das heißt dem Einsatz ihrer Notfallstrategien, nicht darauf warten, bis sie ihre Emotion wirklich intensiv erleben. Vielmehr lernen sie beim allerersten Anzeichen der sich entwickelnden Emotion bereits eine Vermeidungsreaktion zu initiieren (s. Abschnitt 8.4).

Aus diesen Gründen gehört eine gezielte Vermeidung des emotionsauslösenden Stimulus zu den einfachsten und grundlegenden Techniken des Emotionsmanagements. Diese Technik wird in der Verhaltenstherapie auch als **Stimuluskontrolle** bezeichnet. Die Vermeidung des emotionsauslösenden Stimulus sollte nur eingesetzt werden, wenn Patienten ihre emotionale Erregung angesichts des betreffenden Stimulus noch nicht regulieren können, was insbesondere zu Beginn des Emotionsmanagements der Fall ist. Dieser Phase der Vermeidung sollte dann aber eine Phase der direkten Auseinandersetzung mit dem Stimulus und der betreffenden Emotion folgen.

Emotionsexposition und Desensitivierung

Die therapeutische Veränderung von Ärger und aggressivem Verhalten geht in der Regel mit dem bewussten Aufsuchen und Ertragen von emotionsauslösenden Situationen, dem Verbleiben in diesen Situationen und der Suche nach neuen Formen des Umgangs mit diesen einher. Wie auch in anderen Expositionssituationen ist es nicht das Ziel, dass der Patient keinen Ärger mehr verspürt, sondern, dass er Ärger erleben kann, ohne dass dieser zu intensiv wird bzw. in Wut, Hass und Aggressivität mündet. Dieses Prinzip der Exposition und dessen Wirksamkeit sind aus der Verhaltenstherapie im Umgang mit Angstsymptomen bekannt. So profitiert ein Patient mit einer Panikstörung vom Aufsuchen und Ertragen der angstauslösenden Situation (z. B. einer großen Menschenansammlung), ein Patient mit einer sozialen Phobie vom Ertragen eines Zusammenseins mit anderen Menschen und ein Patient mit einem Waschzwang vom Ertragen seiner ungewaschenen Hände (Hoffmann u. Hofmann 2004). Das Ziel einer erfolgreichen Exposition ist das Erreichen einer Emotionstoleranz, das heißt der Fähigkeit, auch unangenehme Emotionen erleben zu können.

Auch bei intensiven Emotionen sollte angestrebt werden, dass der Patient diese Emotionen bzw. deren emotionale Vorstufen bewusst über einen langen Zeitraum erleben kann, ohne sich gegen sie zu wehren oder ihnen entsprechend zu handeln. Diese Intervention wird als **Emotionsexposition** bezeichnet und geht mit dem Erleben der Emotion unter einer Reaktionsverhinderung einher, das heißt unter einem Verzicht auf den Einsatz der bisherigen emotionsbezogenen Verhaltensweise. So ist die Fähigkeit, Ärger auszuhalten, ohne diesen unmittelbar in dysfunktionale Verhaltensweisen umzusetzen, sowohl eine wesentliche Komponente der Stabilität des Patienten als auch Grundlage für den emotionsbezogenen therapeutischen Prozess. Das Prinzip der Emotionsexposition kann und sollte auch bei allen anderen Emotionen angewendet werden, welche der Patient phobisch vermeidet. Allein beim Schamgefühl wird er häufig ohne gleichzeitig angewendete Entspannungs- und Distanzierungstechniken mit einer reinen Exposition überfordert sein.

Durch die Exposition, beispielsweise mit dem Gefühl Ärger, werden im Wesentlichen zwei Veränderungen angestrebt: Zum einen wird eine Entkopplung zwischen dieser Emotion und der automatisierten, dysfunktionalen Verhaltensweise erreicht, sodass eine neue, funktionale Verhaltensweise erlernt werden kann. Hat der Patient zum Beispiel seinem Ärger immer in Form von Abwertungen Ausdruck gegeben, so können durch die Exposition mit dem Ärger diese Abwertungen abgebaut werden, indem der Patient eine sozial kompetente Reaktion auf den Ärger lernt und trainiert. Zum anderen führt eine Emotionsexposition zu einer **Desensitivierung** des Ärgers, das heißt zu einem langsamen Abbau dessen Intensität. Dies hat u. a. zur Folge, dass der Patient das Auftreten der Emotion nicht mehr angstvoll zu vermeiden versucht, was früher ja zu einer Intensivierung der Emotion geführt hatte. Der Patient kann dem Erleben der Emotion gelassener entgegenblicken, was weiterhin zu einem Abbau deren Intensität beiträgt.

Kontraindikation bzw. Probleme des Expositionstrainings

Um den Patienten nicht mit der Emotionsexposition zu überfordern und dadurch zu verunsichern, sollte der Therapeut die Art und Intensität der Emotionsexposition an den jeweiligen Patienten individuell anpassen. Insbesondere Patienten mit Wutausbrüchen, selbst- oder fremdschädigenden Verhaltensweisen oder suizidalen Krisen bei emotionaler Anspannung sollten durch ein **gestuftes Vorgehen** unter Einsatz von Entspannungs- und Emotionsregulationstechniken an das Ertragen ihres Ärgers herangeführt werden. Eine Exposition im Rahmen des so genannten „Floodings", das heißt der massiven Konfrontation mit dem ärgerauslösenden Stimulus, ist bei diesen Patienten kontraindiziert! Er darf zu keinem Zeitpunkt die kognitive und behaviorale Kontrolle über diesen Prozess verlieren (s. Kasten zur Kontraindikation).

Beim Einsatz der Expositionstechniken ist trotz des vorgeschlagenen abgestuften Vorgehens bei einer Reihe von Faktoren Vorsicht geboten. Sollte einer der unten genannten Faktoren vorliegen, so ist vom Einsatz der Expositionstechniken abzuraten. Ausgenommen von der Emotionsexposition ist ausdrücklich die Emotion der extremen Wut und der emotionalen Anspannung (wie sie insbesondere häufig bei Patientinnen mit einer Borderline-Persönlichkeitsstörung vorkommt). Bei extremer Wut und emotionaler Anspannung, bei der ein Kontrollverlust mit selbst- oder fremdschädigendem Verhalten durch zu starke emotionale Erregung droht, sollten Notfallstrategien und emotionsregulatorische Techniken zum Einsatz kommen (s. Abschnitte 8.4 und 8.5). Außerdem sollte der Patient lernen, sich auf die Vorstufe seiner Wut, die zumeist Ärger ist, zu konzentrieren, und dann das oben geschilderte Prozedere durchlaufen.

Kontraindikation für den Einsatz von Expositionstechniken

- Vorliegen einer schweren Achse-I-Erkrankung (z. B. Schizophrenie, Depression)
- aktuell bestehende Substanzabhängigkeit
- bedrohliche und unkontrollierbare aggressive Ausbrüche
- emotionale Anspannungszustände mit möglicher Selbst- oder Fremdgefährdung
- deutliche dissoziale oder psychopathische Verhaltensweisen
- Emotion als Folge einer medizinischen Grunderkrankung (z. B. Hyperthyreose)
- Suizidgefährdung
- fehlende Einsicht in die Problematik der Emotion
- fehlende Veränderungsmotivation

Die Aufgaben des Therapeuten bei der Emotionsexposition sind zum einen die Stimulation der jeweiligen belastenden Emotion, zum anderen das Verhindern der dysfunktionalen Bewältigungsstrategie des Patienten. Hierzu sollte der Therapeut sowohl die offenen als auch die verdeckten Bewältigungsstrategien des Patienten genauestens kennen.

Beispiele für eine **offene Bewältigungsstrategie** sind:
- Weglaufen
- Themawechsel
- Beschimpfungen des Gegenübers
- Verleugnung
- vage Auskünfte
- impulsive Durchbrüche
- Selbstverletzungen

Beispiele für eine **verdeckte Bewältigungsstrategie** sind:
- Abwenden der Aufmerksamkeit
- Dissoziation
- kognitive Abwehr (insbesondere Suizidgedanken)
- kognitive Ablenkung

Eine gemeinsame Identifikation dieser Bewältigungsstrategien vor einer Expositionsübung ist empfehlenswert, damit deren Auftreten sofort bemerkt und bearbeitet werden kann.

Eine Emotionsexposition ist dann als erfolgreich zu betrachten, wenn der Patient
- die Intensität seines emotionalen Erlebens deutlich reduziert hat;
- seine Emotionen erleben kann, ohne sich ihnen gegenüber als hilflos zu erleben (Emotionstoleranz);
- die Handlungskontrolle über seine Emotionen hat und diese nicht in eine unmittelbare dysfunktionale Handlung umsetzen muss;
- sein emotionales Erleben angemessen kognitiv regulieren kann;
- seine belastende Emotion in einem übergreifenden Kontext erleben und akzeptieren kann.

Techniken der Emotionsexposition

Zur Verfügung stehen die **Emotionsanalyse**, die **In-sensu-Exposition** und die **In-vivo-Exposition**. Während die emotionale Aktivierung beim Einsatz der Emotionsanalyse noch gering und gut zu kontrollieren ist, nimmt diese Aktivierung bei der In-sensu-Exposition und noch mehr der In-vivo-Exposition deutlich zu.

Exposition durch Emotionsanalysen

Die kontrollierteste und distanzierteste Form des Erlebens einer intensiven Emotion besteht darin, dass Therapeut und Patient mithilfe einer Emotionsanalyse, wie oben beschrieben, die betreffende Emotion untersuchen (siehe Abschnitt 8.5). Durch die über die Emotionsanalyse initiierte Aktivierung von Ärger behält der Patient jedoch zu jedem Zeitpunkt die kognitive und behaviorale Kontrolle. Insbesondere bei instabilen Patienten mit impulsiven und unkontrollierbaren Verhaltensweisen ist dieses Vorgehen zu Beginn der Expositionstherapie sinnvoll. Dies bedeutet, dass Therapeut und Patient immer wieder gemeinsam mithilfe der Emotionsanalyse die zwischenzeitlich aufgetretenen intensiven Emotionen genau untersuchen. Natürlich gewinnt man durch die Emotionsanalysen auch wertvolle Informationen über die situativen, gedanklichen und emotionalen Auslöser der Emotion, also etwa des Ärgers und des aggressiven Verhaltens.

In-sensu-Exposition

Ein graduelles Vorgehen der Ärgerexposition besteht in der Stimulation des Ärgers durch einen ärgerrelevanten Trigger unter einer gleichzeitigen gegenregulatorischen Maßnahme in Form einer Entspannungsübung oder einer positiven Selbstverbalisierung. Diese Technik basiert auf dem so genannten **Stressimpfungstraining** nach Meichenbaum (1991), das in einer kognitiven Regulation von Anspannung und Stress durch positive Selbstverbalisierung beruht. Wesentliche Elemente des Stressimpfungstrainings wurden von Novaco (1979) in die Therapie von Ärger integriert.

Die In-sensu-Exposition besteht in einer Aktivierung von Anspannung und Ärger durch eine möglichst detaillierte und anschauliche Vorstellung der emotionsauslösenden Situation. Dieses Verfahren bietet sich insbesondere für emotionsauslösende Situationen an, die in der Therapie nicht simuliert werden können, zum Beispiel Situationen im Straßenverkehr oder Probleme am Arbeitsplatz (Grodnitzy u. Tafrate 2000). Hierzu muss mit dem Patienten zunächst seine persönliche **Ärgerhierarchie** ermittelt werden. Diese besteht aus mindestens fünf Situationen, welche beim Patienten zu einer Stimulation seines Ärgers führen, wobei die Situationen nach der unterschiedlichen Intensität von Ärger geordnet werden sollten (Ärgerhierarchie). Die Intensität des Ärgers sollte gemäß dem **Emotionsthermometer** skaliert werden (s. Übungsblatt 6, s. S. 350). Die auslösenden Situationen sollten so detailliert wie möglich beschrieben werden, sodass die wichtigsten Auslöser für Ärger erfasst werden. Häufig sind es nämlich sehr spezifische Aspekte der Situation bzw. der entsprechenden Wahrnehmung durch den Patienten, die den Ärger auslösen. So kann zum Beispiel der Ärger des Patienten weniger auf den Satz des Verkäufers „Sie müssen morgen wiederkommen" als auf dessen vom Patienten als herablassend wahrgenommene Gestik und Mimik zurückzuführen sein. Es kommt häufig vor, dass der spezifische Trigger zunächst nicht erkannt und erst im Rahmen der Expositionsübung erkennbar wird. So hatte beispielsweise eine Patientin eine extrem hohe emotionale Anspannung, als ihre Freundin sie kritisierte, wobei sie jedoch nicht auf den Inhalt der Kritik reagierte, sondern auf den immer wieder vorkommenden Satz „Aber eigentlich ist das egal". Dieser Satz löst bei ihr starke Verlassenheitsängste und in der Folge Wut und Selbsthass aus. Der Therapeut versucht aus der Situation den unmittelbar emotionsauslösenden Reiz zu identifizieren, damit er diesen später bei der In-sensu-Exposition dem Patienten präsentieren kann.

Ärgerhierarchie für einen Patienten mit Wutausbrüchen

Situation 1
Beschreibung der Situation: „Meine Frau holt mich fünf Minuten zu spät von meiner Arbeit ab. Ich bin vom Arbeitstag gestresst. Ich stehe frierend am Straßenrand. Sie aber ist fröhlich und hat kein Verständnis für meinen Vorwurf, dass sie zu spät sei. Sie entschuldigt sich nicht, sondern wirft mir vor, ich sei schlecht gelaunt."
Emotionsthermometer: 60%

Situation 2
Beschreibung der Situation: „Ich stehe mit dem Auto im Stau. Ich habe es eilig. Der Hintermann drängelt. Ein anderes Auto versucht auf meine Fahrbahn zu gelangen. Einer hupt."
Emotionsthermometer: 70%

Situation 3
Beschreibung der Situation: „Der Nachbar mäht seinen Rasen am Sonntagnachmittag. Ich hatte mich gerade auf dem Sofa entspannt. Der Lärm des Rasenmähers schwillt an und ab. Auf dem Regal klirren die Gläser."
Emotionsthermometer: 80%

Situation 4
Beschreibung der Situation: „Mein Kollege kritisiert meine Arbeit" usw. usw. usw.
Emotionsthermometer: 85%

Hat man mit dem Patienten eine individuelle Ärgerhierarchie erstellt, dann wird das Konzept der graduierten In-sensu-Exposition unter gleichzeitiger Entspannung/Distanzierung oder mit gleichzeitiger positiver Selbstinstruktion vorgestellt. Der Patient soll hierbei lernen, beim Erleben seines Ärgers diesen durch Entspannungs- bzw. Distanzierungstechniken oder mithilfe einer positiven Selbstverbalisierung zu kontrollieren und dessen Intensität zu reduzieren. Hierzu muss der Patient zunächst eine Entspannungstechnik und/oder eine wirksame positive Selbstinstruktionen lernen. Bei den Entspannungstechniken bieten sich an:

- die Progressive Muskelrelaxation (s. Jacobson u. Höfler 2002)
- das bewusste Atmen
- die Imagination angenehmer Bilder
- die Innere Achtsamkeit

Bei der **positiven Selbstverbalisierung** sollten Sätze gefunden werden, deren Inhalt eine unmittelbar beruhigende und selbstwertstärkende Wirkung auf den Patienten haben. Wirksame selbstberuhigende Sätze ergeben sich häufig daraus, dass man die ärgerauslösenden Sätze des Patienten in ihr Gegenteil verkehrt. So kann der Satz „Es ist in Ordnung, anderer Meinung zu sein" bei einem Patienten besonders wirkungsvoll sein, der durch den bewertenden Gedanken „Der andere will mich fertig machen" regelmäßig Ärger und Wutanfälle erlebt hat. Aber man kann auch eher unspezifische Sätze bilden, die als positive Selbstverbalisierung wirksam sind, zum Beispiel:

- „Beruhige dich, es wird schon gutgehen."
- „Ich kann meine Meinung vertreten, wenn ich ruhig bleibe."
- „Atme ruhig ein und aus. Alles andere wird sich finden."

Das **Desensitivierungstraining** besteht darin, dass der Patient unter Anleitung des Therapeuten die genaue Abfolge der ärgerauslösenden Ereignisse durchgeht und dabei seinen Ärger zu erleben beginnt. Wenn der Patient ein deutlich spürbares Erleben von Ärger hat, fängt er an, sich seine selbstberuhigenden Sätze zu sagen und/oder sein Entspannungsverfahren durchzuführen.

Beispiel für In-sensu-Exposition mit Selbstverbalisation

1. Bestimmung der emotionsauslösenden Situation, mit der die Exposition erfolgen soll (Ärgerhierarchie)

Therapeut: „Wir haben herausgefunden, dass Sie in vielen Situationen einen sehr intensiven Ärger empfinden, der schnell in Wut und Aggressivität umschlägt. Ich möchte jetzt mit Ihnen üben, Ihre Empfindlichkeit für diese Gefühle dadurch zu senken, dass ich Ihnen Situationen entsprechend Ihrer Ärgerhierarchie präsentiere, wobei ich mit der am wenigsten ärgerauslösenden Situation beginne. Ihre Aufgabe dabei ist es, Ihren Ärger zu empfinden und sich dann Ihren selbstberuhigenden Satz immer wieder stumm oder laut sagen."

2. Stimulation dieser Emotion (z. B. durch verbale oder imaginative Induktion seitens des Therapeuten) und Skalierung

Therapeut: „Und stellen Sie sich jetzt bitte vor, Sie stehen gerade vor Ihrer Firma und warten auf Ihre Frau. Es ist kalt, Sie frieren und sind ärgerlich, dass Ihre Frau zu spät kommt. Versuchen Sie, Ihren Ärger so intensiv wie möglich zu spüren. Stellen Sie sich bitte vor, dass Ihre Frau nach fünf Minuten kommt, Sie zu ihr ins Auto steigen und Ihre Frau Sie fröhlich begrüßt (unmittelbarer Auslöser des Ärgers). Hören Sie bitte immer wieder, wie Ihre Frau mit fröhlicher Stimme zu Ihnen sagt: ‚Hallo, wie geht es dir?'"
Patient: „Ich merke, wie mich diese Fröhlichkeit meiner Frau richtig ärgerlich macht."
Therapeut: „Wie intensiv ist Ihr Ärger auf Ihrem Emotionsbarometer?"
Patient: „So bei 60%."

3. Aufrechterhalten des emotionalen Erlebens und aktive Ausübung der Selbstverbalisierung (bzw. Entspannungsübung)

Therapeut: „Ich werde Ihnen jetzt immer wieder den ärgerauslösenden Satz ‚Hallo, wie geht es dir?' sagen. Ich würde Sie bitten, Ihren Ärger genau zu spüren und sich dabei immer wieder Ihren selbstberuhigenden Satz zu sagen."

Pause

Therapeut: „Hallo, wie geht es dir?"
Patient sagt sich stumm den Satz: „Es ist in Ordnung. Bleib ganz ruhig."
Therapeut: „Hallo, wie geht es dir?"
Patient sagt sich stumm den Satz: „Es ist in Ordnung. Bleib ganz ruhig."
Usw.

4. Fortführen der Emotionsexposition bis zu einem deutlichen und anhaltenden Abfall der Intensität des emotionalen Erlebens
Therapeut: „Wie intensiv ist Ihr Ärger jetzt?"
Patient: „Ungefähr bei 40%."
Therapeut: „Gut, Sie sehen, dass unsere Übung schon anfängt, zu einer Erleichterung zu führen. Ich würde vorschlagen, dass wir die Emotionsexposition weiterführen, damit die Intensität Ihrer Emotion noch weiter abnimmt."

Pause

Therapeut: „Hallo, wie geht es dir?"
Patient sagt sich stumm den Satz: „Es ist in Ordnung. Bleib ganz ruhig."
Therapeut: „Hallo, wie geht es dir?"
Patient sagt sich stumm den Satz: „Es ist in Ordnung. Bleib ganz ruhig."

Usw.

Die repetitive Präsentation des relevanten Stimulus wird immer wieder in einer Sitzung bis zu einer nachlassenden Intensität der emotionalen Reaktion des Patienten durchgeführt (Tafrate u. Kassinove 1998). Es ist hilfreich, wenn man den Patienten die Intensität seiner Emotion fortlaufend skalieren lässt, damit der Therapeut und der Patient die Exposition monitoren können.

Der Therapeut achtet bei allen Expositionsübungen immer darauf, dass der Patient nicht hilflos von seinen Emotionen überflutet wird. Dies heißt, dass der Patient jederzeit aus der Emotionsexposition aussteigen kann und seine Emotion zum Beispiel durch kognitive Reflexion über die jeweilige Emotion und deren Begleitumstände regulieren kann. Bei einer zu hohen emotionalen Intensität arbeitet der Therapeut aktiv an deren Regulation mit.

Anzeichen für emotionale Überflutung in der Exposition

- ungehemmte emotionale Verhaltensweisen trotz Aufforderung, diese zu beenden (Schreien, Schimpfen, Aufstehen usw.)
- fehlende Reaktion auf Ansprache
- Verzweiflung
- enthemmtes Weinen
- Beschimpfung oder Abwertung des Therapeuten
- Schweigen oder Verlassen der Therapiesituation
- Dissoziation

In-vivo-Exposition

Als letzten Schritt des Expositionstrainings führt der Patient In-vivo-Expositionen durch, das heißt, er sucht seine typischen emotionsauslösenden Situationen im Alltag bewusst auf. Diesen Schritt zum Erleben des Ärgers unter realen Bedingungen sollte der Patient in Absprache mit dem Therapeuten jedoch erst dann tun, wenn er durch die Emotionsanalysen und In-sensu-Expositionen in Bezug auf seinen Ärger ausreichend Einsicht, Kontrolle und Intensitätsreduktion erreicht hat. Insbesondere sollte der Patient nicht mehr Wut und Hass erleben, sondern sich auf das Erleben seines Ärgers konzentrieren können, und er sollte seine selbst- bzw. fremdschädigenden Verhaltensweisen unter Kontrolle haben.

Am besten eignen sich Situationen für die In-vivo-Exposition, die der Patient regelmäßig auslösend für zum Beispiel seinen Ärger erlebt und deren ärgerauslösender Reiz über einen längeren Zeitraum präsent ist. So ist ein Streit mit einem Kollegen weniger für eine Exposition geeignet als das Anstehen in einer Schlange oder das Warten in einem Stau. Im Rahmen der In-vivo-Exposition wendet der Patient die erlernten Entspannungs- oder Selbstberuhigungstechniken an, sodass eine Kontinuität zu der In-sensu-Exposition besteht.

Eine Abwandlung der In-sensu- und der In-vivo-Exposition bei sehr intensivem Ärger oder zu Beginn dieser neuen Expositionssituation besteht in der Möglichkeit, die in Kapitel 6 ausführlich dargestellte Technik der **Inneren Achtsamkeit** in Bezug auf die expositionsinduzierten Emotionen anzuwenden. Durch die achtsame Wahrnehmung entsteht eine Distanzierung zum emotionalen Erleben, ohne dass sich der Patient von seinen Emotionen abwendet. Mit der Inneren Achtsamkeit kann der Patient sich seinen Emotionen zuwenden, ohne eine zu intensive und somit überfordernde Emotion zu erleben.

Der Patient berichtet von starken Wutgefühlen in verschiedenen alltäglichen Situationen (Schlangestehen im Supermarkt, Autoverkehr, verrauchte Restaurants usw.). Es wird gemeinsam die Situation des Schlangestehens im Supermarkt gewählt, da der Patient diese Situation gezielt zum Üben aufsuchen kann. Zunächst erhält er eine genaue Unterweisung und praktisches Training in der Anwendung der Inneren Achtsamkeit in Form einer In-sensu-Exposition (Imaginationsübungen und Rollenspiele). Insbesondere wird darauf geachtet, dass der Patient sich auf die Wahrnehmung und Beschreibung seiner Emotionen, Gedanken und Handlungsimpulse konzentriert, und weniger auf die Wahrnehmung der Warteschlange und aversiver Stimuli (wie z. B. Käufer, die an der Kasse umständlich nach ihrer Kreditkarte suchen und damit die Wartezeit verlängern). Dann führt er In-vivo-Achtsamkeitsübungen im Supermarkt durch, die er zunächst nur eine Minute durchhalten kann. Nach mehreren Anläufen gelingt es ihm dann zunehmend, in der Warteschlange anzustehen, ohne extreme Wut zu verspüren bzw. laut zu schimpfen. Bei der Inneren Achtsamkeit stehen vor allem seine Anspannung und sein Gefühl von Ärger im Vordergrund. Durch die achtsame Wahrnehmung seines Ärgers unterbindet er automatisch seine typischen emotionsverstärkenden Kognitionen (z. B.: „Es ist eine Frechheit, wie einige Menschen den ganzen Betrieb hier verzögern") und damit auch die zusätzliche Entwicklung von Wut. Er kann in der Folge diese Achtsamkeitsübung auch erfolgreich auf andere wutauslösende Situationen des Alltags ausdehnen.

Ein wichtiger positiver Nebeneffekt der Emotionsexposition ist das plötzliche Auftreten von emotionsassoziierten Erinnerungen, Gedanken, Wünschen usw. Man wird immer wieder erleben, dass im Rahmen der Emotionsexposition neben der Emotion Ärger auch andere Emotionen wie Einsamkeit, Traurigkeit oder Angst auftreten. Diese (primären) Emotionen sind häufig Vorläufer der sekundären Emotion Ärger und geben interessante und wichtige Einsichten in die Problemkonstellation und insbesondere die lerngeschichtlichen Bedingungsfaktoren des Problems (Hoffman u. Hofman 2004). Daher lohnen sich diesbezügliche Rückfragen des Therapeuten über die Erlebnisse unter der Emotionsexposition.

Patient: „Ich kann den Ärger und meinen Zorn jetzt in meinem Bauch spüren, und mir wird dabei ganz heiß. Hmmm ..., ich habe auf einmal auch ein Gefühl von Traurigkeit ..."
Therapeut: „Hmmm, bleiben Sie bitte mal bei diesem Gefühl von Traurigkeit. Was geht Ihnen dabei durch den Kopf?"
Patient: „Ich habe das Gefühl, als ob ich ganz allein wäre und sich keiner für mich interessieren würde."
Therapeut: „Das ist sicherlich ein trauriger Gedanke, ganz alleine und einsam zu sein. Bitte bleiben Sie weiter bei dieser Einsamkeit und der Traurigkeit. Woran erinnert Sie dieses Gefühl? Was für Gedanken und Bilder gehören zu?"
Patient: „Ach, wissen Sie, als Kind wurde ich von meinem Vater wegen der kleinsten Dinge auf mein Zimmer geschickt und durfte dann für Stunden nicht herauskommen. Da habe ich dann immer alleine gesessen und war abwechselnd einsam und dann wieder richtig wütend auf meinen Vater."

Kognitiv-behaviorale Techniken der Emotionsregulation

Die therapeutische Arbeit an dysfunktionalen Kognitionen und dysfunktionalen Verhaltensweisen stellt eine entscheidende Einflussmöglichkeit auf die Entstehung von belastenden intensiven Emotionen wie Ärger, Wut und emotionalen Anspannungszuständen sowie auf deren Intensität dar. Die verschiedenen Formen der therapeutischen Arbeit an emotionsbestimmenden Kognitionen und Verhaltensweisen stammen im Wesentlichen aus der Pionierarbeit von Aaron Beck (1976) und Albert Ellis (1962). Die Annahmen und Strategien der Kognitiven Verhaltenstherapie (KVT) nach Beck und der Rational-Emotiven Verhaltenstherapie nach Ellis (REVT) leiten sich aus der kognitiven Emotionspsychologie nach Arnold (1960) und Lazarus (1991a) ab (s. Kap. 2). Nach Beck und Ellis sind es insbesondere **negativ bewertende kognitive Prozesse**, die zusammen mit dysfunktionalen Verhaltensstrategien die Qualität und Intensität von Emotionen entscheidend beeinflussen. Wenn man zum Beispiel Kritik als katastrophal und gefährlich für die eigene Person einschätzt (dysfunktionale Kognition), dann ruft diese Bewertung vielleicht zuerst Angst und in der Folge Ärger hervor. Ein anderer Mensch erlebt das Zuspätkommen eines Freundes als kränkend und reagiert hierauf mit Wut, weil er dem Freund eine absichtliche Nachlässigkeit hinsichtlich seiner Pünktlichkeit unterstellt. Auch Verhaltensweisen haben einen entscheidenden Einfluss auf das emotionale Erleben. So zum Beispiel, wenn jemand nicht über sozial kompetente Verhaltensstrategien in verbalen Auseinandersetzungen verfügt und sich daher zunächst unsicher und hilflos fühlt (primäre Emotion) und als Reaktion hierauf dann extrem wütend wird (sekundäre Emotion). Oder ein Menschen, der keine ausreichenden Verhaltenskompetenzen in schwierigen beruflichen Situationen zur Verfügung hat und deswegen beruflich wiederholt Rückschläge erleidet. Diese Rückschläge bewirken eine anhaltende Frustration, die mit einer Daueranspannung einhergeht. Und diese Daueranspannung kann in besonders schwierigen Augenblicken in Emotionen wie Ärger und Wut umschlagen.

Die Arbeit an dysfunktionalen Kognitionen und Verhaltensweisen ist daher von entscheidender Bedeutung für die gesamte emotionsbezogenen Therapie, inklusive der erlebnisorientierten Therapieelemente. Die an dieser Stelle geschilderten kognitiven und behavioralen Techniken beziehen sich auf die intensiven Emotionen Ärger, Wut und emotionale Anspannung, stehen aber auch exemplarisch für entsprechende Teile der erlebnisorientierten Therapieelemente (s. Kap. 7). Eine Anpassung und Spezifizierung kognitiv-verhaltenstherapeutischer Strategien für die Korrektur von Ärger, Wut und emotionaler Anspannung, wie sie hier geschildert werden, erfolgte insbesondere durch Taylor und Novaco (2005), Deffenbacher et al. (2000), Linehan (1996a) und Kassinove und Tafrate (2002).

Kognitive Techniken

Die Techniken des Emotionsmanagements von Ärger, Wut, (Selbst-)Hass und emotionaler Anspannung konzentrieren sich nicht zuletzt wesentlich auf die kognitive Auslösung bzw. Beeinflussung dieser Emotionen. Alle Formen dieser kognitiven Arbeit an Emotionen beruhen auf einigen grundsätzlichen Annahmen:

- Menschen nehmen ihre Umwelt und ihre Erlebnisse nicht passiv wahr, sondern sind fortlaufend damit beschäftigt, ihre Umwelt und ihre Erlebnisse zu interpretieren. Hierzu gehört auch die Interpretation eigener Gedanken und Gefühle.
- Interpretierende und bewertende Kognitionen haben einen entscheidenden Einfluss auf unsere Emotionen und unser Verhalten.
- Interpretierende Kognitionen werden im Laufe der Zeit hochautomatisiert und damit unflexibel und sind häufig unbewusst.
- Die Korrektur von dysfunktionalen kognitiven Prozessen hat somit einen positiven Einfluss auf belastende emotionale Erlebnisse und die entsprechenden Verhaltensweisen.

Die Bearbeitung dysfunktionaler Wahrnehmungen und Bewertungen erfolgt im Rahmen der so genannten kognitiven Umstrukturierung in fünf voneinander unterscheidbaren Phasen:

- Vermittlung des kognitiven Modells zur Emotionsentstehung
- Exploration der belastenden Emotion und die Identifikation der bedingenden dysfunktionalen Kognitionen
- Infragestellen der identifizierten dysfunktionalen Kognitionen
- Erarbeitung von neuen, funktionalen Kognitionen
- Implementierung und Alltagstraining der neuen, funktionalen Kognitionen

Vermittlung des kognitiven Modells der Emotionsentstehung

Zu Beginn sollte dem Patienten das kognitive Modell der Emotionen vermittelt werden. Hierbei geht es um die grundlegende Einsicht, dass bewusste oder automatisierte Bewertungen sowie Interpretationen die Qualität und die Intensität von Emotionen wesentlich beeinflussen. Diese Einsicht ist für viele Patienten ein entscheidender Schritt, da sie sich ihrer eigenen kognitiven Aktivitäten im Rahmen emotionaler Prozesse nicht bewusst sind. Im Gegenteil, sie attribuieren die Entstehung ihres Ärgers und ihrer Aggressivität auf äußere Umstände wie zum Beispiel einen verständnislosen Ehemann, unerträgliche Arbeitsbedingungen oder rücksichtslose Mitmenschen.

Dem Patienten wird nun das aus der Kognitiven Verhaltenstherapie stammende ABCDE-Schema vermittelt, welches in abgewandelter Form bereits als **Emotionsanalyse** vorgestellt wurde (s. S. 248). Diese Emotionsanalyse beruht auf der Vorstellung, dass nicht die objektive Situation (A) für die Entstehung einer Emotion (C) und die hieraus resultierenden Verhaltensweisen (D) ausschlaggebend sind, sondern dass die subjektive Bewertung (B) dieser Situation dafür verantwortlich ist. Der Patient lernt also, seine persönliche Beteiligung bei der Entstehung seiner Emotionen zu entdecken, was häufig eine grundlegende Änderung der Sichtweise auf die Emotionen ergibt.

Immer wenn Herr B. in einer Diskussion ein Gegenargument (Situation: A) hört, wird er unmittelbar ärgerlich und wütend (Emotion: C). Er beschreibt anhand eines konkreten Erlebnisses ein solches Gegenargument als eine „dumme und provokante Antwort" (Bewertung: B). Die Vorstellung, dass dieses Argument erst durch seine eigene Bewertung „dumm und provokant" wurde, war zu Beginn für ihn kaum nachvollziehbar. Da er allerdings aufgrund seiner aggressiven Verhaltensweisen wie verbale Abwertungen (Verhalten: D) immer Streit mit anderen Menschen bekam (Konsequenz: E), baute sich mit der Zeit ein Leidensdruck sowie Einsamkeit und Depressivität auf.

Dem Patienten wird also die Vorstellung vermittelt, dass Emotionen nicht aus heiterem Himmel entstehen oder durch „objektive" Erlebnisse bestimmt werden. Vielmehr sollten Patienten ihre Emotionen als etwas verstehen und erleben, an deren Entstehung sie durch ihre Art der kognitiven Bewertung und Interpretation maßgeblich Anteil haben. Häufig haben Patienten aber Schwierigkeiten, zwischen ihren Gedanken und Emotionen zu unterscheiden. So hört man häufig: „Ich habe mich total unfair behandelt gefühlt" oder: „Ich hatte das Gefühl, dass ich die Aufgabe nicht schaffen würde". Was die Patienten mit diesen „Emotionen" aber in Wirklichkeit ausdrücken, ist ihre kognitive Bewertung einer Situation. Es kommt aber auch vor, dass ein Patient auf die Frage „Was haben Sie gedacht, als Sie mit dieser Aufgabe nicht vorankamen" mit der Aussage „Ich war echt enttäuscht" antworten. Gefragt nach Kognitionen geben Patienten also häufig Emotionen an und gefragt nach Emotionen häufig Kognitionen. Deshalb achtet der Therapeut darauf, ob der Patient zwischen seinen Emotionen und seinen Kognitionen einen klaren Unterschied machen kann. Wenn der Patient an dieser Stelle Schwierigkeiten haben sollte, dann verhilft ihm der Therapeut zu einer zunehmenden Klarheit:

Patient: „Ich habe mich total unfair behandelt gefühlt."
Therapeut: „Das war Ihr Gedanke, dass man Sie nicht fair behandelt. Aber wie haben Sie sich gefühlt?"

Patient: „Ich hatte das Gefühl, dass ich die Aufgabe nicht schaffen würde."
Therapeut: „Das war Ihr Gedanke, dass Sie die Aufgabe nicht schaffen würden, aber was für ein Gefühl hat dieser Gedanke bei Ihnen ausgelöst?"

Therapeut: „Was haben Sie gedacht, als Sie mit der Aufgabe nicht vorankamen?"
Patient: „Ich war echt enttäuscht!"
Therapeut: „Das war Ihr Gefühl, aber was war Ihr Gedanke, als Sie merkten, dass Sie mit der Aufgabe nicht vorankamen?"

Die Art der Bewertung ist individuell abhängig von der Erfahrungs- und Lerngeschichte und den hieraus resultierenden individuellen Zielen und Bedürfnissen des Patienten. Diese individuelle Erfahrungs- bzw. Lerngeschichte stellt sich in Form von so genannten **Grundannahmen** nach Beck et al. (2004) bzw. **Lebensregeln** nach Ellis und Hoellen (1997) dar, die dem Patienten jedoch häufig nicht bewusst sind. Diese Grundannahmen bestehen in Form von allgemeinen Haltungen oder Einstellungen, die situationsübergreifend aufgrund ihres generellen Charakters in den verschiedensten Situationen wirksam sein können. So kann ein Patient die Grundannahme haben, dass andere Menschen grundsätzlich gefährlich sind – eine Annahme, die mit der Lebensregel einhergeht: „Ich muss immer aufpassen, denn andere wollen mir schaden." Somit wird dieser misstrauische Mensch in beruflichen Situationen schnell den Eindruck haben, dass seine Mitarbeiter ihn übervorteilen, das heißt, er wird kognitive Interpretationen haben, die sich in seinen Gedanken in etwa so äußern: „Der Kollege versucht mich über den Tisch zu ziehen." Diese Interpretation löst wiederum den Ärger und die Wut aus.
Typische Grundannahmen von Patienten mit Ärger sind u. a.:

- „Ich muss immer der Beste sein, sonst bin ich ein Versager!"
- „Wenn ich einen Fehler mache, bedeutet das, dass ich unfähig bin!"
- „Andere Menschen müssen mich immer achten und mir gegenüber respektvoll sein, sonst bin ich wertlos!"
- „Man kann keinem Menschen trauen, denn keine meint es gut mit mir!"

Eine Analyse dieser Grundannahmen ermöglicht deren Korrektur, wie es insbesondere in Form des so genannten Sokratischen Dialogs in der Kognitiven Verhaltenstherapie geschieht. Im Rahmen dieser Intervention wird grundsätzlich die Berechtigung bzw. Angemessenheit der Grundannahmen infrage gestellt. Die Folgen dieser Grundannahmen, die Frage nach Beweisen für ihre Berechtigung, die Kosten-Nutzen-Analyse ihrer Weiterverfolgung oder die Verdeutlichung ihrer Unmöglichkeit gehören zu den entsprechenden therapeutischen Strategien (Wilken 2003).

Ansätze für eine Analyse der Grundannahme „Ich darf nie einen Fehler machen"

- Woher kommt diese Überzeugung bei Ihnen?
- Wo steht das geschrieben?
- Was für Vorteile hat diese Lebensregel für Sie?
- Ist es vorstellbar, dass Sie diese Lebensregel wirklich einhalten?
- Kennen Sie einen Menschen, der nie Fehler macht?
- Warum dürfen ausgerechnet Sie keine Fehler machen?
- Gilt das auch für andere Menschen?

Eine dauerhafte Korrektur der dysfunktionalen Grundannahmen sollte sowohl durch eine theoretische Veränderung als auch durch eine praktische Umsetzung erreicht werden. Der Patient sollte eine angemessene alternative Vorstellung entwickeln und diese auch in Form von konkreten adaptiven Kognitionen in den entsprechenden Situationen aktivieren können.

Exploration der problematischen Emotion und Identifikation der bedingenden dysfunktionalen Kognitionen

Der Therapeut bestimmt gemeinsam mit dem Patienten dessen belastende Emotion, die im Verlauf genauer im Hinblick auf ihre kognitiven Bedingungsfaktoren untersucht werden soll. Die Exploration der emotionsrelevanten Kognitionen geschieht anhand konkreter Situationen, in denen die problematischen Emotionen aufgetreten sind.

Bei der Suche nach den gedanklichen Auslösern für problematische Emotionen ist es für den Therapeuten hilfreich, die wesentlichen dysfunktionalen kognitiven Verzerrungen zu kennen, die regelhaft zu belastenden Emotionen wie zum Beispiel Ärger und Wut führen. Diese dysfunktionalen Kognitionen sind in der Regel insbesondere für die Intensitätssteigerung von negativen Emotionen, aber auch für den Übergang von einer primären Emotion in eine sekundäre Emotion verantwortlich.

Dysfunktionale Kognitionen sind:

- **Alles-oder-nichts-Denken:** Die Dinge werden nur in Schwarz-Weiß-Kategorien gesehen. Sobald zum Beispiel eine Leistung nicht perfekt ist, fühlt der Patient sich minderwertig und empfindet vielleicht Scham.
- **Katastrophendenken:** Bei allen Ereignissen wird die schlimmstmögliche Konsequenz angenommen. So nimmt der Patient an, dass er in einem Streit seinem Gegenüber hoffnungslos unterlegen ist und „fertig gemacht“ werde, wenn er sich nicht beim kleinsten Anlass wehrt. Er empfindet folglich Angst.
- **Übertriebene Verallgemeinerung:** Ein einzelnes negatives Ereignis wird als Beispiel einer unendlichen Serie von Niederlagen angesehen. So kann ein Patient das Nichterreichen eines beruflichen Ziels als Ausdruck seiner generellen Unterlegenheit im Arbeitsleben betrachten. Die hierdurch ausgelösten Emotionen können Hoffnungslosigkeit oder Minderwertigkeit sein.
- **Geistiger Filter:** Ein einzelnes negatives Detail wird herausgegriffen, sodass das gesamte Wirklichkeitsbild dadurch getrübt wird (so genannter Tunnelblick). Der Patient nimmt trotz vieler Erfolge in der Arbeit nur den Teil des eigentlich unbedeutenden Misserfolgs wahr und empfindet Ärger oder Minderwertigkeit.
- **Abwehr des Positiven:** Positive Erfahrungen werden zurückgewiesen, indem darauf bestanden wird, dass sie aus irgendeinem Grund nicht zählen. Auf diese Weise werden negative Grundüberzeugungen aufrechterhalten, auch wenn sie im Gegensatz zu den alltäglichen positiven Erfahrungen stehen.
- **Voreilige Schlussfolgerung:** Negative Interpretationen werden vorgenommen, auch wenn keine unumstößlichen Tatsachen vorhanden sind, die diese Schlussfolgerungen erhärten könnten. So gehen Patienten häufig davon aus,

dass eine andere Person negativ über sie denkt (Gedankenlesen). Hieraus kann zum Beispiel Ärger über eine andere Person entstehen.

- **Über- oder Untertreibung:** Die Bedeutung eines Ereignisses wird über- oder unterschätzt. So kann zum Beispiel ein Patient einen alltäglichen Streit mit einem anderen Menschen als unerträglich und sicheres Zeichen für einen nichtlösbaren Konflikt in der Beziehung zu diesem Menschen bewerten.
- **Emotionale Beweisführung:** Es wird fälschlicherweise angenommen, dass die negativen Gefühle notwendigerweise genau das ausdrücken, was wirklich geschieht. So schließt ein Patient aus seiner Angst, dass eine Situation wirklich bedrohlich ist, was wiederum zu einer Intensivierung der Angst führen kann.
- **Etikettierungen:** Falsches Etikettieren bedeutet, ein Ereignis mit einer ungenauen und emotional aufgeladenen Sprache zu beschreiben. Patienten haben häufig die Eigenschaft, alltägliche Ereignisse übertrieben und hochemotional zu beschreiben. So kann ein Patient zum Beispiel den Umstand, dass die Bank abends genau bei seinem Eintreffen geschlossen wurde, mit den Worten beschreiben: „Und dann habe ich mich wahnsinnig abgehetzt, um zumindest den Scheck noch einlösen zu können, und natürlich hatten die Bankangestellten vor meiner Nase die Tür geschlossen. Ich bin einfach ein Pechvogel! Das kann aber auch nur mir passieren."

Gemäß dem ABCDE-Schema der Emotion kann man die Entstehung intensiver Emotionen anhand des folgenden Beispiels nachvollziehen:

- A. Was war die auslösende Situation für dieses Gefühl?
  - „Ein Kollege hielt den versprochenen Abgabetermin für eine Arbeit nicht ein."
- B. Mit welchen bewertenden bzw. interpretierenden Gedanken habe ich das Gefühl hervorgerufen?
  - „Der hält mich für unwichtig in der Firma."
- C. Um welches Gefühl hat es sich gehandelt?
  - Name des Gefühls: „Ärger."
  - Wie intensiv war das Gefühl (0 bis 100)?: „70."
  - Mit was für körperlichen Empfindungen ging das Gefühl einher? „Brennen und Hitzegefühl im Brustkorb."
  - Was hätte ich am liebsten in diesem Augenblick getan? (Handlungsimpuls) „Am liebsten hätte ich meinen Kollegen aus dem Büro geworfen."
  - War dieses Gefühl eine primäre oder sekundäre Emotion? „Kann ich nicht genau sagen."
- D. Wie habe ich auf das Gefühl reagiert?
  - Gedanken: „Dem werde ich es jetzt aber zeigen!"
  - Handlung: „Ich habe ihn angeschrien."
- E. Was für eine Konsequenz ergab sich aus meiner Reaktion?
  - „Der Kollege wurde schnippisch und redet nicht mehr mit mir."

Im Rahmen der Suche nach einer primären Emotion, welche der Patient vermeidet und welche dann auch zur Entwicklung von Ärger und Wut beiträgt, schaut man auf die erste emotionale Reaktion bezüglich des Stimulus (A). Häufig wird man feststellen können, dass für einen kurzen Augenblick Emotionen wie Unsicherheit, Angst, Scham oder Hilflosigkeit auftreten, die dann von dem Ärger und der Wut überdeckt werden (siehe auch weiter unten „Kognitive Arbeit an primären und sekundären Emotionen" sowie Kapitel 7).
Außerdem kann im Rahmen des ABCDE-Schema die **Kettenanalyse** durchgeführt werden. Bei der Kettenanalyse wird die Entwicklung von Ärger und Wut, aber insbesondere die einer hohen emotionalen Anspannung in Form einer Aneinanderreihung von Stimuli, Bewertungen und Emotionen analysiert. Die Kettenanalyse basiert auf der Annahme, dass zum Beispiel Wut nicht durch einen einzelnen Gedanken angesichts eines Stimulus ausgelöst wird, sondern durch eine Kette von Bewertungen. Jede Bewertung ruft eine neue Emotion hervor bzw. führt zu einer Intensivierung der Emotion, auf die der Patient wiederum mit einer neuen negativen Bewertung reagiert. Durch eine solche Kettenanalyse können also sich **hochschaukelnde Prozesse von Emotionen und Kognitionen**, aber auch Verhaltensweisen analysiert werden, die eben nicht nur aus einer einzigen ABCDE-Abfolge bestehen (s. Beispiel unten).

Häufig ist diese Art von Kettenanalysen auch bei einem so genannten **emotionalen Chaos** sehr wichtig. Ein emotionales Chaos besteht in einer Vielzahl von verschiedenen Emotionen („Da ist Ärger, Selbsthass und Minderwertigkeit, aber auch Sehnsucht und Zuneigung") und mündet meist aufgrund der vielen widersprüchlichen Emotionen in eine unerträgliche Anspannung. In beiden Fällen geht es dann um die Erfassung der verschiedenen Emotionen, deren Einordnung in eine zeitliche Abfolge und die Identifikation der kognitiven oder behavioralen Bindeglieder.

Die Patientin zeigt als problematische Emotion einen intensiven Selbsthass, der als Endprodukt aus der Aneinanderreihung von Situationen (A), Kognitionen (B), Emotionen (C) und Verhaltensweisen (D) mit Konsequenzen (E) aus den Emotionen entstanden ist (bzw. auch nur als Aneinanderreihung von Kognitionen [B] und Emotionen [C]).

- A (Situation) = Freundin sagt Besuch ab.
- B (Kognition) = „Vielleicht mag sie mich nicht mehr!"
- C (Emotion) = Unsicherheit
- B (Kognition) = „Sie ist mir sehr wichtig, und ich möchte sie nicht verlieren!"
- C (Emotion) = Traurigkeit
- B (Kognition) = „Ich bin einfach ein schlechter Mensch. Mich kann man nicht mögen."
- C (Emotion) = Verzweiflung
- B (Kognition) = „Mein Leben ist unerträglich."
- C (Emotion) = Wut

- D (Verhaltensweise) = heftige Auseinandersetzung mit der Freundin
- E (Konsequenz) = Freundin unterbricht das Telefongespräch.
- B (Kognition) = „Jetzt bin ich ganz allein, weil ich einfach immer nur Mist mache!"
- C (Emotion) = Selbsthass

Wie dieses Beispiel zeigt, ist die Emotion (C) häufig sofort die neue Situation (A), auf welche die Patientin mit einer Kognition (B) reagiert, oder die Konsequenz (E) wird zur neuen Situation (A).

Infragestellen der identifizierten dysfunktionalen Kognitionen

In diesem Teil der kognitiven Therapie geht man von der konkreten bewertenden Kognition aus, die den Ärger bedingt, und versucht, diese durch eine kritische Analyse bzw. einen Sokratischen Dialog in ihrer Radikalität und scheinbaren Objektivität zu erschüttern. Hierbei achtet der Therapeut jedoch darauf, dass er den Patienten nicht zu stark mit der Irrationalität seiner Kognition konfrontiert, da insbesondere Patienten mit Ärger und Wut dazu neigen, dies als Vorwurf aufzufassen und hierauf erst recht mit einer Verteidigungshaltung zu reagieren. Die Kunst der Infragestellung der dysfunktionalen Kognitionen liegt häufig darin, den Patienten selbst die Irrationalität seiner Auffassung entdecken zu lassen:

Patient: „Auf der Arbeit will mein Chef mich nur scheitern sehen. Der interessiert sich doch überhaupt nicht für meine Arbeit."
Therapeut 1 (Negativbeispiel): „Das kann ich mir aber nach Ihren Berichten gar nicht vorstellen. Dafür gibt es doch keinen Hinweis! Ist es nicht vielmehr so, dass nur Sie die Situation so wahrnehmen, aber in Wirklichkeit dies gar nicht so stimmt?"
Therapeut 2 (Positivbeispiel): „Das erklärt natürlich Ihren Ärger und Ihre hohe Anspannung. Vielleicht gehen wir mal gemeinsam durch, wie Sie zu der Vorstellung gelangen, dass Ihr Chef sich nicht für Sie und Ihre Arbeit interessiert."

Diese Infragestellung dysfunktionaler Kognitionen sollte, wann immer es möglich ist, unter einer Aktivierung der dazugehörigen Emotion, das heißt anhand des konkreten Beispiels und in individueller sowie für den Patienten persönlich relevanter Art und Weise erfolgen. Ziel der Infragestellung ist, den Patient dahin zu führen, dass er

- seine Interpretation bzw. Bewertung relativiert;
- seine Interpretation bzw. Bewertung als nur eine von vielen anderen Interpretations- bzw. Bewertungsmöglichkeiten begreift;
- alternativen Interpretationen bzw. Bewertungen als ebenfalls realistische und Sichtweisen zunehmend akzeptierender gegenübersteht;
- eine konkrete hilfreiche Kognition entwickelt, die eine korrigierende Wirkung auf die Emotion hat.

Hierzu gibt es eine Reihe von Techniken aus der Kognitiven Verhaltenstherapie, die an dieser Stelle sinnvollerweise zur Anwendung kommen. Der Patient sollte hierbei durchaus den Namen der einzelnen Techniken kennen. Diese Namen können ihm nämlich als Stichwort für die praktische Anwendung der jeweiligen Technik angesichts einer belastenden Emotion dienen.

Die im Folgenden mit Beispielen aufgeführten Techniken beziehen sich zumeist auf einen Patienten, der seine problematische Emotion Ärger im Wesentlichen durch den dysfunktionalen Gedanken „Die anderen lehnen mich ab" aktiviert. Die konkrete dysfunktionale Kognition (Bewertung) lautet: „Mein Kollege mag mich nicht!"

- **Realitätsprüfung** – Therapeut: „Stimmt es wirklich, dass Ihr Kollege Sie nicht mag?"
- **Erwägung alternativer Modelle** – Therapeut: „Gibt es noch andere mögliche Erklärungen? Könnte es sein, dass Ihr Kollege einfach einen schlechten Tag hatte?"
- **Distanzierung durch Rollenwechsel** – Therapeut: „Was würde ein guter Freund über Ihren Kollegen denken?"
- **Entkatastrophisieren** – Therapeut: „Wäre es nicht ganz normal und erträglich, wenn einer unter Ihren vielen Kollegen Sie nicht mag?"
- **Konsequenzen der Befürchtung zu Ende denken** (die Folgen der Befürchtung über die unmittelbare Situation so weit bis zum Ende verfolgen, bis der Patient entweder merkt, dass die Situation letztlich nicht unerträglich sein wird, oder er die Absurdität seiner Befürchtungen bemerkt) – Therapeut: „Wenn Ihr Kollege Sie nicht mag, was würde dann passieren?" Patient: „Dann würde er schlecht über mich reden!" Therapeut: „Und was hieße das für sie?" Patient: „Dass auch andere Kollegen mich nicht mögen!" Therapeut: „Okay, nehmen wir mal an, einige andere Kollegen würden Sie auch nicht mögen. Was würde das konkret für Sie bedeuten?" Patient: „Dann würde ich mich irgendwie unsicher fühlen." Therapeut: „Was für einen Nachteil hätte das für Sie?" Patient: „Ich müsste mich etwas mehr anstrengen und meine Fähigkeiten mehr herausstellen!" Therapeut: „Und was hätte dies zur Folge für Sie?" Patient: „Naja, eigentlich nicht viel. Vielleicht würde ich sogar selbstbewusster werden?!"
- **Provokation bzw. humorvolles Übertreiben** (nur bei sehr guter therapeutischer Beziehung und immer mit dem Wissen des Patienten, dass die Provokation nicht der eigentlichen Überzeugung des Therapeuten entspricht) – Therapeut: „Wahrscheinlich hasst Ihr Kollege sie so sehr, dass er schon einen Privatdetektiv engagiert hat, um Sie auszuspionieren!"
- **Advocatus diaboli** (die betreffende Kognition ins Absurde übertreiben) – Therapeut: „Warum verhalten Sie sich nicht endlich so, dass Ihr Kollege Sie mögen kann?"
- **Entwurf von Verhaltensexperimenten bzw. Konfrontationsübungen** (sich mit dem realen Erlebnis des Befürchteten konfrontieren) – Therapeut: „Wenn

der Kollege Sie wirklich ablehnt, können Sie diesen doch direkt darauf ansprechen. Mehr als ablehnen kann er Sie ja doch nicht."

Wie bereits in einigen der genannten Techniken (z. B. Entkatastrophisieren) deutlich wird, geht es bei der Infragestellung dysfunktionaler Kognitionen nicht ausschließlich darum, eine realitätsverzerrende Interpretation der Situation zu korrigieren. Wie die REVT nach Ellis (Ellis u. Hoellen 1997) betont, können Ärger und Wut insbesondere aus einer negativen Interpretation von Realitäten entstehen, die zugegebenermaßen unangenehm, ungerecht oder beeinträchtigend sind. So kann ein Mensch das Leiden an erlebten belastenden Lebensumständen bis hin zu Verzweiflung, Wut und Hass steigern, indem er diese Erlebnisse als unerträglich, niederträchtig und ungerecht bewertet.

Die REVT sieht in den so genannten **dogmatischen Forderungen** des Patienten einen Hauptbestandteil von psychischen Problemen und Verhaltensstörungen. Zu den dogamtischen Forderungen, die korrigiert werden müssen, gehören nach Ellis und Hoellen (1997):

- **Selbstanforderung (Self-Demandingness):** „Ich muss jederzeit und unter praktisch allen Bedingungen Hervorragendes leisten und die Anerkennung (oder umfassende Liebe) wichtiger Personen erlangen. Sollte mir dies in den mir bedeutenden Bereichen nicht gelingen, so ist das schrecklich, und ich bin eine schlechte, inkompetente und wertlose Person, die wahrscheinlich immer versagen wird und die es auch verdient hat, zu leiden."
- **Anforderung an andere (Other-Demandingness):** „Wichtige Personen, mit denen ich lebe oder zusammenarbeite, müssen mich zu jeder Zeit und in jeder Hinsicht nett, zuvorkommend und fair behandeln. Sollten sie dies nicht tun, so ist dies schrecklich, und diese Menschen sind niederträchtige, schlechte und wertlose Individuen, die mich stets schlecht behandeln werden und die kein angenehmes Leben verdient haben."
- **Anforderung an die Welt (World-Demandingness):** „Die Bedingungen, unter denen ich lebe, müssen in jeder Hinsicht und nachgerade zu allen Zeiten angenehm, sicher, sorgenfrei sowie leicht und schnell zu genießen sein. Sollten sich diese Dinge nicht so verhalten, dann ist dies fürchterlich und deshalb für mich nicht auszuhalten. Ich kann dann mein Leben in gar keiner Weise genießen, es ist dann einfach nicht wert, gelebt zu werden."

Diese Einstellungen bzw. Forderungen an sich selbst sowie die Welt führen zu einer geringen Frustrationstoleranz und damit zu einem intensiven Erleben von Ärger, Wut und Verzweiflung. Im Alltag äußern sich diese dogmatischen Forderungen in Form der oben geschilderten dysfunktionalen Kognitionen. In solch einem Fall arbeiten Therapeut und Patient also an einer generell adaptiven Haltung zu den Umständen und Widrigkeiten des Lebens, ohne danach zu streben, diese grundlegend zu korrigieren bzw. eine künstlich positive Bewertung zu etablieren. Der Patient soll seine übertriebenen und dysfunktionalen Einstellungen zu seinen Lebensumständen korrigieren, indem er eine objektiv unangenehme Realität anerkennt und nicht weiter bekämpft. Die Arbeit an diesen emotionsbestimmenden Einstellungen geht mit der therapeutischen Strategie der (radikalen) Akzeptanz einher, wie sie in Kapitel 6 ausführlich geschildert wurde. Sowohl die Strategie der Akzeptanz als auch die Strategie der REVT arbeiten an der Anerkennung von Realitäten des menschlichen Daseins, um das Leiden des Patienten an diesen Realitäten zu reduzieren. Eine Auseinandersetzung über eine angemessene und hilfreiche Einstellung des Patienten zu seinen Erlebnissen hat in diesem Sinne natürlich auch weltanschauliche und philosophische Aspekte:

Der Patient Herr B. kommt wegen seiner Wutausbrüche und leichten Reizbarkeit in die Behandlung. Diese intensiven Emotionen haben sich nach einer ausgebliebenen beruflichen Beförderung, die ihm nach seiner Meinung nach zugestanden hatte, deutlich gesteigert. Herr B. kommt nicht darüber hinweg, diese Beförderung nicht erhalten zu haben. In der Folge hat er sich privat immer weiter zurückgezogen und fällt an seinem Arbeitsplatz zunehmend wegen seiner schlechten Laune und seiner Aggressivität auf.
Im Rahmen der REVT wird ihm die Frage gestellt, warum ein Ausbleiben der Beförderung für ihn so unerträglich ist. Es stellt sich heraus, dass er der Auffassung ist, dass dies ein deutliches Zeichen für seine Unfähigkeit im Beruf sei. Zusätzlich erwartet er eine absolute Fairness in der Beurteilung und Behandlung seitens seiner Vorgesetzten. Die weiteren therapeutischen Strategien zielen zunächst darauf ab, die Akzeptanz für die Tatsache zu erhöhen, dass Beförderungen sicherlich nicht immer nach objektiven Maßstäben erfolgen. Außerdem wird der Zusammenhang zwischen dem Ausbleiben einer Beförderung und der Schlussfolgerung der eigenen Unfähigkeit kritisch beleuchtet.

Erarbeitung von neuen, funktionalen Kognitionen

Haben Therapeut und Patient eine konkrete dysfunktionale Kognition und deren Verbindung zu der problematischen Emotion gefunden, dann geht es im nächsten Schritt darum, neue, hilfreichere und adaptive Kognitionen zu suchen. Diese Kognitionen ergibt sich häufig bereits aus der oben geschilderten Analyse mit Infragestellung der dysfunktionalen Kognition. Mit folgenden Interventionen bzw. Fragen kann man den Prozess der direkten Suche nach alternativen, hilfreichen Kognitionen zusätzlich unterstützen:

- „Wie könnten Sie alternativ die Situation bewerten? Geben Sie einfach ein paar Beispiele.“ (alternative Szenarien)
- „Was wäre denn ein angemessener und hilfreicher Gedanke in der Situation?“ (adaptive Kognition)
- „Wie würden andere Menschen, die nicht solche problematischen Gefühle haben, in der Situation denken?“ (Modell-Lernen)
- „Stimmt Ihre Annahme in Bezug auf diese Situation?“ (Realitätsüberprüfung)

Man kann eine neue, adaptive Kognition auch aus der Frage gewinnen, welches Ziel in der Problemsituation eigentlich am angemessensten und sinnvollsten für den Patienten wäre (Zielvorstellung). Die Kognitionen orientieren sich somit an dem Ziel, das ein Patient für die Problemsituation hat, also an der Vorstellung, wie er die Situation für sich gestalten möchte. Definiert man nun die erwünschte Konsequenz der Situation, also das gewünschte Ziel in Form einer Emotion, einem Verhalten bzw. einer Reaktion der Umwelt, kann man die hierzu zielführenden Kognitionen suchen.

Vor dem Hintergrund der ABCDE-Analyse sucht der Therapeut mit dem Patienten nach einer individuell passenden Zielvorstellung für die Problemsituation. Eine realistische Zielvorstellung sollte vor dem Hintergrund der persönlichen Lebensziele, der eigenen Werte und Vorstellungen ermittelt werden. Nur dann kann die Zielvorstellung für den Patienten bedeutungsvoll und handlungsleitend sein. Damit alternative Kognitionen auch vom Patienten angenommen werden können und nicht als hypothetisch und fremd abgelehnt werden, muss vor der praktischen Umsetzung eine eingehende Diskussion dieser alternativen Kognitionen in Bezug zum Selbstbild des Patienten erfolgen. Der Patient sollte die alternative Kognition aus seiner Weltsicht heraus grundsätzlich befürworten und als erstrebenswert in Bezug auf seine Werte in seinem Leben betrachten können.

Therapeut: „Wir haben jetzt gesehen, dass Sie bei Konflikten in der Arbeit (A) sofort den Gedanken (B) haben: ‚Jetzt sind alle gegen mich.' Dann werden Sie verzweifelt und traurig (C) und müssen in Ihrem Büro weinen (D), sodass Ihre Kollegin Sie trösten muss (E)."
Patient: „Ja, und die schüttelt schon den Kopf und hält mich irgendwie für verrückt."
Therapeut: „Ich würde jetzt gerne mit Ihnen einmal schauen, was eigentlich das für Sie angenehmste und sinnvollste Resultat (E) einer solchen Konfliktsituation in der Arbeit sein kann. Was soll für Sie ganz am Ende dabei herauskommen?"
Patient: „Eigentlich würde ich es gerne schaffen, dass ich nicht mehr so traurig reagiere (C) und weinen muss (D), sondern irgendwie anders damit zurechtkomme (alternatives D)."
Therapeut: „Wie könnte dieses Anders-damit-Zurechtkommen (alternatives D) denn für Sie aussehen?"
Patient: „Na, dass ich es irgendwie schaffe zu akzeptieren, dass so eine Auseinandersetzung ganz normal ist und nichts Bedrohliches darstellt (B). Ich möchte auch mal aus einer Auseinandersetzung erfolgreich herauskommen (alternatives D)."
Therapeut: „Warum wären diese beiden Aspekte, nicht mehr traurig zu sein bzw. nicht mehr zu weinen sowie Auseinandersetzungen zu akzeptieren, für Sie ein sinnvolles Ziel?"
Patient: „Weil ich nicht mehr in den Augen meiner Kollegen als peinlich und schwach da stehen möchte."

Obwohl es selbstverständlich ist, dass diese Zielvorstellung angemessen und realistisch formuliert werden sollte, stößt man hier bei den Patienten häufig auf vollkommen unrealistische und übertriebene Vorstellungen. Dies erklärt sich nicht zuletzt durch ihre sehr intensiven Emotionen, die häufig verschiedene Wünsche evozieren: entweder den Wunsch nach sofortiger Umsetzung dieser intensiven Emotionen oder den (gegenteiligen) Wunsch nach vollkommener Emotionslosigkeit bzw. Gleichgültigkeit in der Problemsituation. Beide Vorstellungen sind nicht realistisch und ausführlich zu korrigieren, was als kognitive Umstrukturierung gemäß den Techniken der Kognitiven Verhaltenstherapie bezeichnet werden kann (Wilken 2003).

Hat man konkrete Zielvorstellungen entwickelt, dann suchen Therapeut und Patient im nächsten Schritt alternative Kognitionen, welche das Erreichen des individuellen funktionalen Ziels ermöglichen. Diese alternativen Kognitionen stellen eine realistische, angemessene und den Zielvorstellungen des Patienten dienliche Bewertung einer Situation dar.

Therapeut: „Können Sie sich bitte noch einmal die Situation vorstellen, in der Sie eine Auseinandersetzung in der Firma hatten? Wenn Sie das Ziel haben, keine Angst zu entwickeln und nicht zu weinen, was für eine Bewertung, was für ein Gedanke wäre angesichts der Situation hilfreich und angemessen?"
Patient: „Hm, vielleicht der Gedanke: ‚Auseinandersetzungen gehören zum Leben dazu.'"
Therapeut: „Ja, genau, das ist sicherlich ein angemessener und wichtiger Gedanke. Vielleicht könnten Sie noch weitere Gedanken finden, die insbesondere den Katastrophengedanken, dass alle Kollegen Sie nunmehr ablehnen, ersetzen bzw. widerlegen würde."
Patient: „Eigentlich wäre es ja realistisch, wenn ich mir klar machte, dass die anderen Kollegen mich bislang immer akzeptiert und geschätzt haben und dies sich auch nicht ändern wird."
Therapeut: „Gut, diese zwei Gedanken können wir festhalten. Zum einen: ‚Auseinandersetzungen gehören zum Leben' und zum anderen: ‚Meine Kollegen akzeptieren mich auch weiterhin'. Glauben Sie, dass diese beiden Gedanken hilfreich sind, damit Sie nach einer Auseinandersetzung keine starken Ängste mehr haben und nicht weinen müssen?"

Häufig fällt es dem einzelnen Patienten schwer, die neue zielführende Kognition als „wahr" zu betrachten. Dies ist darauf zurückzuführen, dass seine dysfunktionalen Kognitionen und Emotionen über die Jahre fester Bestandteil seiner Person und seines Erlebens geworden sind. Außerdem lassen sich Kognitionen nicht innerhalb kurzer Zeit verändern, sondern hierzu bedarf es eines häufigen Trainings in den entsprechenden emotionalen Situationen und der Erfahrung von positiven Konsequenzen aus dem veränderten Erleben. Dem Patienten müssen in diesem Zusammenhang der Übungsaspekt und der positive Effekt eines veränderten Erlebens verdeutlicht werden.

Der Patient sollte also damit beginnen, in den emotionalen Problemsituationen seine korrigierenden Kognitionen zu aktivieren, damit diese ein Gegengewicht zu den dysfunktionalen Kognition darstellen können. So ist der Gedanke „Es gibt Menschen, die mich mögen" ein passender Gegengedanke für den selbstabwertenden Gedanken „Alle Menschen hassen mich". Wenn zum Beispiel der selbstabwertende Gedanke „Alle hassen mich“ intensive Gefühle von Wut, Selbsthass und Verzweiflung auslöst, kann der Gegengedanke „Es gibt Menschen, die mich mögen“ alleine durch die Blockade des selbstabwertenden Gedankens die Entwicklung des intensiveren Gefühls verhindern. Zudem reduziert schon die aktive kognitive Arbeit wirkungsvoll die Intensität von Emotionen (s. Kap. 3 zum entsprechenden neurobiologischen Zusammenhang zwischen präfrontalem Kortex und Amygdala).

Ein wesentliches Hindernis der Akzeptanz von alternativen, funktionalen Kognitionen besteht darin, dass die ursprüngliche, dysfunktionale Kognition Ausdruck eines grundsätzlichen selbstabwertenden Schemas ist (z. B.: „Ich bin ein schwacher, hilfloser Mensch“). In diesem Fall sollte das generelle selbstabwertende Schema in der Therapie als solches thematisiert werden (s. Kap. 7).

Implementierung alternativer Interpretationen und Bewertungen im Alltag

In der Regel tun sich Patienten mit der alltäglichen praktischen Anwendung der erarbeiteten alternativen Kognitionen schwer, da es hier um die zunehmend eigenständige, zunächst bewusste Einübung einer neuen Denkweise geht. Ohne das ständige Üben und Anwenden von alternativen Kognitionen wird der Patient jedoch keine positive Veränderung erfahren. Ziel dieses täglichen Einübens sind zum einen die weitgehende Automatisierung der neuen Kognitionen und zum anderen die bewusste Wahrnehmung von positiven emotionalen Veränderungen. Das bedeutet, dass der Patient von einer intellektuellen Einsicht (die Korrektur seiner dysfunktionalen Kognitionen) zu einer emotionalen Einsicht (die Reduktion der emotionalen Belastung bzw. das Erleben von positiveren Emotionen) kommt.

Damit der Patient nicht durch diese täglichen Übungen überfordert wird, sollten Therapeut und Patient gemeinsam ein konkretes Vorgehen hierzu besprechen, das heißt eine Struktur des Übens schaffen.

Beispiele für das Training von neuen, funktionalen Kognitionen

- Formulierung der alternativen positiven Aussage während der Aktivierung der Problemsituation in der Therapie
- Training der Selbstinstruktionen in der Therapiestunde (z. B. im Rahmen der Expositionsstrategien oder in Form eines Rollenspiels)
- Trockentraining der Selbstinstruktionen unter Imagination der entsprechenden Problemsituationen (z. B. nimmt der Patient sich jeden Nachmittag 15 Minuten Zeit und stellt sich die Konfliktsituation vor; gleichzeitig sagt er sich immer wieder die adaptiven, hilfreichen Gedanken)
- Training im Rahmen einer In-vivo-Exposition außerhalb der Therapie (z. B. kann ein Patient mit ärgerlichen Gefühlen versuchen, die Situationen, wenn der Ärger normalerweise auftritt, bewusst aufzusuchen und dann seine korrigierenden Kognitionen bzw. positive Selbstverbalisierung aktivieren)
- das wiederholte Aktivieren und der bewusste Einsatz der korrigierenden Kognitionen bzw. positiver Selbstverbalisierung in Alltagssituationen

Für Patienten, die unter sehr intensiven Emotionen leiden, empfiehlt es sich, die Sätze der Selbstverbalisierung auf eine Karteikarte schreiben zu lassen. Die Karteikarte tragen die Patienten immer bei sich, damit sie diese beim Auftreten der problematischen Emotion zum Ablesen hervorholen können.

Hilfreich zur praktischen Übung der erlernten Kognitionen ist das wiederholte Ausfüllen von Emotionsanalysebögen (Übungsblatt 3, s. S. 347). Mit diesen Bögen können sich Patienten im Alltag den Zusammenhang zwischen Kognitionen und Emotionen verdeutlichen und ihre Zielzustände sowie die zielführenden Kognitionen eigenständig definieren.

Kognitive Arbeit an primären und sekundären Emotionen

Ärger, Wut, Zorn und (Selbst-)Hass sind in der Regel so genannte sekundäre Emotionen. Häufig sind diese intensiven Emotionen Folge einer dysfunktionalen Bewältigungsstrategie für eine problematische primäre Emotion. Daher besteht ein erfolgversprechender Ansatz zur Reduktion von Ärger in dessen Rückführung auf die primäre Emotion und einem Training zum kompetenten Umgang mit dieser Emotion. Hiermit kann man einen wichtigen Stimulus von Ärger zum Versiegen bringen. Die Kognitive Verhaltenstherapie geht in der Regel davon aus, dass sich die emotionsauslösenden Kognitionen auf eine Situation, eine äußere Begebenheit oder eine andere Kognition beziehen. Dabei kann übersehen werden, dass im ABCDE-Modell auch eine primäre Emotion (A) der initiale Stimulus ist, der vom Patienten kognitiv verzerrend fehl interpretiert bzw. falsch bewertet wird (s. Kettenanalyse, S. 276). Durch eine dysfunktionale Kognition (B), die beim Erleben einer primären Emotion (A) auftritt, entsteht also eine sekundäre Emotion (C). Das Konzept der primären und sekundären Emotionen wurde bereits ausführlich in Kapitel 4 und Kapitel 7 thematisiert, weswegen die diesbezüglichen theoretischen Kenntnisse an dieser Stelle vorausgesetzt werden.

Eine sehr intensive und im Vordergrund des Erlebens stehende Emotion ist häufig eine **sekundäre Emotion** (C). Diese sekundäre Emotion ist das Resultat einer **Bewältigungsstrategie** durch bewusste oder unbewusste dysfunktionale Kognitionen (B) in Bezug auf eine **primäre Emotion** (A). Da die sekundäre Emotion (C) aber so intensiv ist, überdeckt sie das Erleben der primären Emotion (A). So kann zum Beispiel ein Patient in sozialen Situationen auf das Gefühl der Unsicherheit (primäre Emotion) mit Ärger (sekundäre Emotion) reagieren, der dann in Wut übergeht. In diesem Fall ginge es neben der Regulation der Wut (z. B. Notfalltechniken oder kognitive Techniken) darum, diese sekundären Emotionen Wut und Ärger auf die primäre Emotion Unsicherheit zurückzuführen. Der Übergang zwischen diesen Emotionen erfolgt durch kognitive Prozesse, so zum Beispiel durch den Gedanken: „Oh Gott, jetzt sind die anderen mir wieder überlegen und machen sich lustig über mich“ als Reaktion auf die primäre Emotion Unsicherheit mit dem Ergebnis der sekundären Emotion Ärger. Die kognitive Arbeit kann insofern zu einer zunehmenden Fokussierung der Aufmerksamkeit und des Erlebens auf die primären Emotionen führen.

Ärger und Wut sind häufig sehr wirksame sekundäre Emotionen, welche durch Situationen hervorgerufen werden, die wichtige Selbstschemata bzw. die eigene Identität infrage stellen bzw. eine Überschreitung persönlicher Grenzen oder Bedrohung persönlicher Regeln des eigenen Lebens darstellen (Deffenbacher 1999).

Ziel der kognitiven Arbeit an primären und sekundären Emotionen ist es zunächst, die Kognitionen zu identifizieren, die eine primäre Emotion negativ bewerten und damit sekundäre Emotionen wie Wut und Ärger hervorrufen. Die dysfunktionalen Bewertungsprozesse in Bezug auf die primäre Emotion sind häufig Ausdruck von emotionalen Schemata, wie es in Kapitel 4 beschrieben wurde, und stellen sich in Form von dysfunktionalen Grundannahmen und den sich hieraus ergebenden (automatischen) Kognitionen dar.

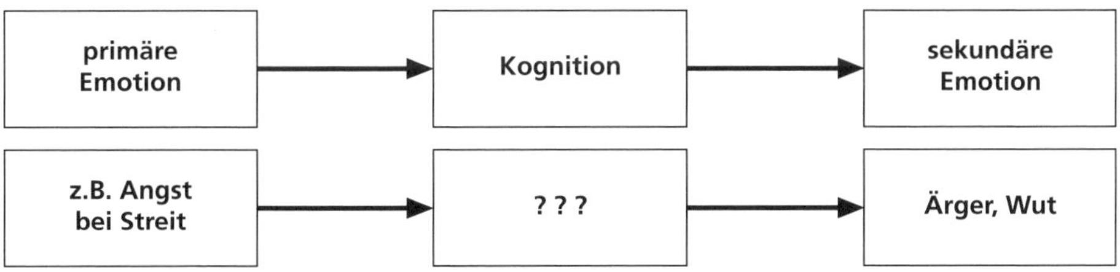

Diese negativ bewertenden Kognitionen in Bezug auf die primäre Emotion werden so genau und wörtlich wie möglich identifiziert.

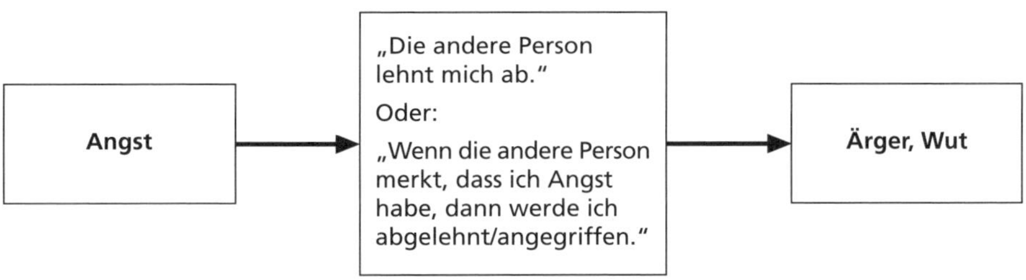

Nachdem diese dysfunktionale Kognition identifiziert wurde, kann man an ihrer Korrektur arbeiten. Der Patient lernt hierbei einen angemessenen kognitiven Umgang mit einer belastenden primären Emotion. Hierdurch soll die Entstehung der sekundären Emotionen (Ärger, Wut usw.) unwahrscheinlicher werden.

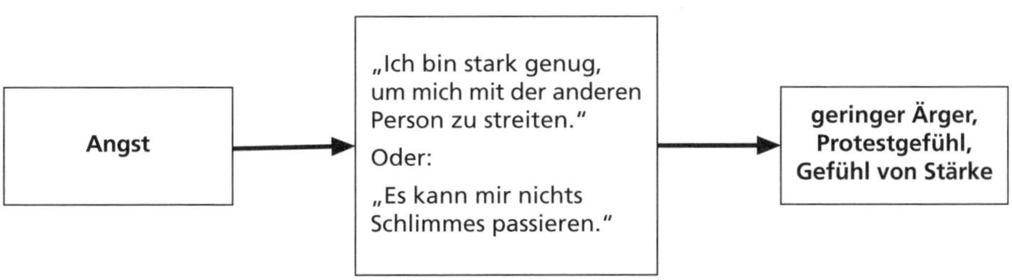

Das Ergebnis dieser Analyse kann auf dem Übungsblatt 2 (s. S. 346) notiert werden, damit der Patient in der Folge daran strukturiert arbeiten kann. Hierzu versucht man, die zu den sekundären Emotionen führenden Kognitionen zu problematisieren, das heißt diese als „Lösungsversuche" zur Vermeidung der problematischen primären Emotionen herauszuarbeiten.

Therapeut: „Wir haben jetzt gesehen, dass Sie zunächst unsicher und irritiert waren und dann erst diesen intensiven Ärger auf Ihre Freundin entwickelt haben. Was denken Sie: Warum konnten Sie nicht bei der Unsicherheit und der Irritation bleiben, sondern sind sofort zum Ärger gewechselt?"
Patientin: „Irgendwie macht mich diese Unsicherheit total nervös und hilflos, weil ich nicht weiß, woran ich bin. Den Ärger und die Wut kenne ich, und die sind irgendwie, auch wenn das komisch klingt, besser für mich."
Therapeut: „Ja, irgendwie fühlt sich der Ärger besser an. Aber der Ärger führt dann in die Wut, und dann kommt es zu diesen immer wiederkehrenden Auseinandersetzungen und Zerwürfnissen, und Sie stehen letztlich alleine da. Das ist ja eine enorme Belastung für Sie und zieht Sie immer weiter herunter."
Patientin: „Ja, alles, was ich mache, ist letztlich verkehrt."
Therapeut: „Nein, ich denke, dass dies ein Teil Ihrer Problematik ist, dass Sie in Beziehungen schnell verunsichert sind und dann eine ganz intensive Angst empfinden, die für Sie schwer zu ertragen ist. Wenn Sie dann Ihrer Freundin gedanklich das Schlimmste unterstellen, dann müssen Sie keine Angst mehr haben, da Sie ja wissen, woran Sie sind. Auch wenn es Ihnen dann natürlich nicht gut geht. Aber zumindest geht es Ihnen mit dem Ärger besser als mit der Angst und der Unsicherheit."
Patientin: „Aber was soll ich dann tun? Einfach alles über mich ergehen lassen? Oder mir sagen, dass ich wieder mal spinne?"
Therapeut: „Nun, ich denke, dass es für Sie sinnvoll sein wird, wenn Sie lernen, mit dem Gefühl der Unsicherheit umzugehen. Hierzu gehört zunächst die Fähigkeit, das Gefühl der Unsicherheit einfach auszuhalten. Im weiteren Verlauf werden wir dann sehen, wie Sie aktiv mit diesem für Sie schwierigen Gefühl umgehen können."

Im Weiteren kann in der Therapie der Fokus auf die primäre Emotion gelegt werden. In der Regel sind diese unangenehmen Emotionen mit entsprechenden Grundannahmen verbunden bzw. können mit entsprechenden Kognitionen in Verbindung gebracht werden. Hierbei unterscheidet man zwischen primären adaptiven Emotionen und primären maladaptiven Emotionen. Während der Patient bei primären adaptiven Emotionen lernt, diese mehr und mehr zu akzeptieren, sollten primäre maladaptive Emotionen bzw. die dazugehörenden Grundannahmen als nicht zutreffend und nicht hilfreich identifiziert und durch kognitive Interventionen deaktiviert werden (s. auch Kap. 7).

Therapeut: „Könnten Sie mir bitte versuchen zu erklären, warum Sie dieses Gefühl von Scham und Minderwertigkeit (maladaptive primäre Emotion) in dem Augenblick haben, wenn Ihnen etwas nicht gelingt?"
Patient: „Ich weiß es nicht, es ist einfach da."
Therapeut: „Und wie lauten Ihre Gedanken hierzu?"
Patient: „Dass ich nichts wert bin und mir eh noch nie etwas im Leben gelungen ist."
Therapeut 1: „Was heißt es, wertvoll zu sein?"
Therapeut 2: „Stimmt es, dass noch nie etwas im Leben gelungen ist?"
Therapeut 3: „Was muss man tun, um wertvoll zu sein?"
Therapeut 4: „Was macht andere Menschen wertvoll?"

Für instabile Patienten mit intensiven Emotionen besteht also eine wesentliche Stabilisierung darin, die ihrem Ärger, Wut etc. unterliegenden primären Emotionen kennen zu lernen. Diese primäre Emotion können in der Folge, wenn es sich um eine adaptive primäre Emotion handelt, akzeptierend in das Erleben und Leben integriert werden. Ist die primäre Emotion jedoch maladaptiv, dann kann der Patient lernen, sie achtsam und distanziert wahrzunehmen und sie dann kognitiv korrigierend zu bearbeiten (Eine ausführliche Darstellung der entsprechenden Strategien findet sich in Kapitel 7.). Allein diese Interventionen versprechen eine größere Stabilität des emotionalen Erlebens, da sie eine kognitive Bearbeitung und Korrektur von Emotionen ermöglichen (regulatorische Kontrolle des präfrontalen Kortex über die Amygdala). Überdies ist die Einsicht in die Entstehungsbedingungen von intensiven Emotionen für viele Patienten unmittelbar eine Entlastung, da sie sich selbst besser verstehen lernen und dies als Kontrolle und Sicherheit empfinden können. Insofern gelingt es vielen Patienten dann, die Entwicklung von Ärger, Wut und (Selbst-)Hass zu hemmen, indem sie zum Beispiel beim ersten Auftreten entsprechender Anzeichen dieser Emotionen eine Emotionsanalyse anfertigen.

Frau F., eine Patientin mit einer Borderline-Persönlichkeitsstörung, hat für ihre problematischen Emotionen Wut und Selbsthass im Laufe der Therapie die primären Emotionen von Traurigkeit, Angst, Scham und Zuneigung identifizieren können. Diese primären Emotionen verursachten bei den geringfügigsten interaktionellen Problemen bei Frau F. ein emotionales Chaos durch deren nahezu gleichzeitige Aktivierung. Durch Emotionsanalysen und Kettenanalysen konnte die Patientin zunehmend Klarheit über ihre Emotionen und deren Entstehung gewinnen, insbesondere durch ihre dysfunktionalen Kognitionen. Als die Patientin am Ende der Therapie gefragt wird, was ihr am meisten geholfen habe, antwortet sie: „Neben vielen anderen Dingen sicherlich die Emotionsanalysen. Früher habe ich den Wut und den Selbsthass gespürt und wusste überhaupt nicht, was in mir passiert ist und woher diese Gefühle kamen. Ich war irgendwie total hilflos diesen Gefühlen gegenüber. Jetzt weiß ich zumindest, woher diese Gefühle kommen, und wie es mir eigentlich hinter der Wut und dem Selbsthass geht. Das macht mich irgendwie ruhiger, und ich habe das Gefühl, ich kann mein Gefühl besser kontrollieren, indem ich meine Gedanken kontrollieren kann. Realitätsüberprüfung ist dann für mich eine weitere wichtige Technik."

Bei Patienten mit unterregulierten Emotionen werden solche Emotionsanalysen von primären und sekundären Emotionen zumeist in der Vergangenheitsform durchgeführt, das heißt, es geht meistens um die Analyse von vergangenen Situationen und weniger um ein erlebnisorientiertes Vorgehen im Hier und Jetzt der Therapie. Der Therapeut verzichtet also zunächst bewusst auf eine unmittelbare Aktivierung der primären Emotionen, da allzu häufig Ärger, Wut und (Selbst-)Hass sekundäre Emotionen zu den primären Emotionen Scham, Minderwertigkeit und Angst sind. Diese Emotionen wirken auf den Patienten meist so bedrohlich und destabilisierend, dass er sie nicht ohne längere vorbereitende Therapie erleben kann. Betont man eine kognitive Distanz zu den Emotionen, dann behält der Patient zu jedem Zeitpunkt der therapeutischen Arbeit eine kognitive Kontrolle über sein emotionales Erleben. Da diese Patienten ein sehr intensives emotionales Erleben haben, können sie ihre primären Emotionen besser erleben und sich besser an sie erinnern als stabile Patienten. Dies bedeutet, dass man bei einem instabilen Patienten die primäre Emotion aus seiner Erinnerung identifizieren kann, ohne dass man erlebnisorientiert vorgehen muss, um die vermiedene primäre Emotion zu entdecken.

Therapeut: „Ich würde Sie bitten, sich auf Ihr Gefühl von Ärger zu konzentrieren, das Sie hatten, als Ihre Freundin neulich abends nicht gekommen ist. "
Patientin: „Ja, ich bin einfach nur ärgerlich und denke daran, dass ich nie wieder mit ihr sprechen werde!"
Therapeut: „Ich würde Sie bitten, jetzt zeitlich etwas zurückzugehen, dahin, bevor Sie dieses Gefühl von Ärger spürten. Können Sie mir sagen, was da durch Ihren Kopf ging?"
Patientin: „Ja, ich saß auf dem Sofa und dachte daran, dass sie mich bestimmt nicht mehr mag und bei allen anderen Leute schlecht über mich reden wird."
Therapeut: „Bleiben Sie mal bei dieser Situation und konzentrieren Sie sich einfach darauf, was Sie in diesem Augenblick noch gedacht und gefühlt haben."
Patientin: „Irgendwie war ich auch verwirrt und wusste gar nicht, was ich denken sollte. Ich dachte eigentlich erst einmal darüber nach, warum sie mich wohl versetzt hat. Ich hatte mich echt auf unseren gemeinsamen Abend gefreut und war auf einmal vollkommen irritiert."
Therapeut: „Okay, Sie waren also irritiert und haben versucht, sich klar zu machen, warum Ihre Freundin abgesagt hat."
Patientin: „Ja, ich war echt irritiert und wusste auf einmal gar nicht mehr, was ich denken sollte."

Therapeut: „Wenn Sie sich einmal auf diese Irritation konzentrieren, was für ein Gefühl hatten Sie in diesem Augenblick, als Sie irritiert waren?"
Patientin: „Naja, irritiert eben, und natürlich auch total unsicher, was da abgeht."
Therapeut: „Da waren also Irritation und ein Gefühl von Unsicherheit. Wie schwer ist es für Sie gewesen, diese Unsicherheit auszuhalten?"
Patientin: „So eine Unsicherheit macht mich total verrückt, da könnte ich wirklich ausrasten. Damit kann ich überhaupt nichts anfangen!"
Therapeut: „Ja, ich merke auch, wie schwer es für Sie ist, mit dieser Unsicherheit umzugehen. Können Sie sich daran erinnern, mit welchem Gedanken Sie von der Unsicherheit dann zum Ärger gekommen sind?"
Patientin: „Ich weiß nicht so genau. Ich habe irgendwie gedacht, dass ihr Grund für die Absage nur vorgeschoben war und sie sich in Wirklichkeit lieber mit jemand anderen treffen wollte. Und dass sie schlecht über mich reden würde!"
Therapeut: „Das klingt für mich so, als ob Sie regelrecht Angst davor haben, Ihre Freundin könnte Sie verraten. Und dass es für Sie dann besser ist, sich vorzustellen, sie habe Sie wirklich hintergangen, denn dann hätten Sie das Recht, wütend auf Ihre Freundin zu sein."
Patientin: „Ja, lieber weiß ich, dass andere mich nicht leiden können, und kann die dafür hassen, als dass ich nicht weiß, woran ich bin."

Wie man anhand dieses Beispiels sehen kann, verbirgt sich hinter der sekundären Emotion Ärger nicht nur eine primäre Emotion (Unsicherheit), sondern eine weitere Emotion, nämlich Angst, die eine Reaktion auf die Unsicherheit zu sein scheint. Dies ist ein gutes Beispiel dafür, dass mehrere Emotionen und Kognitionen einander abwechselnd nacheinander auftreten können, sodass man auch von primärer, sekundärer und tertiärer Emotion usw. sprechen kann (s. Emotionsanalyse, S. 248).

Behaviorale Techniken

Patienten mit intensiven, unterregulierten Emotionen wie Ärger, Wut bis hin zur emotionalen Anspannung reagieren auf alltägliche Problemsituationen mit einem sehr eingeschränkten, automatischen und oftmals impulsiven Verhaltensrepertoire (z. B. Wutausbrüche, aggressive Vorwürfe, gekränkter Rückzug, Selbstverletzungen, Alkoholkonsum). Insbesondere die aggressiven Verhaltensweisen haben einen unmittelbar positiven Effekt auf die Patienten, der sich aus einem Spannungsabbau, einem Dominanzgefühl und/oder aus der einschüchternden Wirkung ihres Verhaltens anderen gegenüber erklärt. Bei diesen Verhaltensweisen steht aber der unmittelbar positive Effekt in Widerspruch zu den kurzfristigen und langfristigen zum Teil sehr negativen Konsequenzen ihres Verhaltens. Die genannten Verhaltensweisen dienen demnach nicht der Lösung der emotionalen Probleme des Patienten, sondern führen zu deren Intensivierung. Es macht zum Beispiel einen großen Unterschied, ob sich ein Patient bei einer Auseinandersetzung arrogant und überheblich verhält, den Gegenüber anschreit, sich gekränkt zurückzieht, versucht, bewusst vernünftig zu argumentieren, oder ob er um eine Auszeit bittet, um sich abzureagieren.

Dysfunktionale Verhaltensweisen führen dazu, dass Ärger und Wut bei dem Patienten ausgelöst werden, beispielsweise, wenn er sich in einer beruflichen Situation sozial inkompetent verhält und deshalb kritisiert wird. Das heißt: Seine dysfunktionalen Verhaltensweisen führen jene Situationen herbei, die zusammen mit der entsprechenden Bewertung bzw. Interpretation wiederum die typischen Auslöser für Ärger sind. Der Patient provoziert also durch sein eigenes Verhalten seine belastende Emotion Ärger.

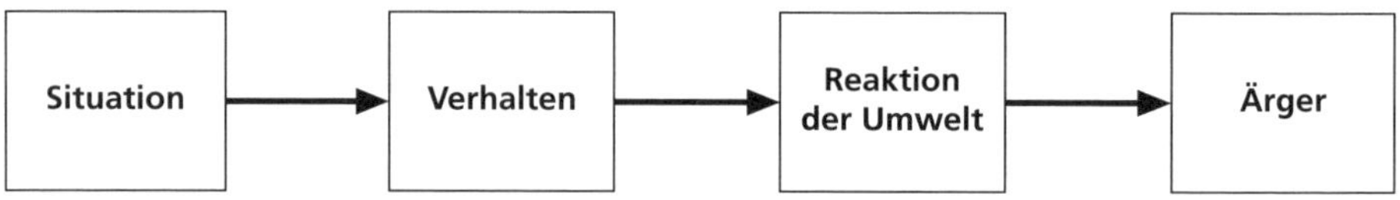

Darüber hinaus verstärkt der Patient durch sein Verhalten seinen bereits bestehenden Ärger. So kann ein Patient im Rahmen einer Diskussion seinen Ärger dadurch äußern, dass er sein Gegenüber massiv abwertet. Wehrt sich aber sein Gegenüber und kommt es dadurch zu einem Streit, steigert sich der Ärger des Patienten vielleicht bis hin zur Wut bzw. Hass und in der Folge womöglich zu einem unkontrollierbaren Wutanfall.

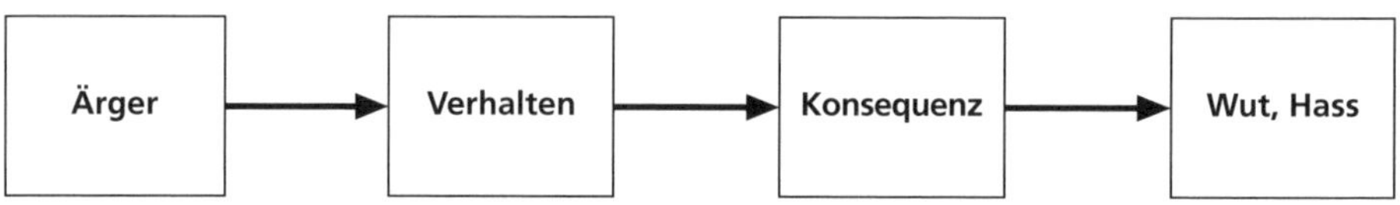

Diese negativen Konsequenzen dysfunktionaler Verhaltensweisen können auch erst nach langer Zeit auftreten. Dies führt dazu, dass der Patient keinen Zusammenhang mehr zwischen den negativen Konsequenzen und seinem Ärger und Wut herstellen kann. So kann ein Patient durch sein ärgerliches, wütendes und aggressives Verhalten in eine zunehmende soziale Isolation mit Einsamkeit, beruflichen Einbußen, ständigen sozialen Konflikten geraten. Diese Konsequenzen führen zum einen zu einer hohen Grundanspannung bzw. Stress, was wiederum das Erleben von Ärger und Wut begünstigt (Zillmann u. Bryant 1974). Zum anderen nimmt durch diese Konsequenzen die Anzahl der Situationen zu, die potenziell ärgerauslösend sind. Dies bedeutet, dass der Patient sich in einem Circulus vitiosus befindet, der durch seine dysfunktionalen Verhaltensweisen und natürlich auch die entsprechenden Kognitionen aufrechterhalten wird (s. Abb. 8-1).

Generell kann man sagen, dass Ärger und Wut umso wahrscheinlicher entstehen, je häufiger und intensiver sich Patienten Stressoren ausgesetzt sehen, für die sie keine angemessenen Problemlösestrategien haben. Insbesondere Menschen mit einer Tendenz zu intensiven Emotionen zeigen Verhaltensexzesse oder -defizite, die:

- per se destablisierend sind, weil sie die emotionale Erregung noch weiter steigern (z. B. aggressives Argumentieren bei Ärger);
- durch die Eigenwahrnehmung und Selbstbeurteilung des Individuums eine negative Emotionalität stimulieren (z. B. Schamgefühl nach Wutausbrüchen oder Angst vor Beziehungsabbruch bei aggressivem Verhalten);
- aufgrund ihrer realen Konsequenzen zu Beeinträchtigungen für das Individuum führen und damit den Nährboden für weitere negative emotionale Prozesse darstellen (z. B. berufliche Probleme bei aggressiven Durchbrüchen oder Beziehungsabbruch bei selbstverletzendem Verhalten infolge emotionaler Anspannung).

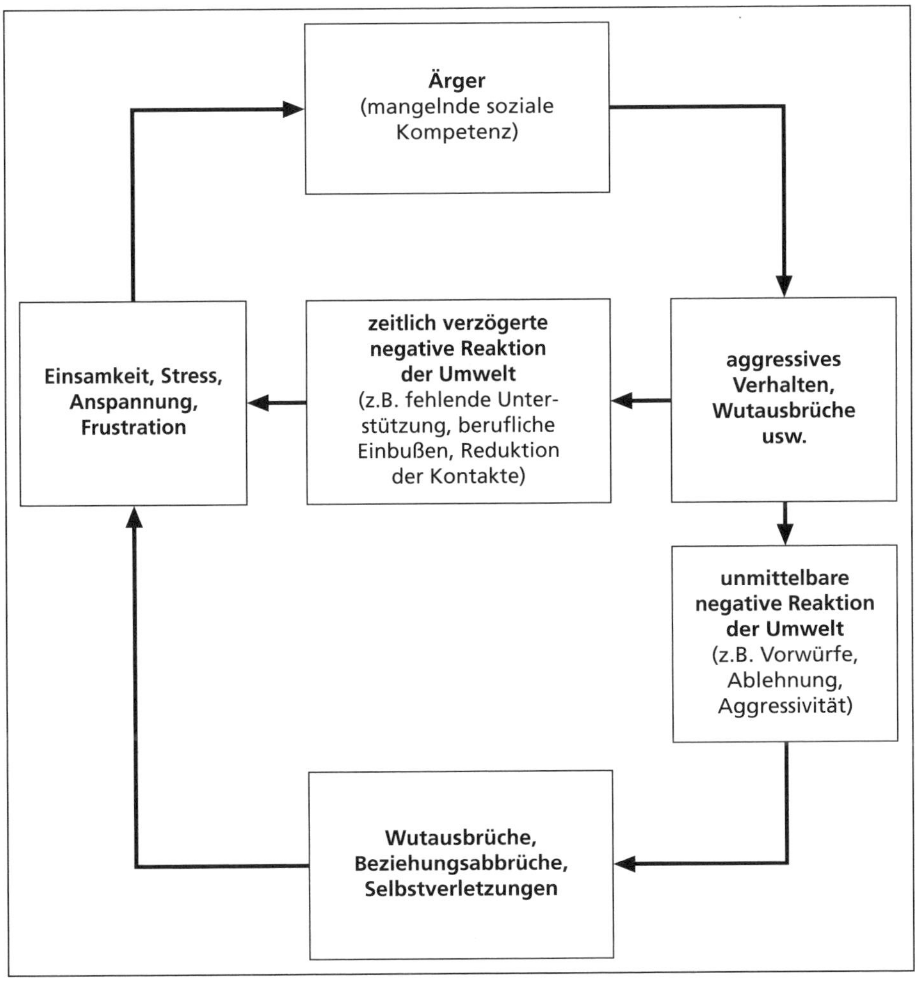

Abb. 8.1 Circulus vitiosus der emotionalen Erregung, aufrechterhalten durch dysfunktionale Verhaltensweisen und die entsprechenden Kognitionen

Eine Verhaltensänderung kann über eine entsprechende positive Konsequenz eine fundamental korrigierende Wirkung auf die problematische Emotion des Patienten haben. Schafft es zum Beispiel ein Patient, seinen Ärger in Form von nachvollziehbaren Argumenten zu äußern und auf Beschimpfungen zu verzichten, dann wird er heftige Streitigkeiten vermeiden können, die wiederum zu einem Kränkungserlebnis und zu einem daraus hervorgehenden erneuten und intensiveren Ärger geführt hätten (s. Abb. 8-1). Kann ein Patient seine Zustände höchster emotionaler Anspannung ohne Selbstverletzungen überstehen, dann wird er danach eher nicht mit Scham- und Schuldgefühlen zu kämpfen haben. Außerdem wird er vielleicht sogar Zufriedenheit über diese Leistung (sich nicht selbst zu verletzen) verspüren können. Insofern ist das Training der sozialen Kompetenz ein Grundpfeiler in der therapeutischen Korrektur von Ärger, Wut und Aggressivität.

Zu den wesentlichen Verhaltensänderungen in Bezug auf intensive Emotionen gehören:

- die Steuerung bzw. Hemmung eines dysfunktionalen emotionalen Verhaltens
- das Erlernen angemessener, das heißt sozial kompetenter Verhaltensweisen für eine Emotion
- Kompetenzen im aktiven Problemlösen erwerben
- sich den eigenen Emotionen entgegengesetzt zu verhalten

Therapeut: „Wir haben gesehen, dass Sie auf Ihre Unsicherheit mit einem passiven Verhalten reagieren, gepaart mit Minderwertigkeitsgefühlen – das heißt, Sie ziehen sich zurück und bemitleiden sich selbst. Und das führt dazu, dass Ihre Freunde gar nicht mitbekommen, dass Sie eigentlich Unterstützung gebrauchen könnten. Im Gegenteil, Sie kriegen eher wenig Beachtung von Ihren Freunden. Und auf diese Nichtbeachtung reagieren Sie dann mit extremen Verlassenheitsängsten, die dann letztlich in einem Selbsthass münden."

Patient: „Ja, das kommt so ungefähr hin. Aber auch wenn ich versuche, gegen diesen Selbsthass anzugehen, komme ich da irgendwie nicht heraus."

Therapeut: „Deswegen würde ich mir gerne mit Ihnen zusammen genauer anschauen, wie Sie in den Selbsthass hineingeraten. Was mir auffällt, ist Ihr unmittelbarer Rückzug, wann immer Sie ein Minderwertigkeitsgefühl haben. Dieser Rückzug scheint bei Ihnen wesentlich zu Ihrem Selbsthass beizutragen."

Im nächsten Schritt werden für die spezifischen dysfunktionalen Verhaltensweisen alternative, angemessene, hilfreiche Verhaltensweisen gesucht. Diese sollen dem Patienten eine größere emotionale Stabilität geben. Zu den wesentlichen Verhaltensweisen, die der Patient zur Regulation seiner belastenden Emotion lernen kann, gehören:

- Verzicht auf die Umsetzung einer Emotion in eine Verhaltensweise
- den eigenen Emotionen entgegengesetztes Handeln
- Umsetzen der primären Emotion in eine angemessene Handlung

- Erlernen und Training sozial kompetenter Verhaltensweisen
- Erwerb von Kompetenzen zur aktiven Problemlösung

Verzicht auf die unmittelbare Umsetzung einer Emotion in eine Verhaltensweise

Häufig ist ein entscheidender Schritt bereits dann getan, wenn der Patient seine intensive Emotion nicht sofort in eine Handlung umsetzt. Die Entscheidung, eine Emotion nicht sofort in eine Handlung umzusetzen, ist eine basale Regulationsstrategie für intensive Emotionen. Der Verzicht auf eine unmittelbare Handlung eröffnet einen zeitlichen Freiraum für einen Entscheidungsprozess über den bestmöglichen Umgang mit der intensiven Emotion. Gelingt es dem Patienten zum Beispiel, bei Ärger nicht sofort einen anderen Menschen anzuschreien oder die Situation raptusartig zu verlassen, sondern sich zunächst mit dieser intensiven Emotion kognitiv zu beschäftigen, dann ist ein erster Schritt zur Stabilisierung getan. Hilfreich zur so genannten Reaktionsverhinderung bzw. -regulation sind:

- achtsame Wahrnehmung der Emotion
- kognitive Beschäftigung mit der Emotion (z. B. Emotionsanalyse)
- Notfallstrategien bei starken Emotionen
- Stopp-Techniken
- Selbstberuhigungs- und Entspannungsstrategien (z. B. ruhiges, bewusstes Atmen)
- konstruktives Selbstgespräch

Eine Nichtreaktion auf eine Emotion kann auch mit dem Prinzip der Emotionsexposition verknüpft werden. Der Patient soll hierbei bei Auftreten seiner Emotion bewusst jegliche Handlung unterbinden und sich stattdessen mit dem Erleben dieser Emotion bzw. einer kognitiven Auseinandersetzung mit dieser Emotion beschäftigen. Somit kann er zum einen eine Intensivierung der Emotion durch dysfunktionale Verhaltensweisen vermeiden, zum anderen sich an das Erleben der Emotion gewöhnen (Exposition) und damit die Intensität seines emotionalen Erlebens langfristig senken (Desensitivierung). (Die genaue Beschreibung der erwähnten Techniken zur Reaktionsverhinderung findet sich im Abschnitt 8.4)

Den eigenen Emotionen entgegengesetztes Handeln

Wissenschaftliche Untersuchungen haben zeigen können, dass der gespielte mimische und behaviorale Ausdruck einer in diesem Moment nicht empfundenen Emotion zu einer Induktion eben dieses emotionalen Empfindens führt (McCane u. Andersson 1987). Wer also ein Lächeln aufsetzt, wird sich in der Folge dessen fröhlicher fühlen als derjenige, der die Mundwinkel herabzieht. Eine entsprechende Technik für den Patienten beinhaltet, sich unter Umständen entgegen der eigenen Emotion zu verhalten. Hierzu trainiert man mit dem Patienten einen Emotionsausdruck bzw. ein Verhalten, das im Gegensatz zu der problematischen Emotion steht. Verspürt ein Patient im sozialen Kontakt häufig Ärger auf seine Mitmenschen, dann kann er sich zur behavioralen Kontrolle dieses Ärgers den Mitmenschen gegenüber bewusst freundlich verhalten, ihnen sogar bewusst etwas Gutes tun. Der Therapeut instruiert den Patienten dahingehend, dass es hier nicht um die Verbergung einer Emotion handelt (also nicht um Vermeidung oder Schauspielerei, das heißt, nicht verkrampft zu lächeln und gleichzeitig sich zu ärgern), sondern um die bewusste behaviorale Simulation und Wahrnehmung einer alternativen Emotion. Dies fällt vielen Patienten zunächst schwer, da sie diese Technik als „Verstellung" bewerten und ihnen dies häufig unangenehm, wenn nicht gar peinlich ist. Es empfiehlt sich daher, neben ausreichenden Erklärungen und Verhaltensübungen in der Therapie mit einer gezielten Veränderung der Körperhaltung zu beginnen, da dies den Patienten am leichtesten fällt. Beispielsweise kann man mit einem Patienten, der Enttäuschung empfindet, eine aufrechte und offene Körperhaltung einüben – oder mit einem Patienten, der wütend ist, eine entspannte und freundliche. Auch Übungen vor einem Spiegel sind sehr hilfreich, wenn es um die Veränderung des Gesichtsausdrucks geht. Weiterhin erzielt der Patient mit der Technik des Entgegenhandelns eine Kontrolle seiner dysfunktionalen Verhaltensweisen, die sich wiederum positiv auf die problematischen Emotionen auswirkt.

Herr F. erlebt es immer wieder, dass er in Kontakt mit anderen Menschen ärgerlich wird und bissige Kommentare von sich gibt, die dann sehr schnell zu Streitigkeiten und Wutanfällen führen. In der Therapie lernt er, in Augenblicken des beginnenden Ärgers ein Lächeln aufzusetzen und höflich auf sein Gegenüber einzugehen. Dies wird im Rahmen der Einzeltherapie immer wieder eingeübt, damit sich diese Verhaltensweise in der Realität leichter abrufen lässt. Mit zunehmender Übungsdauer gelingt es Herrn F. immer besser, bei einem beginnenden Gefühl von Ärger ein Lächeln aufzusetzen und höfliche Verhaltensweisen zu zeigen. Dies führt vor allem dazu, dass er sich in den betreffenden Situationen entspannter und gelassener fühlt. Außerdem erfährt Herr F. zunehmend positive Reaktionen vom Gegenüber, die sich wiederum günstig auf seinen beginnenden Ärger auswirken.

Umsetzen der primären Emotion in eine Handlung

Patienten mit intensiven, unterregulierten Emotionen weisen in der Regel ein eher passives und vermeidendes Verhalten in Bezug auf ihre primäre Emotion auf. Aktive Verhaltensweisen zeigen sie nur in Bezug auf ihre sekundäre Emotion Ärger, die jedoch in der Regel keine adaptiven Verhaltensweisen ermöglicht. Haben nun Therapeut und Patient in der klärungsorientierten Phase der Therapie (Kettenanalyse/primäre vs. sekundäre Emotion) eine adaptive primäre Emotionen gefunden, empfiehlt sich ein intensives Training adaptiver Handlungsmuster für diese Emotion. Hat ein Patient gelernt, seine adaptive primäre Emotion in eine angemessene Handlung umzusetzen, dann wird er hierdurch viel eher ein Bedürfnis befriedigen können oder der Umwelt ein wichtiges Signal über sein Befinden geben. Je kompetenter ein Patient im Umgang mit seinen primären Emotionen ist, desto weniger wird er im Rahmen eines Bewältigungsschemas als Reaktion auf primäre Emotionen belastende sekundäre Emotionen entwickeln. (Eine ausführlichere Darstellung dieser therapeutischen Prozesse findet sich in Kapitel 7)

Frau P. empfindet bei Kritik unmittelbar Unsicherheit (primäre adaptive Emotion), auf die sie sofort mit Angst reagiert (sekundäre Emotion), da sie Abwertung und Verlassenwerden durch den anderen Menschen befürchtet. Diese Angst wiederum schlägt dann in Ärger und letztlich in Selbsthass um (tertiäre Emotion). In der Therapie lernt sie zunehmend, die Unsicherheit akzeptierend zu erleben und in eine adaptive Handlung umzusetzen. Die Umsetzung von Unsicherheit in eine adaptive Handlung besteht in diesem Fall darin, dass die Patientin Strategien der sozialen Kompetenz im Umgang mit Kritik lernt (z. B. Rückfragen, Argumentieren, Zurückweisen von Kritik).

Erlernen sozial kompetenter Verhaltensweisen und Problemlösetechniken

Patienten mit intensiven Emotionen weisen in der Regel starke Defizite auf dem Gebiet der sozialen Kompetenz auf. Sie handeln oftmals impulsiv und aus der jeweiligen Emotion heraus, ohne dass sie in der jeweiligen Situation ein konkretes Ziel ihres Verhaltens haben. Was sich aber im jeweiligen Augenblick für den Patienten gut anfühlt, zum Beispiel eine unangenehme Situation zu verlassen oder sein Gegenüber anzuschreien (also dysfunktionale Bewältigungsstrategien), führt mittel- und langfristig zu negativen Konsequenzen (vgl. Abb. 8-1). Da ein ärgerliches und wütendes Verhalten oft als dominant wahrgenommen wird, bleibt die dadurch verdeckte soziale Inkompetenz häufig verborgen. Bei genauerer Betrachtung stellt man jedoch fest, dass der Patient im Kontakt mit anderen Menschen eher ängstlich, zurückhaltend und gehemmt ist. Erst wenn sich bei ihm eine hohe emotionale Grundanspannung ergeben hat, „explodiert" der Patient und zeigt ein ärgerliches bzw. wütendes Verhalten. Dieses Verhalten wird von der Umwelt häufig als selbstbewusst, stark und als Zeichen einer hohen Durchsetzungsfähigkeit wahrgenommen. Paradoxerweise ist dieses aggressive Verhalten jedoch die Folge der Inkompetenz des Patienten zu einer angemessenen und adaptiven sozialen Interaktion. Aggressive Verhaltensweisen führen aber zu einer unmittelbaren Entlastung des Patienten von seinen intensiven Emotionen und häufig auch einer Einschüchterung seiner Umwelt (instrumenteller Charakter der Emotion). Diese beiden Faktoren verstärken natürlich das aggressive Verhalten, zumal der Patient die zeitlich später auftretenden negativen Konsequenzen seines aggressiven Verhaltens nicht mehr mit diesem in eine ursächliche Beziehung setzen kann (vgl. Abb. 8-1).

Herr K. reagiert auf eine zu große körperliche Nähe zu seiner Freundin mit Unwohlsein und Anspannung. Er lässt diese Nähe jedoch zu, ohne um etwas mehr Distanz zu bitten. Im Gegenteil: Als vor einigen Tagen seine Freundin auf dem Sofa in seinem Arm eingeschlafen ist, hat er sich nicht getraut, sie aufzuwecken, als sein Arm nach einer Stunde schmerzte. Diese Angst, eigene Bedürfnisse im Alltag auch angemessen zu äußern, kann man bei Herrn K. in verschiedenen Lebensbereichen finden. Weil er um diese Schwierigkeit weiß, reagiert er in vielen Alltagssituationen schon präventiv mit Ablehnung und Ärger.

Die häufigsten Defizite der instabilen Patienten im zwischenmenschlichen Verhalten äußern sich u. a. durch:

- übermäßige Schüchternheit bzw. Konfliktvermeidung
- instabile Kontakte mit Beziehungsabbrüchen
- reduzierte Fähigkeit zur Selbstbehauptung und Achtung eigener Grenzen
- übertriebene Aggressivität
- Hilflosigkeit

Die so genannten Verhaltensdefizite bzw. Verhaltensexzesse des Patienten sollten zunächst identifiziert und deren negativer Einfluss auf dessen emotionale Stabilität herausgestellt werden. Verhaltensdefizite zeichnen sich dadurch aus, dass der Patient notwendige adaptive Verhaltensweisen unterlässt, was in der Folge zu einer Entwicklung von intensiven Emotionen führt. Verhaltensexzesse stellen ein Übermaß an einer bestimmten Verhaltensweise dar, welche dann eine zunehmende Konfliktsituation und somit eine Provokation von Ärger und Wut bewirkt. Im weiteren Behandlungsverlauf erfolgt eine Analyse von möglichen kompetenten und ärgerreduzierenden Verhaltenskompetenzen, die dann im Alltag geübt werden können (s. Tab. 8-2).

Das Training der sozialen Kompetenz sollte so oft wie möglich vom Erproben der erarbeiteten Strategien innerhalb der Therapiesitzungen (insbesondere im Rollenspiel) und im Alltag des Patienten geprägt sein (Hinsch u. Wittmann 2003). Da jedwede Form von Hilflosigkeit zu einer Verstärkung negativer emotionaler Prozesse führt, sollte der Therapeut auch die generellen Problemlösetechniken des Patienten evaluieren. Problematische emotionale Prozesse entstehen häufig aus Konfliktsituationen, die der Patient nicht angemessen bearbeiten oder lösen konnte.

Tab. 8-2 Beispiel für Verhaltensexzesse und -defizite bei der Emotion Ärger

Verhaltensexzess	Verhaltensdefizit	adaptives Verhalten
Schreien	Schweigen	Argumentieren
Beschimpfen	Klein Beigeben	Nachfragen
Abwerten	Schuld auf sich nehmen	den anderen kritisieren

So kann zum Beispiel ein passives Verhalten bei einem notwendigen Behördengang zu Angst vor einer ausbleibenden Unterstützung führen und dann einen zunehmenden Selbsthass bewirken. Häufig fehlen den Patienten ganz basale Techniken der Problemlösung, die jedoch auf den ersten Blick nicht ins Auge fallen und häufig vom Patienten auch vor dem Therapeuten verborgen werden. Daher sollte man diese Möglichkeit der Verstärkung von problematischen Emotionen durch fehlende Problemlösetechniken nicht aus den Augen verlieren. Entsprechende Analyse- und Trainingsschritte findet man u. a. in dem Selbstmanagement-Buch von Kanfer (2000).

Das folgende Fallbeispiel zeigt die Möglichkeit für Veränderungen von Emotionen durch kognitive und behaviorale Prozesse:

Herr F. ist in Gesellschaft grundsätzlich eher unsicher und misstrauisch (belastende primäre Emotion) und geht immer davon aus, dass andere Menschen ihn kritisieren oder verletzen wollen (dysfunktionale Kognitionen). Deshalb wird er schon bei objektiv harmlosen Kommentaren anderer Menschen extrem wütend und reagiert verletzend (belastende sekundäre Emotion, Verhaltensexzess). Dadurch gerät er leicht in Streit mit seinen Freunden, die sich zunehmend von ihm abwenden. Im Rahmen des kognitiven Teils der Therapie werden die dysfunktionalen Kognitionen korrigiert, sodass Herr F. zunehmend die Unangemessenheit seines Misstrauens einsehen kann. Auf dieser Basis kann er beschließen, nicht mehr so scharf und verletzend zu reagieren (Verhaltensänderung). Als er sich mit diesem Vorsatz eher abwartend und neutral in Gesprächssituationen verhält, kann er erfahren, dass die anderen Menschen ihn weder kritisierten noch verletzten (positive Erfahrung). Im Gegenteil, die Gespräche verlaufen viel angenehmer und positiver als früher. In der Folge sinkt auch sein Misstrauen erheblich, und er fühlt sich zunehmend sicher in Gesellschaft mit anderen Menschen.

Die generellen Ziele in der Therapie einer instrumentellen Emotion sind:

- die Einsicht des Patienten in die Funktionalität dieser Emotion im Sinne der Beeinflussung des Gegenübers
- die Identifikation des zugrunde liegenden Konfliktes, insbesondere im Sinne einer problematischen primären oder sekundären Emotion
- das Erlernen von angemessenen Verhaltens- bzw. Ausdrucksweisen für den Konflikt (der Patient sollte also beispielsweise lernen, einen angemessenen Ausdruck für seine Unsicherheit zu finden, anstatt den anderen Menschen durch Ärger und Aggressivität auf Distanz zu halten)

Letztlich geht es bei der Arbeit an der instrumentellen Seite des Ärgers darum, den interaktionellen Vorteil des Erlebens und des Ausdrucks dieser Emotion zu identifizieren, zu problematisieren und zu korrigieren.

8.6 Therapeutisches Vorgehen bei Überregulation intensiver Emotionen

Immer wieder versuchen Patienten ihr emotionales Erleben aufgrund der drohenden Gefahr von extrem starken Emotionen vollständig zu vermeiden. Deshalb wirken diese Patienten nach außen hin emotionslos und unbeteiligt. Häufig können sie ihre Emotionen schon im Entwicklungsstadium hemmen, sodass sie selbst nur noch eine angespannte Leere in sich wahrnehmen. Dies ist erst einmal eine wichtige Schutzfunktion in Bezug auf die Gefahr der Überflutung durch extrem aversive intensive Emotionen, insbesondere von Scham, Ärger, Wut und Verzweiflung. Die nach außen sichtbare Vermeidungshaltung soll den Gesprächspartner (auch den Therapeuten) davon abhalten, die problematischen Emotionen und die dazugehörigen Kognitionen zu erkennen und anzusprechen. In regelmäßigen Abständen bricht jedoch diese Form der Abwehr zusammen, und die intensiven Emotionen kommen häufig in drastischer und destruktiver Form zum Vorschein (z. B. Wutausbrüche, Selbstverletzungen, zerstörerisches Verhalten). Bei diesen Patienten besteht also das scheinbare Paradox einer Überregulation von unterregulierten Emotionen. Da sie keine Regulationsmöglichkeiten für ihre intensiven Emotionen haben (Unterregulation), versuchen sie deren Auftreten und Erleben vollständig zu vermeiden (Überregulation).

Bei diesen Patienten kann eine zu schnelle und direkte Thematisierung ihres emotionalen Erlebens innerhalb der Therapie zu massiven und bedrohlichen emotionalen Ausbrüchen führen. Schon das direkte Benennen der problematischen Emotionen oder nur die Frage nach ihrem emotionalen Erleben führt bei diesen Patienten häufig zu einer hohen emotionalen Anspannung und Verunsicherung, sodass sie sich schnell zurückziehen und sogar die Therapie abbrechen. Daher empfiehlt sich bei diesen Patienten ein abgewandeltes Vorgehen im Emotionsmanagement, welches dieser massiven Bedrohung durch die eigenen Emotionen und der nachvollziehbaren Angst vor Hilflosigkeit, Impulsdurchbrüchen usw. Rechnung trägt. Um die Patienten vor diesen unkontrollierbaren emotionalen Ausbrüchen zu schützen und dennoch sinnvoll an der emotionalen Problematik zu arbeiten, sollte der Therapeut bestimmte Aspekte bei der Vorgehensweise im Emotionsmanagement beachten:

Therapeutisches Vorgehen bei Überregulation intensiver Emotionen

- Herstellen einer stabilen und verlässlichen therapeutischen Beziehung
- initiale Respektierung und Validierung dieser dysfunktionalen Vermeidungsstrategien
- Erklären eines Störungsmodells im obigen Sinne
- theoretische Erörterung der Funktion und der Sinnhaftigkeit von Emotionen

- Erarbeitung eines sicheren Rahmens und eventueller Akutinterventionen bei Überforderungs- bzw. Anspannungszuständen (insbesondere Notfallstrategien, Sicherer Ort, Tresor-Übung)
- kognitive Bearbeitung von dysfunktionalen Annahmen bzw. emotionsverstärkenden Gedanken
- Beginn der Emotionsregulation mit starker Betonung der Notfallstrategien, der kognitiven und behavioralen Aspekte und der Achtsamkeitstechniken

Zunächst einmal ist es bei diesen Patienten außerordentlich wichtig, eine stabile therapeutische Beziehung aufzubauen, die ein maximales Maß an Sicherheit gewährleistet, also dem Patienten die Sicherheit des positiven, empathischen Kontakts zu jedem Zeitpunkt der Therapie gibt. Da es vielen Patienten zu Beginn sehr schwer fällt, über ihre emotionalen Probleme zu sprechen, ist ein langsames Tempo mit intensiver Arbeit an einem Beziehungsaufbau sehr wichtig. Da die Patienten häufig nicht von ihren emotionalen Problemen berichten – aus Angst, der Therapeut würde sie nicht verstehen oder hierfür verurteilen –, hat sich auch die Technik des **„Gedankenlesens"** bewährt. Hierbei versucht der Therapeut den Patienten dadurch zu erreichen, dass er aus seiner Erfahrung mit ähnlichen Patienten berichtet bzw. die vermutliche innere emotionale und kognitive Welt des Patienten vorsichtig wiederzugeben versucht. Hierbei sollte der Therapeut die Vermeidungsstrategie des Patienten als nachvollziehbare Strategie zum Schutz vor intensiven Emotionen ausreichend validieren, sie aber gleichzeitig problematisieren:

Therapeut: „Und ich kann mir vorstellen, dass Ihr Schweigen auch damit zu tun hat, dass Sie Angst haben, diese furchtbaren Gefühle zu aktivieren, die sie dann vielleicht überschwemmen. Und wenn ich Sie nach Ihren Gefühlen frage, dann ist es vollkommen nachvollziehbar, dass Sie mir nicht antworten wollen oder, besser gesagt, können. Auf der anderen Seite kann ich mir aber vorstellen, dass Sie durch das Vermeiden nichts verändern können und immer weiter unter diesen Gefühlen werden leiden müssen."

Weiterführend geht es darum, gemeinsam mit dem Patienten herauszufinden, warum eine Aufgabe dieser Vermeidungshaltung und eine direkte Auseinandersetzung mit ihren Emotionen hilfreich und wichtig sind. Solange der Patient angesichts einer Fokussierung auf seine Emotionen nur negative Konsequenzen befürchtet, wird er jedoch seine Vermeidungsstrategien nicht aufgeben:

Therapeut: „Und natürlich fragen Sie sich, warum Sie sich auf dieses Wagnis einlassen sollten. Nun, vielleicht ist es hilfreich, wenn wir uns einmal Ihre Zukunft anschauen, wenn Sie weiterhin Ihre eigenen Gefühle so unterdrücken und bekämpfen?"

Natürlich geht dies einher mit einer genauen Erörterung der Bedeutung von Emotionen im Allgemeinen und eines ausgeglichenen emotionalen Erlebens im Besonderen. Die Patienten halten ihre eigenen Emotionen häufig für sinnlos und glauben, dass ein emotionsloser Zustand das ideale Ziel wäre, im Rahmen dessen sich ihre Probleme dann von alleine lösen würden. Eine eingehende Psychoedukation über den Sinn und Nutzen von Emotionen, wie sie in Kapitel 5 dargestellt wurde, ist an dieser Stelle sehr hilfreich.

Gleichzeitig sollten Strategien zur Kontrolle des emotionalen Erlebens bei emotionalen Ausbrüchen identifiziert und so weit geübt werden, dass diese automatisch abrufbar sind und dem Patienten das größtmögliche Maß an Vertrauen hinsichtlich einer effektiven Handhabung eines emotionalen Ausbruchs geben. Hierzu gehören Notfallstrategien, wie sie in Abschnitt 8.4 ausgeführt worden sind. Der Patient sollte eine Reihe praktikabler Notfallstrategien zur Verfügung haben, die sowohl im Rahmen der Therapiestunden als auch zwischen den Therapien zunächst „trocken" geübt werden. Es empfiehlt sich auch, diese Notfallstrategien in den ersten Stunden der sich anschließenden emotionsbezogenen Arbeit auch schon probatorisch bei niedrigeren Anspannungen einzusetzen, damit der praktische Kontext schon frühzeitig und verlässlich gegeben ist. Eine weitere, außerordentlich hilfreiche Technik ist die des **„Sicheren Ortes"** bzw. die **„Tresor-Übung"**, die einem Patienten einen imaginativ verankerten Schutz vor bedrohlichen Gefühlen, insbesondere infolge von bedrohlichen Erinnerungen, beispielsweise in Form von traumatischen Erinnerungen, geben soll (Reddemann 2001). Extrem bedrohliche Emotionen, die vom Patienten abgewehrt werden, hängen häufig mit vorhergehenden Traumata und den entsprechenden Erinnerungen bzw. Flashbacks (Intrusionen) zusammen. Die Patienten werden von extrem belastenden Bildern, Geräuschen oder anderen Sinneseindrücken bzw. Emotionen überflutet. Eine Möglichkeit, sich hiergegen abzugrenzen, ist, die traumatischen Bilder entweder wegzusperren (Tresor-Übung) oder sich vor ihnen zu schützen (Sicherer Ort). Außerdem sollten diese Patienten bei Auftreten von traumatischen Erinnerungen die Strategie des **Realitäts-Checks** kennen. Dieser besteht in einer aktiven Orientierung in Raum, Zeit und zur eigenen Person sowie der Unterscheidung von Realität und Phantasie. Diese Techniken helfen dem Patienten, sich langsam an die Konfrontation mit den problematischen Emotionen zu wagen. Da eine maximale Sicherheit vorab gewährleistet sein sollte, kann man diese Techniken gar nicht ausreichend genug innerhalb und außerhalb der Therapie üben.

Erst wenn man die vorherigen Schritte durchlaufen hat, können sich Therapeut und Patient langsam der direkteren Auseinandersetzung mit den problematischen Emotionen widmen. Der Beginn dieser Auseinandersetzung sollte mit einer psychoedukativen und kognitiven Fokussierung beginnen, da hierdurch eine größtmögliche Distanz zum emotionalen Erleben erreicht wird. In diesem Schritt sollten dysfunktionale Kognitionen identifiziert werden, die emotionsverstärkend bzw. katastrophisierend sind. Hierzu gehören Gedanken wie: „Wenn ich ausraste, dann könnte ich einen anderen Menschen massiv schädigen", „Diese Emotionen würden mich umbringen“ oder „Wenn ich diese Emotionen zulasse, dann gehen diese nie wieder weg“.

Die eigentliche Arbeit an den intensiven Emotionen beginnt dann mit einem ebenfalls kognitiv betonten Ansatz. Hierbei geht es um die kognitive Bearbeitung der belastenden Emotionen im Generellen im Gegensatz zu deren unmittelbarem Erleben. Um die Belastung des Patienten zu Beginn möglichst gering zu halten, sollten zunächst die abwehrenden sekundären Emotionen thematisiert werden, also im häufigsten Falle die Angst vor Ablehnung seitens des Therapeuten bzw. die Scham wegen intensiver Emotionen.

Therapeut: „Zunächst möchte ich mit Ihnen über Ihre Angst vor Ihren eigenen Gefühlen sprechen. Was ist so bedrohlich für Sie, dass Sie nicht darüber sprechen wollen?"
Patient: „Ich weiß nicht, ich habe einfach Angst, dass diese Gefühle mich zerreißen."
Therapeut: „Okay, Sie fühlen sich bedroht und wollen sich schützen. Das kann ich gut verstehen. Vielleicht können Sie mir etwas mehr über diese Angst erzählen. Was wäre das Schlimmste, was Ihnen passieren könnte?"

Patienten mit dieser ausgeprägten Form der Vermeidungshaltung in Bezug auf ihre Emotionen leiden in der Regel unter generell selbstabwertenden Schemata. Daher sollte eine Restrukturierung dieser selbstabwertenden Schemata, wie in Kapitel 7 aufgeführt, in jedem Fall in Erwägung gezogen werden, sobald die Patienten für diese therapeutische Arbeit eine ausreichende Stabilität aufweisen.

9 Gruppenarbeit zur Emotionsregulation

9.1 Konzept

Die therapeutische Arbeit an Emotionen kann auf eine überschaubare Zahl von praktischen Techniken reduziert werden, die dem Patienten eine therapeutische Regulation seiner Problememotionen ermöglichen können. Dieses Kernanliegen der emotionsbezogenen Therapie, die Regulation von Emotionen, kann auch im Rahmen einer Gruppentherapie vermittelt werden. Ziel dieser Gruppentherapie ist es, den Patienten basale Informationen über funktionale und dysfunktionale emotionale Prozesse und Techniken zur unmittelbaren Regulation ihrer Emotionen zu vermitteln. Am Ende dieser Gruppentherapie sollen die Patienten in der Lage sein, ihre Emotionen in den spezifischen Situationen wahrzunehmen, einzuschätzen, inwieweit diese situationsangemessen sind, und diese soweit zu regulieren, dass sie nicht mehr zwangsläufig in ein symptomatisches Verhalten münden. Am wirksamsten wird die Gruppentherapie natürlich sein, wenn die erarbeiteten Inhalte in der Einzeltherapie aufgegriffen und weiterverfolgt werden.

Der hier vorgeschlagene formale und inhaltliche Rahmen der Gruppenarbeit kann natürlich den ambulanten oder stationären Gegebenheiten angepasst werden. Wenn auch die Anzahl von sechs Gruppensitzungen nicht unterschritten werden sollte, ist sicherlich die kontextbezogene individuelle Gestaltung der Gruppen sinnvoll und hilfreich. Es muss jedoch davor gewarnt werden, der Psychoedukation und der Theorie einen größeren Stellenwert einzuräumen. Viele theoretischen Teile dieses Gruppenkonzeptes sind bewusst vereinfacht und kurz dargestellt und lassen interessante Aspekte der Theorie und Therapie von Emotionen außer Acht, damit die Patienten sich auf einige wesentliche Kernbotschaften und deren praktische Umsetzung konzentrieren können. Der wesentliche Erfolg einer solchen Gruppentherapie zeitigt sich nämlich in letzter Konsequenz in der neu erworbenen praktischen Fähigkeit zur Regulation der Problememotionen. Die Vermittlung dieser Fähigkeit zur Emotionsregulation sollte immer im Vordergrund der Gruppenarbeit stehen.

Formaler Rahmen

- sechs Gruppensitzungen à 90 Minuten (2 x 45 Minuten)
- Teilnehmerzahl höchstens neun
- ein Gruppenleiter (evtl. plus Co-Therapeut)
- halboffene oder geschlossene Gruppe

Ziele der Gruppe

In dieser Gruppe sollen die wesentlichen theoretischen und praktischen Elemente der Emotionsregulation vermittelt werden:
- die Bedeutung und Funktion von Emotionen
- das Therapiekonzept der Emotionsregulation
- problematische Emotion(en) erkennen und verstehen
- individuelle Bewältigungsstrategie erkennen
- Emotion in ihrer Intensität positiv regulieren
- Emotion kognitiv regulieren
- Verhaltensalternativen erlernen

9.2 Ablauf und Inhalte der einzelnen Gruppen

Gruppe 1 (Emotionen erkennen und verstehen)

- Was sind Emotionen und wozu sind sie da?
  Lerntext: Wozu sind Emotionen da?
- Was sind Bedürfnisse?
  Lerntext: Bedürfnisse
- Emotionen drücken Bedürfnisse aus
  Lerntext: Emotion und Bedürfnisse
  Übung: Emotion und Bedürfnisse
- Emotionsanalyse
  Übung: Emotionsanalyse
- Aushändigung der Emotionsliste
  Übung: Emotionsliste
- **Hausaufgabe**
  - auf der Emotionsliste die Emotionen markieren, die man im Alltag am häufigsten empfindet und das zugrundeliegende Bedürfnis erkennen

- versuchen, die eigenen belastenden Emotionen zu erkennen
- Emotionsanalysen relevanter Alltagssituationen ausfüllen

Gruppe 2 (eigene Problememotion erkennen)

- Hausaufgaben diskutieren; Vorstellung einzelner Emotionsanalysen
- Vermittlung der Entspannungstechnik
  Lerntext: Entspannungstechniken
  Übung: Mein selbstberuhigender Satz
- Vermittlung des Konzeptes der maladaptiven Emotion und Benennung der individuellen Problememotion
  Lerntext: Unterschied zwischen angemessenen und unangemessenen Emotionen
  Übung: Problememotion und Problemsituation
- Vermittlung des Konzeptes dysfunktionaler Bewältigungsstrategien
  Lerntext: Problematische Bewältigungsstrategie
  Übung: Problematische Bewältigungsstrategien
- Training der positiven Selbstverbalisierung anhand der Problememotion
- **Hausaufgabe**
  - Training der positiven Selbstverbalisierung und Atementspannung bei Auftreten der Problememotion bzw. Problemsituation
  - Durchführen der Übung „Bewältigungsstrategie“

Gruppe 3 (Therapiekonzept)

- Training der positiven Selbstverbalisierung und Atementspannung
- Hausaufgaben diskutieren: Was waren die Schwierigkeiten bei der Entspannungsübung?
- Aufrechterhaltende Faktoren von Problememotionen?
- Vermittlung des Konzeptes von primären und sekundären Emotionen
  Lerntext: Primäre oder sekundäre Emotion
- Vermittlung des Therapiekonzeptes der Emotionsregulation
  Lerntext: Sinn und Zweck des Trainings der Emotionsregulation
- Training der positiven Selbstverbalisierung und Atementspannung
- **Hausaufgabe**
  - Training der positiven Selbstverbalisierung und Atementspannung bei Auftreten der Problememotion bzw. Problemsituation
  - Durchführen der Übung „Emotion und Gedanken“ und Suche nach hilfreichen Gedanken
  - Suche nach möglichen primären Emotionen im Alltag und insbesondere Problemsituationen (Übung „Bewältigungsstrategie“ aus der Gruppe 2)

Gruppe 4 (Emotionsregulation)

- Training der positiven Selbstverbalisierung und Atementspannung
- Erarbeitung der Emotionsregulation
  Lerntext: Praxis der Emotionsregulation
- Praktischer Ablauf der Emotionsregulation
  Lerntext: Ablauf der Emotionsregulation
- Rollenspiel und/oder Imagination von emotionsspezifischen Problemsituationen unter Anwendung der Emotionsregulation
- Thematisierung der individuellen Zielvorstellung
- Training der positiven Selbstverbalisierung und Atementspannung
- **Hausaufgabe**
  - Regulation trainieren und Ergebnisse und Probleme schriftlich niederlegen

Gruppe 5 (praktische Anwendung)

- Training der positiven Selbstverbalisierung und Atementspannung
- Erläuterung von Akzeptanz und radikaler Akzeptanz
  Lerntext: Akzeptanz
- Erläuterung Ressourcenaktivierung
  Lerntext: Meine Stärken und Fähigkeiten
- Zieldefinition
  Übung: Mein individuelles Ziel in meiner Problemsituation
- Rollenspiel und/oder Imagination von emotionsspezifischen Problemsituationen unter Anwendung der erlernten Techniken
- Training der positiven Selbstverbalisierung und Atementspannung

Gruppe 6 (praktische Anwendung)

- Training der positiven Selbstverbalisierung und Atementspannung
- Diskussion von praktischen Erfahrungen
- Rollenspiel und/oder Imagination von emotionsspezifischen Problemsituationen unter Anwendung der erlernten Techniken
- Erarbeiten von bisherigen Erfolgen mit der Emotionsregulation
- Diskussion der Sprichwörter

9.3 Handout für die Gruppe 1

Lerntext: Wozu sind Emotionen da?

Emotionen (gleichbedeutend mit Gefühlen) sind ein lebenswichtiger und unverzichtbarer Teil unseres menschlichen Erlebens. Sie bringen die Erfüllung der Bedürfnisse des Menschen aber auch deren Nichterfüllung zum Ausdruck und geben uns das Gefühl von Sinnhaftigkeit, Bedeutung und Lebendigkeit. Wenn man z. B. Traurigkeit spürt, kann dies bedeuten, dass einem etwas (ein Mensch, ein verstorbenes Tier, aber auch ein nicht erreichtes Ziel) fehlt. Spürt man z. B. Ärger, kann dies heißen, dass ein Bedürfnis nach Sicherheit oder Schutz verletzt wurde. Somit ist die Wahrnehmung von Emotionen und deren genaue Beschreibung allein durch entsprechende Worte (Neid, Ärger, Angst, Einsamkeit, Freude, Geborgenheit, Interesse, Zuneigung etc.) ein wichtiger Zugang zu den eigenen Bedürfnissen. Emotionen sind Informationen darüber, was man möchte und was einem fehlt. Menschen, die keinen Zugang zu Emotionen haben, fehlt diese wichtige Information und sie können nicht so handeln, wie es für sie als individueller Mensch angemessen und wichtig wäre. Nach allen Erkenntnissen erleben auch Affen und andere Säugetiere Emotionen und ohne diese könnten auch sie nicht überleben.

Auf der anderen Seite drängen uns Emotionen zu einer Handlung. Haben wir Angst in einer Situation, dann wollen wir diese eher schnell verlassen, und wenn wir traurig sind, weil ein geliebter Mensch abgereist ist, dann suchen wir Kontakt zu ihm (z. B. per SMS, Mail oder Telefon) oder wenden uns an andere Menschen. Grundsätzlich gibt es zwei Arten von Emotionen: Die so genannten positiven Emotionen und die negativen Emotionen. Positive Emotionen fühlen sich gut an und wir neigen dazu, diese häufiger und intensiver erleben zu wollen (z. B. Geborgenheit, Lust, Freude, Interesse). Negative Emotionen fühlen sich schlecht an und wir versuchen das Erleben dieser Emotionen zu vermeiden oder schnell zu beenden. Hierbei soll positiv aber nicht heißen, dass die Emotion grundsätzlich gut, und negativ nicht, dass die Emotion grundsätzlich schlecht ist. So kann ein Lustgefühl unter Drogeneinfluss problematisch sein und wer will behaupten, dass Angst in einer Situation, in welcher man bedroht wird, eine „schlechte“ Emotion sei? Nur drängen uns negative Emotionen dazu, etwas zu tun, dass diese Emotion schnell wieder verschwindet und wir tun viel dagegen, dass diese Emotion wieder auftritt. Unser Denken und Handeln wird also durch Emotionen wesentlich beeinflusst, denn wir handeln so, dass wir möglichst positive Emotionen erleben und wenige negative Emotionen ertragen müssen.

Und nicht zuletzt ist der Ausdruck von Emotionen eines der wichtigsten Signale an andere Menschen, wie es uns gerade geht, was uns fehlt, was wir brauchen, was uns gefällt. Stellen Sie sich einen Menschen vor, der seine Traurigkeit verbirgt, dann ist es unschwer nachzuvollziehen, dass dieser Mensch nicht getröstet wird. Oder wenn ein Mensch seinen Ärger nicht ausdrückt, dann werden andere Men schen weiterhin seine Grenzen verletzen bzw. ihn nicht respektieren. Je deutlicher und angemessener wir unsere Emotionen wahrnehmen und zum Ausdruck bringen, desto besser können unsere Mitmenschen uns verstehen und auf uns reagieren. Das heißt jedoch nicht, dass dies immer der Fall ist. Es gibt natürlich in unserem Leben auch Situationen, wo es sehr angeraten sein kann, unsere Emotionen nicht zu zeigen und uns nicht ihnen entsprechend zu verhalten (z. B. Unsicherheit im Vorstellungsgespräch, Ärger beim Gespräch mit dem Vorgesetzten oder Traurigkeit gegenüber fremden Menschen).

Alles in allem sind Emotionen nicht nur überlebenswichtig, sondern auch wichtig für ein glückliches und sinnvolles Leben. Deswegen wiegen Störungen der Emotionen umso schwerer und führen häufig zu psychischen Erkrankungen. Denn nicht alle Emotionen, die wir empfinden, sind „richtig" und angemessen. Emotionen können zu intensiv sein, sodass wir zu Handlungen veranlasst werden, die wir später bereuen oder die uns Probleme bereiten. Emotionen können auch einfach in einer bestimmten Situation fehl am Platz sein, so z. B. wenn man extrem ärgerlich wird, nur weil ein anderer Mensch einem widersprochen hat oder wenn wir sehr große Angst haben, weil wir eine harmlose Spinne gesehen haben. Oder wir haben Emotionen, mit denen wir nicht richtig umzugehen wissen, weil wir es nie gelernt haben. So z. B. ein Mann, der nicht weiß, wie er mit seiner Traurigkeit umgehen soll und stattdessen oberflächlich gelassen und spöttisch beim Abschied von seiner Frau wirkt. Oder die Frau, welche nie gelernt hat, Ärger zu zeigen und sich stattdessen zurückzieht und traurig wird, weil ihr Gegenüber sie nicht respektiert. Wie Sie sehen, gibt es verschiedene Möglichkeiten, mit seinen Emotionen Probleme zu haben und wenn diese Probleme sehr groß sind, können diese zu einer psychischen Erkrankung führen.

Lerntext: Bedürfnisse

Jeder Mensch hat eine Vielzahl von Bedürfnissen, die er im Alltag fortwährend zu befriedigen sucht. Unter Bedürfnissen versteht man die individuellen Ziele eines Menschen, also die Ereignisse und Dinge, welche er anstrebt. Natürlich gibt es auch Bedürfnisse, die jeder Mensch hat, ungeachtet wo und wie er lebt. So wollen alle Menschen Kontakt haben, der eine mehr, der andere weniger, aber jeder Mensch hat das Bedürfnis nach Kontakten. Es gibt aber auch ganz individuelle Bedürfnisse, die den einzelnen Menschen eigen sind und von anderen nicht geteilt werden. Wir Menschen reagieren mit positiven Emotionen (z. B. Freude, Interesse), wenn unsere allgemein menschlichen und ganz individuellen Bedürfnisse befriedigt werden, oder wenn wir unsere Ziele erreichen. Und wir reagieren mit den so genannten negativen Emotionen (z. B. Angst, Traurigkeit, Unsicherheit), wenn unsere Bedürfnisse frustriert werden.

Der Einfachheit halber kann man von Grundbedürfnissen sprechen, welche jeder Mensch hat. Diese Grundbedürfnisse sind:

1. Bindung
2. Selbstständigkeit, Sicherheit und Kontrolle
3. Vermeiden von Frustration und Erreichen von Befriedigung
4. Selbstwert

Bitte finden Sie für jedes Bedürfnis mindestens zwei Ereignisse aus Ihrem Leben:

1. Bindung
   - A. ____
   - B. ____
2. Selbstständigkeit, Sicherheit und Kontrolle
   - A. ____
   - B. ____
3. Vermeiden von Frustration und Erreichen von Befriedigung
   - A. ____
   - B. ____
4. Selbstwert
   - A. ____
   - B. ____

Sie werden anhand Ihrer Beispiele merken, dass jeder Mensch eine ganz eigene Art von Bedürfnissen hat. Der eine braucht für sein Bedürfnis nach Kontrolle das Wissen um jeden einzelnen Vorgang eines Projektes, dem anderen reichen einige wenige, zentrale Informationen. Der eine spürt eine Befriedigung seines Bedürfnisses nach Bindung nur dann, wenn der Partner ständig in seiner Nähe ist, dem anderen reicht vielleicht das Wissen, dass er seinen Partner in einer Woche wiedersehen wird.

Lerntext: Emotionen und Bedürfnisse

Emotionen sind Reaktionen auf ein Ereignis, das gerade stattfindet. Emotionen vergleichen dabei gewissermaßen das Ereignis mit den Bedürfnissen des Betroffenen und zeigen an, ob Bedürfnisse durch das Ereignis eher befriedigt oder eher bedroht bzw. frustriert werden. Somit sind Emotionen eine lebenswichtige Information über das Verhältnis eines Menschen zu seiner Umwelt und zu seinen Bedürfnissen.

Wenn sich ein Mensch z. B. bei Kritik unsicher fühlt, dann zeigt ihm die Unsicherheit an, dass sein Bedürfnis nach Selbstwert oder nach Harmonie gerade verletzt wird. Und um diese Verletzung zu beenden, zieht dieser Mensch sich vielleicht zurück, damit er die Kritik nicht mehr hören muss.

Dies kann man im folgenden Schema zur Darstellung bringen:

	Emotion	Ereignis	Handlung	Bedürfnis
z. B.	Angst	Kritik	Rückzug	Selbstwert/Bindung

Ein anderes Beispiel wäre die Emotion Angst in einem Augenblick des Streites. Diese Angst kann dem Betroffenen zeigen, dass sein Bedürfnis nach Bindung zu dem anderen Menschen gerade verletzt wird. Er hat Angst, dass der andere Mensch sich von ihm abwenden und er dann diese Bindung verlieren könnte. Vielleicht drängt ihn die Angst dazu, dann zu beschwichtigen und versöhnliche Worte zu sprechen.

	Emotion	Ereignis	Handlung	Bedürfnis
z. B.	Angst	Streit	Beschwichtigen	Bindung

Übung: Emotion und Bedürfnisse

Bitte füllen Sie dieses Übungsblatt aus, wenn Sie im Alltag Ihre Problemsituation bzw. Ihre Problememotion erleben.

Emotion	Ereignis	Handlung	Bedürfnis

1. ______________________________

2. ______________________________

3. ______________________________

4. ______________________________

Übung: Emotions- und Bedürfnisanalyse

1. Emotion: Intensität (0–100):

____

____

2. Auslösendes Ereignis für meine Emotion: (wer, was, wann, wo?)

____

____

3. Mit welchen Gedanken habe ich die Emotion hervorgerufen bzw. beeinflusst?

____

____

4. Körperwahrnehmung und körperliche Veränderung?

____

____

5. Was habe ich in der Situation getan bzw. was hätte ich am liebsten getan?

____

____

6. Ist meine Emotion angemessen oder ist sie nicht angemessen?

____

____

7. Was für ein Bedürfnis drückt sich durch meine Emotion aus?

____

____

8. Was wäre ein angemessener Umgang mit dieser Emotion?

____

____

Übung: Emotionsliste

Bitte gehen Sie Ihre Problemsituationen und Ihre Problememotionen durch und unterstreichen Sie die Emotionen, welche Sie dabei häufig erleben.

- Ärger
- Wut
- Angst
- Trauer
- Ekel
- Freude
- Glück
- Verachtung
- Schuld
- Scham
- Eifersucht
- Neid
- Stolz

9.4 Handout für die Gruppe 2

Lerntext: Entspannungstechniken

Wenn man seine unangenehmen oder gar bedrohlichen Emotionen verändern möchte, gehört die Fähigkeit zur Entspannung an oberste Stelle. Hier geht es aber nicht um die Art von Entspannung, die man abends zu Hause anwendet oder im Büro zwischendurch, sondern um die Fähigkeit, sich genau in dem Moment zu entspannen, in welchem man gerade die Emotion erlebt. Sie sollen dabei lernen, Ihre Emotion zu entschärfen, sie abzumildern. Sie sollen also lernen, die Stärke Ihrer Emotion abzumildern, damit Sie Ihre Emotion aushalten können und nicht mehr vermeiden oder bekämpfen müssen. Wichtig ist es zu verstehen, dass Sie sich mit Hilfe der Entspannungstechniken nicht von der Emotion ablenken sollen! Im Gegenteil, die Entspannungstechnik soll Ihnen helfen, den Kontakt zu Ihrer Emotion aufrecht erhalten zu können, indem Sie die Stärke der Emotion senken.

Hierzu gibt es zwei Wege, die gleichzeitig oder abwechselnd zur Anwendung kommen:

1. **Atementspannung**
   Bei hoher emotionaler Anspannung verkrampft sich der Atem und dadurch wird man noch angespannter und aufgeregter. Die Atementspannung besteht alleine darin, ruhig, regelmäßig und bewusst zu atmen.

2. **Selbstberuhigung**
   Wenn wir emotional angespannt sind, können wir uns durch gutes Zureden wieder entspannen. Hierzu benötigen Sie einen einzigen Satz, den Sie sich zuvor überlegt haben und den Sie über die nächsten Wochen immer zusammen mit der Atementspannung üben werden. Solche selbstberuhigenden Sätze sind z. B. „Ich bin ruhig und entspannt" oder „Ich bin cool und distanziert" oder „Ich bin stark und gelassen". Bitte formulieren Sie nur positive Sätze und keine negativen (wie z. B. „Ich muss keine Angst haben"), denn diese können ungewollt die problematische Emotion verschlimmern.

Übung: Mein selbstberuhigender Satz

____

Bitte trainieren Sie diesen Satz mehrfach täglich für mehr als drei Minuten, indem Sie es sich bequem machen oder sich in eine andere angenehme Situation begeben und sich immer wieder stumm diesen Satz sagen. Atmen Sie dabei ruhig und gleichmäßig und versuchen Sie die Entspannung auch in Ihrem Körper zu spüren.

Lerntext: Der Unterschied zwischen angemessenen und unangemessenen Emotionen

Manchmal reagieren wir auf eine Situation mit einer Emotion, die bei näherer Betrachtung zu intensiv bzw. unangemessen ist. So kann jemand bei einer alltäglichen Konfliktsituation eine tiefe Traurigkeit erleben, welche der Situation nicht angemessen ist. Häufig handelt es sich bei diesen unangemessenen Emotionen um Emotionen, welche der Betreffende in der Vergangenheit, sprich Kindheit, häufiger erlebt hat und welche er nie richtig hinter sich gelassen hat. Und dies, obwohl das Leben und die Umwelt sich verändert haben und die Emotion eigentlich nicht mehr in die Gegenwart passt. Diese unangemessenen Emotionen sind häufig sehr belastend und deren Vermeidung oder Bekämpfung führt zu psychischen Symptomen.

Angemessene Emotionen sind:
- passend zu und in der Situation
- drücken ein nachvollziehbares Bedürfnis in der Situation aus
- ihr Ausdruck und die entsprechende Handlung sind für die Bedürfnisse und Ziele des jeweiligen Menschen von Vorteil bzw. hilfreich

Unangemessene Emotionen sind:
- unpassend für die aktuelle Situation, Emotion kommt aus der Vergangenheit
- drücken ein Bedürfnis aus, welches der Situation nicht angemessen ist
- ihre Umsetzung in Ausdruck und Handlung haben letztlich nachteilige Konsequenzen für den Betreffenden

Beispiele für eine **angemessene** Emotion, wenn man kritisiert wird (situative Aspekte berücksichtigen!)

- ______________________________
- ______________________________
- ______________________________

Beispiele für eine **unangemessene** Emotion, wenn man kritisiert wird (situative Aspekte berücksichtigen):

- ______________________________
- ______________________________
- ______________________________

Woher kommen unangemessene Emotionen?

Unangemessene Emotionen kommen häufig aus längst vergangenen Situationen, in welchen man eine bestimmte Emotion häufig und sehr intensiv gespürt hat. Wer z. B. als Kind oder Jugendlicher immer beschimpft und kritisiert wurde, reagiert als Erwachsener bestimmt eher mit Schuld und Scham auf Kritik. Und wer als Kind oder Jugendlicher häufig vernachlässigt und allein gelassen wurde, wird in der Gegenwart eher mit Traurigkeit und Einsamkeit auf Probleme reagieren. Am häufigsten handelt es sich bei diesen unangemessenen Emotionen um Scham, Schuld, Angst, Einsamkeit und Traurigkeit. Insofern sind diese Emotionen Erinnerungen, welche durch Situationen in der Gegenwart ausgelöst werden, die irgendwie der vergangenen Situation ähneln. Obgleich also diese gewissermaßen alten Emotionen für die heutige Situation nicht passen, der Betreffende also viel zu sensibel auf die Situation reagiert, so sind sie nicht grundsätzlich unangemessen oder falsch. Denn früher waren diese Emotionen einmal angemessen und richtig. Dies ist jedoch lange her und heute passen die Emotionen nicht mehr zu den gegenwärtigen Ereignissen. Es ist so, als ob man auf Streitigkeiten im Erwachsenenalter immer noch so reagiert, wie man es als Kind auf dem Spielplatz getan hat: durch Tränen oder durch Rauferein.

Ist eine Ihrer Emotionen also unangemessen, müssen Sie diese im Rahmen der Therapie zu korrigieren lernen. Das bedeutet, dass Sie zunächst Ihre Emotion als unangemessen bewerten und sich dann daran machen, diese Emotion gedanklich zu korrigieren. So kann man sich z. B. klar machen, dass der andere Mensch einen gar nicht beschämen wollte oder man zwar Angst vor dem Verlassenwerden hat, aber der Andere einen nicht verlassen wird. Außerdem müssen Sie lernen, sich nicht mehr der Emotion entsprechend zu verhalten, sondern unter Umständen sogar genau das Gegenteil zu tun. Bei einem Schamgefühl sich also nicht zurückziehen, sondern Kontakt zu dem anderen Menschen zu suchen. Oder bei einem Schuldgefühl, welches nicht angemessen ist, sich nicht zu entschuldigen, sondern z. B. weiter zu diskutieren oder nachzufragen (Abb. 9-1).

Übung: Problememotion und Problemsituation

Meine Problememotion ist (es können auch zwei oder drei Emotionen sein):

- ____________________
- ____________________
- ____________________

Meine Problememotion(en) treten typischerweise in den folgenden Situationen auf:

- ____________________
- ____________________
- ____________________

Lerntext: Problematische Bewältigungsstrategien

Wenn man Emotionen spürt, die sehr unangenehm oder sogar beängstigend sind, dann versuchen wir instinktiv, diese Emotionen so schnell wie möglich abzuschalten. Wir wollen diese Emotion nicht mehr erleben, da diese so belastend ist und somit greifen wir zu einer so genannten **Bewältigungsstrategie** für diese Emotion. So kann man bei einem Erleben von Angst die Situation sofort verlassen (wenn man sich z. B. bedroht fühlt) oder zum Angriff übergehen, da dann die Angst nachlässt.

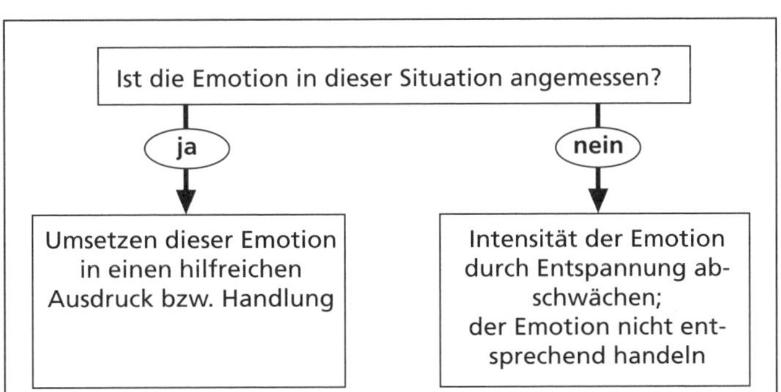

Abb. 9-1 Umgang mit angemessenen und unangemessenen Emotionen

Oder wenn man sich schämt, kann man sich auch zurückziehen und vielleicht in Zukunft die Situation vermeiden, damit man die Emotion Scham nicht mehr spüren muss. Oder jemand spürt Traurigkeit und Einsamkeit, wenn der Partner oder die Partnerin nicht immer bei einem ist und man bekämpft diese Emotion, indem man vorgibt, extrem selbstständig zu sein und bloß nicht über diese Emotionen spricht. Es gibt unzählige Möglichkeiten, eine Emotion zu bekämpfen, wenn diese auftritt und sich so zu verhalten, dass diese auch später nicht mehr auftritt (Vermeidungsstrategie). Während es auf der einen Seite Bewältigungsstrategien gibt, die für den betreffenden Mensch hilfreich und gut sind, so können andere Bewältigungsstrategien aber Leiden, also Symptome hervorrufen.

Was konkret tun Sie oder andere Menschen, um Ihre Problememotion zu bekämpfen oder zu vermeiden, was ist Ihre Bewältigungsstrategie? Und was für ein Nachteil bzw. Symptom entsteht Ihnen möglicherweise hieraus?

Bewältigungsstrategie	**Nachteil/Symptom**
• ______________________	______________________
• ______________________	______________________
• ______________________	______________________

Übung: Bewältigungsstrategie

Situation	**Problememotion**	**Bewältigungsstrategie**
• ______________	______________	______________
• ______________	______________	______________
• ______________	______________	______________
• ______________	______________	______________
• ______________	______________	______________
• ______________	______________	______________

Entspannung

Wie heißt noch mal Ihr selbstberuhigender Satz?

____

Bitte schließen Sie die Augen, atmen Sie ruhig und langsam und sagen sie sich immer wieder stumm diesen Satz. Achten Sie dabei darauf, wo im Körper Sie die Entspannung am deutlichsten spüren.

9.5 Handout für die Gruppe 3

Entspannung
Wie heißt noch mal Ihr selbstberuhigender Satz?

____

Bitte schließen Sie die Augen, atmen Sie ruhig und langsam und sagen Sie sich immer wieder stumm diesen Satz. Spüren Sie dabei, wo im Körper Sie die Entspannung am deutlichsten spüren.

Lerntext: Primäre oder sekundäre Emotion

Es kann sein, dass die Emotion, die Sie spüren, dazu da ist, von einer anderen Emotion abzulenken, die für Sie unerträglich ist. Wenn die unerträgliche Emotion (sog. primäre, sprich erste Emotion) in einer bestimmten Situation auftritt, dann wird sie also sehr schnell von einer anderen Emotion (sog. sekundäre, also zweite Emotion) verdrängt. So kann ein Mensch bei einem Streit vielleicht als primäre Emotion Einsamkeit oder Traurigkeit empfinden, reagiert aber mit der sekundären Emotion Ärger oder sogar Wut. Die Einsamkeit und Traurigkeit, welche vielleicht das Bedürfnis nach Kontakt ausdrückt, ist zu belastend, vielleicht, weil der Betreffende Angst davor hat, dass er wirklich verlassen wird. Der Ärger und die Wut hingegen geben ihm kurzfristig Entlastung und ein Gefühl von Macht.
Ein anderer Mensch hingegen empfindet bei einem Streit die primäre Emotion Ärger, hat aber so schlechte Erfahrung mit Ärger gemacht, dass er unmittelbar traurig und niedergeschlagen reagiert. Mit dieser Emotion kommt er besser zurecht als mit dem Ärger.

Haben Sie eine Idee, welche für Sie problematische Emotion sich hinter der Emotion verbirgt, die Sie gut spüren können?

Eine vermutliche primäre Emotion von mir ist (bzw. sind):

1. ____
2. ____

Lerntext: Sinn und Zweck des Trainings der Emotionsregulation

Insbesondere bei psychisch kranken Menschen dreht sich deren Denken und Handeln oft darum, das Erleben von sehr intensiven und problematischen Emotionen zu vermeiden. So kann z. B. eine Vermeidung von Kontakten mit anderen Menschen dazu dienen, die Emotion Selbstunsicherheit oder Angst nicht erleben zu müssen. Oder wenn die Emotion Scham bzw. Minderwertigkeit bei einer geringen Kritik auftritt, kann ein aggressiver Ausbruch helfen, diese Emotion zu bekämpfen. Das Problem an einer derartigen Vermeidung und Bekämpfung von Problememotionen ist:

1. dass diese zu Symptomen führen, d. h. je mehr man die Emotionen bekämpft, desto mehr produziert dies Leiden. Wer durch Vermeidung von Kontakten den Emotionen Selbstunsicherheit oder Angst ausweicht, welche sich bei einem Gespräch mit anderen Menschen einstellen würden, der leidet viel eher unter Einsamkeit und Depressionen. Und derjenige, welcher seine Scham bzw. Minderwertigkeit durch aggressive Ausbrüche bekämpft, wird große Probleme mit anderen Menschen bekommen.
2. Problememotionen werden sich nie verändern, wenn man ihnen nur ausweicht oder sie bekämpft. Je mehr man dies tut, desto hartnäckiger taucht die Emotion immer wieder auf. Um also die belastenden Symptome los zu werden, müssen Sie zunächst erkennen, mit welchen so genannten Bewältigungsstrategien Sie reagieren, wenn Ihre Problememotionen auftreten.

Können Sie etwas an Ihren Problememotionen verändern? Ja, das können Sie. Hierzu müssen Sie einerseits verstanden haben, mit welchen Reaktionen und Verhaltensweisen Sie Ihre Problememotionen am Leben erhalten und Ihre Symptome produzieren. Das haben Sie hoffentlich in dieser Stunde gelernt. Wenn nicht, dann fragen Sie noch einmal nach! Andererseits werden Sie in der nächsten Gruppensitzung lernen, wie Sie sich Ihren Problememotionen zuwenden können, das heißt diese nicht mehr vermeiden oder bekämpfen, und anfangen können, diese Emotionen abzuschwächen und zu verändern. Sie werden mit der Zeit eine Toleranz für Ihre problematischen Emotionen lernen, um auf dieser Grundlage diese dann verändern zu können.

Lerntext: Gedanken und Emotionen

Eine Form der Beeinflussung von Emotionen sind die Gedanken, die wir über unsere Emotionen und die Situationen, in welchen diese auftreten, haben. Je negativer wir denken, desto schlechter fühlen wir uns auch. Denkt man in einer Anforderungssituation z. B. „Das schaffe ich nie!“, dann fühlt man sich eher ängstlich oder minderwertig. Denkt man jedoch z. B. „Das wäre toll, wenn ich das schaffe!“, dann fühlt man vielleicht eher Neugierde und Interesse. Wenn man kritisiert wird und unmittelbar denkt „Ich bin wirklich zu nichts gut“, kommt vielleicht Minderwertigkeit und Scham hoch. Denkt man jedoch „Das ist nicht gerecht und das habe ich nicht verdient!“, dann empfindet man vielleicht eher einen berechtigten Ärger. Das Gleiche gilt auch für die Bewertung von Emotionen. Verspüren wir Angst und denken „Das schaffe ich schon.“, dann sind wir besser gerüstet, als wenn wir denken

„Ich bin schwach und hilflos". Mit Ihren Gedanken, sprich Ihren Bewertungen beeinflussen Sie Ihr Erleben sehr stark und Sie sollten lernen, Ihre schädlichen Bewertungen zu erkennen und zu verändern.

Beispiel

Situation	Emotion	Gedanken	Konsequenz
Aufgabe nicht geschafft	Minderwertigkeit	„Ich bin nicht gut genug"	Traurigkeit, Rückzug

Eine Alternative wäre die folgende Art der Bewertung

Situation	Emotion	Gedanken	Konsequenz
Aufgabe nicht geschafft	Minderwertigkeit	„Es war auch nicht zu schaffen"	Gelassenheit

oder

Situation	Emotion	Gedanken	Konsequenz
Aufgabe nicht geschafft	Minderwertigkeit	„Kein Mensch ist perfekt"	Gelassenheit

oder

Situation	Emotion	Gedanken	Konsequenz
Aufgabe nicht geschafft	Minderwertigkeit	„Dafür kann ich andere Dinge gut"	Gelassenheit

Übung: Emotion und Gedanken

Situation	Emotion	Gedanken	Konsequenz

Entspannung
Wie heißt noch mal Ihr selbstberuhigender Satz?

___

Bitte schließen Sie die Augen, atmen Sie ruhig und langsam und sagen Sie sich immer wieder stumm diesen Satz. Spüren Sie dabei, wo im Körper Sie die Entspannung am deutlichsten spüren.

9.6 Handout für die Gruppe 4

Entspannung
Wie heißt noch mal Ihr selbstberuhigender Satz?

___

Bitte schließen Sie die Augen, atmen Sie ruhig und langsam und sagen Sie sich immer wieder stumm diesen Satz. Spüren Sie dabei, wo im Körper Sie die Entspannung am deutlichsten spüren.

Lerntext: Praxis der Emotionsregulation

Aber was tun, wenn Sie eine intensive und unangenehme Emotion spüren und glauben, diese nicht ertragen zu können? Bislang haben Sie versucht, diese Emotion zu vermeiden oder zu bekämpfen und dies hat u. a. zu Ihren Symptomen geführt. Vielleicht haben Sie versucht, Ihr Minderwertigkeitsgefühl durch Perfektionismus zu vermeiden, sind jedoch damit an den Rand des Burnout gekommen oder haben zunehmend Angst, es nicht mehr zu schaffen. Oder Sie haben Ihre Angst vor Einsamkeit oder Enttäuschung durch Ärger und Wut auf andere Menschen beiseite geschoben. Dadurch haben Sie dauerhafte Konflikte mit Ihrem Partner oder Ihrer Partnerin. Oder Sie haben Ihre Schamgefühle dadurch abgeschaltet, dass Sie eine so genannte Fressattacke hatten. Danach haben Sie sich zwar erleichtert gefühlt, aber mussten sich übergeben oder hatten Gewissensbisse oder eine andere unangenehme Folgeerscheinung. Sie haben sich in Therapie begeben, um dieses Problemverhalten zu ändern. Sie möchten nicht mehr so reagieren, wie Sie es bislang getan haben, aber Ihre Problememotion ist so stark, dass Sie nicht wissen, wie Sie Ihr Verhalten verändern können.

Wir möchten Ihnen einen Weg aus diesem Dilemma aufzeigen und diesen Weg nennt man **Emotionsregulation**, d. h. die positive Beeinflussung von Problememotionen. Hierzu gehört ein Ablauf von Handlungen und Gedanken, die Sie in dem Augenblick gewissermaßen abarbeiten müssen, wenn sich die problematische Emotion bemerkbar macht. Bei dieser Emotionsregulation gibt es zwei zentrale Punkte. Zum einen werden Sie lernen, Ihre Problememotion auszuhalten, sich nicht mehr gegen diese zu wehren und wegzulaufen. Man nennt dies auch **Emotionstoleranz**. Ihre Problememotion auszuhalten, ist der erste Schritt, damit Sie diese verändern können. Hierbei werden Ihnen Ihr selbstberuhigender Satz und die Atementspannung helfen. Zum anderen werden Sie lernen, neue Gedanken und neue Handlungen zu dieser Problememotion zu finden und anzuwenden. So können Sie z. B. lernen, bei der Emotion Angst nicht mehr wegzulaufen oder Situationen nicht mehr zu vermeiden, in denen diese Angst auftritt, sondern sich z. B. gegen einen verbalen Angriff zu wehren oder den Blicken der anderen Stand zu halten. Bei der Emotion Scham können Sie lernen, dass diese Emotion eigentlich gar nicht angemessen ist, und dass Sie sich nicht verkriechen müssen, sondern sich sogar weiterhin selbstbewusst verhalten können. Wenn Sie gelernt haben, diese Problememotionen anders zu bewerten und sich anders zu verhalten, dann erst können Sie ganz neue Erfahrungen machen und z. B. lernen, dass Sie Kritik erfolgreich abwehren (oder vielleicht gar akzeptieren) können, oder dass andere Menschen Sie gar nicht beschämen wollten, sondern Sie als Mensch grundsätzlich akzeptieren. Ziel der Emotionsregulation ist es, dass Sie sich in Ihren Problemsituationen anders verhalten können.

Lerntext: Die Schritte der Emotionsregulation

1. Nehmen Sie Ihre Emotion wahr, wenn diese auftritt und geben Sie ihr den passenden Namen.
2. Beeinflussen Sie die Stärke der Emotion, indem Sie sich bewusst entspannen und sich Ihren selbstberuhigenden Satz sagen.
3. Wehren Sie sich nicht gegen die Emotion, sondern nehmen Sie diese bewusst an (dies bedeutet nicht, dass Sie die Emotion gutheißen, es heißt nur, dass Sie nicht versuchen, vor der Emotion wegzulaufen oder diese zu bekämpfen)! Jetzt ist der entscheidende Augenblick da. Lernen Sie Ihre Emotion zu ertragen, ohne weiter davon zu laufen!
4. Wenn Sie sich durch Schritt 2 ausreichend beruhigt haben, sagen Sie sich still, was Ihr Ziel im Umgang mit dieser Emotion ist. Dieses Ziel sollte kurz, knapp und erreichbar sein. Sie können sich z. B. sagen „Ich will lernen, diese Emotion auszuhalten und nicht mehr xyz tun" oder „Ich möchte verstehen, woher diese Emotion kommt und mich dann anders verhalten" oder „Ich möchte nicht mehr davonlaufen, sondern etwas Neues lernen". Machen Sie sich bitte auch einige Ihrer Stärken bewusst. Erinnern Sie sich an vergangene Erfolge oder an gute und wichtige Eigenschaften von Ihnen. Auf jeden Fall sagen Sie sich ganz deutlich, wie Sie sich anders verhalten wollen!

5. *Jetzt und erst jetzt* versuchen Sie, die Emotion zu analysieren (Emotionsanalyse). Dabei können Sie natürlich schon bemerken, dass verschiedene Gedanken zur Situation und der Emotion nicht richtig oder sehr übertrieben waren. Das wird die Grundlage für Schritt 6 sein.
6. Abschließend entscheiden Sie ganz bewusst, wie Sie jetzt auf diese Emotion reagieren wollen; und zwar sowohl mit Ihren bewertenden Gedanken, als auch mit Ihrem Verhalten. Wenn Sie jetzt anders bewerten und anders handeln als in früheren Situationen, dann ist das der zweite wichtige Schritt neben der Emotionstoleranz.

Diesen Ablauf finden Sie im Schema auf der folgenden Seite (Abb. 9-2). Machen Sie sich einige Kopien, tragen Sie Ihre Erfahrungen mit den entsprechenden Situationen ein und trainieren Sie den Ablauf immer wieder!

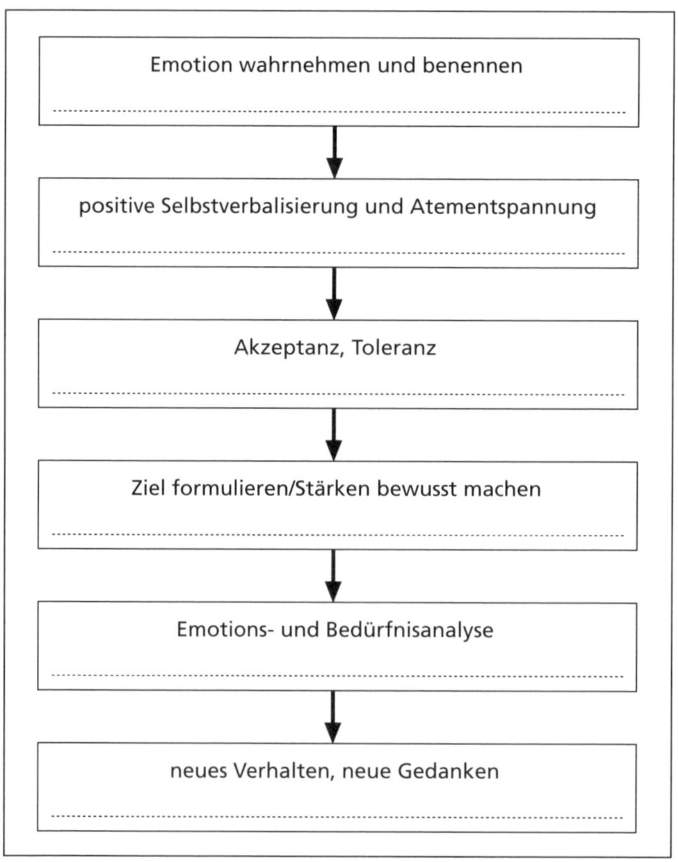

Abb. 9-2 Ablauf der Emotionsregulation

9.7 Handout für die Gruppe 5

Entspannung
Wie heißt noch mal Ihr selbstberuhigender Satz?

Bitte schließen Sie die Augen, atmen Sie ruhig und langsam und sagen sie sich immer wieder stumm diesen Satz. Spüren Sie dabei, wo im Körper Sie die Entspannung am deutlichsten spüren.

Lerntext: Akzeptanz

Es ist eine schwierige Sache, Dinge, die man nicht ändern kann, hinzunehmen, d. h. zu akzeptieren. Hat man z. B. eine Prüfung nicht bestanden, neigt der eine Mensch vielleicht dazu, den Kopf in den Sand zu stecken, über die Prüfer oder die viel zu schweren Fragen zu fluchen und sich dann nicht weiter damit zu beschäftigen. Dieser Mensch versucht also die Auseinandersetzung mit der Prüfung zu vermeiden, denn er kann nicht akzeptieren, dass er durchgefallen ist. Erst wenn er das akzeptiert und nicht nur die Schuld auf die anderen schiebt, kann er anfangen, sich erneut und besser auf die Prüfung vorzubereiten. Genauso heikel ist ein anderer Umgang mit einer nicht bestandenen Prüfung: Wenn man danach im Kopf immer wieder jede einzelne Situation der Prüfung durchgeht und sich fragt, was man hätte besser machen können oder was die richtige Antwort gewesen wäre. Wenn man anfängt darüber nachzudenken, wie die Prüfung verlaufen wäre, wenn man die richtige Antwort gegeben hätte oder man einen anderen Prüfer gehabt oder man vorher besser gelernt hätte. Diese Gedankengänge sind nicht verwunderlich und sicherlich auch wichtig, damit man sich für die nächste Prüfung besser vorbereitet. Doch irgendwann muss man sich von diesen Gedanken befreien und sich wieder der Realität zuwenden. Und die Realität sagt einem, dass man noch so lange über die Prüfung nachdenken und damit hadern mag, sich jedoch hierdurch nie etwas daran ändern wird, dass man durchgefallen ist. Man muss diese Realität akzeptieren, damit man wieder Zeit und Raum zum Lernen hat. Wenn man sich noch Monate später den Kopf über Wenn und Aber in Bezug auf die Prüfung zerbricht, ist das nicht hilfreich. Im Gegenteil, man nutzt seine Zeit und Energie nicht zur Vorbereitung auf die neue Prüfung.

Genauso verhält es sich mit Emotionen. So lange Sie mit Ihren Problememotionen hadern und diese bekämpfen oder vermeiden, so lange wird sich an diesen nichts ändern. Im Gegenteil, je mehr Sie sich gegen die Realität der Emotionen auflehnen, sich grämen, dass Sie diese Emotionen haben, desto hartnäckiger werden diese Sie verfolgen. Denn das Bekämpfen und Vermeiden verhindert eine wirklich sinnvolle und konstruktive Auseinandersetzung mit diesen Emotionen. Deswegen müssen Sie lernen, die Existenz Ihrer Emotionen anzuerkennen, zu akzeptieren. Wenn also diese Emotionen auftreten, werden Sie nicht mehr versuchen, diese wegzudrücken oder sich darüber aufzuregen, sondern Sie werden sich einfach sagen können, dass diese Emotionen gerade da sind und Sie sich mit diesen beschäftigen wollen. Denn nur dann werden Sie an Ihren problematischen Emotionen etwas verändern können.

Mein akzeptierender Satz für meine problematischen Emotionen lautet:

____

Lerntext: Meine Stärken und Fähigkeiten

Sie haben bei der Emotionsregulation bereits davon gehört, wie wichtig es ist, sich immer wieder seine eigenen Stärken und Vorteile bewusst zu machen. Häufig gehen diese nämlich im Kampf gegen problematische Emotionen unter bzw. bleiben links liegen. Es ist aber von entscheidender Bedeutung, dass Sie Ihre Stärken und Fähigkeiten gerade in Augenblicken hervorrufen, in denen Sie sich klein, schwach und ängstlich fühlen. Deswegen bitten wir Sie an dieser Stelle mindestens drei Ihrer Stärken und positiven Fähigkeiten aufzuschreiben und sich diese zu merken:

- ______________________________________
- ______________________________________
- ______________________________________
- ______________________________________

Übung: Mein individuelles Ziel in meiner Problemsituation

Situation: ________________________________

Bisheriges Verhalten: __________________________

Mein Ziel: ________________________________

Mein neues Verhalten: _________________________

Entspannung

Wie heißt noch mal Ihr selbstberuhigender Satz?

____

Bitte schließen Sie die Augen, atmen Sie ruhig und langsam und sagen sie sich immer wieder stumm diesen Satz. Spüren Sie dabei, wo im Körper Sie die Entspannung am deutlichsten spüren.

9.8 Handout für die Gruppe 6

Entspannung
Wie heißt noch mal Ihr selbstberuhigender Satz?

___

Bitte schließen Sie die Augen, atmen Sie ruhig und langsam und sagen Sie sich immer wieder stumm diesen Satz. Spüren Sie dabei, wo im Körper Sie die Entspannung am deutlichsten spüren.

9.9 Zusammenfassung

Sie sind am Ende der Gruppentherapie angelangt und haben hoffentlich viele wichtige Informationen zu Ihren Emotionen und praktische Hinweise zum Umgang mit ihnen erhalten. Damit Sie überprüfen können, ob Sie alles richtig verstanden haben bzw. sich klar darüber sind, was Sie aus dieser Gruppentherapie mitnehmen können, würden wir Sie bitten, sich die folgenden Punkte durchzulesen und zu prüfen, ob Sie hierzu noch Fragen haben.

Checkliste Emotion
- Ich habe verstanden, wozu Emotionen da sind.
- Ich kann meine Emotionen besser spüren.
- Ich kenne meine Problememotion(en).
- Ich kenne den Unterschied zwischen angemessenen und unangemessenen Emotionen.
- Ich habe einen selbstberuhigenden Satz gefunden.
- Ich habe verstanden, was das Ziel im Umgang mit meinen Problememotionen ist.
- Ich kann das Auftreten meiner Problememotionen akzeptieren und versuche, diese nicht mehr zu vermeiden oder zu bekämpfen.
- Ich habe gelernt, meine Emotionen sofort durch Entspannung positiv zu beeinflussen.
- Ich habe alternative Gedanken und Handlungen für Situationen gefunden, in welchen meine Problememotionen auftreten.

Anhang

Literatur

André C, Lelord F (2002). Die Macht der Emotionen. Leipzig: Kiepenheuer.

Arnold M (1960). Emotion and Personality. New York: Columbia University Press.

Arnsten AFT (1998). Enhanced: The biology of being frazzled. Science; 280: 1711–2.

Aston-Jones G, Raikoswki J, Cohen J (1999). Role of locus coeruleus in attention and behavioural flexibility. Biol Psychiatry; 46: 1309–20.

Baldwin MW (1994). Primed relational schemas as a source of self-evaluative reactions. J Soc Clin Psychol; 13: 380–403.

Barrett LF, Niedenthal PM, Winkielman P (2005). Emotion and Consciousness. New York, London: The Guilford Press.

Batson DC, Shaw LL, Oleson KC (1992). Differentiating affect, mood, and emotion: Toward functionally based conceptual distinctions. In: Clark MS (ed). Emotion. Newbury Park, CA: Sage.

Baumeister RF (2005). The Cultural Animal. New York: Oxford University Press.

Baumeister RF, Leary MR (1995). The need to belong: Desire for interpersonal attachment as a fundamental human motivation. Psychol Bull; 117: 497–529.

Baumeister RF, Heatherton TF, Tice DM (1993). When ego threats lead to self-regulation failure: Negative consequences of high self-esteem. J Person Soc Psychol; 64: 141–56.

Baumeister RF, Campbell JD, Krueger JI, Vohs KD (2005). Exploding the self-esteem myth. Sci Am; 292: 70–7.

Bechara A, Damasiio H, Damasio AR, Lee GP (1999). Different contributions of the human amygdale and ventromedial prefrontal cortex to decision-making. J Neurosci; 19: 5473–81.

Beck AT (1976). Cognitive Therapy and the Emotional Disorders. New York: International University Press.

Beck AT, Freeman A, Davis D (2004). Cognitive Therapy of Personality Disorders. New York, London: The Guilford Press.

Benson H (2000). The Relaxation Response. New York: William Morrow.

Berking M (2010). Training emotionaler Kompetenzen. Heidelberg: Springer Verlag.

Berking M, Wupperman P, Reichardt A, Pejic T, Dippel A, Znoj H (2008). Emotion-regulation skills as a treatment target in psychological interventions for mental health problems. Behav Res and Therapy; 46: 1230–7.

Berking M, Orth U, Wupperman P, Meier L, Caspar F (2008a). Prospective effects of emotion regulation on emotional adjustment. J Counseling Psychol; 55: 485–94.

Berkowitz L (1990). In information and regulation of anger and aggression: a cognitive-neoassociationistic analysis. Am Psychologist; 45: 494–502.

Berrettini WH, Lerman CE (2005). Pharmacotherapy and pharmacogenetics of nicotine dependance. Am J Psychiatry; 162: 1441–51.

Berridge KC (2003). Comparing the emotional brains of humans and other animals. In: Davidson RJ, Scherer KR, Goldsmith HH (eds). Handbook of Affective Sciences. New York: Oxford University Press.

Beutler LE, Clarkin JF, Bongar B (2000). Guidelines for the Systematic Treatment of the Depressed Patient. Oxford, England: Oxford University Press.
Biermann-Ratjen E-M, Eckert J, Schwartz H-J (1997). Gesprächspsychotherapie. Stuttgart, Berlin, Köln: Kohlhammer.
Blascovich J, Mendes WB (2000). Challenge and threat appraisals. The role of affective cues. In: Forgas JP (ed). Feeling and Thinking. The role of affect in social cognition. Pairs: Cambridge University Press.
Bless H, Ruder M (2000). Informationsverarbeitung und Stimmung. In: Otto JH, Euler HA, Mandl H (Hrsg). Emotionspsychologie. Weinheim: Beltz Psychologie Verlags Union.
Bohart A (1980). Toward a cognitive theory of catharsis. Psychotherapy: Theory, Research and Practice; 17: 192–201.
Bohus M (2002). Borderline-Störungen. Göttingen: Hogrefe.
Bouman TK, Eifert GH, Lejeuz CW (1999). Somatoform disorders. In: Millon T, Blaney TH, Davis RD (eds). Oxford Textbook of Psychopathology. New York: Oxford University Press.
Bowlby J (1975). Bindung. Eine Analyse der Mutter-Kind-Beziehung. München: Kindler.
Bremner JD, Staib LH, Kaloupek D, Southwick SM, Soufer R, Charney DS (1999). Neural correlates of exposure to traumatic pictures and sound in Vietnam combat veterans with and without posttraumatic stress disorder: a positron emission tomography study. Biol Psychiatry; 45: 806–16.
Brewin CR, Holmes EA (2003). Psychological theories of posttraumatic stress disorder. Clin Psychol Rev; 23: 339–76.
Bushman BJ, Baumeister RF, Stack AD (1999). Catharsis, aggression, and pervasive influence: Self-fulfilling or self-defeating prophecies? J Person Soc Psychol; 76: 367–76.
Cacioppo JT, Berntson GG, Larsen JT, Poehlmann KM, Ito TA (2000). The psychophysiology of emotion. In: Lewis M, Haviland JM (eds). Handbook of Emotions. 2nd ed. New York, London: The Guilford Press.
Campbell JD, Chew B, Scratchley LS (1991). Cognitive and emotional reactions to daily events: The effects of self-esteem and self-complexity. J Person; 59: 473–505.
Campbell-Sills L, Barlow DH, Brown TA, Hofmann SG (2006). Effects of suppression and acceptance on emotional responses of individuals with anxiety and mood disorders. Behav Res Ther; 44: 1251–63.
Cannon W (1914). The interrelations of emotions as suggested by recent physiological researches. Am J Psychol; 25: 252–82.
Cloninger CR (1994). Temperament and personality. Curr Opin Neurobiol; 4: 266–73.
Clore GL, Gasper K (2000). Feeling is believing: Some affective influence on belief. In: Frijda N, Manstead ASR, Bem S (eds). Emotions and Beliefs. How feelings influence thoughts. Cambridge: University Press.
Colvin CR, Block J, Funder DC (1995). Overly positive evaluations and personality: Negative implications for mental health. J Person Soc Psychol; 68: 1152–62.
Costa PT, McCrae RR (1990). Personality disorders and the five-factor model of personality. J Person Disord; 4: 362–71.
Damasio AR (1997). Descartes' Irrtum. München: dtv.
Damasio AR (2001). Ich fühle, also bin ich. München: List Taschenbuch Verlag.
Davidson RJ (1992). Anterior cerebral asymmetry and the nature of emotion. Brain Cognition; 20: 125–51.

Davidson RJ, Putnam KM, Larson CL (2000). Dysfunction in the neural circuitry of emotion regulation – a possible prelude to violence. Science; 289: 591–4.

Deci EL, Ryan RM (2000). The „what" and „why" of goal pursuits: human needs and the self-determination of behaviour. Psychol Inq; 11: 227–68.

Deffenbacher JL (1999). Cognitive-behavioral conceptualization and treatment of anger. J Counsel Psychol; 55: 295–309.

Deffenbacher JL, Stark RS (1992). Relaxation and cognitive-relaxation treatments of general anger. J Counsel Psychol; 39: 158–67.

Deffenbacher JL, Dahlen ER, Lnych RS, Morris CD, Gowensmith WN (2000). Application of Beck's cognitive therapy to general anger reduction. Cogn Ther Res; 24: 689–97.

Delgado MR, Olsson A, Phelps ES (2006). Extending animal models of fear conditioning to humans. Biol Psychol; 73: 39–48.

Derntl B, Habel U (2008). Neurobiologie der Emotionsregulation. Psychiatrie up-2-date; 261—72.

Dornes M (1997). Die frühe Kindheit. Entwicklungspsychologie der ersten Lebensjahre. Frankfurt a. M.: Fischer.

Eckhardt-Henn A, Hoffmann SO (2004). Die Trauma-Pathogenese dissoziativer Bewusstseinsstörungen: empirische Befunde. In: Eckhardt-Henn A, Hoffmann SO (Hrsg). Dissoziative Bewusstseinsstörungen. Stuttgart: Schattauer.

Eichenbaum H (2004). Hippocampus: Cognitive processes and neural representations that underlie declarative memory. Neuron; 44: 109–20.

Ekman P (1992). An argument for basic emotions. Cognition and Emotion; 6: 169–200.

Ekman P (2004). Gefühle lesen. Heidelberg: Spektrum Akademischer Verlag.

Elliott R (2001). Research on the effectiveness of humanistic therapies: A meta-analysis. In: Cain D, Seeman J (eds). Humanistic Psychotherapies: Handbook on Research and Practice. Washington, DC: American Psychological Association.

Elliott R, Watson JC, Goldman RN, Greenberg LS (2004). Learning Emotion-Focused Therapy. Washington, DC: American Psychological Association.

Ellis A (1962). Reason and Emotion in Psychotherapy. New York: Lyle Stuart.

Ellis A, Hoellen B (1997). Die Rational-Emotive Verhaltenstherapie – Reflexionen und Neubestimmungen. München: Pfeiffer.

Ellsworth PC, Smith CA (1988). From appraisal to emotion: Differences in unpleasant feelings. Motivation and Emotion; 12: 271–302.

Epstein S (1993). Implications of cognitive-experiential self-theory for personality and developmental psychology. In: Funder DC, Parke RD, Tomlinson-Keasy C, Widaman K (eds). Studying Lives Through Time: Personality and Development. Washington, DC: Psychological Association.

Epstein S (1994). Integration of the cognitive and the psychodynamic unconscious. Am Psychologist; 49: 709–24.

Feldner MT, Zvolensky MJ, Eifert GH, Spira AP (2003). Emotional avoidance: an experimental test of individual differences and response suppression using biological challenge. Behav Res Ther; 41: 403–11.

Fiedler P (2002). Dissoziative Störungen. Fortschritte der Psychotherapie. Göttingen: Hogrefe.

Fliegel S (2008). Selbstverbalisation und Selbstinstruktion. In: Linden M, Hautzinger M (Hrsg). Verhaltenstherapiemanual. Heidelberg: Springer.

Finke J (2004). Gesprächspsychotherapie. Grundlagen und spezifische Anwendungen. Stuttgart: Thieme.
Foa EB, Kozak MJ (1986). Emotional processing of fear: exposure to corrective information. Psychol Bull; 99: 20–35.
Foa EB, Riggs DS, Massie ED, Yarczower M (1995). The impact of fear activation and anger on the efficacy of exposure treatment for PTSD. Behav Ther; 26: 487–99.
Forgas JP (1995). Mood and judgment: The affect infusion model (AIM). Psychol Bull; 117: 39–66.
Forsman L, Johnson M (1996). Dimensionality and validity of two scales measuring different aspects of self-esteem. Scand J Psychol; 3: 1–15.
Freud S (1895). Studien über Hysterie. GW I. London: Imago.
Frijda NH (1986). The Emotions. Cambridge: Cambridge University Press.
Frijda NH (2000). The psychologists' point of view. In: Lewis M, Haviland JM (eds). Handbook of Emotions. New York, London: Guilford Press.
Gendlin ET (1998). Focusing-orientierte Psychotherapie. München: J. Pfeiffer Verlag.
Görlitz G (2001). Körper und Gefühl in der Psychotherapie. Stuttgart: Klett-Cotta.
Grawe K (1998). Psychologische Therapie. Göttingen: Hogrefe.
Grawe K (2004). Neuropsychotherapie. Göttingen: Hogrefe.
Greenberg (1979). Resolving splits: The two-chair technique. Psychotherapy: Theory, Research and Practice; 17: 143–52.
Greenberg L (2002). Emotion-Focused Therapy. Coaching clients work through their feelings. Washington, DC: American Psychological Association.
Greenberg L (2006). Emotionsfokussierte Therapie. Lernen mit eigenen Gefühlen umzugehen. Tübingen: DGVT-Verlag
Greenberg LS, Johnson SM (1988). Emotionally Focused Therapy for Couples. New York, London: The Guilford Press.
Greenberg LS, Safran JD (1989). Emotion in psychotherapy. Am Psychologist; 44: 19–29.
Greenberg LS, Pavio SC (1997). Working with the Emotions in Psychotherapy. New York: The Guilford Press.
Greenberg LS, Elliott R, Lietar G (1994). Research on experiental psychotherapies. In: Bergin AE, Garfield SL (eds). Handbook of Psychotherapy and Behavior Change. New York: Wiley.
Greenberg LS, Rice LN, Elliott R (2003). Emotionale Veränderung fördern. Paderborn: Junfermann.
Grodnitzky GR, Tafrate R (2000). Imaginal exposure for anger reduction in adult outpatients: A pilot study. J Behav Ther Exp Psychiatry; 31: 259–79.
Gross JJ (1998). The emerging field of emotion regulation: an integrative review. Rev Gen Psychol; 2: 271–99.
Gross JJ (2002). Emotion regulation: affective, cognitive, and social consequences. Psychophysiology; 39: 281–91.
Gross JJ (2007). Handbook of emotion regulation. New York, London: Guilford Press.
Gross JJ, Levenson RW (1997). Hiding feelings: The acute effects of inhibiting negative and positive emotion. J Abnorm Psychol; 106: 95–103.
Gross JJ, John OP (2003). Individual differences in two emotion regulation processes: implications for affect, relationships, and well-being. J Person Soc Psychol; 86: 348–62.

Haid J (2004). The moral emotions. In: Davidson RJ, Scherer KR, Goldsmith HH (eds). Handbook of Affective Sciences. Oxford, New York: Oxford University Press.
Hairi AR, Bookheimer SY, Mazziotta JC (2000). Modulating emotional responses: Effects of neocortical network on the limbic system. Neuroreport; 11: 43–8.
Hayes SC, Strohsal K, Wilson KG, Bissett RT, Psitorello J, Toarmino D (2004). Measuring experiential avoidance: A preliminary test of a working model. Psychol Record; 54: 553–78.
Hayes SC, Strosahl K, Houts A (Hrsg) (2005). Akzeptanz und Commitment Therapie. München: CIP-Medien.
Heidenreich T, Michalak J (Hrsg) (2004). Achtsamkeit und Akzeptanz in der Psychotherapie. Tübingen: dgvt.
Hendricks MN (2001). Focusing-oriented/experiential psychotherapy. In: Cain DJ, Seeman J (eds). Humanistic Psychotherapies: Handbook of Research and Practice. Washington, DC: American Psychological Association.
Herbert TB, Cohen S (1993). Depression and immunity: A meta-analytic review. Psychol Bull; 113: 472–86.
Herpertz SC, Saß H (2003). Persönlichkeitsstörungen. Stuttgart, New York: Thieme.
Hinsch R, Wittmann S (2003). Soziale Kompetenz kann man lernen. Weinheim: Beltz Psychologie Verlags Union.
Hoffmann N, Hofmann B (2004). Exposition bei Zwängen und Ängsten. Weinheim: Beltz Verlag.
Hollander E, Swann AC, Coccaro EF, Jiang P, Smith TB (2005). Impact of trait impulsivity and state aggression on divalproex versus placebo response in borderline personality disorder. Am J Psychiatry; 162: 621–4.
Holodysnki M (2006). Emotionen – Entwicklung und Regulation. Berlin: Springer.
Howells K, Day A (2003). Readiness for anger management: clinical and theoretical issues. Clin Psychol Rev; 23: 319–37.
Isen AM (2000). Positive affect and decision making. In: Lewis M, Haviland JM (eds). Handbook of Emotions. New York, London: The Guilford Press.
Ito TA, Cacioppo JT (1999). The Psychophysiology of Utility Appraisals. New York: Russel Sage Foundation.
Iwakabe S, Rogan K, Stalikas A (2000). The relationship between client emotional expressions, therapist interventions, and the working alliance: An exploration of eight emotional expression events. J Psychother Integration; 10: 375–402.
Jacobson E, Höfler R (2002). Entspannung als Therapie. Stuttgart: Klett-Cotta.
James W (1884). What is an emotion? Mind; 9: 188–205.
John OP, Gross JJ (2004). Healthy and unhealthy emotion regulation: personality processes, individual differences, and life span development. J Person; 72: 1301–34.
Kämper G (2003). Emotionen bei Tieren? In: Stephan A, Walter H (Hrsg). Natur und Theorie der Emotionen. Paderborn: Mentis.
Kanfer FH (2000). Selbstmanagement-Therapie. Heidelberg: Springer.
Kanning UP (2000). Selbstwertmanagement. Göttingen: Hogrefe.
Kassinove H, Tafrate RC (2002). Anger Management: The Complete Treatment Guidebook for Practitioners. Atascadero, CA: Impact Publishers.
Khan AA, Jacobson KC, Gardner CO, Prescott CA, Kendler KS (2005). Personality and comorbidity of common psychiatric disorders. Br J Psychiatry; 186: 190–6.

Kozak MJ, Foa EB, Steketee G (1988). Process and outcome of exposure treatment with obsessive-compulsives: psychophysiological indicators of emotional processing. Behav Ther; 19: 157–69.

Krause R (2002). Affekte und Gefühle aus psychoanalytischer Sicht. In: Broda M, Fliegel S, Schlippe A v, Schweitzer J, Senf W, Struck V (Hrsg). Psychotherapie im Dialog: Gefühle. Stuttgart, New York: Thieme.

LaBar KS, Cabeza R (2006). Cognitive neuroscience of emotional memory. Nat Rev Neurosci; 7: 54–64.

Laird JD (1974). Self-attribution of emotion: The effects of expressive behavior on the quality of emotional experience. J Person Soc Psychol; 29: 475–86.

Lammers CH (2006a). Die Bedeutung emotionsfokussierter Konzepte und Interventionen für die Psychotherapie. Nervenarzt; 9: 1040–50.

Lammers CH (2006b). Achtsamkeit und Akzeptanz bei der therapeutischen Arbeit an Emotionen. Psychotherapie im Dialog; 3: 292–6.

Lammers CH, Stiglmayr C (2004). Achtsamkeit und Akzeptanz in der Dialektisch-Behavioralen Therapie der Borderline-Persönlichkeitsstörung. In: Heidenreich T, Michalak J (Hrsg). Achtsamkeit und Akzeptanz in der Psychotherapie. Tübingen: dgvt.

Lammers CH, Berking M (2008). Emotionsbezogene therapeutische Techniken zur Behandlung von psychischen Erkrankungen. J Neurol Neurochir Psychiatr; 4: 30–4.

Lazarus RJ (1966). Psychological Stress and the Coping Process. New York: McGraw Hill.

Lazarus RJ (1991a). Emotion and Adaption. New York: Oxford University Press.

Lazarus RJ (1991b). Cognition and motivation in emotion. Am Psychologist; 46: 352–67.

Leahy RL (2002). A model of emotional schemas. Cogn Behav Pract; 9: 177–90.

Leahy RL (2003). Cognitive Therapy Techniques. New York, London: The Guilford Press.

Leary MR (2000). Affect, cognition, and the social emotions. In: Forgas JP (ed). Feeling and Thinking. The role of affect in social cognition. Pairs: Cambridge University Press.

Leary MR (2004). The self and emotion: The role of self-reflection in the generation and regulation of affective experience. In: Davidson RJ, Scherer KR, Goldsmith HH (eds). Handbook of Affective Sciences. New York: Oxford University Press.

Leary MR, Tambor ES, Terdal SJ, Downs DL (1995). Self-esteem as an interpersonal monitor: The sociometer hypothesis. J Person Soc Psychol; 68: 518–30.

LeDoux JE (2001). Das Netz der Gefühle. München: dtv.

LeDoux JE, Phelps EA (2000). Emotional networks in the brain. In: Lewis M, Haviland JM (eds). Handbook of Emotions. 2nd ed. New York, London: The Guilford Press.

Leventhal H, Scherer KR (1987). The relationship of emotion to cognition: A functional approach to a semantic controversy. Cognition and Emotion; 1: 3–28.

Lichtenberg JD (1989). Psychoanalysis and Motivation. Hillsdale, NJ: The Analytic Press.

Linehan M (1996a). Dialektisch-Behaviorale Therapie der Borderline-Persönlichkeitsstörung. München: CIP-Medien.

Linehan M (1996b). Dialektisch-Behaviorale Therapie der Borderline-Persönlichkeitsstörung. Trainingsmanual. München: CIP-Medien.

MacLean P (1955). The limbic system („visceral brain") and emotional behaviour. Arch Neurol Psychiatry; 73: 120–33.

Maguire EA, Gadian DG, Johnsrude IS, Good CD, Ashburner J, Frackowiak RS, Frith CD (2000). Navigation-related structural change in the hippocampi of taxi drivers. Proc Natl Acad Sci; 97: 4398–403.

Mahoney MJ (1996). Emotionality and Health: Lessons from and for Psychotherapy. In: Nathanson DL (ed). Knowing Feeling: Affect, Script, and Psychotherapy. New York: Norton.

Matthews G, Zeidner M, Roberts RD (2002). Emotional Intelligence: Science and Myth. Cambridge: MIT Press.

Mayer JD, Salovey P (1997). What is emotional intelligence? In: Salovey P, Sluyter D (eds). Emotional Development and Emotional Intelligence. New York: Basic Books.

Mayne TJ, Ambrose TK (1999). Research review on anger in psychotherapy. J Clin Psychol; 55: 275–82.

McCane TR, Anderson JA (1987). Emotional responding following experimental manipulation of facial electromyographic activity. J Person Soc Psychol; 52: 759–68.

McCullough L, Kuhn N, Andrews S, Kaplan A, Wolf J, Hurley CL (2003). Treating Affect Phobia. A manual for short-term dynamic psychotherapy. New York, London: The Guilford Press.

Meichenbaum DH (1991). Intervention bei Stress. Anwendung und Wirkung des Stressimpfungstrainings. Bern, Stuttgart, Toronto: Huber.

Mennin DS, Heimberg RG, Turk CL, Fresco DM (2002). Applying an emotion regulation framework to integrative approaches to generalized anxiety disorder. Clin Psychol: Science and Practice; 9: 85—90.

Miller EK, Cohen JD (2001). An integrative theory of prefrontal cortex function. Ann Rev Neurosci; 24: 167–202.

Morris JS, Frith CD, Perrett DI, Rowland D, Young W, Calder AD, Dolan RJ (1996). A differential neural response in the human amygdala to fearful and happy facial expressions. Nature; 383: 812–5.

Morris JS, Öhman A, Dolan RJ (1999). A subcortical pathway to the right amygdale mediating „unseen“ fear. Proc Natl Acad Sci; 96: 1680–5.

Novaco RW (1979). The cognitive regulation of anger and stress. In: Kendall P, Hollon S (eds). Cognitive Behavioral Interventions. Theory, research, and procedures. New York: Academic Press.

Oatley K (1992). Best Laid Schemes: The Psychology of Emotions. Cambridge: Cambridge University Press.

Oatley K, Jenkins JM (1996). Understanding Emotions. Cambridge, MA: Blackwell.

Ochsner KN, Gross JJ (2004). Thinking makes it so: A social cognitive neuroscience approach to emotion regulation. In: Vohs K, Baumeister R (eds). The Handbook of Self-Regulation. Hillsdale, NJ: Lawrence Erlbaum; 62–83.

Ochsner KN, Gross JJ (2005). The cognitive control of emotion. Trends Cogn Sci; 9: 242–9.

Ochsner KN, Bunge SA, Gross JJ, Gabrieli JD (2002). Rethinking feelings: An fMRI study of the cognitive regulation of emotion. J Cogn Neurosci; 14: 1215–29.

Olivier B, Mos J, van Oorschot R, Hen R (1995). Serotonin receptors and animal models of aggressive behavior. Pharmacopsychiatry; 28: 80–90.

Orlinsky De, Howard KI (1986). Process and outcome in psychotherapy. In: Garfield SL, Bergin AE (eds). Handbook in Psychotherapy and Behaviour Change. New York: Wiley.

Ortony A, Turner TJ (1990). What's basic about basic emotions? Psychol Rev; 97: 315–31.

Pacual-Leone J, Johnson J (1991). Psychological unit and its role in task-analysis: A reinterpretation of object permanence. In: Chandler M, Chapman M (eds). Criteria for Competence: Controversies in the assessment of childrens abilities. Hillsdale, NJ: Lawrence Erlbaum.

Paris J (2005). Recent advances in the treatment of borderline personality disorder. Can J Psychiatry, 50: 435–41

Pecina S, Berridge KC (2000). Opiod eating site in accumbens shell mediates food intake and hedonic „liking". Map based on microinjection Fos plumes. Brain Res; 863: 71–86.

Pennebaker JW, Beal SK (1986). Confronting a traumatic event: Toward an understanding of inhibition and disease. J Abnorm Psychol; 95: 274–81.

Pennebaker JW, Francis ME (1996): Cognitive, emotional, and language processes in disclosure. Cognition and Emotion; 10: 601–26.

Perls FS (2002). Grundlagen der Gestalttherapie. Stuttgart: Pfeiffer.

Pfeifer R, Leuzinger-Bohleber M (1992). A dynamic view of emotion with an application to the classification of emotional disorders. In: Leuzinger-Bohleber M, Schneider H, Pfeifer R (eds). „Two butterflies on my head …" Psychoanalysis in the interdisciplinary scientific dialogue. Berlin: Springer.

Phan KL, Fitzgerald DA, Nathan PJ, Moore GJ, Uhde TW, Tancer ME (2005). Neural substrates for voluntary suppression of negative affect: a functional magnetic resonance imaging study. Biol Psychiatry; 57: 210–9.

Phelbs E, LeDoux JE (2005). Contributions of the amygdala to emotion processing: from animal models to human behavior. Neuron; 48: 175–87.

Potreck-Rose F, Jacob G (2003). Selbstzuwendung, Selbstakzeptanz, Selbstvertrauen. Stuttgart: Pfeiffer.

Prochaska JO, DiClemente CC (1992). Stages of Change in the Modification of Problem Behaviours. Newbury: Sage.

Reddemann L (2001). Imagination als Heilkraft. Stuttgart: Pfeiffer.

Reich J (2005). Drug treatment of personality disorder traits. In: Reich J (ed). Personality Disorders. New York: Routledge Taylor & Francis Group.

Revenstorf D, Peter B (2001). Hypnose in Psychotherapie, Psychosomatik und Medizin. Berlin: Springer.

Robins CJ, Schmidt III H, Linehan M (2004). Dialectical behavior therapy: Synthesizing radical acceptance with skillful means. In: Hayes SC, Follette V, Linehan M (eds). Mindfulness and Acceptance. New York, London: The Guilford Press.

Rogers CR (1959). A theory of therapy, personality and interpersonal relationships, as developed in the client-centered framework. In: Koch S (ed). Psychology. A study of a science. Vol. 3. New York: McGraw-Hill.

Rudolf G (2004). Strukturbezogene Psychotherapie. Stuttgart: Schattauer.

Rüsch N, Lieb K, Göttler I, Hermann C, Schramm E, Richter H, Jacob GA, Corrigan PW, Bohus M (2006). Shame and implicit self-concept in women with borderline personality disorder. Am J Psychiatry; in press.

Saarni C (1999). The Development of Emotional Competence. New York: The Guilford Press.

Sachse R (1996). Empathisches Verstehen. In: Linden M, Hautzinger M (Hrsg). Verhaltenstherapie: Techniken, Einzelverfahren und Behandlungsanleitungen. Berlin: Springer.

Sachse R (2004). Persönlichkeitsstörungen. Göttingen: Hogrefe.

Safran J (1998). Widening the Scope of Cognitive Therapy: The therapeutic relationship, emotion, and the process of change. Northvale, NJ: Jason Aronson.

Salmon P (2001). Effects of physical exercise on anxiety, depression, and sensitivity to stress: a unifying theory. Clin Psychol Rev; 21: 33–61.

Salovey P, Mayer JD (1990). Emotional intelligence. Imagination, Cognition and Personality; 9: 185–211.

Saß H (1987). Psychopathie, Soziopathie, Dissozialität. Zur Differentialtypologie der Persönlichkeitsstörungen. Berlin: Springer.

Schachter S, Singer JE (1962). Cognitive, social, and physiological determinants of emotional state. Psychol Rev; 69: 379–99.

Scherer KR (1984). On the nature and function of emotion: A component process approach. In: Scherer KR, Ekman P (eds). Approaches to Emotion. Hillsdale, NJ: Lawrence Erlbaum.

Scherer K (1994). Emotion as a process: Function, origin and regulation. Soc Sci Inf; 21: 555–70.

Scherer K (2001). Appraisal considered as a process of multilevel sequential checking. In: Scherer K, Schorr A, Johnston T. Appraisal process in emotion. Oxford New York: Oxford University Press

Schmidt-Atzert L (1996). Lehrbuch der Emotionspsychologie. Stuttgart: Kohlhammer.

Schmidt-Atzert L (2000). Struktur der Emotionen. In: Otto JH, Euler HA, Mandl H (Hrsg). Emotionspsychologie. Weinheim: Beltz Psychologie Verlags Union.

Schütz A (2005). Je selbstsicherer, desto besser? Weinheim, Basel: Beltz.

Schwarz N (1990). Feeling as information: Informational and motivational functions of affective states. In: Higgins ET, Sorrentino R (eds). Handbook of Motivation and Cognition: Foundations of social behaviour. New York: The Guilford Press.

Schweiger U, Sipos V, Kahl KG, Hohagen F (2004). Konzepte und Möglichkeiten der kognitiven Verhaltenstherapie bei Dissoziationen und dissoziativen Störungen. In: Eckhardt-Henn A, Hoffmann SO (Hrsg). Dissoziative Bewusstseinsstörungen. Theorie, Symptomatik, Therapie. Stuttgart: Schattauer.

Seiffge-Krenke I (2000). Causal links between stressful events, coping style, and adolescent symptomatology. J Adolescents; 23: 675–91.

Seligman MEP (1971). Phobias and preparedness. Behav Ther; 2: 307–20.

Shin LM, Orr SP, Carson MA, Rauch SL, Macklin ML, Lasko NB, Peters PM, Metzger LJ, Dougherty DD, Cannistraro PA, Alpert NM, Fischman AJ, Pitman RK (2004). Regional cerebral blood flow in the amygdala and medial prefrontal cortex during traumatic imagery in male and female vietnam veterans with PTSD. Arch Gen Psychiatry; 61: 168–76.

Smith CA (1989). Dimensions of appraisal and physiological response in emotion. J Person Soc Psychol; 56: 339–53.

Smith CA, Lazarus RS (1993). Appraisal components, core relational themes, and the emotions. Cognition and Emotion; 7: 233–69.

Smith CA, Kirby LD (2000). Consequences require antecendents. In: Forgas JP (ed). Feeling and Thinking. The role of affect in social cognition. Pairs: Cambridge University Press.

Spanagel R, Weiss F (1999). The dopamine hypothesis of reward: past and current status. Trends Neurosci; 22: 521–7.

Spezzano C (1993). Affect in Psychoanalysis: A clinical syntheses. Hillsdale, NJ: Analytic Press.

Stanton AL, Danoff-Burg, Twillmann R, Cameron CL, Bishop M, Collins CA, Kirk SB, Sworowski LA (2000). Emotionally expressive coping predicts psychological and physical adjustment to breast cancer. J Consult Clin Psychol; 68: 875–82.

Stavemann H (2003). Therapie emotionaler Turbulenzen. Weinheim, Basel: Psychologie Verlags Union.

Steptoe A, Kimbell J, Basford P (1998). Exercise and the experience and appraisal of daily stressors. A naturalistic study. J Behav Med; 21: 363–74.

Strack S, Martin LL, Stepper S (1993). Inhibiting and facilitating conditions of the human smile: an non obtrusive test of the facial feedback hypothesis. J Person Soc Psychol; 54: 768–77.

Sulz SKD (2000). Emotion, Kognition und Verhalten. In: Sulz SKD, Lenz G (Hrsg). Von der Emotion zur Kognition. München: CIP-Medien.

Tafarate R, Kassinove H (1998). Anger control in men: Barb exposure with rational, irrational, and irrelevant self-statements. J Cogn Psychother; 12: 187–211.

Tangney JP, Dearing RL (2002). Shame and Guilt. New York, London: The Guilford Press.

Taylor GJ (1994). The alexithymia construct: conceptualization, validation, and relationship with basic dimensions of personality. New Trends Exp Clin Psychiatry; 70: 169–78.

Taylor JL, Novaco RW (2005). Anger Treatment for People with Developmental Disabilities. Chichester, England: Wiley.

Thoits PA (1985). Self-labeling processes in mental illness: The role of emotional deviance. Am J Sociol; 92: 221–49.

Tiedens LZ (2001). Anger and advancement versus sadness and subjugation: the effect of negative emotion on social status conferral. J Person Soc Psychol; 80: 86–94.

Tomkins S (1983). Affect theory. In: Ekman P (ed). Emotion in the Human Face. New York: Cambridge University Press.

Tooby J, Cosmides L (1990). The past explains the present: Emotional adaptations and the structure of the ancestral environment. Ethology and Sociobiology; 11: 375–424.

Traufetter G (2006). Stimme aus dem Jenseits. In: DER SPIEGEL; 15: 158–71.

Ulich D, Mayring P (1992). Psychologie der Emotionen. Stuttgart: Kohlhammer.

van der Kolk BA (1997). The psychobiology of posttraumatic stress disorder. J Clin Psychiatry; 58: 16–24.

Watkins JG (1971). The affect bridge: A hypnoanalytic technique. Int J Clin Exp Hypn; 19: 21–7.

Wenzlaff RM, Wegner DM, Klein SB (1991). The role of thought suppresion in the bonding of thought and mood. J Person Soc Psychol; 60: 500–8.

Whalen PJ, Rauch SL, Ertcoff NL, McInerney MB, Lee MB, Jenike MA (1998). Masked presentation of emotional facial expressions modulate amygdala activity without explicit knowledge. J Neurosci; 18: 411–8.

Whelton WJ (2004). Emotional processes in psychotherapy: Evidence across therapeutic modalities. Clin Psychol Psychother; 11: 58–71.
Wilens TE (2003). Drug therapy for adults with attention-deficit hyperactivity disorder. Drugs; 63: 2395–411.
Wilken B (2003). Methoden der Kognitiven Umstrukturierung. Stuttgart: Kohlhammer.
Williams JE, Paton CC, Siegler IC, Eigenbrodt ML, Nieto FJ, Tyroler HA (2000). Anger proneness predicts coronary heart disease risk: Prospective analysis from the Atherosclerosis Risk in Communities (ARIC) study. Circulation; 101: 2034–9.
Winston JS, Strange BA, O'Doherty J, Dolan RJ (2002). Automatic and intentional brain responses during evaluation of trustworthiness of faces. Nat Neurosci; 5: 277–83.
Wöller W, Kruse J (2001). Tiefenpsychologisch fundierte Psychotherapie. Stuttgart: Schattauer.
Wolpe J (1974). Praxis der Verhaltenstherapie. Bern: Huber.
Yalom I (2005). Existentielle Psychotherapie. Köln: Edition Humanistische Psychologie.
Yerkes RM, Dodson JD (1908). The relation of strength of stimulus to rapidity of habit formation. J Comp Neurol Psychol; 18: 459–82.
Yeung RR (1996). The acute effects of exercise on mood state. J Psychosom Res; 40: 123–41.
Young JE, Klosko JS, Weishaar ME (2003). Schematherapie. Ein praxisorientiertes Handbuch. Paderborn: Junfermann.
Zajonc RB (2000). Feeling and thinking. Closing the debate over the independence of affect. In: Forgas JP (ed). Feeling and Thinking. The role of affect in social cognition. Pairs: Cambridge University Press.
Zanarini M, Frankenberg FR (2001). Olanzapine treatment of female borderline personality disorder patients: a double-blind, placebo-controlled pilot study. J Clin Psychiatry; 62: 849–54.
Zetzel E (1970). The Capacity for Emotional Growth. New York: International Universities Press.
Zillmann D, Bryant J (1974). Effect of residual excitation on the emotional response to provocation and delayed aggressive behaviour. J Person Soc Psychol; 30: 782–91.
Znoj H, Nick L, Grawe K (2004). Intrapsychische und interpersonale Regulation von Emotionen im Therapieprozess. Z Klin Psychol Psychother; 33: 261–9.
Zvolensky MJ, Forsyth JP (2002). Anxiety sensitivity dimensions in the prediction of body vigilance and emotional avoidance. Cognitive Therapy and Research; 26: 449–60.

Glossar

Achtsamkeit
Technik aus dem Zen-Buddhismus, die in einer bewertungs- und interpretationsfreien Wahrnehmung von unmittelbar gegenwärtigen sinnlichen Wahrnehmungen oder Emotionen und Gedanken besteht

adaptive Emotion
eine Emotion, deren Erleben nach subjektiven und objektiven Maßstäben dem Stimulus angemessen ist und deren Erleben, Ausdruck und entsprechende Handlung gefördert werden sollte (z. B. Ärger bei unangemessener und aggressiver Kritik)

Affekt
Bezeichnung für eine kurze positive oder negative emotionale Reaktion ohne spezifische emotionale Qualität

Affektbrücke
die Identifikation lebensgeschichtlich entscheidender Situationen, indem man eine gegenwärtige problematische bzw. wichtige Emotion (veraltet: Affekt) aktiviert und diese dann als Brücke zur Vergangenheit nutzt

Akzeptanz
therapeutische Strategie, welche die Anerkennung der Existenz einer adaptiven Emotion und des durch die Emotion ausgedrückten Bedürfnisses anstrebt

Basisemotion
biologisch verankerte Emotionen des Menschen, die ohne spezifische kulturell-soziale Prägung uniform vorhanden sind

Bewältigungsschema
sekundäre Emotionen, Kognitionen und Verhaltensweisen, die eine schematische Reaktion auf eine problematische primäre Emotion darstellen; ein Bewältigungsschema soll das Erleben einer problematischen Emotion verhindern (Vermeidung), verkürzen (Bekämpfen) oder erträglich machen (Ertragen)

emotionales Schema
individuell schematische Form der emotionalen Reaktion (i. S. einer primären Emotion) auf Stimuli, die auf eine emotionale Konditionierung durch lerngeschichtlich bedeutsame Situationen zurückzuführen ist

Emotionsanalyse
Technik zur Erfassung der einzelnen Bestandteile einer Emotion; hierzu gehören u. a. situative und kognitive Auslöser, Erfassung des emotionsspezifischen Bedürfnisses, der primäre, sekundäre oder instrumentelle Charakter der Emotion bzw. die Konsequenzen der Emotion in Form von Gedanken und Handlungen

Emotionsmanagement
Technik der emotionsbezogenen Therapie zum Umgang mit sehr intensiven Emotionen bei aktuell oder potenziell instabilen Patienten; Ziel des Emotionsmanagements ist die Regulation dieser intensiven Emotionen durch den Patienten, sodass dessen emotionale Instabilität (z. B. Wutausbrüche, Suizidimpulse oder Impulsdurchbrüche) reduziert wird

Emotionsregulation
Bezeichnung für alle Techniken, mithilfe derer das Erleben einer Emotion beeinflusst werden kann; Oberbegriff für kognitive oder behaviorale Beeinflussung des emotionalen Erlebens

Emotionsstimulation
Techniken, um das unmittelbare Erleben von Emotionen beim Patienten in der Therapie zu fördern

Emotionsexposition
dauerhafte Aktivierung einer Emotion mit dem Ziel, dass der Patient lernt, diese Emotion aushalten zu können und sie hierdurch an Intensität verliert

Empathie
einfühlendes Verstehen; der Therapeut öffnet sich dem emotionalen Erleben des Patienten, sodass er dessen Emotionen auch bei sich selbst erlebt

erlebnisorientierte Therapie
Technik der emotionsbezogenen Therapie, die eine Veränderung der Symptomatik des stabilen Patienten durch eine Intensivierung, Klärung und Prozessierung des emotionalen Erlebens anstrebt

explizites Gedächtnis
bewusstes, eher kognitives Gedächtnis

Focusing
therapeutische Technik, die das emotionale Erleben des Patienten durch eine verstärkte Wahrnehmung und ein verstärktes Erleben körperlicher Korrelate der Emotion intensiviert und verdeutlicht

Imaginationstechnik
therapeutische Technik aus der Hypnotherapie, mithilfe derer wichtige reale oder fiktive Situationen vom Patienten in der therapeutischen Sitzung so erlebt werden können, als ob sie in dem Moment gerade stattfinden würden

implizites Gedächtnis
unbewusstes, eher emotionales Gedächtnis

instrumentelle Emotionen
Emotionen, welche die deutliche Funktion der Beeinflussung bzw. Manipulation eines anderen Menschen haben (z. B. Angst oder Traurigkeit, um sich die Fürsorge des Partners zu sichern)

Kettenanalyse
Technik zur Erfassung der sich wechselseitig beeinflussenden Abfolge von Gedanken, Emotionen und Handlungen (z. B. Unsicherheit, die durch Katastrophengedanken in Angst umschlägt, die wiederum durch den Gedanken an die mögliche Reaktion der Umgebung in Ärger übergeht, der seinerseits in einer Hilflosigkeit mündet, da die Umgebung kein Verständnis für den Ärger zeigt)

komplexe Emotionen
Emotionen, welche Ergebnis der Erfahrung durch lerngeschichtliche und kognitive Prozesse sind; da mit den komplexen Emotionen in der Regel auch eine Bewertung der eigenen Person, des Selbst, verbunden ist, werden sie auch als reflexive Emotionen bezeichnet (wie z. B. Scham, Schuld, Stolz, Hoffnung, Einsamkeit)

maladaptive Emotion
eine Emotion, deren Erleben nach subjektiven und objektiven Maßstäben dem Stimulus nicht angemessen ist (z. B. Scham bei einer alltäglichen und angemessenen kritischen Bemerkung) und deren Ausdruck und entsprechende Handlungen nicht hilfreich sind

primäre Emotion
die unmittelbar erste Emotion, die nach einem Stimulus auftritt; die primäre Emotion ist häufig Ausdruck eines emotionalen Schemas und wird häufig durch eine reaktive sekundäre Emotion überlagert und nicht bewusst erlebt

Radikale Akzeptanz
therapeutische Strategie, welche die Anerkennung der Existenz einer Emotion trotz ihres maladaptiven Charakters anstrebt

reflexive Emotionen
s. komplexe Emotionen

Reparenting
zu Deutsch: limitierter Ersatz der Elternfunktion; der Therapeut übernimmt in der zumeist imaginativen Re-Inszenierung entscheidender Kindheitserlebnisse die Rolle des damals nicht vorhandenen positiven, das heißt unterstützenden, verständnisvollen oder liebevollen Elternteils

Schema
ein Schema ist eine komplexe vorgeformte emotionale, kognitive und/oder behaviorale Reaktionsweise auf sich wiederholende gleichartige Ereignisse; es vereinfacht den Umgang mit der Umwelt, da es eine gleichartige Reaktion auf immer wieder neu auftretende Stimuli darstellt

sekundäre Emotion
eine Emotion, die als Reaktion auf eine primäre Emotion auftritt und diese versteckt

Selbstschema
globale schematische Bewertung des eigenen Selbst

Stimmung
länger andauernde und schwache Emotion ohne spezifischen Auslöser

Temperament
überwiegend angeborener, zeitlebens vorhandener und damit stabiler emotionaler Teil bzw. die emotionale Reaktionsbereitschaft der Persönlichkeit

tertiäre Emotion
eine Emotion, die als Reaktion auf eine sekundäre Emotion auftritt

Validierung
positive Wertschätzung, Akzeptanz bzw. Verständnis des Therapeuten für die Emotionen, Kognitionen, Verhaltensweisen des Patienten

Übungsblätter

Übungsblatt 1: Liste

Abneigung Abscheu Ärger Amüsiertheit Angst Anteilnahme Bedauern Bedrückung Begehren Begeisterung Belustigung Beschwingtheit Besorgnis Betrübtheit Beunruhigung Bewunderung Dankbarkeit Ehrfurcht Eifersucht Einsamkeit Ekel Entmutigung Entsetzen Enttäuschung Ergriffenheit Erleichterung Erniedrigung Erregung Euphorie Freude Fröhlichkeit Frustration Furcht Gekränktheit Gereiztheit Glück Grant Groll Hass Heimweh Heiterkeit Hoffnung Hoffnungslosigkeit Irritation Kälte Kampflust Kummer Langeweile Leere Leidenschaft Liebe Lust Missfallen Missstimmung Misstrauen Mitgefühl Mitleid Neid Neugierde Niedergeschlagenheit Panik Ratlosigkeit Reue Rührung Schadenfreude Scham Schmerz Schreck Schuld Schwermut Sehnsucht Sorge Spannung Staunen Stolz Trauer Traurigkeit Triumph Trotz Überdruss Übermut Überraschung Ungeduld Unlust Unruhe Unsicherheit Verachtung Verdruss Verehrung Vergnügen Verlangen Verlassenheit Verlegenheit Vermissen Verstimmtheit Vertrauen Verwunderung Verzweiflung Wärme Wehmut Widerwille Wohlempfinden Wohlwollen Wut Zärtlichkeit Zorn Zufriedenheit Zuneigung Zutrauen

Übungsblatt 2: Struktur der emotionalen Problematik

Meine sekundäre Emotion (d. h. die Emotion, die ich häufig erlebe und die belastend ist):

____

____

____

Meine maladaptive primäre Emotion (die belastende und unangemessene Emotion, die ich bislang immer vermieden habe):

____

____

____

Meine adaptive primäre Emotion (d. h. die angemessene Emotion, die ich bislang immer vermieden habe, oder die Emotion, die anstelle der bisherigen maladaptiven Emotion treten soll):

____

____

____

Meine Bewältigungsstrategie (d. h. meine Gedanken und Handlungen, mit denen ich meine primäre Emotion immer vermieden oder bekämpft habe):

____

____

____

Mein Ziel und meine Strategien für einen neuen Umgang mit meiner sekundären Emotion:

____

____

____

Mein Ziel und meine Strategien für einen neuen Umgang mit meiner primären Emotion:

____

____

____

Übungsblatt 3: Emotionsanalyse

1. **Emotion:** **Intensität (0–100):**

____

____

2. **Auslösendes Ereignis für meine Emotion: (wer, was, wann, wo?)**

____

____

3. **Mit welchen Gedanken habe ich die Emotion hervorgerufen bzw. beeinflusst?**

____

____

4. **Körperwahrnehmung und körperliche Veränderung?**

____

____

5. **Was habe ich in der Situation getan bzw. was für einen Handlungsimpuls hatte ich?**

____

____

6. **Was für ein Bedürfnis drückt sich durch meine Emotion aus?**

____

____

7. **Handelt es sich um eine primäre, sekundäre oder instrumentelle Emotion?**

____

____

8. **Was wäre ein angemessener Umgang mit dieser Emotion?**

____

____

Übungsblatt 4: Emotionstagebuch

Bitte tragen Sie in Ihrem Alltag in dieses Übungsblatt Ihre Gefühle ein, die für sie belastend und problematisch sind. Versuchen Sie bitte auch sofort festzustellen, in welcher Situation dieses Gefühl aufgetreten ist und welche Gedanken (Bewertungen, Interpretationen) Sie unmittelbar in der Situation hatten. Natürlich können Sie auch neue, positive Gefühle eintragen.

	Gefühl	**Situation**	**Gedanke**
Montag			
Dienstag			
Mittwoch			
Donnerstag			
Freitag			
Samstag			
Sonntag			

Übungsblatt 5: Intensive belastende Emotionen

Die folgenden intensiven Gefühle und Verhaltensweisen von mir stehen im Mittelpunkt meiner Therapie:

1. ____

2. ____

3. ____

Diese Gefühle haben die folgenden negativen Auswirkungen auf mich:

1. ____

2. ____

3. ____

Wenn ich es schaffe, diese Gefühle abzumildern und mich anders zu verhalten, als ich es bislang getan habe, dann würde ich folgende positive Veränderungen erleben können:

1. ____

2. ____

3. ____

Übungsblatt 6: Emotionsthermometer

Damit Sie die richtigen Strategien zum Umgang mit ihren problematischen Gefühlen einsetzen können, ist Ihre Einschätzung des Grades Ihrer Anspannung bzw. Ihres Stresses entscheidend. Bitte notieren Sie sich für jede Anspannungsstufe Ihre individuelle Strategie des Umgangs hiermit.

100% (unerträgliche Anspannung, Kontrollverlust)

____

____

____

____

70% (sehr angespannt, Konzentrationsschwierigkeiten, starke körperliche Beschwerden)

____

____

____

____

50% (etwas angespannt, genervt, gereizt, unzufrieden, unruhig)

____

____

____

____

30% (ruhig, gelassen, zufrieden)

____

____

____

____

Übungsblatt 7:
Frühwarnzeichen für meine intensive Emotionen

Es ist für Sie von Bedeutung, dass Sie frühzeitig erkennen, wenn Sie unter emotionale Belastung geraten. Hierzu notieren Sie sich bitte Ihre persönlichen Anzeichen eines sich ankündigenden emotionalen Ausbruchs.

1. Typische Situationen bzw. Auslöser

____

____

____

2. Körperliche Zeichen

____

____

____

3. Gedanken

____

____

____

4. Gefühle

____

____

____

5. Verhaltensweisen

____

____

____

Übungsblatt 8: Notfallstrategien

Für den Umgang mit sehr intensiven Emotionen (über 70% auf dem Emotionsthermometer) haben Sie in der Therapie Notfallstrategien erarbeitet. Diese Strategien sollen Ihnen in solchen Augenblicken helfen, diese intensive Emotion auszuhalten und sich so lange über die Zeit zu retten, bis diese Emotion abgeklungen ist. Mithilfe dieser Strategien sollen Sie verhindern können, dass Sie sich infolge Ihrer Emotion selbst- oder fremdschädigend verhalten (z. B. ausrasten, andere Menschen anschreien, Gegenstände zerstören, Selbstverletzung usw.).

Bitte notieren Sie sich Ihre verschiedenen Strategien und trainieren Sie diese so oft wie möglich.

Notfallstrategie 1. Mir selbst gut zureden:

Notfallstrategie 2. Mich abreagieren bzw. beschäftigen:

Notfallstrategie 3. Ablenkende Sinnesreize:

Notfallstrategie 4. Achtsamkeit:

Übungsblatt 9:
Meine Strategien für meine problematische Emotion

Meine hilfreichen Strategien gegen meine problematischen Emotionen Ärger, Wut, Hass, emotionale Anspannung sind (bitte konkrete Beispiele notieren):

1. Entspannung

____

____

____

2. Achtsamkeit

____

____

____

3. Angemessene positive Gedanken bzw. Bewertungen

____

____

____

4. Angemessene lösungsorientierte Verhaltensweisen

____

____

____

5. Konzentration auf primäre Emotionen

____

____

____

Übungsblatt 10: Erinnerung an die erlernten Strategien

1. Meine typischen ärgerauslösenden Situationen

   a. ______________________________

   b. ______________________________

   c. ______________________________

2. In diesen Situationen muss ich ruhig bleiben und mir folgende Sätze sagen:

   a. ______________________________

   b. ______________________________

   c. ______________________________

3. Wenn ich ruhig und besonnen geblieben bin, werde ich das betreffende Problem auf den folgenden Wegen zu lösen versuchen:

   a. ______________________________

   b. ______________________________

   c. ______________________________

4. Wenn es mir nicht gelingt, ruhig und besonnen zu bleiben, oder wenn die andere Person mich reizt und aggressiv ist, dann versuche ich eine der folgenden Strategien:

   a. ______________________________

   b. ______________________________

   c. ______________________________

Sachverzeichnis

C

D

E

L

M

N

V

W

Y

Z